# 黃帝內經

（唐）王冰 著



中醫古籍出版社
Publishing House of Ancient Chinese Medical Books

**圖書在版編目（CIP）數據**

黄帝内經 /（唐）王冰著 .—北京：中醫古籍出版社，2021.9（2023.11重印）

ISBN 978-7-5152-2321-6

Ⅰ.①黄…　Ⅱ.①王…　Ⅲ.①《内經》　Ⅳ.① R221

中國版本圖書館 CIP 數據核字（2021）第 157833 號

**黄帝内經**

（唐）王冰　著

---

責任編輯　鄭蓉　張鳳霞

封面設計　韓博玥

出版發行　中醫古籍出版社

社　　址　北京市東城區東直門内南小街16號（100700）

電　　話　010-64089446（總編室）　010-64002949（發行部）

網　　址　www.zhongyiguji.com.cn

印　　刷　北京市泰鋭印刷有限責任公司

開　　本　787 毫米 ×1092 毫米　16 開

印　　張　20

字　　數　581 千字

版　　次　2021 年 9 月第 1 版　2023 年 11 月第 2 次印刷

書　　號　ISBN 978-7-5152-2321-6

定　　價　68.00 圓

# 出版説明

《黄帝内經》集秦漢以前醫學之大成，為中醫學重要經典著作。全書以古代樸素唯物論和辯證法為指導思想，自成完整理論體系，諸如攝生、藏象、經絡、針灸、病因、病機、治則、導引、運氣等，均有詳盡論述，而且涉及天文、地理、氣象、物候、哲學、曆算等多學科，對後世醫學發展有其深遠影響。

《黄帝内經》傳世版本很多，整理注釋者難以計數，其中以訛傳訛處甚多。本着繼承祖國醫藥學寶貴遺産，弘揚中醫藥傳統文化宗旨，為廣大中醫藥臨床、教學、科研人員提供善本原貌，本次影印出版清光緒十年甲申（一八八四）京口文成堂摹刻宋本《黄帝内經》，必將對《黄帝内經》研究整理大有裨益。

中醫古籍出版社

二〇二一年八月

據京口文成堂摹刻宋本影印，原書高三百毫米，寬一百九十毫米。

校對無訛

# 內經

京口文成堂摹刻宋本

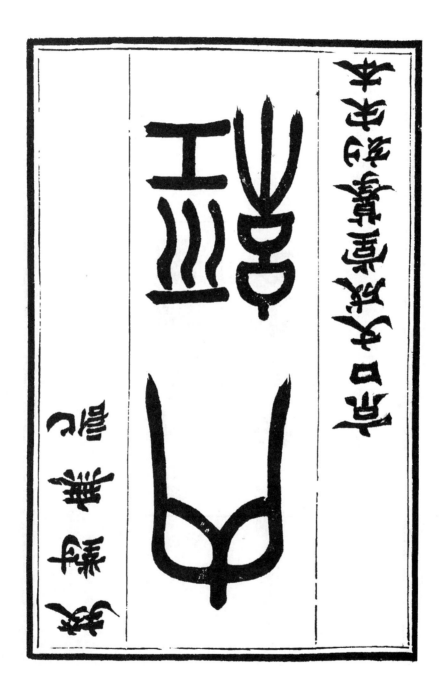

光緒甲申年

孟穠開雕

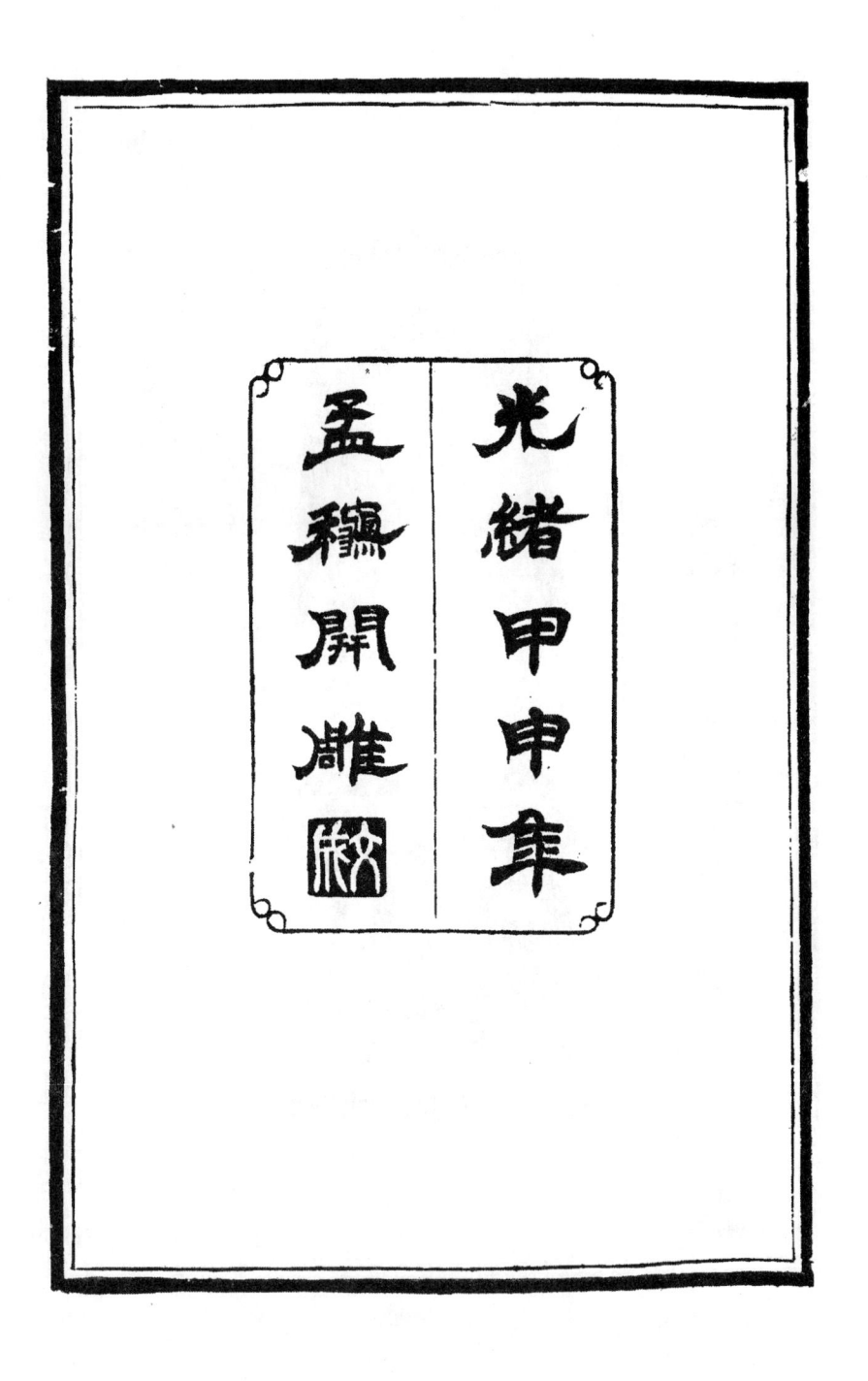

摹刻宋本素問序

素問一書為醫家之鼻祖雖靈樞與之通稱內經然後人已指為王冰所依託至如秦越人之難經不過發明是書之旨皇甫謐之甲乙經亦惟撮是書之精要宜乎張仲景以下終身鑽仰無能罄其蘊奧也惟惜世少善本其他勿論即宋晁公武讀書志已謂作注之王冰為王砅附會杜少陵詩句改之劉溫舒補刊刺法論一篇是篇以在王砅之前溫舒奚由而得不問可知其偽妄意增改貽誤未有求一古之善本綦難吾邑蔣子



寶素稱三折肱得力於是書家珍家藏宋槧本為當時林億孫奇高保衡孫兆輩所校訂誠罕覯之秘笈也歲家雲生秀才遘疾多月請醫診視無定見寶素為之回請出是編筆刻以廣其傳屬予為之序予嘗善本之得見於世也而樂為書之至是書通貫三才包括萬彙久經昔人論定茲不贅

道光己酉八月丹徒堵粹序

金陵宋仁甫刊刻

重廣補註黃帝內經素問序

啟玄子王冰撰（新校正云按唐人物志冰仕唐為太僕令年八十餘以壽終）

夫釋縛脫艱全眞導氣拯黎元於仁壽濟羸劣以獲安者非三聖道則不能致之矣孔安國序尚書曰伏羲神農黃帝之書謂之三墳言大道也班固漢書藝文志曰黃帝內經十八卷素問卽其經之九卷也兼靈樞九卷迺其數焉（新校正云詳王氏此說蓋本皇甫士安甲乙經之序彼云七略藝文志黃帝內經十八卷今有鍼經九卷素問九卷共十八卷卽內經也故王氏遵而用之又素問外九卷漢張仲景及西晉王叔和脈經只為之九卷皇甫士安名為鍼經亦專名九卷楊玄操云黃帝內經二帙帙各九卷按隋書經籍志謂之九靈王冰名為靈樞）雖復年移代革而授學猶存懼非其人而時有所隱故第七一卷師氏藏之今之奉行惟八卷爾然而其文簡其意博其理奧其趣深天地之象分陰陽之候列變化之由表死生之兆彰不謀而遐邇自同勿約而幽明斯契稽其言有徵驗之事不忒誠可謂至道之宗奉生之始矣假若天機迅發妙識玄通蕆謀雖屬乎生知標格亦資於詁訓未嘗有行不由逕出不由戶者也然刻意研精探微索隱或識契眞要則目牛無全故動則有成猶鬼神幽贊而命世奇傑時時間出焉則周有秦公（新校正云按別本一作和緩）漢有淳于公魏有張公華公皆得斯妙道者也咸日新其用大濟蒸人華葉遞榮聲實相副蓋教之



著矣亦天之假也冰弱齡慕道夙好養生幸遇眞經式為龜鏡而世本紕繆篇目重疊前後不倫文義懸隔施行不易披會亦難歲月既淹襲以成弊或一篇重出而別立二名或兩論併吞而都為一目或問荅未已別樹篇題或脫簡不書而云世闕重合經而冠鍼服併方宜而為欬篇隔虛實而為逆從合經絡而為論要節皮部為經絡退至教以先鍼諸如此流不可勝數且將升岱嶽非逕奚為欲詣扶桑無舟莫適乃精勤博訪而并有其人歷十二年方臻理要詢謀得失深遂夙心時於先生郭子齋堂受得先師張公秘本文字昭晰義理環周一以參詳羣疑冰釋恐散於末學絕彼師資因而撰註用傳不朽兼舊藏之卷合八十一篇二十四卷勒成一部（新校正云詳素問第七卷亡已久矣按皇甫士安晉人也序甲乙經云亦有亡失隋書經籍志載梁七錄亦云止存八卷全元起隋人所注本乃無第七王冰唐寶應中人上至晉皇甫謐甘露中已六百餘年而冰自為得舊藏之卷今竊疑之仍觀天元紀大論五運行論六微旨論氣交變論五常政論六元正紀論至眞要論七篇居今素問四卷篇卷浩大不與素問前後篇卷等又且所載之事與素問餘篇略不相通竊疑此七篇乃陰陽大論之文王氏取以補所亡之卷猶周官亡冬官以考功記補之之類也又按漢張仲景傷寒論序云撰用素問九卷八十一難經陰陽大論是素問與陰陽大論兩書甚明乃王氏并陰陽大論於素問中也要之陰陽大論亦古醫經終非素問第七矣）冀乎究尾明首尋註會經開發童蒙宣揚至理而已其中簡脫文斷義不相接者搜求經論所有遷移以補其處篇目墜缺指事不明者量其意趣加字以昭

其義篇論吞并義不相涉闕漏名目者區分事類別目以冠篇首君臣請問禮儀乖失者考校尊卑增益以光其意錯簡碎文前後重疊者詳其指趣削去繁雜以存其要辭理秘密難粗論述者別撰玄珠以陳其道（新校正云詳王氏玄珠世無傳者今有玄珠十卷昭明隱旨三卷蓋後人附託之文也雖非王氏之書亦於素問第十九卷至二十二四卷頗有發明其隱旨三卷與今世所謂天元玉冊者正相表裏而與王冰之義多不同）凡所加字皆朱書其文使今古必分字不雜糅庶厥昭彰聖旨敷暢玄言有如列宿高懸奎張不亂深泉淨瀅鱗介咸分君臣無夭枉之期夷夏有延齡之望俾工徒勿誤學者惟明至道流行徽音累屬千載之後方知大聖之慈惠無窮時大唐寶應元年歲次壬寅序



將仕郎守殿中丞孫 兆 重改誤

朝奉郎守國子博士同校正醫書上騎都尉賜緋魚袋高 保衡

朝奉郎守尚書屯田郎中同校正醫書騎都尉賜緋魚袋孫 奇

朝散大夫守光祿卿直秘閣判登聞檢院上護軍林 億

# 重廣補注黃帝內經素問序

臣聞安不忘危存不忘亡者往聖之先務求民之瘼恤民之隱者上主之深仁在昔黃帝之御極也以理身緒餘治天下坐於明堂之上臨觀八極考建五常以謂人之生也負陰而抱陽食味而被色外有寒暑之相盪內有喜怒之交侵夭昏札瘥國家代有將欲斂時五福以敷錫厥庶民乃與岐伯上窮天紀下極地理遠取諸物近取諸身更相問難垂法以福萬世於是雷公之倫授業傳之而內經作矣歷代寶之未有失墜蒼周之興秦和述六氣之論具明於左史厥後越人得其一二演而述難經西漢倉公傳其舊學東漢仲景撰其遺論晉皇甫謐刺而為甲乙及隋楊上善纂而為太素時則有全元起者始為之訓解闕第七一通迄唐寶應中太僕王冰篤好之得先師所藏之卷大為次註猶是三皇遺文爛然可觀惜乎唐令列之醫學付之執技之流而薦紳先生罕言之去聖已遠其術晻昧是以文注紛錯義理混淆殊不知三墳之餘帝王之高致聖賢之能事唐堯之授四時虞舜之齊七政神禹修六府以興帝功文王推六子以敘卦氣伊尹調五味以致君箕子陳五行以佐世

其致一也奈何以至精至微之道傳之以至下至淺之人其不廢絕爲已幸矣頃在嘉祐中
仁宗念
聖祖之遺事將墜于地迺
詔通知其學者俾之是正臣等承乏典校伏念旬歲遂乃搜訪中外裒集衆本寖尋其義正其訛舛十得其三四餘不能具竊謂未足以稱
明詔副
聖意而又採漢唐書錄古醫經之存於世者得數十家叙而考正焉貫穿錯綜磅礴會通或端本以尋支



或泝流而討源定其可知次以舊目正繆誤者六千餘字增注義者二千餘條一言去取必有稽考舛文疑義於是詳明以之治身可以消患於未兆施於有政可以廣生於無窮恭惟
皇帝撫大同之運擁無疆之休述先志以奉成興微學而永正則和氣可召災害不生陶一世之民同躋于壽域矣

國子博士臣高保衡光祿卿直秘閣臣林億等謹上

# 黃帝內經目錄

# 重廣補註黃帝內經素問卷第一

新校正云按王氏不解所以名素問之義及素問之名起於何代按隋書經籍志始有素問之名甲乙經序晉皇甫謐之文已云素問論病精辨王叔和西晉人撰脈經云出素問鍼經漢張仲景撰傷寒卒病論集云撰用素問是則素問之名著於隋志上見於漢代也自仲景已前無文可見莫得而知據今世所存之書則素問之名起漢世也所以名素問之義全元起有說云素者本也問者黃帝問岐伯也方陳性情之源五行之本故曰素問元起雖有此解義未甚明按乾鑿度云夫有形者生於無形故有太易有太初有太始有太素太易者未見氣也太初者氣之始也太始者形之始也太素者質之始也氣形質具而痾瘵由是萌生故黃帝問此太素質之始也素問之名義或由此

啟玄子次註林億孫奇高保衡等奉敕校正孫兆重改誤

上古天眞論　四氣調神大論
生氣通天論　金匱眞言論

## 上古天眞論篇第一

新校正云按全元起注本在第九卷王氏重次篇第移冠篇首今注逐篇必具全元起本之卷第者欲存素問舊第目見今之篇次皆王氏之所移也

昔在黃帝生而神靈弱而能言幼而徇齊長而敦敏成而登天有熊國君少典之子姓公孫徇疾也敦信也敏達也習用干戈以征不享平定天下殄滅蚩尤以土德王都軒轅之丘故號之曰軒轅黃帝後鑄鼎於鼎湖山鼎成而白日升天羣臣葬衣冠於橋山墓今猶在迺問於天師曰余聞上古之人春秋皆度百歲而動作不衰今時之人年半百而動作皆衰者時世異耶人將失之耶天師岐伯也岐伯對曰上古之人其知道者法於陰陽和於術數上古謂玄古也知道謂知修養之道也夫陰陽者天地之常道術數者保生之大倫故修養者必謹先之老子曰萬物負陰而抱陽沖氣以爲和四氣調神大論曰陰陽四時者萬物之終始死生之本逆之則災害生從之則苛疾不起是謂得道此之謂也食飲有節起居有常不妄作勞食飲者充虛之滋味起居者動止之綱紀故修養者謹而行之痺論曰飲食自倍腸胃乃傷生氣通天論曰起居如驚神氣乃浮是惡妄動也

廣成子曰必靜必清無勞汝形無搖汝精乃可以長生故聖人先之也　新校正云按全元起注本云飲食有常節起居有常度不妄不作太素同楊上善云以理而取聲色芳味不妄視聽也循理而動不爲分外之事

**故能形與神俱而盡終其天年度百歲乃去**形與神俱同臻壽分謹於修養以奉天眞故盡得終其天年去謂去離於形骸也靈樞經曰人百歲五藏皆虛神氣皆去形骸獨居而終矣以其知道故年長壽延年度百歲謂至一百二十歲也尚書洪範曰一曰壽百二十歲也

**今時之人不然也**動之死地離於道也**以酒爲漿**溺於飲也**以妄爲常**寡於信也**醉以入房**過於色也**以欲竭其精以耗散其眞**樂色曰欲輕用曰耗樂色不節則精竭輕用不止則眞散是以聖人愛精重施髓滿骨堅老子曰弱其志强其骨河上公曰有欲者亡身曲禮曰欲不可縱　新校正云按甲乙經耗作好**不知持滿不時御神**言輕用而縱欲也老子曰持而盈之不如其已言愛精保神如持盈滿之器不愼而動則傾竭天眞眞誥曰常不能愼事自致百痾豈可怨咎於神明乎此之謂也　新校正云按別本時作解**務快其心逆於生樂**快於心欲之用則逆養生之樂矣老子曰甚愛必大費此之類歟夫甚愛而不能救議道而以爲未然者伐生之大患也**起居無節故半百而衰也**亦耗散而致是也夫道者不可斯須離於道則壽不能終盡於天年矣老子曰物壯則老謂之不道不道早亡此之謂離道也

**夫上古聖人之教下也皆謂之虛邪賊風避之有時**邪乘虛入是謂虛邪竊害中和謂之賊風避之有時謂八節之日及太一入從之於中宮朝八風之日也靈樞經曰邪氣不得其虛不能獨傷人明人虛乃邪勝之也　新校正云按全元起注本云上古聖人之教也下皆爲之太素千金同楊上善云上古聖人使人行者身先行之爲不言之教不言之教勝有言之教故下百姓倣行者衆故曰下皆爲之太一入從於中宮朝八風義具天元玉冊中**恬惔虛无眞氣從之精神內守病安從來**恬惔虛无靜也法道淸淨精氣內持故其氣邪不能爲害**是以志閑而少欲心安而不懼形勞而不倦**內機息故少欲外紛靜故心安然情欲兩亡是非一貫起居皆適故不倦也**氣從以順各從其欲皆得所願**志不貪故所欲皆順心易足故所願必從以不異求故無難得也老子曰知足不辱知止不殆可以長久**故美其食**順精麤也　新校正云按別本美一作甘**任其服**隨美惡也**樂其俗**去傾慕也**高下不相慕其民故曰朴**至無求也是所謂心足也老子曰禍莫大於不知足咎莫大於欲得故知



足之足常足矣蓋非謂物足者爲知足心足者乃爲知足矣不恣於欲是則朴同故聖人云我無欲而民自朴　新校正云按別本云曰作日**是以嗜欲不能勞其目淫邪不能惑其心**目不妄視故嗜欲不能勞心與玄同故淫邪不能惑老子曰不見可欲使心不亂又曰聖人爲腹不爲目也**智愚賢不肖不懼於物故合於道**情計兩亡不爲謀府冥心一視勝負俱捐故心志保安合同於道庚桑楚曰全汝形抱汝生無使汝思慮營營　新校正云按全元起注本云合於道數**所以能年皆度百歲而動作不衰者以其德全不危也**不涉於危故德全也莊子曰執道者德全德全者形全形全者聖人之道也又曰無爲而性命不全者未之有也

**帝曰人年老而無子者材力盡邪將天數然也**材謂材幹可以立身者

**岐伯曰女子七歲腎氣盛齒更髮長**老陽之數極於九少陽之數次於七女子爲少陰之氣故以少陽數偶之明陰陽氣和乃能生成其形體故七歲腎氣盛齒更髮長**二七而天癸至任脈通太衝脈盛月事以時下故有子**癸謂壬癸北方水干名也任脈衝脈皆奇經脈也腎氣全盛衝任流通經血漸盈應時而下天眞之氣降與之從事故云天癸也然衝爲血海任主胞胎二者相資故能有子所以謂之月事者平和之氣常以三旬而一見也故愆期者謂之有病　新校正云按全元起注本及太素甲乙經俱作伏衝下太衝同**三七腎氣平均故眞牙生而長極**眞牙謂牙之最後生者腎氣平而眞牙生者表牙齒爲骨之餘也**四七筋骨堅髮長極身體盛壯**女子天癸之數七七而終年居四七材力之半故身體盛壯長極於斯**五七陽明脈衰面始焦髮始墮**陽明之脈氣營於面故其衰也髮墮面焦靈樞經曰足陽明之脈起於鼻交頞中下循鼻外入上齒中還出俠口環脣下交承漿却循頤後下廉出大迎循頰車上耳前過客主人循髮際至額顱手陽明之脈上頸貫頰入下齒縫中還出俠口故面焦髮墮也**六七三陽脈衰於上面皆焦髮始白**三陽之脈盡上於頭故三陽衰則面皆焦髮始白所以衰者婦人之生也有餘於氣不足於血以其經月數泄脫之故**七七任脈虛太衝脈衰少天癸竭地道不通故形壞而無子也**經水絕止是爲地道不通衝任衰微故云形壞無子

**丈夫八歲腎氣實髮長齒更**老陰之數極於十少陰之數次於八男子爲少陽之氣故以少陰數合之易繫辭曰天九地十則其

數也二八腎氣盛天癸至精氣溢寫陰陽和故能有子（男女有陰陽之質不同天癸則精血之形亦異陰靜海滿而去血陽動應合而泄精二者通和故能有子易繫辭曰男女構精萬物化生此之謂也）三八腎氣平均筋骨勁強故眞牙生而長極（以其好用故爾）四八筋骨隆盛肌肉滿壯（丈夫天癸八八而終年居四八亦材之半也）五八腎氣衰髮墮齒枯（腎主於骨齒爲骨餘腎氣既衰精無所養故令髮墮齒復乾枯）六八陽氣衰竭於上面焦髮鬢頒白（陽氣亦陽明之氣也靈樞經曰足陽明之脉起於鼻交頞中下循鼻外入上齒中還出俠口環脣下交承漿却循頤後下廉出大迎循頰車上耳前過客主人循髮際至額顱故衰於上則面焦髮鬢白也）七八肝氣衰筋不能動天癸竭精少腎藏衰形體皆極（肝氣養筋肝衰故筋不能動腎氣養骨腎衰故形體疲極天癸已竭故精少也匪惟材力衰謝固當天數使然）八八則齒髮去（陽氣竭精氣衰故齒髮不堅離形骸矣去落也）腎者主水受五藏六府之精而藏之故五藏盛乃能寫（五藏六府精氣淫溢而滲灌於腎腎藏乃受而藏之何以明之靈樞經曰五藏主藏精藏精者不可傷由是則五藏各有精隨用而灌注於腎此乃腎爲都會關司之所非腎一藏而獨有精故曰五藏盛乃能寫也）今五藏皆衰筋骨解墮天癸盡矣故髮鬢白身體重行步不正而無子耳（所謂物壯則老謂之天道者也）帝曰有其年已老而有子者何也（言似非天癸之數也）岐伯曰此其天壽過度氣脉常通而腎氣有餘也（所稟天眞之氣本自有餘也）此雖有子男不過盡八八女不過盡七七而天地之精氣皆竭矣（雖老而生子子壽亦不能過天癸之數）帝曰夫道者年皆百數能有子乎岐伯曰夫道者能却老而全形身年雖壽能生子也（是所謂得道之人也道成之證如下章云）黃帝曰余聞上古有眞人者提挈天地把握陰陽（眞人謂成道之人也夫眞人之身隱見莫測其爲小也入於无間其爲大也徧於空境其變化也出入天地內外莫見迹順至眞以表道成之

內經一　四

證凡如此者故能提挈天地把握陰陽也）呼吸精氣獨立守神肌肉若一（眞人心合於氣氣合於神神合於无故呼吸精氣獨立守神肌膚若冰雪綽約如處子　新校正云按全元起注本云身肌宗一太素同楊上善云眞人身之肌體與太極同質故云宗一）故能壽敝天地无有終時（體同於道壽與道同故能无有終時而壽盡天地也敝盡也）此其道生（惟至道生乃能如是）中古之時有至人者淳德全道（全其至道故曰至人然至人以此淳朴之德全彼妙用之道　新校正云詳楊上善云積精全神能至於德故稱至人）和於陰陽調於四時（和謂同和調謂調適言至人動靜必適中於四時生長收藏之令參同於陰陽寒暑升降之宜）去世離俗積精全神（心遠世紛身離俗染故能積精而復全神）游行天地之間視聽八遠之外（神全故也庚桑楚曰神全之人不慮而通不謀而當精照无外志凝宇宙若天地然又曰體合於心心合於氣氣合於神神合於无其有介然之有唯然之音雖遠際八荒之外近在眉睫之內來于我者吾必盡知之夫如是者神全故所以能矣）此蓋益其壽命而強者也亦歸於眞人（同歸於道也）其次有聖人者處天地之和從八風之理（與天地合德與日月合明與四時合其序與鬼神合其吉凶故曰聖人所以處天地之淳和順八風之正理者欲其養正避彼虛邪）適嗜欲於世俗之間无恚嗔之心（聖人志深於道故適於嗜欲心全廣愛故不有恚嗔是以常德不離歿身不殆）行不欲離於世被服章（新校正云詳被服章三字疑衍此三字上下文不屬）舉不欲觀於俗（聖人舉事行止雖常在時俗之間然其見爲則與時俗有異爾何者貴法道之清靜也老子曰我獨異於人而貴求食於母母亦諭道也）外不勞形於事內无思想之患（聖人爲无爲事無事是以內无思想外不勞形）以恬愉爲務以自得爲功（恬靜也愉悅也法道清靜適性而動故悅而自得也）形體不敝精神不散亦可以百數（外不勞形內无思想故形體不敝精神保全神守不離故年登百數此蓋全性之所致爾庚桑楚曰聖人之於聲色滋味也利於性則取之害於性則捐之此全性之道也敝疲敝也）其次有賢人者法則天地象似日月（次聖人者謂之賢人然自強不息精了百端不慮而通發謀必當志同於天地心燭於洞幽故云法則天地象似日月也）辯列星辰逆從陰陽分別四時（星衆星也辰北辰也

內經一　五

辯列者謂定內外星官座位之所於天三百六十五度遠近之分次也逆從陰陽者謂以六甲等法逆順數而推步吉凶之徵兆也陰陽書曰人中甲子從甲子起以乙丑爲次順數之地下甲子從甲戌起以癸酉爲次逆數之此之謂逆從也分別四時者謂分其氣序也春溫夏暑熱秋清涼冬冰冽此四時之氣序也

將從上古合同於道亦可使益壽而有極時將從上古合同於道謂如上古知道之人法於陰陽和於術數食飲有節起居有常不妄作勞也上古知道之人年度百歲而去故可使益壽而有極時也

## 四氣調神大論篇第二 新校正云按全元起本在第九卷

春三月此謂發陳春陽上升氣潛發散生育庶物陳其姿容故曰發陳也所謂春三月者皆因節候而命之夏秋冬亦然天地俱生萬物以榮天氣溫地氣發溫發相合故萬物滋榮夜臥早起廣步於庭溫氣生寒氣散故夜臥早起廣步於庭被髮緩形以使志生法象也春氣發生於萬物之首故被髮緩形以使志意發生也生而勿殺予而勿奪賞而勿罰春氣發生施无求報故養生者必順於時也此春氣之應養生之道也所謂因時之序也然立春之節初五日東風解凍次五日蟄蟲始振後五日魚上冰次雨水氣初五日獺祭魚次五日鴻鴈來後五日草木萌動次仲春驚蟄之節初五日小桃華新校正云詳小桃華月令作桃始華次五日倉庚鳴後五日鷹化爲鳩次春分氣初五日玄鳥至次五日雷乃發聲芍藥榮後五日始電次季春清明之節初五日桐始華次五日田鼠化爲鴽牡丹華後五日虹始見次穀雨氣初五日萍始生次五日鳴鳩拂其羽後五日戴勝降于桑凡此六氣一十八候皆春陽布發生之令故養生者必謹奉天時也新校正云詳芍藥榮牡丹華今月令無逆之則傷肝夏爲寒變奉長者少逆謂反行秋令也肝象木王於春故行秋令則肝氣傷夏火王而木廢故病生於夏然四時之氣春生夏長逆春傷肝故少氣以奉於夏長之令也

夏三月此謂蕃秀陽自春生至夏洪盛物生以長故蕃秀也蕃茂也盛也秀華也美也天地氣交萬物華實舉夏至也脈要精微論曰夏至四十五日陰氣微上陽氣微下由是則天地氣交也然陽氣施化陰氣結成成化相合故萬物華實也陰陽應象大論曰陽化氣陰成形夜臥早起無厭於日使志無怒使華英成秀使氣得泄若所愛在外緩陽氣則物化寬志意則氣泄物化則華英成秀氣泄則膚腠宣通時令發陽故所愛亦順陽而在外也此夏氣之應養長之道也立夏之節初五日螻蟈鳴次五日蚯蚓出後五日赤箭生新校正云按月令



作王瓜生次小滿氣初五日吳葵華新校正云按月令作苦菜秀次五日靡草死後五日小暑至次仲夏芒種之節初五日螗蜋生次五日鵙始鳴後五日反舌無聲次夏至氣初五日鹿角解次五日蜩始鳴後五日半夏生木堇榮次季夏小暑之節初五日溫風至次五日蟋蟀居壁後五日鷹乃學習次大暑氣初五日腐草化爲螢次五日土潤溽暑後五日大雨時行凡此六氣一十八候皆夏氣揚蕃秀之令故養生者必敬順天時也新校正云詳木堇榮今月令無逆之則傷心秋爲痎瘧奉收者少冬至重病逆謂反行冬令也痎痎瘦之瘧也心象火王於夏故行冬令則心氣傷秋金王而火廢故病發於秋而爲痎瘧也然四時之氣秋收冬藏逆夏傷心故少氣以奉於秋收之令冬水勝火故重病於冬至之時也

秋三月此謂容平萬物夏長華實已成容狀至秋平而定也天氣以急地氣以明天氣以急風聲切也地氣以明物色變也早臥早起與雞俱興懼中寒露故早臥欲使安寧故早起使志安寧以緩秋刑志氣躁則不慎其動不慎其動則助秋刑急順殺伐生故使志安寧緩秋刑也收斂神氣使秋氣平神蕩則欲熾欲熾則傷和氣和氣既傷則秋氣不平調也故收斂神氣使秋氣平也無外其志使肺氣清亦順秋氣之收斂也此秋氣之應養收之道也立秋之節初五日涼風至次五日白露降後五日寒蟬鳴次處暑氣初五日鷹乃祭鳥次五日天地始肅後五日禾乃登次仲秋白露之節初五日盲風至鴻鴈來次五日玄鳥歸後五日羣鳥養羞次秋分氣初五日雷乃收聲次五日蟄蟲坯戶景天華後五日水始涸次季秋寒露之節初五日鴻鴈來賓次五日雀入大水爲蛤後五日菊有黃華次霜降氣初五日豺乃祭獸次五日草木黃落後五日蟄蟲咸俯凡此六氣一十八候皆秋氣正收斂之令故養生者必謹奉天時也新校正云詳景天華三字今月令無逆之則傷肺冬爲飧泄奉藏者少逆謂反行夏令也肺象金王於秋故行夏令則氣傷冬水王而金廢故病發於冬飧泄者食不化而泄出也逆秋傷肺故少氣以奉於冬藏之令也

冬三月此謂閉藏草木凋蟄蟲去地戶閉塞陽氣伏藏水冰地坼無擾乎陽陽氣下沉水冰地坼故宜周密不欲煩勞擾謂煩也勞也早臥晚起必待日光避於寒也使志若伏若匿若有私意若已有得皆謂不欲妄出於外觸冒寒氣也故下文云去寒就溫無泄皮膚使氣亟奪去寒就溫言居深室也靈樞經曰冬日在骨蟄蟲周密君子居室無泄皮膚謂勿汗也汗則陽氣發泄陽氣發泄則數爲寒氣所迫奪之亟數也此冬氣之應養藏之道也立冬之節初五日水始冰次五日地

始凍後五日雉入大水爲蜃次小雪氣初五日虹藏不見次五日天氣上騰地氣下降後五日閉塞而成冬次仲冬大雪之節初五日冰益壯地始拆鶡鳥不鳴次五日虎始交後五日芸始生荔挺出次冬至氣初五日蚯蚓結次五日麋角解後五日水泉動次季冬小寒之節初五日鴈北鄉次五日鵲始巢後五日水澤腹堅凡此六氣一十八候皆冬氣正養藏之令故養生者必謹奉天時也

逆之則傷腎春爲痿厥奉生者少逆謂反行夏令也腎象水王於冬故行夏令則腎氣傷春木王而水廢故病發於春也逆冬傷腎故少氣以奉於春生之令也

天氣清淨光明者也言天明不竭以清淨故致人之壽延長亦由順動而得故言天氣以示於人也

藏德不止新校正云按別本止一作上故不下也四時成序七曜周行天不形言是藏德也德隱則應用不屈故不下也老子曰上德不德是以有德也言天至尊高德猶見隱也況全生之道而不順天乎

天明則日月不明邪害空竅天所以藏德者爲其欲隱大明故大明見則小明滅故大明之德不可不藏天若自明則日月之明隱矣所論者何言人之眞氣亦不可泄露當清淨法道以保天眞苟離於道則虛邪入於空竅

陽氣者閉塞地氣者冒明陽謂天氣亦風熱也地氣謂濕亦雲霧也風熱之害人則九竅閉塞霧濕之爲病則掩翳精明取類者在天則日月不光在人則兩目藏曜也靈樞經曰天有日月人有眼目易曰喪明于易豈非失養正之道邪

雲霧不精則上應白露不下霧者雲之類露者雨之類夫陽盛則地不上應陰虛則天不下交故雲霧不化精微之氣上應於天而爲白露不下之咎矣陰陽應象大論曰地氣上爲雲天氣下爲雨雨出地氣雲出天氣明二氣交合乃成雨露方盛衰論曰至陰虛天氣絕至陽盛地氣不足明氣不相召亦不能交合也

交通不表萬物命故不施不施則名木多死夫雲霧不化其精微雨露不霑於原澤是爲天氣不降地氣不騰變化之道既虧生育之源斯泯故萬物之命無稟而生然其死者則名木先應故云名木多死也名謂名果珍木表謂表陳其狀也易繫辭曰天地絪縕萬物化醇然不表交通則爲否也易曰天地不交否

惡氣不發風雨不節白露不下則菀藁不榮惡謂害氣也發謂散發也節謂節度也菀謂蘊積也藁謂枯藁也言害氣伏藏而不散發風雨無度折傷復多藁木蘊積春不榮也豈惟其物獨遇是而有之哉人離於道亦有之矣故下文曰

賊風數至暴雨數起天地四時不相保與道相失則未央絕滅不順四時之和數犯八風之害與道相失則天眞之氣未期久遠而致滅亡央久也遠也

唯聖人從之故身無奇病萬物不失生氣不竭道非遠於人人心遠於道惟聖人心合於道故壽命无窮從猶順也謂順四時之令也然四時之令不可逆之



逆之則五藏內傷而他疾起

逆春氣則少陽不生肝氣內變生謂動出也陽氣不出內鬱於肝則肝氣混糅變而傷矣

逆夏氣則太陽不長心氣內洞長謂外茂也洞謂中空也陽不外茂內薄於心燠熱內消故心中空也

逆秋氣則太陰不收肺氣焦滿收謂收斂焦謂上焦也太陰行氣主化上焦故肺氣不收上焦滿也　新校正云按焦滿全元起本作進滿甲乙太素作焦滿

逆冬氣則少陰不藏腎氣獨沉沉謂沉伏也少陰之氣內通於腎故少陰不伏腎氣獨沉　新校正云詳獨沉太素作沉濁

夫四時陰陽者萬物之根本也時序運行陰陽變化天地合氣生育萬物故萬物之根悉歸於此

所以聖人春夏養陽秋冬養陰以從其根陽氣根於陰陰氣根於陽無陰則陽無以生無陽則陰無以化全陰則陽氣不極全陽則陰氣不窮春食涼夏食寒以養於陽秋食溫冬食熱以養於陰滋苗者必固其根伐下者必枯其上故以斯調節從順其根二氣常存蓋由根固百刻曉暮食亦宜然

故與萬物浮沉於生長之門聖人所以身無苛病生氣不竭者以順其根也

逆其根則伐其本壞其眞矣是則失四時陰陽之道也

故陰陽四時者萬物之終始也死生之本也逆之則災害生從之則苛疾不起是謂得道謂得養生之道苛者重也

道者聖人行之愚者佩之聖人心合於道故勤而行之愚者性守於迷故佩服而已老子曰道者同於道德者同於德失者同於失同於道者道亦得之同於德者德亦得之同於失者失亦得之愚者未同於道德則可謂失道者也

從陰陽則生逆之則死從之則治逆之則亂反順爲逆是謂內格格拒也謂內性格拒於天道也

是故聖人不治已病治未病不治已亂治未亂此之謂也知之至也

夫病已成而後藥之亂已成而後治之譬猶渴而穿井鬬而鑄兵不亦晚乎知不及時也備禦虛邪事符握虎噬而後藥雖悔何爲

## 生氣通天論篇第三

新校正云按全元起注本在第四卷

黃帝曰夫自古通天者生之本本於陰陽天地之間

六合之內其氣九州九竅五藏十二節皆通乎天氣六合謂四方上下也九州謂冀兖青徐楊荆豫梁雍也外布九州而內應九竅故云九州九竅也五藏謂五神藏也五神藏者肝藏魂心藏神脾藏意肺藏魄腎藏志而此成形矣十二節者十二氣也天之十二節氣人之十二經脉而外應之咸同天紀故云皆通乎天氣也十二經脉者謂手三陰三陽足三陰三陽也　新校正云詳通天者生之本六節藏象注甚詳又按鄭康成云九竅者謂陽竅七陰竅二也　其生五其氣三數犯此者則邪氣傷人此壽命之本也言人生之所運爲則內依五氣以立然其鎮塞天地之內則氣應三元以成三謂天氣地氣運氣也犯謂邪氣觸犯於生氣也邪氣數犯則生氣傾危故寶養天眞以爲壽命之本也庚桑楚曰聖人之制萬物也以全其天天全則神全矣靈樞經曰血氣者人之神不可不謹養此之謂也　蒼天之氣清淨則志意治順之則陽氣固春爲蒼天發生之主也陽氣者天氣也陰陽應象大論曰清陽爲天則其義也本天全神全之理全則形亦全矣　雖有賊邪弗能害也此因時之序以因天四時之氣序故賊邪之氣弗能害也　故聖人傳精神服天氣而通神明夫精神可傳惟聖人得道者乃能爾久服天眞之氣則妙用自通於神明也　失之則內閉九竅外壅肌肉衛氣散解失謂逆蒼天清淨之理也然衛氣者合天之陽氣也上篇曰陽氣者閉塞謂陽氣之病人則竅寫閉塞也靈樞經曰衛氣者所以溫分肉而充皮膚肥腠理而司開闔故失其度則內閉九竅外壅肌肉以衛不營運故言散解也　此謂自傷氣之削也夫逆蒼天之氣違清淨之理使正眞之氣如削去之者非天降之人自爲之爾　陽氣者若天與日失其所則折壽而不彰此明前陽氣之用也諭人之有陽若天之有日天失其所則日不明人失其所則陽不固日不明則天境暝昧陽不固則人壽夭折　故天運當以日光明言人之生固宜藉其陽氣也　是故陽因而上衛外者也此所以明陽氣運行之部分輔衛人身之正用也　因於寒欲如運樞起居如驚神氣乃浮欲如運樞謂內動也起居如驚謂暴卒也言因天之寒當深居周密如樞紐之內動不當煩擾筋骨使陽氣發泄於皮膚而傷於寒毒也若起居暴卒馳騁荒佚則神氣浮越无所綏寧矣脉要精微論曰冬日在骨蟄蟲周密君子居室四氣調神大論曰冬三月此謂閉藏水冰地坼無擾乎陽又曰使志若伏若匿若有私意若已有得去寒就溫无泄皮膚使氣亟奪此之謂也　新校正云按全元起本作連樞元起云陽氣定如連樞者動繫也　因於暑汗



煩則喘喝靜則多言此則不能靜愼傷於寒毒至夏而變暑病也煩謂煩躁靜謂安靜喝謂大呵出聲也言病因於暑則當汗泄不爲發表邪熱內攻中外俱熱故煩躁喘數大呵而出其聲也若不煩躁內熱外涼瘀熱攻中故多言而不次也喝一爲鳴　體若燔炭汗出而散此重明可汗之理也爲體若燔炭之炎熱者何以救之必以汗出乃熱氣施散燔一爲燥非也　因於濕首如裹濕熱不攘大筋緛短小筋弛長緛短爲拘弛長爲痿表熱爲病當汗泄之反濕其首若濕物裹之望除其熱熱氣不釋兼濕內攻大筋受熱則縮而短小筋得濕則引而長縮短故拘攣而不伸引長故痿弱而無力攘除也緛縮也弛引也　因於氣爲腫四維相代陽氣乃竭素常氣疾濕熱加之氣濕熱爭故爲腫也然邪氣漸盛正氣浸微筋骨血肉互相代負故云四維相代也致邪代正氣不宜通衛無所從便至衰竭故言陽氣乃竭也衛者陽氣也　陽氣者煩勞則張精絕辟積於夏使人煎厥此又誡起居暴卒煩擾陽和也然煩擾陽和勞疲筋骨動傷神氣耗竭天眞則筋脉䐜脹精氣竭絕既傷腎氣又損膀胱故當於夏時使人煎厥以煎迫而氣逆因以煎厥爲名厥謂氣逆也煎厥之狀當如下說　新校正云按脉解云所謂少氣善怒者陽氣不治陽氣不治則陽氣不得出肝氣當治而未得故善怒善怒者名曰煎厥　目盲不可以視耳閉不可以聽潰潰乎若壞都汩汩乎不可止既且傷腎又竭膀胱腎經內屬於耳中膀胱脉生於目眥故目盲所視耳閉厥聽大矣哉斯乃房之患也既盲目視又閉耳聽則志意心神筋骨腸胃潰潰乎若壞都汩汩乎煩悶而不可止也　陽氣者大怒則形氣絕而血菀於上使人薄厥此又誡喜怒不節過用病生也然怒則傷腎甚則氣絕大怒則氣逆而陽不下行陽逆故血積於心胸之內矣上謂心胸也然陰陽相薄氣血奔并因薄厥生故名薄厥舉痛論曰怒則氣逆甚則嘔血靈樞經曰盛怒而不止則傷志陰陽應象大論曰甚怒傷氣由此則怒甚氣逆血積於心胸之內矣菀積也　有傷於筋縱其若不容怒而過用氣或迫筋筋絡內傷機關縱緩形容痿廢若不維持　汗出偏沮使人偏枯夫人之身常偏汗出而濕潤者久久偏枯半身不隨　新校正云按沮千金作祖全元起本作恒　汗出見濕乃生痤疿陽氣發泄寒水制之熱怫內餘鬱於皮裏甚爲痤癤微作疿瘡疿風癮也　高梁之變足生大丁受如持虛高膏也梁粱也不忍之人汗出淋洗則結爲痤疿膏粱之人內多滯熱皮厚肉密故內變爲丁矣外濕既侵中熱相感如持虛器受此邪毒故曰受如持虛所以丁生於足者四支爲諸陽之本也以其甚費於下

邪毒襲虛故爾　新校正云按丁生之處不常於足蓋謂膏粱之變饒生大丁非偏著足也勞汗當風寒薄爲皶鬱乃痤時月寒涼形勞汗發淒風外薄膚腠居寒脂液遂凝稸於玄府依空滲洞皺刺長於皮中形如米或如針久者上黑長一分餘色白黃而瘦於玄府中俗曰粉刺解表已玄府謂汗空也痤謂色赤䐜憤內蘊血膿形小而大如酸棗或如按豆此皆陽氣內鬱所爲待耎而攻之大甚焫出之陽氣者精則養神柔則養筋此又明陽氣之運養也然陽氣者內化精微養於神氣外爲柔耎以固於筋動靜失宜則生諸疾開闔不得寒氣從之乃生大僂開謂皮腠發泄闔謂玄府閉封然開闔失宜爲寒所襲內深筋絡結固虛寒則筋絡拘緛形容僂俯矣靈樞經曰寒則筋急此其類也陷脉爲瘻留連肉腠陷脉謂寒氣陷缺其脉也積寒留舍經血稽凝久瘀內攻結於肉理故發爲瘍瘻肉腠相連俞氣化薄傳爲善畏及爲驚駭言若寒中於背俞之氣變化入深而薄於藏府者則善爲恐畏及發爲驚駭也營氣不從逆於肉理乃生癰腫營逆則血鬱血鬱則熱聚爲膿故爲癰腫也正理論云熱之所過則爲癰腫魄汗未盡形弱而氣爍穴俞以閉發爲風瘧汗出未止形弱氣消風寒薄之穴俞隨閉熱藏不出以至於秋秋陽復收兩熱相合故令振慄寒熱相移以所起爲風故名風瘧也金匱眞言論曰夏暑汗不出者秋成風瘧蓋論從風而爲是也故下文曰故風者百病之始也清靜則肉腠閉拒雖有大風苛毒弗之能害此因時之序也夫嗜欲不能勞其目淫邪不能惑其心不妄作勞是爲清靜以其清靜故能肉腠閉皮膚密眞正內拒虛邪不侵然大風苛毒不必常求於人蓋由人之冒犯爾故清淨則肉腠閉陽氣拒大風苛毒弗能害之清靜者但因循四時氣序養生調節之宜不妄作勞起居有度則生氣不竭永保康寧故病久則傳化上下不并良醫弗爲并謂氣交通也然病之深久變化相傳上下不通陰陽否隔雖醫良法妙亦何以爲之陰陽應象大論曰夫善用針者從陰引陽從陽引陰以右治左以左治右若是氣相格拒故良醫弗可爲也故陽畜積病死而陽氣當隔隔者當寫不亟正治粗乃敗之言三陽畜積怫結不通不急寫之亦病而死何者畜積不已亦上下不并矣何以驗之隔塞不便則其證也若不急寫粗工輕侮必見敗亡也陰陽別論曰三陽結謂之隔又曰剛與剛陽氣破散陰氣乃消亡淖則剛柔不和經氣乃絕故陽氣者一日而主外晝則陽氣在外周身行二十五度靈樞經曰目開則氣上行於頭衛氣行於陽二十五度也



平旦人氣生日中而陽氣隆日西而陽氣已虛氣門乃閉隆猶高也盛也夫氣之有者皆自少而之壯積暖以成炎炎極又涼物之理也故陽氣平曉生日中盛日西而已減虛也氣門謂玄府也所以發泄經脉營衛之氣故謂之氣門也是故暮而收拒無擾筋骨無見霧露反此三時形乃困薄皆所以順陽氣也陽出則出陽藏則藏暮陽氣衰內行陰分故宜收斂以拒虛邪擾筋骨則逆陽精耗見霧露則寒濕俱侵故順此三時乃天眞久遠也歧伯曰新校正云詳篇首云帝曰此歧伯曰非相對問也陰者藏精而起亟也陽者衛外而爲固也言在人之用也亟數也陰不勝其陽則脉流薄疾并乃狂薄疾謂極虛而急數也并謂盛實也狂謂狂走或妄攀登也陽并於四支則狂陽明脉解曰四支者諸陽之本也陽盛則四支實實則能登高而歌也熱盛於身故棄衣欲走也夫如是者皆爲陰不勝其陽也陽不勝其陰則五藏氣爭九竅不通九竅者內屬於藏外設爲官故五藏氣爭則九竅不通也言九竅謂前陰後陰不通兼言上七竅也若兼則目爲肝之官鼻爲肺之官口爲脾之官耳爲腎之官舌爲心之官舌非通竅也金匱眞言論曰南方赤色入通於心開竅於耳北方黑色入通於腎開竅於二陰故也是以聖人陳陰陽筋脉和同骨髓堅固氣血皆從從順也言循陰陽法近養生道則筋脉骨髓各得其宜故氣血皆能順時和氣也如是則內外調和邪不能害耳目聰明氣立如故邪氣不剋故眞氣獨立而如常若失聖人之道則致疾於身故下文引曰自此已下四科並謂失聖人之道也風客淫氣精乃亡邪傷肝也風氣應肝故風淫精亡則傷肝也陰陽應象大論曰風氣通於肝也風薄則熱起熱盛則水乾水乾則腎氣不營故精乃无也亡無也　新校正云按全元起云淫氣者陰陽之亂氣因其相亂而風客之則傷精傷精則邪入於肝也因而飽食筋脉橫解腸澼爲痔甚飽則腸胃橫滿腸胃滿則筋脉解而不屬故腸澼而爲痔也痺論曰飲食自倍腸胃乃傷此傷之信也因而大飲則氣逆飲多則肺布葉舉故氣逆而上奔也因而強力腎氣乃傷高骨乃壞強力謂強力入房也高骨謂腰高之骨也然強力入房則精耗精耗則腎傷腎傷則髓氣內枯故高骨壞而不用也聖人交會則不如此當如下句云凡陰陽之要陽密乃固陰陽交會之要者正在於陽氣閉密而不妄泄爾密不妄泄乃生氣強固而能久長此聖人之道也兩者不和若

春無秋若冬無夏 兩謂陰陽和謂和合則交會也若如也言絕陰陽和合之道者如天四時有春無秋有冬無夏也所以然者絕廢於生成也故聖人不絕和合之道但貴於閉密以守固天眞法也 因而和之是謂聖度 因陽氣盛發中外相應賈勇有餘乃相交合則聖人交會之制度也 故陽強不能密陰氣乃絕 陽自強而不能閉密則陰泄寫而精氣竭絕矣 陰平陽祕精神乃治 陰氣和平陽氣閉密則精神之用日益治也 陰陽離決精氣乃絕 若陰不和平陽不閉密強用施寫損耗天眞二氣分離經絡決憊則精氣不化乃絕流通也 因於露風乃生寒熱 因於露體觸冒風邪風氣外侵陽氣內拒風陽相薄故寒熱由生 是以春傷於風邪氣留連乃為洞泄 風氣通肝春肝木王木勝脾土故洞泄生也 新校正云按陰陽應象大論曰春傷於風夏生飧泄 夏傷於暑秋為痎瘧 夏熱已甚秋陽復收陽熱相攻則為痎瘧痎老也亦曰瘦也 秋傷於濕上逆而欬發為痿厥 濕謂地濕氣也秋濕既勝冬水復王水來乘肺故欬逆病生 新校正云按陰陽應象大論云秋傷於濕冬生欬嗽 濕氣內攻於藏府則欬逆外散於筋脈則痿弱也陰陽應象大論曰地之濕氣感則害皮肉筋脈故濕氣之資發為痿厥厥謂逆氣也 冬傷於寒春必溫病 冬寒且凝春陽氣發寒不為釋陽怫于中寒怫相持故為溫病 新校正云按此與陰陽應象大論重彼注甚詳 四時之氣更傷五藏 寒暑溫涼遞相勝負故四時之氣更傷五藏之和也 陰之所生本在五味陰之五宮傷在五味 所謂陰者五神藏也宮者五神之舍也言五藏所生本資於五味五味宣化各湊於本宮雖因五味以生亦因五味以損正為好而過節乃見傷也故下文曰 是故味過於酸肝氣以津脾氣乃絕 酸多食之令人癃小便不利則肝多津液津液內溢則肝葉舉肝葉舉則脾經之氣絕而不行何者木制土也 味過於鹹大骨氣勞短肌心氣抑 鹹多食之令人肌膚縮短又令心氣抑滯而不行何者鹹走血也大骨氣勞鹹歸腎也 味過於甘心氣喘滿色黑腎氣不衡 甘多食之令人心悶甘性滯緩故令氣喘滿而腎不平何者土抑水也衡平也 味過於苦脾氣不濡胃氣乃厚 苦性堅燥又養脾胃故脾氣不濡胃氣強厚 味過於辛筋脈沮弛精神乃央 沮潤也弛緩也央久也辛性潤澤散養於筋故令筋緩脈潤精神長久何者辛補肝也藏氣法時論曰肝欲散急食辛以散之用辛補之 新校正云按此論味過所傷難作精神長



久之解央乃殃也古文通用如膏粱之作高粱草滋之作草茲之類蓋古文簡略字多假借用者也 是故謹和五味骨正筋柔氣血以流湊理以密如是則氣骨以精謹道如法長有天命 是所謂修養天眞之至道也

## 金匱眞言論篇第四

新校正云按全元起注本在第四卷

黃帝問曰天有八風經有五風何謂 經謂經脈所以流通營衛血氣者也 岐伯對曰八風發邪以為經風觸五藏邪氣發病 原其所起則謂八風發邪經脈受之則循經而觸於五藏以邪干正故發病也 所謂得四時之勝者春勝長夏長夏勝冬冬勝夏夏勝秋秋勝春所謂四時之勝也 春木夏火長夏土秋金冬水皆以所剋殺而為勝也言五時之相勝者不謂八風中人則病各謂隨其不勝則發病也勝謂制剋之也 東風生於春病在肝俞在頸項 春氣發榮於萬物之上故俞在頸項歷忌日甲乙不治頸此之謂也 南風生於夏病在心俞在胸脇 心少陰脈循胸出脇故俞在焉 西風生於秋病在肺俞在肩背 肺處上焦背為胸府肩背相次故俞在焉 北風生於冬病在腎俞在腰股 腰為腎府股接次之以氣相連故兼言也 中央為土病在脾俞在脊 以脊應土言居中爾 故春氣者病在頭 春氣謂肝氣也各隨其藏氣之所應 新校正云按周禮云春時有痟首疾 夏氣者病在藏 心之應也 秋氣者病在肩背 肺之應也 冬氣者病在四支 四支氣少寒毒善傷隨所受邪則為病處 故春善病鼽衄 以氣在頭也禮記月令曰季秋行夏令則民多鼽嚏 仲夏善病胸脇 心之脈循胸脇故也 長夏善病洞泄寒中 土主於中是為倉廩糟粕水穀故為洞泄寒中也 秋善病風瘧 以涼折暑乃為是病生氣通天論曰魄汗未盡形弱而氣爍穴俞以閉發為風瘧此謂以涼折暑之義也禮記月令曰孟秋行夏令則民多瘧疾也 冬善病痺厥 血象於水寒則水凝以氣薄流故為痺厥 故冬不按蹻春不鼽衄 按謂按摩蹻謂如蹻捷者之舉動手足是所謂導引也然擾動筋骨則陽氣不藏春陽氣上升重熱熏肺肺通於鼻病則形之故冬不按蹻春不鼽衄鼽謂鼻

中水出衂謂鼻中血出）春不病頸項仲夏不病胸脇長夏不病洞泄寒中秋不病風瘧冬不病痺厥飧泄而汗出也（此上五句並爲冬不按蹻之所致也　新校正云詳飧泄而汗出也六字上文疑剩）夫精者身之本也故藏於精者春不病溫（此正謂冬不按蹻則精氣伏藏以陽不妄升故春无溫病）夏暑汗不出者秋成風瘧（此正謂以風涼之氣折暑汗也　新校正云詳此下義與上文不相接）此平人脉法也（謂平病人之脉法也）故曰陰中有陰陽中有陽（言其初起與其王也）平旦至日中天之陽陽中之陽也日中至黃昏天之陽陽中之陰也（日中陽盛故曰陽中之陽黃昏陰盛故曰陽中之陰陽氣主晝故平旦至黃昏皆爲天之陽而中復有陰陽之殊耳）合夜至雞鳴天之陰陰中之陰也雞鳴至平旦天之陰陰中之陽也（雞鳴陽氣未出故也天之陰平旦陽氣已升故曰陰中之陽）故人亦應之夫言人之陰陽則外爲陽內爲陰言人身之陰陽則背爲陽腹爲陰言人身之藏府中陰陽則藏者爲陰府者爲陽（藏謂五神藏府謂六化府）肝心脾肺腎五藏皆爲陰膽胃大腸小腸膀胱三焦六府皆爲陽（靈樞經曰三焦者上合於手心主又曰足三焦者太陽之別名也正理論曰三焦者有名无形上合於手心主下合右腎主謁道諸氣名爲使者也）所以欲知陰中之陰陽中之陽者何也爲冬病在陰夏病在陽春病在陰秋病在陽皆視其所在爲施鍼石也故背爲陽陽中之陽心也（心爲陽藏位處上焦以陽居陽故謂陽中之陽也靈樞經曰心爲牡藏牡陽也）背爲陽陽中之陰肺也（肺爲陰藏位處上焦以陰居陽故謂陽中之陰也靈樞經曰肺爲牝藏牝陰也）腹爲陰陰中之陰腎也（腎爲陰藏位處下焦以陰居陰故謂陰中之陰也靈樞經曰腎爲牝藏牝陰也）腹爲陰陰中之陽肝也（肝爲陽藏位處中焦以陽居陰故謂陰中之陽也靈

内經一　十六

樞經曰肝爲牡藏牡陽也）腹爲陰陰中之至陰脾也（脾爲陰藏位處中焦以太陰居陰故謂陰中之至陰也靈樞經曰脾爲牝藏牝陰也）此皆陰陽表裏內外雌雄相輸應也故以應天之陰陽也（以其氣象參合故能上應於天）帝曰五藏應四時各有收受乎岐伯曰有東方青色入通於肝開竅於目藏精於肝（精謂精氣也木精之氣其神魂陽升之方以目爲用故開竅於目）其病發驚駭（象木屈伸有搖動也　新校正云詳東方云病發驚駭餘方各闕者按五常政大論委和之紀其發驚駭疑此文爲衍）其味酸其類草木（性柔脆而曲直）其畜雞（以雞爲畜取巽言之易曰巽爲雞）其穀麥（五穀之長者麥故東方用之本草曰麥爲五穀之長　新校正云按五常政大論云其畜犬其穀麻）其應四時上爲歲星（木之精氣上爲歲星十二年一周天）是以春氣在頭也（萬物發榮於上故春氣在頭　新校正云詳東方言春氣在頭不言故病在頭餘方言故病在某不言某氣在某者互文也）其音角（角木聲也孟春之月律中太蔟林鍾所生三分益一管率長八寸仲春之月律中夾鍾夷則所生三分益一管率長七寸五分　新校正云按鄭康成云七寸二千一百八十七分寸之千七十五　季春之月律中姑洗南呂所生三分益一管率長七寸又二十分寸之一　新校正云按鄭康成云九分寸之一　凡是三管皆木氣應之）其數八（木生數三成數八尚書洪範曰三曰木）是以知病之在筋也（木之堅柔類筋氣故）其臭臊（凡氣因木變則爲臊　新校正云詳臊月令作羶）南方赤色入通於心開竅於耳藏精於心（火精之氣其神神舌爲心之官當言於舌舌用非竅故云耳也繆刺論曰手少陰之絡會於耳中義取此也）故病在五藏（以夏氣在藏也）其味苦其類火（性炎上而燔灼）其畜羊（以羊爲畜言其未也以土同王故通而言之　新校正云按五常政大論云其畜馬）其穀黍（黍色赤）其應四時上爲熒惑星（火之精氣上爲熒惑星七百四十日一周天）是以知病之在脉也（火之躁動類於脉氣）其音徵（徵火聲也孟夏之月律中仲呂无射所生三分益一管率長六寸七分　新校正云按鄭康成云六寸萬九千六百八十三分寸之萬二千九百七十四　仲夏之月律中蕤賓應鍾所生三分益一管率長六寸三分　新校正云按鄭康成云六寸八十一分寸之二十六　季夏之月律中林鍾黃鍾所生三分減一管率長六寸凡是三管皆火氣應之）其數七（火生數二成數七尚書洪範曰二曰火）其

内經一　十七

臭焦凡氣因火變則爲焦中央黃色，入通於脾，開竅於口，藏精於脾土精之氣其神意脾爲化穀口主迎糧故開竅於口故病在舌本脾脉上連於舌本故病氣居之其味甘，其類土性安靜而化造其畜牛土王四季故畜取丑牛又以牛色黃也其穀稷色黃而味甘也其應四時，上爲鎮星土之精氣上爲鎮星二十八年一周天是以知病之在肉也土之柔厚類肉氣故其音宮宮土聲也律書以黃鍾爲濁宮林鍾爲清宮蓋以林鍾當六月管也五音以宮爲主律呂初起於黃鍾爲濁宮林鍾爲清宮也其數五土數五尚書洪範曰五曰土其臭香凡氣因土變則爲香西方白色，入通於肺，開竅於鼻，藏精於肺金精之氣其神魄肺藏氣鼻通息故開竅於鼻故病在背以肺在胸中背爲胸中之府也其味辛，其類金性音聲而堅勁其畜馬畜馬者取乾也易曰乾爲馬新校正云按五常政大論云其畜雞其穀稻稻堅白其應四時，上爲太白星金之精氣上爲太白星三百六十五日一周天是以知病之在皮毛也金之堅密類皮毛也其音商商金聲也孟秋之月律中夷則大呂所生三分減一管率長五寸七分仲秋之月律中南呂太蔟所生三分減一管率長五寸三分季秋之月律中无射夾鍾所生三分減一管率長五寸凡是三管皆金氣應之其數九金生數四成數九尚書洪範曰四曰金其臭腥凡氣因金變則爲腥羶之氣也北方黑色，入通於腎，開竅於二陰，藏精於腎水精之氣其神志腎藏精陰泄注故開竅於二陰也故病在谿谿謂肉之小會也氣穴論曰肉之大會爲谷肉之小會爲谿其味鹹，其類水性潤下而滲灌其畜彘彘豕也其穀豆豆黑色其應四時，上爲辰星水之精氣上爲辰星三百六十五日一周天是以知病之在骨也腎主幽暗骨體內藏以類相同故病居骨也其音羽羽水聲也孟冬之月律中應鍾姑洗所生三分減一管率長四寸七分半仲冬之月律中黃鍾仲呂所生三分益一管率長九寸季冬之月律中太呂蕤賓所生三分益一管率長八寸四分凡是三管皆水氣應之其數六水生數一成數六尚書洪範曰一曰水其臭腐凡氣因水變則爲腐朽之氣也故善爲脉者，謹察五藏六府，一逆一從，陰陽表裏雌雄之紀，藏之心意，合心於精心合精微則深知通變非其人勿教，非其眞勿授，是謂得道隨其所能而與之是謂得師資教授之道也靈樞經曰明目者可使視色耳聰者可使聽音捷疾辭語者可使論語徐而安靜手巧而心審諦者可使行針艾理血氣而調諸逆順察陰陽而兼諸方論緩節柔筋而心和調者可使導引行氣疾毒言語輕人者可使唾癰呪病爪苦手毒爲事善傷者可使按積抑痹由是則各得其能方乃可行其名乃彰故曰非其人勿教非其眞勿授也



重廣補註黃帝內經素問卷第一

序 迺其上音乃

藏敕葦切 糅女救切雜也 瀅音瑩 上古天眞論 徇徐閏切病也 瘅必至切 更齒上古行切 下齒更同 恬憺上啼廉切下音淡 頰於葛切 俠口胡夾切下同 額顱落胡切 滲灌上所禁切 解惰上上聲 壽敝毗祭切 眉睫音接 恚嗔上於桂切 愉音俞 四氣調神大論 子而上音與 獺他達切 鴽音如鴾也 蕃秀上音煩 螻蟈上音樓下古獲切蛙也 蚯蚓上音丘下以 鴝古閒切 鵙音勞鳥也 蜩音條 溽暑上音辱 痎音皆瘧也 欲熾尺志切 坏戶上步回切 始涸胡各切 豺音柴 亟奪上去吏切 鷃苦割切 荔挺上力計切下大頂切 薌音向 雊古豆切雉鳴 爲否符鄙切下不交否同 燠熱上於六切 生氣通天論 分上聲 暴卒倉沒切 荒佚音逸 躁則到切 喝呼葛切 瘀衣居切 裏攘汝陽切 緛音軟縮 潰潰古沒切煩悶不止也 背在計切又前計切 奔併下去聲 偏沮子魚切潤也 痤昨禾切 痱方味切 怫符弗切 皶織加切 稸許竹切 瘈尺制切 焫而劣切 大僂力主切 瘻力鬬切癰瘻 瘍音陽下並同 俞音庶 否隔符鄙切塞也 粗千胡切 淖奴教切下並同 腸澼音擘切 決僨蒲拜切 癃音隆 金匱眞言論 鼽音求 按蹻音脚 燔灼上音煩 彘直利切

重廣補注黃帝內經素問卷第二

啟玄子次注林億孫奇高保衡等奉敕校正孫兆重改誤

陰陽應象大論　陰陽離合論

陰陽別論

陰陽應象大論篇第五 新校正云按全元起本在第九卷

黃帝曰陰陽者天地之道也 謂變化生成之道也老子曰萬物負陰而抱陽沖氣以為和易繫辭曰一陰一陽之謂道此之謂也 萬物之綱紀 滋生之用也陽與之正氣以生陰為之主持以立故為萬物之綱紀也陰陽離合論曰陽與之正陰為之主則謂此也 變化之父母 異類之用也何者然鷹化為鳩田鼠化為鴽腐草化為螢雀入大水為蛤雉入大水為蜃如此皆異類因變化而成有也 生殺之本始 寒暑之用也萬物假陽氣溫而生因陰氣寒而死故知生殺本始是陰陽之所運為也 神明之府也 府宮府也言所以生殺變化之多端者何哉以神明居其中也下文曰天地之動靜神明為之綱紀故易繫辭曰陰陽不測之謂神亦謂居其中也 新校正云詳陰陽至神明之府與天元紀大論同注頗異 治病必求於本 陰陽與萬類生殺變化猶然在於人身同相參合故治病之道必先求之 故積陽為天積陰為地 言陰陽為天地之道者何以此 陰靜陽躁 言應物類運用之標格也 陽生陰長陽殺陰藏 明前天地殺生之殊用也神農曰天以陽生陰長地以陽殺陰藏 新校正云詳陰長陽殺之義或者疑之按周易八卦布四方之義則可見矣坤者陰也位西南隅時在六月七月之交萬物之所盛長也安謂陰無長之理乾者陽也位戌亥之分時在九月十月之交萬物之所收殺也孰謂陽無殺之理以是明之陰長陽殺之理可見矣此語又見天元紀大論其說自異 陽化氣陰成形 明前萬物滋生之綱紀也 寒極生熱熱極生寒 明前之大體也 寒氣生濁熱氣生清 言正氣也 清氣在下則生飧泄濁氣在上則生䐜脹 熱氣在下則穀不化故飧泄寒氣在上則氣不散故䐜脹何者以陰靜而陽躁也 此陰陽反作病之逆從也 反謂反覆作謂作務反覆作務則病如是 故清陽為天濁陰為地地氣上為雲天氣下為雨雨出地氣雲出天



氣 陰凝上結則合以成雲陽散下流則注而為雨雨從雲以施化故言雨出地雲憑氣以交合故言雲出天天地之理且然人身清濁亦如是也 故清陽出上竅濁陰出下竅 氣本乎天者親上氣本乎地者親下各從其類也上竅謂耳目鼻口下竅謂前陰後陰 清陽發腠理濁陰走五藏 腠理謂滲泄之門故清陽可以散發五藏為包藏之所故濁陰可以走之 清陽實四支濁陰歸六府 四支外動故清陽實之六府內化故濁陰歸之 水為陰火為陽 水寒而靜故為陰火熱而躁故為陽 陽為氣陰為味 氣惟散布故陽為之味曰從形故陰為之 味歸形形歸氣氣歸精精歸化 形食味故味歸形氣養形故形歸氣精食氣故氣歸精化生精故精歸化故下文曰 精食氣形食味 氣化則精生味和則形長故云食之也 化生精氣生形 精微之液惟血化而成形質之有資氣行營立故斯二者各奉生乎 味傷形氣傷精 過其節也 精化為氣 氣傷於味 精承化養則食氣精若化生則不食氣精血內結鬱為癥瘕攻胃則五味倨然不得入也女人重身精化百日皆傷於味也 陰味出下竅陽氣出上竅 味有質故下流於便寫之竅氣無形故上出於呼吸之門 味厚者為陰薄為陰之陽氣厚者為陽薄為陽之陰 陽為氣氣厚者為純陽陰為味味厚者為純陰故味薄者為陰中之陽氣薄者為陽中之陰 味厚則泄薄則通氣薄則發泄厚則發熱 陰氣潤下故味厚則泄利陽氣炎上故氣厚則發熱味薄為陰少故通泄氣薄為陽少故汗出發泄謂汗出也 壯火之氣衰少火之氣壯 火之壯者壯已必衰火之少者少已則壯 壯火食氣氣食少火壯火散氣少火生氣 氣生壯火故云壯火食氣少火滋氣故云氣食少火以壯火食氣故氣得壯火則耗散以少火益氣故氣得少火則生長人之陽氣壯少亦然 氣味辛甘發散為陽酸苦涌泄為陰 非惟氣味分正陰陽然辛甘酸苦之中復有陰陽之殊氣爾何者辛散甘緩故發散為陽酸收苦泄故涌泄為陰 陰勝則陽病陽勝則陰病 勝則不病不勝則病 陽勝則熱陰勝則寒 是則太過而致也 新校正云按甲乙經作陰病則熱陽病則寒文異意同 重寒則熱重熱則寒 物極則反亦猶壯火之氣衰少火之氣壯也 寒傷形熱傷氣 寒則衛氣不利故傷形熱則榮氣內消故傷氣雖陰成形陽化氣一過其節則形氣被傷

氣傷痛形傷腫氣傷則熱結於肉分故痛形傷則寒薄於皮腠故腫故先痛而後腫者氣傷形也先腫而後痛者形傷氣也先氣證而病形故曰氣傷形先形證而病氣故曰形傷氣風勝則動風勝則庶物皆搖故為動　新校正云按左傳曰風淫末疾即此義也熱勝則腫熱勝則陽氣內鬱故洪腫暴作甚則榮氣逆於肉理聚為癰膿之腫燥勝則乾燥勝則津液竭涸故皮膚乾燥寒勝則浮寒勝則陰氣結於玄府玄府閉密陽氣內攻故為浮濕勝則濡寫濕勝則內攻於脾胃脾胃受濕則水穀不分水穀相和故大腸傳道而注寫也以濕內盛而寫故謂之濡寫　新校正云按左傳曰雨淫腹疾則其義也風勝則動至此五句與天元紀大論文重彼注頗詳矣

天有四時五行以生長收藏以生寒暑燥濕風春生夏長秋收冬藏謂四時之生長收藏冬水寒夏火暑秋金燥春木風長夏土濕謂五行之寒暑濕燥風也然四時之氣土雖寄王原其所主則濕屬中央故云五行以生寒暑燥濕風五氣人有五藏化五氣以生喜怒悲憂恐五藏謂肝心脾肺腎五氣謂喜怒悲憂恐然是五氣更傷五藏之和氣矣　新校正云按天元紀大論悲作思又本篇下文肝在志為怒心在志為喜脾在志為思肺在志為憂腎在志為恐玉機真藏論作悲諸論不同皇甫士安甲乙經精神五藏篇具有其說蓋言悲者以悲能勝怒取五志迭相勝而為言也舉思者以思為脾之志也各舉一則義俱不足兩見之則互相成義也故喜怒傷氣寒暑傷形喜怒之所生皆生於氣故云喜怒傷氣寒暑之所勝皆勝於形故云寒暑傷形近取舉凡則如斯矣細而言者則熱傷於氣寒傷於形暴怒傷陰暴喜傷陽怒則氣上喜則氣下故暴卒氣上則傷陰暴卒氣下則傷陽厥氣上行滿脉去形厥氣逆也逆氣上行滿於經絡則神氣浮越去離形骸矣喜怒不節寒暑過度生乃不固靈樞經曰智者之養生也必順四時而適寒暑和喜怒而安居處然喜怒不恒寒暑過度天真之氣何可久長故重陰必陽重陽必陰言傷寒傷暑亦如是

故曰冬傷於寒春必病溫夫傷於四時之氣皆能為病以傷寒為毒者最為殺厲之氣中而即病故曰傷寒不即病者寒毒藏於肌膚至春變為溫病至夏變為暑病故養生者必慎傷於邪也春傷於風夏生飧泄風中於表則內應於肝肝氣乘脾故飧泄　新校正云按生氣通天論云春傷於風邪氣留連乃為洞泄夏傷於暑秋必痎瘧夏暑已甚秋熱復壯兩熱相攻故為痎瘧痎瘦也秋傷於濕冬生欬嗽秋濕既多冬水復王水濕相得肺氣又衰故冬寒甚則為嗽　新校正云按生氣通天論云秋傷於濕上逆而欬發為痿厥



帝曰余聞上古聖人論理人形列別藏府端絡經脉會通六合各從其經氣穴所發各有處名谿谷屬骨皆有所起分部逆從各有條理四時陰陽盡有經紀外內之應皆有表裏其信然乎六合謂十二經脉之合也靈樞經曰太陰陽明為一合少陰太陽為一合少陽厥陰為一合手足之脉各三則為六合也手厥陰則心包絡脉也氣穴論曰肉之大會為谷肉之小會為谿肉分之間谿谷之會以行榮衛以會大氣屬骨者為骨相連屬處表裏者諸陽經脉皆為表諸陰經脉皆為裏　新校正云詳帝曰至信其然乎全元起本及太素在上古聖人之教也上

岐伯對曰東方生風陽氣上騰散為風也風者天之號令風為教始故生自東方風生木風鼓木榮則風生木也木生酸凡物之味酸者皆木氣之所生也尚書洪範曰曲直作酸酸生肝生謂生長也凡味之酸者皆先生長於肝肝生筋肝之精氣生養筋也筋生心陰陽書曰木生火然肝之木氣內養筋已乃生心也肝主目目見曰明類齊同也其在天為玄玄謂玄冥言天色高遠尚未盛明也在人為道道謂道化以道而化人則歸從在地為化化謂造化也庶類時育皆造化者也化生五味萬物生五味具皆變化為母而使生成也道生智智從正化而有故曰道生智玄生神玄冥之內神處其中故曰玄生神神在天為風飛揚鼓坼風之用也然發而周遠無所不通信乎神化而能爾在地為木柔軟曲直木之性也　新校正云詳其在天至為木與天元紀大論同注頗異在體為筋束絡連綴而為力也在藏為肝其神魂也道經義曰魂居肝魂靜則至道不亂在色為蒼蒼謂薄青色象木色也在音為角角謂木音調而直也樂記曰角亂則憂其民怨在聲為呼呼謂叫呼亦謂之嘯在變動為握握所以牽就也　新校正云按楊上善云握憂噦欬慄五者改志而有名曰變動在竅為目目所以司見形色也在味為酸酸可用收斂也在志為怒怒所以禁非也怒傷肝雖志為怒甚則自傷悲勝怒悲則肺金并於肝木故勝怒也宣明五藏篇曰精氣并於肺則悲　新校正云詳五志云怒喜思憂恐悲當云憂今變憂為悲者蓋以志憂而不解則傷意悲哀而動中則傷魂故不云憂也風傷筋風勝則筋絡拘急　新校正云按五運行大論曰風傷肝燥勝風燥為金氣故勝木風酸傷筋過節也辛勝酸辛金味故勝木酸南方

生熱陽氣炎燥故生熱熱生火鑽燧改火惟熱是生火生苦凡物之味苦者皆火氣之所生也尚書洪範曰炎上作苦苦生心凡味之苦者皆先生長於心心生血心之精氣生養血也血生脾陰陽書曰火生土然心火之氣內養血已乃生脾上新校正云按太素血作脉心主舌心別是非舌以言事故主舌其在天爲熱暄暑熾燠熱之用也在地爲火炎上翕艴火之性也在體爲脉通行榮衛而養血也在藏爲心其神心也道經義曰神處心神守則血氣流通在色爲赤象火色在音爲徵徵謂火音和而美也樂記曰徵亂則哀其事勤在聲爲笑笑喜聲也在變動爲憂憂可以成務新校正云按楊上善云心之憂在心變動肺之憂在肺之志是則肺主於秋憂爲正也心主於夏變而生憂也在竅爲舌舌所以司辨五味也金匱眞言論曰南方赤色入通於心開竅於耳尋其爲竅則舌義便乖以其主味故云舌也在味爲苦苦可用燥泄也在志爲喜喜所以和樂也喜傷心雖志爲喜甚則自傷恐勝喜恐則腎水并於心火故勝喜也宣明五藏篇曰精氣并於腎則恐熱傷氣熱勝則喘息促急寒勝熱寒爲水氣故勝火熱苦傷氣以火生也新校正云詳此篇論所傷之旨其例有三東方云風傷筋酸傷筋中央云濕傷肉甘傷肉是自傷者也南方



云熱傷氣苦傷氣北方云寒傷血鹹傷血是傷已所勝西方云熱傷皮毛是被勝傷已辛傷皮毛是自傷者也凡此五方所傷有此三例不同太素則俱云自傷鹹勝苦鹹水味故勝火苦中央生濕陽氣盛薄陰氣固升升薄相合故生濕也易義曰陽上薄陰陰能固之然後蒸而爲雨明濕生於固陰之氣也新校正云按楊上善云六月四陽二陰合蒸以生濕氣也濕生土土濕則固明濕生也新校正云按楊上善云四陽二陰合而爲濕蒸腐萬物成土也土生甘凡物之味甘者皆土氣之所生也尚書洪範曰稼穡作甘甘生脾凡味之甘者皆先生長於脾脾生肉脾之精氣生養肉也肉生肺陰陽書曰土生金然脾土之氣內養肉已乃生肺金脾主口脾受水穀口納五味故主口其在天爲濕霧露雲雨濕之用也在地爲土安靜稼穡土之德也在體爲肉覆裹筋骨充其形也在藏爲脾其神意也道經義曰意託脾意寧則智无散越在色爲黃象土色也在音爲宮宮謂土音大而和也樂記曰宮亂則荒其君驕在聲爲歌歌歎聲也在變動爲噦噦謂噦噫胃寒所生新校正云詳王謂噦爲噦噫噫非噦也按楊上善云噦氣忤也在竅爲口口所以司納水穀在味爲甘甘可用寬緩也在志爲思思所以知遠也思傷脾雖志爲思甚則自傷怒勝思怒則不思

勝可知矣濕傷肉脾主肉而惡濕故濕勝則肉傷風勝濕風爲木氣故勝土濕甘傷肉亦過節也新校正云按五運行大論云甘傷脾酸勝甘酸木味故勝土甘西方生燥天氣急切故生燥燥生金金燥有聲則生金也金生辛凡物之味辛者皆金氣之所生也尚書洪範曰從革作辛辛生肺凡味之辛者皆先生長於肺肺生皮毛肺之精氣生養皮毛皮毛生腎陰陽書曰金生水然肺金之氣養皮毛已乃生腎水肺主鼻肺藏氣鼻通息故主鼻其在天爲燥輕急勁強燥之用也在地爲金堅勁從革金之性也在體爲皮毛包藏膚腠扞其邪也在藏爲肺其神魄也道經義曰魄在肺魄安則德修壽延在色爲白象金色在音爲商商謂金聲輕而勁也樂記曰商亂則陂其官壞在聲爲哭哭哀聲也在變動爲欬欬謂欬嗽所以利咽喉也在竅爲鼻鼻所以司嗅呼吸在味爲辛辛可用散潤也在志爲憂憂深慮也憂傷肺雖志爲憂過則損也喜勝憂喜則心火并於肺金故勝憂也宣明五氣篇曰精氣并於心則喜熱傷皮毛熱從火生耗津液故寒勝熱陰制陽也新校正云按太素作燥傷皮毛熱勝燥又按王注五運行大論云火有二別故此



再舉熱傷之形證辛傷皮毛過而招損苦勝辛苦火味故勝金辛北方生寒陰氣凝冽故生寒也寒生水寒氣盛凝變爲水水生鹹凡物之味鹹者皆水氣之所生也尚書洪範曰潤下作鹹鹹生腎凡味之鹹者皆生長於腎腎生骨髓腎之精氣生養骨髓髓生肝陰陽書曰水生木然腎水之氣養骨髓已乃生肝木腎主耳腎屬北方位居幽暗聲入故主耳其在天爲寒凝清慘列寒之用也在地爲水清潔潤下水之用也在體爲骨端直貞幹以立身也在藏爲腎其神志也道經義曰志藏腎志營則骨髓滿實在色爲黑象水色在音爲羽羽謂水音沈而深也樂記曰羽亂則危其財匱在聲爲呻呻吟聲也在變動爲慄慄謂戰慄甚寒大恐而悉有之在竅爲耳耳所以司聽五音新校正云按金匱眞言論云開竅於二陰蓋以心寄竅於耳故與此不同在味爲鹹鹹可用柔耎也在志爲恐恐所以懼惡也恐傷腎恐而不已則內感於腎故傷也靈樞經曰恐懼而不解則傷精明感腎也思勝恐思深慮遠則見事源故勝恐也寒傷血寒則血凝傷可知也新校正云按太素血作骨燥勝寒燥從熱生故勝寒也新校正云按太素燥作濕鹹傷血食鹹而渴傷血可知新校正云按太素血作骨甘勝鹹甘土味故

盼水鹹 新校正云詳自前歧伯對曰至此與五運行論同兩注頗異當並用之 故曰天地者萬物之上下也 觀其覆載而萬物之上下可見矣 陰陽者血氣之男女也 陰主血陽主氣陰生女陽生男 左右者陰陽之道路也 陰陽間氣左右循環故左右為陰陽之道路也 新校正云詳間氣之說具六微旨大論中楊上善云陰氣右行陽氣左行 水火者陰陽之徵兆也 觀水火之氣則陰陽徵兆可明矣 陰陽者萬物之能始也 謂能為變化之生成之元始 新校正云詳天地者至萬物之能始與天元紀大論同注頗異彼无陰陽者血氣之男女一句又以金木者生成之終始代陰陽者萬物之能始 故曰陰在內陽之守也陽在外陰之使也 陰靜故為陽之鎮守陽動故為陰之役使 帝曰法陰陽奈何歧伯曰陽勝則身熱腠理閉喘麤為之俛仰汗不出而熱齒乾以煩寃腹滿死能冬不能夏 陽勝故能冬熱甚故不能夏 陰勝則身寒汗出身常清數慄而寒寒則厥厥則腹滿死 厥謂氣逆 能夏不能

內經二　七

冬 陰勝故能夏寒甚故不能冬 此陰陽更勝之變病之形能也帝曰調此二者奈何 謂順天癸性而治身之血氣精氣也 歧伯曰能知七損八益則二者可調不知用此則早衰之節也 用謂房色也女子以七七為天癸之終丈夫以八八為天癸之極然知八可益知七可損則各隨氣分修養天眞終其天年以度百歲上古天眞論曰女子二七天癸至月事以時下丈夫二八天癸至精氣溢寫然陰七可損則海滿而血自下陽八宜益交會而泄精由此則七損八益理可知矣 年四十而陰氣自半也起居衰矣 內耗故陰減中乾故氣力始衰靈樞經曰人年四十腠理始踈榮華稍落髮班白由此之節言之亦起居衰之次也 年五十體重耳目不聰明矣 衰之漸也 年六十陰痿氣大衰九竅不利下虛上實涕泣俱出矣 衰之甚矣 故曰知之則強不知則老 知謂知七損八益全形保性之道也 故同出而名異耳 同謂同於好欲異謂異其老壯之名 智者察同愚者察異 智者察同欲之閒而能性道愚者見形容別異方乃效之自性則道益有餘放效則治生不足故下文曰 愚者不足智者有餘 先行故有餘後學故不足 有餘則耳目聰明身體輕強老者復壯壯者益治 夫保性全形蓋由知道之所致也故曰道者不可斯須離可離非道此之謂也 是以聖人為無為之事樂恬憺之能從欲快志於虛无之守故壽命无窮與天地終此聖人之治身也 聖人不為无益以害有益不為害性而順性故壽命長遠與天地終庚桑楚曰聖人之於聲色滋味也利於性則取之害於性則損之此全性之道也書曰不作无益害有益也 天不足西北故西北方陰也而人右耳目不如左明也 在上故法天 地不滿東南故東南方陽也而人左手足不如右強也 在下故法地 帝曰何以然歧伯曰東方陽也陽者其精并於上并於上則上明而下虛故使耳目聰明而手足不便也西方陰也陰者其精并於下并於下則

內經二　八

下盛而上虛故其耳目不聰明而手足便也故俱感於邪其在上則右甚在下則左甚此天地陰陽所不能全也故邪居之 夫陰陽之應天地猶水之在器也器圓則水圓器曲則水曲人之血氣亦如是故隨不足則邪氣留居之 故天有精地有形天有八紀地有五里 陽為天降精氣以施化陰為地布和氣以成形五行為生育之井里八風為變化之綱紀八紀謂八節之紀五里謂五行化育之里 故能為萬物之父母 陽天化氣陰地成形五里運行八風鼓拆收藏生長死替時宜夫如是故能為萬物變化之父母也 清陽上天濁陰歸地 所以能為萬物之父母者何以有是之升降也 是故天地之動靜神明為之綱紀 清陽上天濁陰歸地然其動靜誰所主司蓋由神明之綱紀爾上文曰神明之府此之謂也 故能以生長收藏終而復始 神明之運為乃能如是 惟賢人上配天以養頭下象地以養足中傍人事以養五藏 頭圓故配天足方故象地人事更易五藏遞遷故從而養也 天氣通於

肺居高故 地氣通於嗌次下故 風氣通於肝風生木故 雷氣通於心雷象火之有聲故 谷氣通於脾谷空虛脾受納故 雨氣通於腎腎主水故 新校正云按千金方云風氣應於肝雷氣動於心穀氣感於脾雨氣潤於腎 六經爲川流注不息故 腸胃爲海以皆受納也 靈樞經曰胃爲水穀之海 九竅爲水注之氣清明者象水之內明流注者象水之流注 以天地爲之陰陽以人事配象則近指天地以爲陰陽 陽之汗以天地之雨名之夫人汗泄於皮腠者是陽氣之發泄爾然其取類於天地之間則雲騰雨降而相似也故曰陽之汗以天地之雨名之 陽之氣以天地之疾風名之陽氣散發疾風飛揚故以應之舊經无名之二字尋前類例故加之 暴氣象雷暴氣鼓擊鳴轉有聲故 逆氣象陽逆氣陵上陽氣亦然 故治不法天之紀不用地之理則災害至矣背天之紀違地之理則六經反作五氣更傷眞氣既傷則災害之至可知矣 新校正云按上文天有八紀地有五里此文注中理字當作里 故邪風之至疾如風雨至謂至於身形 故善治者治皮毛止於萌也 其次治



肌膚救其已生 其次治筋脈攻其已病 其次治六府治其已甚 其次治五藏治五藏者半死半生也治其已成神農曰病勢已成可得半愈然初成者獲愈固久者伐形故治五藏者半生半死也 故天之邪氣感則害人五藏四時之氣八正之風皆天邪也金匱眞言論曰八風發邪以爲經風觸五藏邪氣發病故天之邪氣感則害人五藏 水穀之寒熱感則害於六府熱傷胃及膀胱寒傷腸及膽氣 地之濕氣感則害皮肉筋脈濕氣勝則榮衛之氣不行故感則害於皮肉筋脈 故善用鍼者從陰引陽從陽引陰以右治左以左治右以我知彼以表知裏以觀過與不及之理見微得過用之不殆深明故也 善診者察色按脈先別陰陽別於陽者則知病處別於陰者則知死生之期 審清濁而知部分謂察色之青赤黃白黑也部分謂藏府之位可占候處 視喘息聽音聲而知所苦謂聽聲之宮商角徵羽也視喘息謂候呼吸之長短也 觀權衡規矩而知病所主權謂秤權衡謂星衡規謂圓形矩謂方象然權也者所以察中外衡也者所以定高卑規也者所以表柔虛矩也者所以明強盛脈要精微論曰以春應中規言陽氣柔軟以夏應中矩言陽氣盛強以秋應中衡言陰升陽降氣有高下以冬應中權言陽氣居下也故善診之用必備見焉所主者謂應四時之氣所主生病之在高下中外也 按尺寸觀浮沈滑濇而知病所生以治浮沈滑濇皆脈象也浮脈者浮於手下也沈脈者按之乃得也滑脈者往來易濇脈者往來難故審尺寸觀浮沈而知病之所生以治之也 新校正云按甲乙經作知病所在以治則无過下无過二字續此爲句 無過以診則不失矣有過无過皆以診知則所主治无誤失也 故曰病之始起也可刺而已以輕微也 其盛可待衰而已病盛取之毀傷眞氣故其盛者必可待衰 故因其輕而揚之輕者發揚則邪去 因其重而減之重者節減去之 因其衰而彰之因病氣衰攻令邪去則眞氣堅固血色彰明 形不足者溫之以氣精不足者補之以味氣謂衛氣味謂五藏之味也靈樞經曰衛氣者所以溫分肉而充皮膚肥腠理而司開闔故衛氣溫則形分足矣上古天眞論曰腎者主水受五藏六府之精而藏之故五藏盛乃能寫由此則精不足者補五藏之味也 其高者因而越



之越謂越揚也 其下者引而竭之引謂泄引也 中滿者寫之於內內謂腹內 其有邪者漬形以爲汗邪謂風邪之氣風中於表則汗而發之 其在皮者汗而發之在外故汗發泄也 其慓悍者按而收之慓疾也悍利也氣候疾利則按之以收斂也 其實者散而寫之陽實則發散陰實則宜寫故下文 審其陰陽以別柔剛陰曰柔陽曰剛 陽病治陰陰病治陽所謂從陰引陽從陽引陰以右治左以左治右者也 定其血氣各守其鄉鄉謂本經之氣位 血實宜決之決謂決破其血 氣虛宜掣引之掣讀爲導導引則氣行條暢 新校正云按甲乙經掣作導

陰陽離合論篇第六新校正云按全元起本在第三卷

黃帝問曰余聞天爲陽地爲陰日爲陽月爲陰大小月三百六十日成一歲人亦應之以四時五行運用於內故人亦應之 新校正云詳

天爲陽至成一歲與六節藏象篇重　今三陰三陽不應陰陽其故何也　岐伯對曰陰陽者數之可十推之可百數之可千推之可萬萬之大不可勝數然其要一也　一謂離合也雖不可勝數然其要妙以離合推步悉可知之　天覆地載萬物方生未出地者命曰陰處名曰陰中之陰　處陰之中故曰陰處形未動出亦是爲陰以陰居陰故曰陰中之陰　則出地者命曰陰中之陽　形動出者是則爲陽以陽居陰故曰陰中之陽　陽予之正陰爲之主　陽施正氣萬物方生陰爲主持羣形乃立　故生因春長因夏收因秋藏因冬失常則天地四塞　春夏爲陽故生長也秋冬爲陰故收藏也若失其常道則春不生夏不長秋不收冬不藏夫如是則四時之氣閉塞陰陽之氣无所運行矣　陰陽之變其在人者亦數之可數　天地陰陽雖不可勝數在於人形之用者則數可知之　帝曰願聞三陰三陽之離合也　岐伯曰聖人南面而立前曰廣明後曰太衝　廣大也南方丙丁火位主之陽氣盛明故曰大明也鄉明治物故聖人南面而立易曰相見乎離蓋謂此也然在人身中則心藏在南故謂前曰廣明衝脉在北故謂後曰太衝然太衝者腎脉與衝脉合而盛大故曰太衝是以下文云　太衝之地名曰少陰　此正明兩脉相合而爲表裏也　少陰之上名曰太陽　腎藏爲陰膀胱府爲陽陰氣在下陽氣在上此爲一合之經氣也靈樞經曰足少陰之脉者腎脉也起於小指之下邪趣足心又曰足太陽之脉者膀胱脉也循京骨至小指外側由此故少陰之上名太陽也是以下文曰　太陽根起於至陰結於命門名曰陰中之陽　至陰穴名在足小指外側命門者藏精光照之所則兩目也太陽之脉起於目而下至於足故根於指端結於目也靈樞經曰命門者目也此與靈樞義合以太陽居少陰之地故曰陰中之陽　新校正云按素問太陽言根結餘經不言結甲乙今具　中身而上名曰廣明廣明之下名曰太陰　靈樞經曰天爲陽地爲陰腰以上爲天腰以下爲地分身之旨則中身之上屬於廣明廣明之下屬太陰也又心廣明藏下則太陰脾藏也　太陰之前名曰陽明　人身之中胃爲陽明脉行在脾脉之前脾爲太陰脉行於胃脉之後靈樞經曰足太陰之脉者脾脉也起於大指之端循指內側白肉際過核骨後上內踝前廉上腨內循胻骨之後足陽明之脉者胃脉也



下膝三寸而別以下入中指外間由此故太陰之前名陽明也是以下文曰　陽明根起於厲兌名曰陰中之陽　厲兌穴名在足大指次指之端以陽明居太陰之前故曰陰中之陽　厥陰之表名曰少陽　人身之中膽少陽脉行肝脉之分外肝厥陰脉行膽脉之位內靈樞經曰足厥陰之脉者肝脉也起於足大指聚毛之際之循足跗上廉足少陽之脉者膽脉也循足跗上出小指次指之端由此則厥陰之表名少陽也故下文曰　少陽根起於竅陰名曰陰中之少陽　竅陰穴名在足小指次指之端以少陽居厥陰之表故曰陰中之少陽　是故三陽之離合也太陽爲開陽明爲闔少陽爲樞　離謂別離應用合謂配合於陰別離則正位於三陽配合則表裏而爲藏府矣開闔樞者言三陽之氣多少不等動用殊也夫開者所以司動靜之基闔者所以執禁固之權樞者所以主動轉之微由斯殊氣之用故此三變之也　新校正云按九墟太陽爲關陽明爲闔少陽爲樞故關折則肉節潰緩而暴病起矣故候暴病者取之太陽闔折則氣无所止息悸者皆取之陽明樞折則骨搖而不能安於地故骨搖者取之少陽甲乙經同　三經者不得相失也搏而勿浮命曰一陽　三經之至搏擊於手而无輕重之異則正可謂一陽之氣无復有三陽差降之爲用也　帝曰願聞三陰　岐伯曰外者爲陽內者爲陰　言三陽爲外運之離合三陰爲內用之離合也　然則中爲陰其衝在下名曰太陰　衝脉在脾之下故言其衝在下也靈樞經曰衝脉者與足少陰之絡皆起於腎下上行者過於胞中由此則其衝之上太陰位也　太陰根起於隱白名曰陰中之陰　隱白穴名在足大指端以太陰居陰故曰陰中之陰　太陰之後名曰少陰　藏位及經脉之次也太陰脾也少陰腎也脾藏之下近後則腎之位也靈樞經曰足太陰之脉起於大指之端循指內側及上內踝前廉上腨內循胻骨後足少陰之脉起於小指之下斜趣足心出於然骨之下循內踝之後以上腨內由此則太陰之下名少陰也　少陰根起於涌泉名曰陰中之少陰　涌泉穴名在足心下踡指宛宛中　少陰之前名曰厥陰　亦藏位及經脉之次也少陰腎也厥陰肝也腎藏之前近上則肝之位也靈樞經曰足少陰脉循內踝之後上腨內廉足厥陰脉循足跗上廉去內踝一寸上踝八寸交出太陰之後上膕內由此故少陰之前名厥陰也　厥陰根起於大敦陰之絕陽名曰陰之絕陰　大敦穴名在足大指之端三毛之中也兩陰相合故曰陰之絕陽厥盡也陰氣至此而盡故名曰陰之絕陰　是故三陰之離

合也太陰爲開厥陰爲闔少陰爲樞 亦氣之不等也　新校正云按九墟云闗折則倉廪無所輸暍洞者取之太陰闔折則氣弛而善悲悲者取之厥陰樞折則脉有所結而不通不通者取之少陰甲乙經同 三經者不得相失也搏而勿沉名曰一陰 沉言殊見也陽浮亦然若經氣應至無沉浮之異則悉可謂一陰之氣非復有三陰差降之殊用也 陰陽䡅䡅積傳爲一周氣裏形表而爲相成也 䡅䡅言氣之往來也積謂積脉之動也傳謂陰陽之氣流傳也夫脉氣往來動而不止積其所動氣血循環應水下二刻而一周於身故曰積傳爲一周也然榮衛之氣因息遊布周流形表拒捍虚邪中外主司互相成立故言氣裏形表而爲相成也　新校正云按别本䡅䡅作衝衝

陰陽别論篇第七 新校正云按全元起本在第四卷

黄帝問曰人有四經十二從何謂 經謂經脉從謂順從 岐伯對曰四經應四時十二從應十二月十二月應十二脉 春脉弦夏脉洪秋脉浮冬脉沉謂四時之經脉也從謂天氣順行十二辰之分故應十二月也十二月謂春建寅卯辰夏建巳午未秋建申酉戌冬建亥子丑之月也十二脉謂手三陰三陽足三陰三陽之脉也以氣數相應故參合之 脉有陰陽知陽者知陰知陰者知陽 深知則備識其變易 凡陽有五五五二十五陽 五陽謂五藏之陽氣也五藏應時各形一脉一脉之內包揔五藏之陽五五相乘故二十五陽也　新校正云按玉機眞藏論云故病有五變五五二十五變義與此通 所謂陰者眞藏也見則爲敗敗必死也 五藏爲陰故曰陰者眞藏也然見者謂肝脉至中外急如循刀刃責責然如按琴瑟弦心脉至堅而搏如循薏苡子累累然肺脉至大而虚如以毛羽中人膚腎脉至搏而絶如以指彈石辟辟然脾脉至弱而乍數乍踈夫如是脉見者皆爲藏敗神去故必死也 所謂陽者胃脘之陽也 胃脘之陽謂人迎之氣也察其氣脉動靜小大與脉口應否也胃爲水穀之海故候其氣而知病處人迎在結喉兩傍脉動應手其脉之動常左小而右大左小常以候藏右大常以候府一云胃胞之陽非也 别於陽 陽者衛外而爲固然外邪所中别於陽則知病者知病處也别於陰者知死生之期 處陰者藏神而內守若考眞正成敗别於陰則知病者死生之期　新校正云按玉機眞藏論云别於陽者知病從來别於陰者知死生之期 三陽在頭三陰在手所謂一也 頭謂人迎手謂氣口兩者相應俱往俱來若引繩小大齊等者名曰平人故言



所謂一也氣口在手魚際之後一寸人迎在結喉兩傍一寸五分皆可以候藏府之氣 别於陽者知病忌時别於陰者知死生之期 識氣定期故知病忌審明成敗故知死生之期 謹熟陰陽無與衆謀 謹量氣候精熟陰陽病忌之準可知生死之疑自決正行無惑何用衆謀議也 所謂陰陽者去者爲陰至者爲陽靜者爲陰動者爲陽遲者爲陰數者爲陽 言脉動之中也 凡持眞脉之藏脉者肝至懸絶急十八日死心至懸絶九日死肺至懸絶十二日死腎至懸絶七日死脾至懸絶四日死 眞脉之藏脉者謂眞藏之脉也十八日者金木成數之餘也九日者水火生成數之餘也十二日者金火生成數之餘也七日者水土生數之餘也四日者木生數之餘也故平人氣象論曰肝見庚辛死心見壬癸死肺見丙丁死腎見戊已死脾見甲乙死者以此如是者皆至所期不勝而死也何者以不勝剋賊之氣也 曰二陽之病發心脾有不得隱曲女子不月 二陽謂陽明大腸及胃之脉也隱曲謂隱蔽委曲之事也夫腸胃發病心脾受之心受之則血不流脾受之則味不化血不流故女子不月味不化則男子少精是以隱蔽委曲之事不能爲也陰陽應象大論曰精不足者補之以味由是則味不化而精氣少也奇病論曰胞胎者繫於腎又評熱病論曰月事不來者胞脉閉胞脉者屬於心而絡於胞中今氣上迫肺心氣不得下通故月事不來則其義也又上古天眞論曰女子二七天癸至任脉通太衝脉盛月事以時下丈夫二八天癸至精氣溢寫由此則在女子爲不月在男子爲少精 其傳爲風消 言其深久者也胃病深久傳入於脾故爲風熱以消削大腸病甚傳入於肺爲喘息而上賁然陽胃脾肺兼及於心三藏二府互相剋薄故死不治 其傳爲息賁者死不治 曰三陽爲病發寒熱下爲癰腫及爲痿厥腨痟 三陽謂太陽小腸及膀胱之脉也小腸之脉起於手循臂繞肩髆上頭膀胱之脉從頭别下背貫臀入膕中循腨故在上爲病則發寒熱在下爲病則爲癰腫腨痟及爲痿厥痟痠疼也痿無力也厥足冷卽氣逆也 其傳爲索澤其傳爲頹疝 熱甚則精血枯涸故皮膚潤澤之氣皆散盡也然陽氣下墜陰脉上爭上爭則寒多下墜則筋緩故睾垂縱緩內作頹疝 曰一陽發病少氣善欬善泄 一陽謂少陽膽及三焦之脉也膽氣乘胃故善泄三焦內病故少氣陽上熏肺故善欬何故心火內應也 其傳爲心掣其傳爲隔 隔氣乘心心熱故陽氣內掣三焦內結中熱故隔塞不便 二陽一

陰發病主驚駭背痛善噫善欠名曰風厥一陰謂厥陰心主及肝之脉也心主之脉起於胸中出屬心經云心病膺背肩胛間痛又在氣爲噫故背痛善噫心氣不足則腎氣乘之肝主驚駭故驚駭善欠夫肝氣爲風腎氣陵逆既風又厥故名風厥二陰一陽發病善脹心滿善氣二陰謂少陰心腎之脉也腎膽同逆三焦不行氣稸於上故心滿下虛上盛故氣泄出也三陽三陰發病爲偏枯痿易四支不舉三陰不足則發偏枯三陽有餘則爲痿易易謂變易常用而痿弱無力也鼓一陽曰鈎鼓一陰曰毛鼓陽勝急曰絃鼓陽至而絶曰石陰陽相過曰溜言何以知陰陽之病脉邪一陽鼓動脉見鈎也何以然一陽謂三焦心脉之府然一陽鼓動者則鈎脉當之鈎脉則心脉也此言正見者也一陰厥陰肝木氣也毛肺金脉也金來鼓木其脉則毛金氣內乘木陽尙勝急而內見脉則爲絃也若陽氣至而急脉名曰絃屬肝陽氣至而或如斷絶脉名曰石屬腎陰陽之氣相過无能勝負則脉如水溜也陰爭於內陽擾於外魄汗未藏四逆而起起則熏肺使人喘鳴若金鼓不已陽氣大勝兩氣相持內爭外擾則流汗不止手足反寒甚則陽氣內燔流汗不藏則熱攻於肺故起則熏肺使人喘鳴也



陰之所生和本曰和陰謂五神藏也言五藏之所以能生而全天眞和氣者以各得自從其和性而安靜爾苟乖所適則爲他氣所乘百端之病由斯而起奉生之道可不愼哉是故剛與剛陽氣破散陰氣乃消亡剛謂陽也言陽氣內蒸外爲流汗灼而不已則陽勝又陽故盛不久存而陽氣自散陽已破敗陰不獨存故陽氣破散陰氣亦消亡此乃爭勝招敗矣淖則剛柔不和經氣乃絶血淖者陽常勝視人之血淖者宜謹和其氣常使流通若不能深思寡欲使氣序乖衷陽爲重陽內燔藏府則死且可待生其能久乎死陰之屬不過三日而死生陽之屬不過四日而死木乘火也 新校正云按別本作四日而生全元起注本作四日而已俱通詳上下文義作死者非所謂生陽死陰者肝之心謂之生陽母來親子故曰生陽匪惟以木生火亦自陽氣主生爾心之肺謂之死陰陰主刑殺火復乘金金得火亡故云死肺之腎謂之重陰亦母子也以俱爲陰氣故曰重陰腎之脾謂之辟陰死不治土氣辟幷水乃可升土辟水升故云辟陰結陽者腫四支以四支爲諸陽之本故結陰者便血一升陰主血故再結二升三結三升二盛謂之再結三盛謂之三結陰陽結斜多陰少陽曰石水少腹腫所謂失法二陽結謂之消二陽結謂胃及大腸俱熱結也腸胃藏熱則喜消水穀 新校正云詳此少二陰結三陽結謂之隔三陽結謂小腸膀胱熱結也小腸結熱則血脉燥膀胱熱則津液涸故膈塞而不便寫三陰結謂之水三陰結謂脾肺之脉俱寒結也脾肺寒結則氣化爲水一陰一陽結謂之喉痺一陰謂心主之脉一陽謂三焦之脉也三焦心主脉並絡喉氣熱內結故爲喉痺陰搏陽別謂之有子陰謂尺中也搏謂搏觸於手也尺脉搏擊與寸口殊別陽氣挺然則爲有妊之兆何者陰中有別陽故陰陽虛腸辟死辟陰也然胃氣不留陽開勿禁陰中不廩是眞氣竭絶故死 新校正云按全元起本辟作澼陽加於陰謂之汗陽在下陰在上陽氣上搏陰能固之則蒸而爲汗陰虛陽搏謂之崩陰脉不足陽脉盛搏則內崩而血流下三陰俱搏二十日夜半死脾肺成數之餘也搏謂伏鼓與常候也陰氣盛極故夜半死二陰俱搏十三日夕時死心腎之成數也陰氣未極故死在夕時一陰俱搏十日死肝心生成之數也



三陽俱搏且鼓三日死陽氣速急故三陰三陽俱搏心腹滿發盡不得隱曲五日死兼陰氣也隱曲謂便寫也二陽俱搏其病溫死不治不過十日死腸胃之王數也 新校正云詳此闕一陽搏

重廣補注黃帝內經素問卷第二

陰陽應象大論 䐜脹上昌眞切內脹起也 滲泄上所禁切 翕艴下許極切 噦噫上乙劣切下烏界切 能冬上奴代切下能更形能並同 放效上妃兩切 并於上去聲 嗌伊昔切 滑濇下音色 漬即賜切

陰陽離合論 予猶與也

陰陽別論 腨音喘腸也 痟音淵疼也 淖音淘水朝宗于海

重廣補注黃帝內經素問卷第三

啓玄子次注林億孫奇高保衡等奉敕校正孫兆重改誤

靈蘭秘典論　六節藏象論

五藏生成篇　五藏別論

靈蘭秘典論篇第八 新校正云按全元起本名十二藏相使在第三卷

黃帝問曰願聞十二藏之相使貴賤何如 藏藏也言腹中之所藏者非復有十二形神之藏也 岐伯對曰悉乎哉問也請遂言之心者君主之官也神明出焉 任治於物故爲君主之官清靜栖靈故曰神明出焉 肺者相傳之官治節出焉 位高非君故官爲相傳主行榮衛故治節由之 肝者將軍之官謀慮出焉 勇而能斷故曰將軍潛發未萌故謀慮出焉 膽者中正之官決斷出焉 剛正果決故官爲中正直而不疑故決斷出焉 膻中者臣使之官喜樂出焉 膻中者在胷中兩乳間爲氣之海然心主爲君以敷宣教令膻中主氣以氣布陰陽氣和志適則喜樂由生分布陰陽故官爲臣使也 脾胃者倉廩之官五味出焉 包容五穀是爲倉廩之官營養四傍故云五味出焉 大腸者傳道之官變化出焉 傳道謂傳不潔之道變化謂變化物之形故云傳道之官變化出焉 小腸者受盛之官化物出焉 承奉胃司受盛糟粕受已復化傳入大腸故云受盛之官化物出焉 腎者作強之官伎巧出焉 強於作用故曰作強造化形容故云伎巧在女則當其伎巧在男則正曰作強 三焦者決瀆之官水道出焉 引導陰陽開通閉塞故官司決瀆水道出焉 膀胱者州都之官津液藏焉氣化則能出矣 位當孤府故謂都官居下內空故藏津液若得氣海之氣施化則溲便注泄氣海之氣不及則閟隱不通故曰氣化則能出矣靈樞經曰腎上連肺故將兩藏膀胱是孤府則此之謂也 凡此十二官者不得相失也 失則災害至故不得相失新校正云詳此乃十一官脾胃二藏共一官故也 故主明則下安以此養生則壽歿世不殆以爲天下則大昌 主謂君主心之官也夫主賢明則刑賞一刑賞一則吏奉法吏奉法則民不獲罪於枉濫矣故主明則天下安也夫心內明則銓善惡銓善惡則察安危察安危則身不夭傷於非道矣故以此養生則壽沒世不至於危殆矣然施之於養生沒世不殆施之於君主天下獲安以其爲天下主則國祚昌盛矣 主不明則十二官危使道閉塞而不通形乃大傷以此養生則殃以爲天下者其宗大危戒之戒之 使道謂神氣行使之道也夫心不明則邪正一邪正一則損益不分損益不分則動之凶咎陷身於羸瘠矣故形乃大傷以此養生則殃也夫主不明則委於左右委於左右則權勢妄行權勢妄行則吏不得奉法吏不得奉法則人民失所而皆受枉曲矣且人惟邦本本固邦寧本不獲安國將何有宗廟之立安可不至於傾危乎故曰戒之戒之者言深慎也 至道在微變化無窮孰知其原 至道之用也小之則微妙而細無不入大之則廣遠而變化無窮然其淵原誰所知察 窘乎哉消者瞿瞿 新校正云按太素作肖者濯濯 孰知其要閔閔之當孰者爲良 窘要也瞿瞿勤勤也人身之要者道也然以消息異同求諸物理而欲以此知變化之原本者雖瞿瞿勤勤以求明悟然其要妙誰得知乎既未得知轉成深遠閔閔玄妙復不知誰者爲善知要妙哉玄妙深遠固不以理求而可得近取諸身則十二官粗可探尋而爲治身之道爾閔閔深遠也良善也 新校正云詳此四句與氣交變大論文重彼消字作肖 恍惚之數生於毫氂 恍惚者謂似有似無也忽亦數也似無似有而毫氂之數生其中老子曰恍恍惚惚其中有物此之謂也筭書曰似有似無爲忽 毫氂之數起於度量千之萬之可以益大推之大之其形乃制 毫氂雖小積而不已命數乘之則起至於尺度斗量之繩準千之萬之亦可增益而至載之大數推引其大則應通人形之制度也 黃帝曰善哉余聞精光之道大聖之業而宣明大道非齋戒擇吉日不敢受也 深敬故也韓康伯曰洗心曰齋防患曰戒 黃帝乃擇吉日良兆而藏靈蘭之室以傳保焉 秘之至也

六節藏象論篇第九 新校正云按全元起注本在第三卷

黃帝問曰余聞天以六六之節以成一歲人以九九制會 新校正云詳下文云地以九九制會 計人亦有三百六十五節以爲天地

**久矣不知其所謂也**六六之節謂六竟於六甲之日以成一歲之節限九九制會謂九周於九野之數以制人形之會通也言人之三百六十五節以應天之六六之節久矣若復以九九爲紀法則兩歲太半乃曰一周不知其法眞原安謂也　新校正云詳王注云兩歲太半乃曰一周按九九制會當云兩歲四分歲之一乃曰一周也　**歧伯對曰昭乎哉問也請遂言之夫六六之節九九制會者所以正天之度氣之數也**六六之節天之度也九九制會氣之數也所謂氣數者生成之氣也周天之分凡三百六十五度四分度之一以十二節氣均之則歲有三百六十日而終兼之小月日又不足其數矣是以六十四氣而常置閏焉何者以其積差分故也天地之生育本阯於陰陽人神之運爲始終於九氣然九之爲用豈不大哉律書曰黃鍾之律管長九寸冬至之日氣應灰飛由此則萬物之生咸因於九氣矣古之九寸卽今之七寸三分大小不同以其先秬黍之制而有異也　新校正云按別本三分作二分　**天度者所以制日月之行也氣數者所以紀化生之用也**制謂準度紀謂綱紀準日月之行度者所以明日月之行遲速也紀化生之爲用者所以彰氣至而斯應也氣應无差則生成之理不替遲速以度而大小之月生焉故曰異長短月移寒暑收藏生長無失時宜也　**天爲陽地爲陰日爲陽月爲陰行有分紀周有道理日行一度月行十三度而有奇焉故大小月三百六十五日而成歲積氣餘而盈閏矣**日行遲故晝夜行天之一度而三百六十五日一周天而猶有度之奇分矣月行速故晝夜行天之十三度餘而二十九日一周天也言有奇者謂十三度外復行十九分度之七故云月行十三度而有奇也禮義及漢律曆志云二十八宿及諸星皆從東而循天西行日月及五星皆從西而循天東行今太史說云並循天而東行從東而西轉也諸曆家說月一日至四日月行最疾日夜行十四度餘自五日至八日行次疾日夜行十三度餘自九日至十九日其行遲日夜行十二度餘二十日至二十三日行又小疾日夜行十三度餘二十四日至晦日行又大疾日夜行十四度餘今太史說月行之率不如此矣月行有十五日前疾有十五日後遲者有十五日前遲有十五日後疾者大率一月四分之而皆有遲疾遲速之度固無常準矣雖爾終以二十七日月行一周天凡行三百六十一度二十九日日行二十九度月行三百八十七度少七度而不及日也至三十日日復遷計率至十三分日之八月方及日矣此大盡之月也大率其計率至十三分日之半者亦大盡法也其計率至十三分日之五之六而及日者小盡之月也故云大小月三百六十五日而成歲也正言之者三百六十五日四分日之一乃一歲法以奇不成日故舉大以言之若通以六小爲法則歲止有三百五十四日歲少十



一日餘矣取月所少之辰加歲外餘之日故從閏後三十二日而盈閏焉尚書曰朞三百有六旬有六日以閏月定四時成歲則其義也積餘盈閏者蓋以月之大小不盡天度故也　**立端於始表正於中推餘於終而天度畢矣**端首也始初也表彰示也正斗建也中月半也推退位也言立首氣於初節之日示斗建於月半之辰退餘閏於相望之後是以閏之前則氣不及月閏之後則月不及氣故常月之制建初立中閏月之紀無初無中縱曆有之皆他節氣也故曆无云某候閏某月節閏某月中也推終之義斷可知乎故曰立端於始表正於中推餘於終也由斯推日成閏故能令天度畢焉　**帝曰余已聞天度矣願聞氣數何以合之歧伯曰天以六六爲節地以九九制會**新校正云詳篇首云人以九九制會　**天有十日日六竟而周甲甲六復而終歲三百六十日法也**十日謂甲乙丙丁戊己庚辛壬癸之日也十者天地之至數也易繫辭曰天九地十則其義也六十日而周甲子之數甲子六周而復始則終一歲之日是三百六十日之歲法非天度之數也此蓋十二月各三十日者若除小月其日又差也　**夫自古通天者生之本本於陰陽其氣九州九竅皆通乎天氣**通天謂元氣卽天眞也然形假地生命惟天賦故奉生之氣通繫於天稟於陰陽而爲根本也寶命全形論曰人生於地懸命於天天地合氣命之曰人四氣調神大論曰陰陽四時者萬物之終始也死生之本也又曰逆其根則伐其本壞其眞矣此其義也九州謂冀兖青徐楊荆豫梁雍也然地列九州人施九竅精神往復氣與參同故曰九州九竅也靈樞經曰地有九州人有九竅則其義也先言其氣者謂天眞之氣常繫屬於中也天氣不絕眞靈內屬行藏動靜悉與天通故曰皆通乎天氣也　**故其生五其氣三**形之所存假五行而運用徵其本始從三氣以生成故云其生五其氣三也氣之三者亦副三元故下文曰　新校正云詳夫自古通天者至此與生氣通天論同注頗異當兩觀之　**三而成天三而成地三而成人**非唯人獨由三氣以生天地之道亦如是矣故易乾坤諸卦皆必三矣　**三而三之合則爲九九分爲九野九野爲九藏**九野者應九藏而爲義也爾雅曰邑外爲郊郊外爲甸甸外爲牧牧外爲林林外爲坰坰外爲野則此之謂也　新校正云按今爾雅云邑外謂之郊郊外謂之牧牧外謂之野野外謂之林林外謂之坰與王氏所引有異　**故形藏四神藏五合爲九藏以應之也**形藏四者一頭角二耳目三口齒四胷中也形分爲藏故以名焉神藏五者一肝二心三脾四肺五腎也神藏於內故以名焉所謂神藏者肝藏魂心藏神脾藏意肺藏魄腎藏志也故此二別爾　新校正

云詳此乃宣明五氣篇文與生氣通天注重又與三部九候論注重所以名神藏形藏之說具三部九候論注 帝曰余已聞六六九九之會也夫子言積氣盈閏願聞何謂氣請夫子發蒙解惑焉 請宣揚旨要啓所未聞解疑惑者之心開蒙昧者之耳令其曉達咸使深明 岐伯曰此上帝所秘先師傳之也 上帝謂上古帝君也先師岐伯祖之師僦貸季上古之理色脈者也移精變氣論曰上古使僦貸季理色脈而通神明八素經序云天師對黃帝曰我於僦貸季理色脈已三世矣言可知乎 新校正云詳素一作索或以八爲太按今太素無此文 帝曰請遂聞之 遂盡也 岐伯曰五日謂之候三候謂之氣六氣謂之時四時謂之歲而各從其主治焉 日行天之五度則五日也三候正十五日也六氣凡九十日正三月也設其多之矣故十八候爲六氣六氣謂之時也四時凡三百六十日故曰四時謂之歲也各從主治謂一歲之日各歸從五行之一氣而爲之主以王也故下文曰 五運相襲而皆治之終期之日周而復始時立氣布如環無端候亦同法故曰不知年之所加氣之盛衰虛實之所起不可以爲工矣 五運謂五行之氣應天之運而主化者也襲謂承襲如嫡之承襲也言五行之氣父子相承主統一周之日常如是無已周而復始也時謂立春之前當至時也氣謂當王之脈氣也春前氣至脈氣亦至故曰時立氣布也候謂日行五度之候也言一候之日亦五氣相生而直之差則病矣移精變氣論曰上古使僦貸季理色脈而通神明合之金木水火土四時八風六合不離其常此之謂也工謂工於脩養者也言必明於此乃可横行天下矣 新校正云詳王注時立氣布謂立春前當至時當王之脈氣也按此正謂歲立四時時布六氣如環之無端故又曰候亦同法 帝曰五運之始如環無端其太過不及何如 岐伯曰五氣更立各有所勝盛虛之變此其常也 言盛虛之變見此乃天之常道爾 帝曰平氣何如 岐伯曰無過者也 不愆常候則無過也 帝曰太過不及奈何 岐伯曰在經有也 言玉機眞藏論篇已具言五氣平和太過不及之旨也 新校正云詳王注言玉機眞藏論已具按本篇言脈之太過不及卽不論運氣之太過不及與平氣當云氣交變大論五常政大論篇已具言也 帝曰何謂所勝 岐伯曰春勝長



夏長夏勝冬冬勝夏夏勝秋秋勝春所謂得五行時之勝各以氣命其藏 春應木木勝土長夏應土土勝水冬應水水勝火夏應火火勝金秋應金金勝木常如是矣四時之中加之長夏故謂得五行時之勝也所謂長夏者六月也土生於火長在夏中既長而王故云長夏也以氣命藏者春之木內合肝長夏土內合脾冬之水內合腎夏之火內合心秋之金內合肺故曰各以氣命其藏也命名也 帝曰何以知其勝 岐伯曰求其至也皆歸始春 始春謂立春之日也春爲四時之長故候氣皆歸於立春前之日也 未至而至此謂太過則薄所不勝而乘所勝也命曰氣淫不分邪僻內生工不能禁 此上十字文義不倫應古人錯簡次後五治下乃其義也今朱書之 至而不至此謂不及則所勝妄行而所生受病所不勝薄之也命曰氣迫所謂求其至者氣至之時也 凡氣之至皆謂立春前十五日乃候之初也未至而至謂所直之氣未應至而先期至也先期而至是氣有餘故曰太過至而不至謂所直之氣應至不至而後期至後期而至是氣不足故曰不及太過則薄所不勝而乘所勝不及則所勝妄行而所生受病所不勝薄之者凡五行之氣我剋者爲所勝剋我者爲所不勝生我者爲所生假令肝木有餘是肺金不足金不制木故木太過木氣既餘則反薄肺金而乘於脾土矣故曰太過則薄所不勝而乘所勝也此皆五藏之氣內相淫併爲疾故命曰氣淫也餘太過例同之又如肝木氣少不能制土土氣無畏而遂妄行木被土凌故云所勝妄行而所生受病也肝木之氣不平肺金之氣自薄故曰所不勝薄之然木氣不平土金交薄相迫爲疾故曰氣迫也餘不及例皆同 謹候其時氣可與期失時反候五治不分邪僻內生工不能禁也 時謂氣至時也候其年則始於立春之日候其氣則始於四氣定期候其日則隨於候日故曰謹候其時氣可與期也反謂反背也五治謂五行所治主統一歲之氣也然不分五治謬引八邪天眞氣運尚未該通人病之由安能精達故曰工不能禁也 帝曰有不襲乎 言五行之氣有不相承襲者乎 岐伯曰蒼天之氣不得無常也氣之不襲是謂非常非常則變矣 變謂變易天常也 帝曰非常而變奈何 岐伯曰變至則病所勝則微所不勝則甚因而重感於邪則死矣故非其時則微當

其時則甚也（言蒼天布氣尚不越於五行人在氣中豈不應於天道天人之氣亂不順天常故有病死之徵矣左傳曰違天不祥此其類也假令木直之年有火氣至後二歲病矣土氣至後三歲病矣金氣至後四歲病矣水氣至後五歲病矣眞氣不足復重感邪眞氣內微故重感於邪則死也假令非主直年而氣相干者且爲微病不必內傷於神藏故非其時則微而且持也若當所直之歲則易中邪氣故當其直時則病疾甚也諸氣當其王者皆必受邪故曰非其時則微當其時則甚也通評虛實論曰非其時則生當其時則死當謂正直之年也）帝曰善余聞氣合而有形因變以正名天地之運陰陽之化其於萬物孰少孰多可得聞乎（新校正云詳從前岐伯曰昭乎哉問也至此全元起注本及太素並無疑王氏之所補也）岐伯曰悉哉問也天至廣不可度地至大不可量大神靈問請陳其方（言天地廣大不可度量而得之造化玄微豈可以人心而徧悉大神靈問讚聖深明舉大說凡粗言綱紀故曰請陳其方）草生五色五色之變不可勝視草生五味五味之美不可勝極（言物生之衆稟化各殊目視口味尚無能盡之況於人心乃能包括耶）嗜欲不同各有所通（言色味之衆雖不可偏盡所由然人所嗜所欲則自隨已心之所愛耳故曰嗜欲不同各有所通）天食人以五氣地食人以五味（天以五氣食人者臊氣湊肝焦氣湊心香氣湊脾腥氣湊肺腐氣湊腎也地以五味食人者酸味入肝苦味入心甘味入脾辛味入肺鹹味入腎也淸陽化氣而上爲天濁陰成味而下爲地故天食人以氣地食人以味也陰陽應象大論曰淸陽爲天濁陰爲地又曰陽爲氣陰爲味）五氣入鼻藏於心肺上使五色脩明音聲能彰五味入口藏於腸胃味有所藏以養五氣氣和而生津液相成神乃自生（心榮面色肺主音聲故氣藏於心肺上使五色脩潔分明音聲彰著氣爲水母故味藏於腸胃內養五氣五氣和化津液方生津液與氣相副化成神氣乃能生而宣化也）帝曰藏象何如（象謂所見於外可閱者也）岐伯曰心者生之本神之變也其華在面其充在血脈爲陽中之太陽通於夏氣（心者君主之官神明出焉然君主者萬物繫之以興亡故曰心者生之本神之變也火氣炎上故華在面也心養血其主脈故充在血脈也心王於夏氣合太陽以太陽居夏火之中故曰陽中之太陽通於夏氣也金匱眞言論曰平旦至



日中天之陽陽中之陽也 新校正云詳神之變全元起本并太素作神之處）肺者氣之本魄之處也其華在毛其充在皮爲陽中之太陰通於秋氣（肺藏氣其神魄其養皮毛故曰肺者氣之本魄之處華在毛充在皮也肺藏爲太陰之氣主王於秋晝日爲陽氣所行位非陰處以太陰居於陽分故曰陽中之太陰通於秋氣也金匱眞言論曰日中至黃昏天之陽陽中之陰也 新校正云按太陰甲乙經并太素作少陰當作少陰肺在十二經雖爲太陰然在陽分之中當爲少陰也）腎者主蟄封藏之本精之處也其華在髮其充在骨爲陰中之少陰通於冬氣（地戸封閉蟄蟲深藏腎又主水受五藏六府之精而藏之故曰腎者主蟄封藏之本精之處也腦者髓之海腎主骨髓髮者腦之所養故華在髮充在骨也以盛陰居冬陰之分故曰陰中之少陰通於冬氣也金匱眞言論曰合夜至雞鳴天之陰陰中之陰也 新校正云按全元起本并甲乙經太素少陰作太陰當作太陰腎在十二經雖爲少陰然在陰分之中當爲太陰）肝者罷極之本魂之居也其華在爪其充在筋以生血氣其味酸其色蒼（新校正云詳此六字當去按太素心其味苦其色赤肺其味辛其色白腎其味鹹其色黑今惟肝脾二藏載其味其色據陰陽應象大論已著色味詳矣此不當出之今更不添心肺腎三藏之色味只去肝脾二藏之色味可矣其注中所引陰陽應象大論文四十一字亦當去之）此爲陽中之少陽通於春氣（夫人之運動者皆筋力之所爲也肝主筋其神魂故曰肝者罷極之本魂之居也爪者筋之餘筋者肝之養故華在爪充在筋也東方爲發生之始故以生血氣也陰陽應象大論曰東方生風風生木木生酸肝合木故其味酸也又曰神在藏爲肝在色爲蒼故其色蒼也以少陽居於陽位而王於春故曰陽中之少陽通於春氣也金匱眞言論曰平旦至日中天之陽陽中之陽也 新校正云按全元起本并甲乙經太素作陰中之少陽當作陰中之少陽詳王氏引金匱眞言論云平旦至日中天之陽陽中之陽也以爲證則王意以爲陽中之少陽也再詳上文心藏爲陽中之太陽王氏以引平旦至日中之說爲證今肝藏又引爲證反不引雞鳴至平旦天之陰陰中之陽爲證則王注之失可見當從全元起本及甲乙經太素作陰中之少陽爲得）脾胃大腸小腸三焦膀胱者倉廩之本營之居也名曰器能化糟粕轉味而入出者也（皆可受盛轉運不息故爲倉廩之本名曰器也營起於中焦中焦爲脾胃之位故云營之居也然水穀滋味入於脾胃脾胃糟粕轉化其味出於三焦膀胱故曰轉味而入出者也）其華在脣四白其充在肌其味甘其色黃（新校正云詳此

六字當去并注中引陰陽應象大論文四十字亦當去已解在前條此至陰之類通於土氣口爲脾官脾主肌肉故曰華在脣四白充在肌也四白謂脣四際之白色肉也陰陽應象大論曰中央生濕濕生土土生甘脾合土故其味甘也又曰在藏爲脾在色爲黄故其色黄也脾藏土氣土合至陰故曰此至陰之類通於土氣也金匱眞言論曰陰中之至陰脾也凡十一藏取決於膽也上從心藏下至於膽爲十一也然膽者中正剛斷無私偏故十一藏取決於膽也故人迎一盛病在少陽二盛病在太陽三盛病在陽明四盛已上爲格陽陽脈法也少陽膽脈也太陽膀胱脈也陽明胃脈也靈樞經曰一盛而躁在手少陽二盛而躁在手太陽三盛而躁在手陽明手少陽三焦脈手太陽小腸脈手陽明大腸脈一盛者謂人迎之脈大於寸口一倍也餘盛同法四倍已上陽盛之極故格拒而食不得入也正理論曰格則吐逆寸口一盛病在厥陰二盛病在少陰三盛病在太陰四盛已上爲關陰陰脈法也厥陰肝脈也少陰腎脈也太陰脾脈也靈樞經曰一盛而躁在手厥陰二盛而躁在手少陰三盛而躁在手太陰手厥陰心包脈也手少陰心脈也手太陰肺脈也盛法同陽四倍已上陰盛之極故關閉而溲不得通也正理論曰閉則不得溺人迎與寸口俱盛四倍



已上爲關格關格之脈羸不能極於天地之精氣則死矣俱盛謂俱大於平常之脈四倍也物不可以久盛極則衰敗故不能極於天地之精氣則死矣靈樞經曰陰陽俱盛不得相營故曰關格關格者不得盡期而死矣此之謂也　新校正云詳羸當作盈脈盛四倍已上非羸也乃盛極也古文羸與盈通用

## 五藏生成篇第十

新校正云詳全元起本在第九卷按此篇云五藏生成篇而不云論者蓋此篇直記五藏生成之事而無問答論議之辭故不云論後不言論者義皆倣此

心之合脈也火氣動躁脈類齊同心藏應火故合脈也其榮色也火炎上而色赤故榮美於面而赤色　新校正云詳王以赤色爲面榮美未通大抵發見於面之色皆心之榮也豈專爲赤哉其主腎也主謂主與腎相畏也火畏於水水與爲官故畏於腎肺之合皮也金氣堅定皮象亦然肺藏應金故合皮也其榮毛也毛附皮革故外榮其主心也金畏於火火與爲官故主畏於心也肝之合筋也木性曲直筋體亦然肝藏應木故合筋也其榮爪也爪者筋之餘故外榮也其主肺也木畏於金金與爲官故主畏於肺也脾之合肉也土性柔厚肉體亦然脾藏應土故合肉也其榮脣也口爲脾之官故榮於脣脣謂四際白色之處非赤色也其主肝也土畏於木木與爲官故主畏於肝也腎之合骨也水性流濕精氣亦然骨通精髓故合骨也其榮髮也腦爲髓海腎氣主之故外榮髮也其主脾也水畏於土土與爲官故主畏於脾也是故多食鹹則脈凝泣而變色心合脈其榮色鹹益腎勝於心心不勝故脈凝泣而顏色變易也多食苦則皮槁而毛拔肺合皮其榮毛苦益心勝於肺肺不勝故皮枯槁而毛拔去也多食辛則筋急而爪枯肝合筋其榮爪辛益肺勝於肝肝不勝故筋急而爪乾枯也多食酸則肉胝腐而脣揭脾合肉其榮脣酸益肝勝於脾脾不勝故肉胝腐而脣皮揭舉也多食甘則骨痛而髮落腎合骨其榮髮甘益脾勝於腎腎不勝故骨痛而髮墮落此五味之所傷也五味入口輸於腸胃而內養五藏各有所養有所欲欲則互有所傷故下文曰故心欲苦合火故也肺欲辛合金故也肝欲酸合木故也脾欲甘合土故也腎欲鹹合水故也此五味之所合也各隨其欲而歸湊之五藏之氣新校正云按全元起本云此五味之合五藏之氣也連上文太素同故色見



青如草茲者死茲滋也言如草初生之青色也黄如枳實者死色青黄也黑如炲者死炲謂炲煤也赤如衃血者死衃血謂敗惡凝聚之血色赤黑也白如枯骨者死白而枯槁如乾骨之白也此五色之見死也藏敗故見死色也三部九候論曰五藏已敗其色必夭夭必死矣此之謂也青如翠羽者生赤如雞冠者生黄如蟹腹者生白如豕膏者生黑如烏羽者生此五色之見生也此謂光潤也色雖可愛若見朦朧尤善矣故下文曰生於心如以縞裹朱生於肺如以縞裹紅生於肝如以縞裹紺生於脾如以縞裹栝樓實生於腎如以縞裹紫是乃眞見生色也縞白色紺薄青色此五藏所生之外榮也榮美色也色味當五藏白當肺辛赤當心苦青當肝酸黄當脾甘黑當腎鹹各當其所應而爲色味也故白當皮赤當脈青當筋

黃當肉黑當骨各歸其所養之藏氣也諸脈者皆屬於目脈者血之府宣明五氣篇曰久視傷血由此明諸脈皆屬於目也新校正云按皇甫士安云九卷曰心藏脈脈舍神神明通體故云屬目諸髓者皆屬於腦腦爲髓海故諸髓屬之諸筋者皆屬於節筋氣之堅結者皆絡於骨節之間也宣明五氣篇曰久行傷筋由此明諸筋皆屬於節也諸血者皆屬於心血居脈內屬於心也八正神明論曰血氣者人之神然神者心之主由此故諸血皆屬於心也諸氣者皆屬於肺肺藏主氣故也此四支八谿之朝夕也谿者肉之小會名也八谿謂肘膝腕也如是氣血筋脈互有盛衰故爲朝夕矣故人臥血歸於肝肝藏血心行之人動則血運於諸經人靜則血歸於肝藏何者肝主血海故也肝受血而能視言其用也目爲肝之官故肝受血而能視足受血而能步氣行乃血流故足受血而能行步也掌受血而能握以當把握之用指受血而能攝以當攝受之用也血氣者人之神故所以受血者皆能運用臥出而風吹之血凝於膚者爲痺謂瘰痺也凝於脈者爲泣泣謂血行不利凝於足者爲厥厥謂足逆冷也此三



者血行而不得反其空故爲痺厥也空者血流之道大經隧也人有大谷十二分大經所會謂之大谷也十二分者謂十二經脈之部分小谿三百五十四名少十二俞小絡所會謂之小谿也然以三百六十五小絡言之者除十二俞外則當三百五十三名經言三百五十四者傳寫行書誤以三爲四也新校正云按別本及全元起本太素俞作關此皆衛氣之所留止邪氣之所客也衛氣滿填以行邪氣不得居止衛氣虧缺留止則爲邪氣所客故言邪氣所客鍼石緣而去之緣謂夤緣行去之貌言邪氣所客衛氣留止鍼其谿谷則邪氣夤緣隨脈而行去也診病之始五決爲紀五決謂以五藏之脈爲決生死之綱紀也欲知其始先建其母建立也母謂應時之王氣也先立應時王氣而後乃求邪正之氣也所謂五決者五脈也謂五藏脈也是以頭痛巔疾下虛上實過在足少陰巨陽甚則入腎足少陰腎脈巨陽膀胱脈膀胱之脈者起於目內眥上額交巔上其支別者從巔至耳上角其直行者從巔入絡腦還出別下項循肩髆內俠脊抵腎中入循膂絡腎屬膀胱然腎虛而不能引巨陽之氣故頭痛而爲上巔之疾也經病甚已則入於藏矣徇蒙招尤

目瞑耳聾下實上虛過在足少陽厥陰甚則入肝徇疾也蒙不明也言目暴疾而不明招謂掉也搖掉不定也尤甚也目疾不明首掉尤甚謂暴病也目瞑耳聾謂漸病也足少陽膽脈厥陰肝脈也厥陰之脈從少腹上俠胃屬肝絡膽貫鬲布脅肋循喉嚨之後入頏顙上出額與督脈會於巔其支別者從目系下頰裏足少陽之脈起於目銳眥上抵頭角下耳後循頸入缺盆其支別者從耳後入耳中又支別者別目銳眥下顴加頰車下頸合缺盆以下胷中貫鬲絡肝屬膽今氣不足故爲是病新校正云按王注徇蒙言目暴疾而不明義未甚顯徇蒙者蓋謂目瞼瞤動疾數而蒙暗也又少陽之脈下顴甲乙經作下頔腹滿䐜脹支鬲胠脇下厥上冒過在足太陰陽明胠謂脇上也下厥上冒者謂氣從下逆上而冒於目也足太陰脾脈陽明胃脈也足太陰脈自股內前廉入腹屬脾絡胃上鬲足陽明脈起於鼻交於頞下循鼻外下絡頤頷從喉嚨入缺盆屬胃絡脾其直行者從缺盆下乳內廉下俠齊入氣街中其支別者起胃下口循腹裏至氣街中而合以下髀故爲是病欬嗽上氣厥在胷中過在手陽明太陰手陽明大腸脈太陰肺脈也手陽明脈自肩髃前廉上出於柱骨之會上下入缺盆絡肺下鬲屬大腸手太陰脈起於中焦下絡大腸還循胃口上鬲屬肺從肺系橫出腋下故爲欬嗽上氣厥在胷中也新校正云按甲乙經厥作病心煩頭痛病



在鬲中過在手巨陽少陰手巨陽小腸脈少陰心脈也巨陽之脈從肩上入缺盆絡心循咽下鬲抵胃屬小腸其支別者從缺盆循頸上頰至目銳眥手少陰之脈起於心中出屬心系下鬲絡小腸故心煩頭痛病在鬲中也新校正云按甲乙經云胷中痛支滿腰背相引而痛過在手少陰太陽也夫脈之小大滑濇浮沉可以指別夫脈小者細小大者滿大滑者往來流利濇者往來蹇難浮者浮於手下沉者按之乃得也如是雖衆狀不同然手巧心諦而指可分別也五藏之象可以類推象謂氣象也言五藏雖隱而不見然其氣象性用猶可以物類推之何者肝象木而曲直心象火而炎上脾象土而安靜肺象金而剛決腎象水而潤下夫如是皆大舉宗兆其中隨事變化象法傍通者可以同類而推之尔五藏相音可以意識音謂五音也夫肝音角心音徵脾音宮肺音商腎音羽此其常應也然其互相勝負聲見否臧則耳聰心敏者猶可以意識而知之五色微診可以目察色謂顏色也夫肝色青心色赤脾色黃肺色白腎色黑此其常色也然其氣象交互微見吉凶則目明智遠者可以占視而知之能合脈色可以萬全色青者其脈弦色赤者其脈鉤色黃者其脈代色白者其脈毛色黑者其脈堅此其常色脈也然其參校異同斷言成敗則審而不惑萬舉萬全色脈之病則如下說赤脈之至也喘而堅診曰有

積氣在中時害於食名曰心痺 喘謂脈至如卒喘狀也藏居高病則脈爲喘狀故心肺二藏而獨言之爾喘爲心氣不足堅則病氣有餘心脈起於心胷之中故積氣在中時害於食也積謂病氣積聚痺謂藏氣不宣行也 得之外疾思慮而心虛故邪從之 思慮心虛故外邪因之而居止矣 白脈之至也喘而浮上虛下實驚有積氣在胷中喘而虛名曰肺痺寒熱 喘爲不足浮者肺虛肺不足是謂心虛上虛則下當滿實矣以其不足故善驚而氣積胷中矣然脈喘而浮是肺自不足喘而虛者是心氣上乘肺受熱而氣不得營故名肺痺而外爲寒熱也 得之醉而使內也 酒味苦燥內益於心醉甚入房故心氣上勝於肺矣 青脈之至也長而左右彈有積氣在心下支胠名曰肝痺 脈長而彈是爲弦緊緊爲寒氣中濕乃弦肝主胠脇近於心故氣積心下支胠也正理論脈名例曰緊脈者如切繩狀言左右彈人手也 得之寒濕與疝同法腰痛足清頭痛 脈緊爲寒脈長爲濕疝之爲病亦寒濕所生故言與疝同法也寒濕在下故腰痛也肝脈者起於足上行至頭出額與督脈會於巔故病則足冷而頭痛也清亦冷也 黃脈之至也大而虛有積氣在腹中有厥氣名曰厥疝 脈大爲氣脈虛爲虛旣氣又虛故脾氣積於腹中也若腎氣逆上則是厥疝腎氣不上則但虛而脾氣積也 女子同法得之疾使四支汗出當風 女子同法言同其候也風氣通於肝故汗出當風則脾氣積滿於腹中 黑脈之至也上堅而大有積氣在小腹與陰名曰腎痺 上謂寸口也腎主下焦故氣積聚於小腹與陰也 得之沐浴清水而臥 濕氣傷下自歸於腎況沐浴而臥得無病乎靈樞經曰身半以下濕之中也 凡相五色之奇脈面黃目青面黃目赤面黃目白面黃目黑者皆不死也 奇脈謂與色不相偶合也凡色見黃皆爲有胃氣故不死也 新校正云按甲乙經無之奇脈三字 面青目赤面赤目白面青目黑面黑目白面赤目青皆死也 無黃色而皆死者以無胃氣也五藏以胃氣爲本故無黃色皆曰死焉



五藏別論篇第十一 新校正云按全元起本在第五卷

黃帝問曰余聞方士或以腦髓爲藏或以腸胃爲藏或以爲府敢問更相反皆自謂是不知其道願聞其說 方士謂明悟方術之士也言互爲藏府之差異者經中猶有之矣靈蘭秘典論以腸胃爲十二藏相使之次六節藏象論云十一藏取決於膽五藏生成篇云五藏之象可以類推五藏相音可以意識此則互相矛楯爾腦髓爲藏應在別經 岐伯對曰腦髓骨脈膽女子胞此六者地氣之所生也皆藏於陰而象於地故藏而不寫名曰奇恒之府 腦髓骨脈雖名爲府不正與神藏爲表裏膽與肝合而不同六府之傳寫胞雖出納納則受納精氣出則化出形容形容之出謂化極而生然出納之用有殊於六府故言藏而不寫名曰奇恒之府也 夫胃大腸小腸三焦膀胱此五者天氣之所生也其氣象天故寫而不藏此受五藏濁氣名曰傳化之府此不能久留輸寫者也 言水穀入已糟粕變化而泄出不能久久留住於中但當化已輸寫令去而已傳寫諸化故曰傳化之府也 魄門亦爲五藏使水穀不得久藏 謂肛之門也內通於肺故曰魄門受已化物則爲五藏行使然水穀亦不得久藏於中 所謂五藏者藏精氣而不寫也故滿而不能實 精氣爲滿水穀爲實但藏精氣故滿而不能實 新校正云按全元起本及甲乙經太素精氣作精神 六府者傳化物而不藏故實而不能滿也 以不藏精氣但受水穀故也 所以然者水穀入口則胃實而腸虛 以未下也 食下則腸實而胃虛 水穀下也 故曰實而不滿滿而不實也帝曰氣口何以獨爲五藏主 氣口則寸口也亦謂脈口以寸口可候氣之盛衰故云氣口可以切脈之動靜故云脈口皆同取於手魚際之後同身寸之一寸是則寸口也 岐伯曰胃者水穀之海六府之大源也 人有四海水穀之海則其一也受水穀已榮養四傍以其當運化之源故爲六府之大源也 五味入口藏於胃以養五藏氣氣口亦太陰也 氣口在手魚際之後同身寸之一寸氣口之所候脈動者是手太陰脈氣所行故言氣口亦太陰也 是以五藏六

府之氣味皆出於胃變見於氣口 榮氣之道內穀爲實新校正云詳此注出靈樞實作寶穀入於胃氣傳與肺精專者循肺氣行於氣口故云變見於氣口也 新校正云按全元起本出作入 故五氣入鼻藏於心肺心肺有病而鼻爲之不利也凡治病必察其下適其脈觀其志意與其病也 下謂目下所見可否也調適其脈之盈虛觀量志意之邪正及病深淺成敗之宜乃守法以治之也 新校正云按太素作必察其上下適其脈候觀其志意與其病能 拘於鬼神者不可與言至德 志意邪則好祈禱言至德則事必違故不可與言至德也 惡於鍼石者不可與言至巧 惡於鍼石則巧不得施故不可與言至巧 病不許治者病必不治治之無功矣 心不許人治之是其必死強爲治者功亦不成故曰治之無功矣

重廣補注黃帝內經素問卷第三



靈蘭秘典論 膻徒旱切 廩力稔切 瘠音籍 瞿音劬 六節藏象論 僦即就切 溲所鳩切小便也 五藏生成論 胝䐢上丁尼切下側救切 炲音苔 衃芳杯切 [illegible]音頑又音君 隧音遂 頑胡湏切 顙蘇朗切 系奚帝切 顴音權 胠去魚切 髃音虞 五藏別論 楯音巡 瘂音污

重廣補注黃帝內經素問卷第四

啓玄子次注林億孫奇高保衡等奉敕校正孫兆重改誤

異法方宜論　移精變氣論

湯液醪醴論　玉板論要篇

診要經終論

異法方宜論篇第十二 新校正云按全元起本在第九卷

黃帝問曰醫之治病也一病而治各不同皆愈何也 不同謂鍼石灸焫毒藥導引按蹻也 岐伯對曰地勢使然也 謂法天地生長收藏及高下燥濕之勢 故東方之域天地之所始生也 法春氣也 魚鹽之地海濱傍水 魚鹽之地海之利也濱水際也隨業近之 其民食魚而嗜鹹皆安其處美其食 豐其利故居安 恣其味故食美 魚者使人熱中鹽者勝血 魚發瘡則熱中之信鹽發渴則勝血之徵 故其民皆黑色踈理其病皆爲癰瘍 血弱而熱故喜爲癰瘍 其治宜砭石 砭石謂以石爲鍼也山海經曰高氏之山有石如玉可以爲鍼則砭石也 新校正云按氏一作伐 故砭石者亦從東方來 東人今用之 西方者金玉之域沙石之處天地之所收引也 法秋氣也引謂牽引使收斂也 其民陵居而多風水土剛強 居室如陵故曰陵居金氣肅殺故水土剛強也 新校正云詳大抵西方地高民居高陵故多風也不必室如陵矣 其民不衣而褐薦其民華食而脂肥 不衣絲綿故曰不衣褐謂毛布也薦謂細草也華謂鮮美酥酪骨肉之類也以食鮮美故人體脂肥 故邪不能傷其形體其病生於內 水土剛強飲食脂肥膚腠閉封血氣充實故邪不能傷也內謂喜怒悲憂恐及飲食男女之過甚也 新校正云詳悲一作思當作思已具陰陽應象大論注中 其治宜毒藥 能攻其病則謂之毒藥以其血氣盛肌肉堅飲食華水土強故病宜毒藥方制御之藥謂草木蟲魚鳥獸之類皆能除病者也 故毒藥者亦從西方來 西人方術今奉之 北方者天

地所閉藏之域也其地高陵居風寒冰冽法冬氣也其民樂野處而乳食藏寒生滿病水寒冰冽故生病於藏寒也新校正云按甲乙經无滿字其治宜灸焫火艾燒灼謂之灸焫故灸焫者亦從北方來北人正行其法南方者天地所長養陽之所盛處也其地下水土弱霧露之所聚也法夏氣也地下則水流歸之水多故土弱而霧露聚其民嗜酸而食胕言其所食不芬香新校正云按全元起云食魚也故其民皆緻理而赤色其病攣痺酸味收斂故人皆肉理密緻陽盛之處故色赤濕氣內滿熱氣內薄故筋攣脉痺也其治宜微鍼微細小也細小之鍼調脉衰盛也故九鍼者亦從南方來南人盛崇之中央者其地平以濕天地所以生萬物也衆法土德之用故生物衆然東方海南方下西方北方高中央之地平以濕則地形斯異生病殊焉其民食雜而不勞四方輻輳而萬物交歸故人食紛雜而不勞也故其病多痿厥寒熱濕氣在下故多病痿弱氣逆及寒熱也陰陽應象大論曰地之濕氣感則害皮肉筋脉居近於濕故爾其治宜導引按蹻導引謂搖筋骨動支節按謂抑按皮肉蹻謂捷舉手足故導引按蹻者亦從中央出也中人用為養神調氣之正道也故聖人雜合以治各得其所宜隨方而用各得其宜唯聖人法乃能然矣故治所以異而病皆愈者得病之情知治之大體也達性懷故然

移精變氣論篇第十三新校正云按全元起本在第二卷

黃帝問曰余聞古之治病惟其移精變氣可祝由而已今世治病毒藥治其內鍼石治其外或愈或不愈何也移謂移易變謂變改皆使邪不傷正精神復強而內守也生氣通天論曰聖人傳精神服天氣上古天真論曰精神內守病安從來岐伯對曰往古人居禽獸之閒動作以避寒陰居以避暑內無眷慕之累外無伸宦之形新校正云按全元起本伸作臾此恬憺



之世邪不能深入也故毒藥不能治其內鍼石不能治其外故可移精祝由而已古者巢居穴處夕隱朝游禽獸之閒斷可知矣然動躁陽盛故身熱足以禦寒涼氣生寒故陰居可以避暑矣夫志捐思想則內无眷慕之累心亡願欲故外无伸宦之形靜保天眞自无邪勝是以移精變氣无假毒藥祝說病由不勞鍼石而已新校正云按全元起云祝由南方神當今之世不然情慕云為遠於道也憂患緣其內苦形傷其外又失四時之從逆寒暑之宜賊風數至虛邪朝夕內至五藏骨髓外傷空竅肌膚所以小病必甚大病必死故祝由不能已也帝曰善余欲臨病人觀死生決嫌疑欲知其要如日月光可得聞乎岐伯曰色脉者上帝之所貴也先師之所傳也上帝謂上古之帝先師謂岐伯祖世之師僦貸季也上古使僦貸季理色脉而通神明合之金木水火土四時八風六合不離其常先師以色白脉毛而合金應秋以色青脉弦而合木應春以色黑脉石而合水應冬以色赤脉洪而合火應夏以色黃脉代而合土應長夏及四季然以是色脉下合五行之休王上副四時之往來故六合之閒八風鼓坼不離常候盡可與期何者以見其變化而知之也故下文曰變化相移以觀其妙以知其要欲知其要則色脉是矣言所以知四時五行之氣變化相移之要妙者何以色脉故也色以應日脉以應月常求其要則其要也言脉應月色應日者古候之期準也常求色脉之差忒是則平人之診要也夫色之變化以應四時之脉此上帝之所貴以合於神明也所以遠死而近生觀色脉之臧否曉死生之徵兆故能常遠於死而近於生也生道以長命曰聖王上帝聞道勤而行之生道以長惟聖王乃爾而常用也中古之治病至而治之湯液十日以去八風五痺之病八風謂八方之風五痺謂皮肉筋骨脉之痺也靈樞經曰風從東方來名曰嬰兒風其傷人也外在筋紐內舍於肝風從東南方來名曰弱風其傷人也外在於肌內舍於胃風從南方來名

曰大弱風其傷人也外在於脉內舍於心風從西南來名曰謀風其傷人也外在於內內舍於脾風從西方來名曰剛風其傷人也外在於皮內舍於肺風從西北來名曰折風其傷人也外在於手太陽之脉內舍於小腸風從北方來名曰大剛風其傷人也外在於骨內舍於腎風從東北來名曰凶風其傷人也外在於掖脇內舍於大腸又痹論曰以春甲乙傷於風者爲筋痹以夏丙丁傷於風者爲脉痹以秋庚辛傷於風者爲皮痹以冬壬癸傷於邪者爲骨痹以至陰遇此者爲肉痹是所謂八風五痹之病也　新校正云按此注引痹論今經中痹論不如此當云風論曰以春甲乙傷於風者爲肝風以夏丙丁傷於風者爲心風季夏戊巳傷於邪者爲脾風以秋庚辛中於邪者爲肺風以冬壬癸中於邪者爲腎風痹論曰風寒濕三氣雜至合而爲痹以冬遇此者爲骨痹以春遇此者爲筋痹以夏遇此者爲脉痹以至陰遇此者爲肌痹以秋遇此者爲皮痹 十日不已治以草蘇草荄之枝本末爲助標本已得邪氣乃服 草蘇謂藥煎也草荄謂草根也枝謂莖也言以諸藥根苗合成其煎俾相佐助而以服之凡藥有用根者有用莖者有用枝者有用華實者有用根莖枝華實者湯液不去則盡用之故云本末爲助也標本已得邪氣乃服者言工人與病主療相應則邪氣率服而隨時順也湯液醪醴論曰病爲本工爲標標本不得邪氣不服此之謂主療不相應也或謂取標本論未云鍼也　新校正云按全元起本又云得其標本邪氣乃散矣 暮世之治病也則不然治不本四時不知日月不審逆從 四時之氣各有所在不本其處而卽妄攻是反古也四時刺逆從論曰春氣在經脉夏氣在孫絡長夏氣在肌肉秋氣在皮膚冬氣在骨髓工當各隨所在而辟伏其邪爾不知日月者謂日有寒溫明暗月有空滿虧盈也八正神明論曰凡刺之法必候日月星辰四時八正之氣氣定乃刺之是故天溫日明則人血淖液而衞氣浮故血易寫氣易行天寒日陰則人血凝泣而衞氣沉月始生則血氣始精衞氣始行月郭滿則血氣盛肌肉堅月郭空則肌肉減經絡虛衞氣去形獨居是以因天時而調血氣也是故天寒無刺天溫無凝月生無寫月滿無補月郭空無治是謂得時而調之因天之序盛虛之時移光定位正立而待之故曰月生而寫是謂藏虛月滿而補血氣盈溢絡有留血命曰重實月郭空而治是謂亂經陰陽相錯眞邪不別沉以留止外虛內亂淫邪乃起此之謂也不審逆從者謂不審量其病可治與不可治故下文曰 病形已成乃欲微鍼治其外湯液治其內 言心意粗略不精審也 粗工兇兇以爲可攻故病未已新病復起 粗謂粗略也兇兇謂不料事宜之可否也何以言之假令飢人形氣羸劣食令極飽能不霍乎豈其與食而爲惡邪蓋爲失時復過節也非病逆鍼石湯液失時過節則其害反增矣　新校正云按別本霍一作害 帝曰願聞要道歧伯曰治之要極無失色脉用之不惑

內經四　四

治之大則 惑謂惑亂則謂法則也言色脉之應昭然不欺但順用而不亂紀綱則治病審當之大法也 逆從到行標本不得亡神失國 逆從到行謂反順爲逆標本不得謂工病失宜夫以反理到行所爲非順豈唯治人而神氣受害若使之輔佐君主亦令國祚不保康寧矣 去故就新乃得眞人 標本不得工病失宜則當去故逆理之人就新明悟之士乃得至眞精曉之人以全己也 帝曰余聞其要於夫子矣夫子言不離色脉此余之所知也歧伯曰治之極於一帝曰何謂一歧伯曰一者因得之 因問而得之也 帝曰奈何歧伯曰閉戶塞牖繫之病者數問其情以從其意 問其所欲而察是非也 得神者昌失神者亡帝曰善

## 湯液醪醴論篇第十四 新校正云按全元起本在第五卷

黃帝問曰爲五穀湯液及醪醴奈何 液謂淸液醪醴謂酒之屬也 歧伯對曰必以稻米炊之稻薪稻米者完稻薪者堅 堅謂資其堅勁完謂取其完全完全則酒淸冷堅勁則氣迅疾而效速也 帝曰何以然 言何以能完堅邪 歧伯曰此得天地之和高下之宜故能至完伐取得時故能至堅也 夫稻者生於陰水之精首戴天陽之氣二者和合然乃化成故云得天地之和而能至完秋氣勁切霜露凝結稻以冬採故云伐取得時而能至堅 帝曰上古聖人作湯液醪醴爲而不用何也歧伯曰自古聖人之作湯液醪醴者以爲備耳 言聖人愍念生靈先防萌漸陳其法制以備不虞耳 夫上古作湯液故爲而弗服也 聖人不治已病治未病故但爲備用而不服也 中古之世道德稍衰邪氣時至服之萬全 雖道德稍衰邪氣時至以心猶近道故服用萬全也 帝曰今之世不必已何也 言不必如中古之世何也 歧伯曰當今之世必齊毒藥攻其中鑱石鍼艾治其外也 言法殊於往古也 帝曰形弊血

內經四　五

盡而功不立者何岐伯曰神不使也帝曰何謂神不使岐伯曰鍼石道也言神不能使鍼石之妙用也何者志意違背於師示故也精神不進志意不治故病不可愈動亂於道耗散天眞故爾　新校正云按全元起本云精神進志意定故病可愈太素云精神越志意散故病不可愈今精壞神去榮衛不可復收何者嗜欲無窮而憂患不止精氣弛壞榮泣衛除故神去之而病不愈也精神者生之源榮衛者氣之主氣主不輔生源復消神不內居病何能愈哉帝曰夫病之始生也極微極精必先入結於皮膚今良工皆稱曰病成名曰逆則鍼石不能治良藥不能及也今良工皆得其法守其數親戚兄弟遠近音聲日聞於耳五色日見於目而病不愈者亦何暇不早乎新校正云按別本暇一作謂岐伯曰病爲本工爲標標本不得邪氣不服此之謂也言醫與病不相得也然工人或親戚兄弟該明情疑勿用工先備識不謂知方鍼艾之妙靡容藥石之攻匪預如是則道雖昭著萬舉萬全病不許治欲奚爲療五藏別論曰拘於鬼神者不可與言至德惡於鍼石者不可與言至巧病不許治者病必不治治之無功此皆謂工病不相得邪氣不賓服也豈惟鍼艾之有惡哉藥石亦有之矣　新校正云按移精變氣論曰標本已得邪氣乃服帝曰其有不從毫毛而生五藏陽以竭也新校正云按全元起本及太素陽作傷義亦通津液充郭其魄獨居孤精於內氣耗於外形不可與衣相保此四極急而動中是氣拒於內而形施於外治之柰何不從毫毛言生於內也陰氣內盛陽氣竭絕不得入於腹中故言五藏陽以竭也津液者水也充滿也郭皮也陰稸於中水氣脹滿上攻於肺肺氣孤危魄者肺神腎爲水害子不救母故云其魄獨居也夫陰精損削於內陽氣耗減於外則三焦閉溢水道不通水滿皮膚身體否腫故云形不可與衣相保也凡此之類皆四支脈數急而內鼓動於肺中也肺動者謂氣急而欬也言如是者皆水氣格拒於腹膜之內浮腫施張於身形之外欲窮標本其可得乎四極言四末則四支也左傳曰風淫末疾靈樞經曰陽受氣



於四末　新校正云詳形施於外施字疑誤岐伯曰平治於權衡去宛陳莝新校正云按太素莝作莖微動四極溫衣繆刺其處以復其形開鬼門潔淨府精以時服五陽已布疏滌五藏故精自生形自盛骨肉相保巨氣乃平平治權衡謂察脈浮沈也脈浮爲在表脈沈爲在裏在裏者泄之在外者汗之故下文云開鬼門潔淨府也去宛陳莝謂去積久之水物猶如草莝之不可久留於身中也全本作草莝微動四極謂微動四支令陽氣漸以宣行故又曰溫衣也經脈滿則絡脈溢絡脈溢則繆刺之以調其絡脈使形容如舊而不腫故云繆刺其處以復其形也開鬼門是啓玄府遺氣也五陽是五藏之陽氣也潔淨府謂瀉膀胱水去也脈和則五精之氣以時賓服於腎藏也然五藏之陽漸而宣布五藏之外氣穢復除也如是故精髓自生形肉自盛藏府既和則骨肉之氣更相保抱大經脈氣然乃平復爾帝曰善

## 玉版論要篇第十五

新校正云按全元起本在第二卷

黃帝問曰余聞揆度奇恒所指不同用之柰何岐伯對曰揆度者度病之淺深也奇恒者言奇病也請言道之至數五色脈變揆度奇恒道在於一一謂色脈之應也知色脈之應則可以揆度奇恒矣　新校正云按全元起本請作謂神轉不回回則不轉乃失其機血氣者神氣也八正神明論曰血氣者人之神不可不謹養也夫血氣應順四時遞遷囚王循環五氣無相奪倫是則神轉不回也回謂却行也然血氣隨王不合却行却行則反常反常則回而不轉也回而不轉乃失生氣之機矣何以明之夫木衰則火王火衰則土王土衰則金王金衰則水王水衰則木王終而復始循環此之謂神轉不回也若木衰水王水衰金王金衰土王土衰火王火衰木王此之謂回而不轉也然反天常軌生之何有耶至數之要迫近以微言五色五脈變化之要道迫近於天常而又微妙著之玉版命曰合玉機玉機篇名也言以此回轉之要旨著之玉版合同於玉機論文也　新校正云詳道之至數至此與玉機眞藏論文相重注頗不同容色見上下左右各在其要容色者他氣也如肝木部內見赤黃白黑色皆謂他氣也餘藏率如此例所見皆在明堂上下左右要察候處故云各在其要　新校正云按全元起本容作客覩色之法具甲乙經中其色見淺者湯液主治十日

已色淺則病輕故十日乃已其見深者必齊主治二十一日已色深則病甚故必終齊乃已其見大深者醪酒主治百日已病深甚故日多色夭面脫不治色見大深兼之夭惡面肉又脫不可治也百日盡已色不夭面不脫治之百日盡可已新校正云詳色夭面脫雖不治然期當百日乃已盡也脉短氣絶死脉短已虛加之漸絶眞氣將竭故必死病溫虛甚死甚虛而病溫溫氣內涸其精血故死色見上下左右各在其要上爲逆下爲從色見於下者病生之氣也故從色見於上者傷神之兆也故逆女子右爲逆左爲從男子左爲逆右爲從左爲陽故男子右爲從而左爲逆右爲陰故女子右爲逆而左爲從易重陽死重陰死女子色見於左男子色見於右是變易也男子色見於左是曰重陽女子色見於右是曰重陰氣極則反故皆死也陰陽反他新校正云按陰陽應象大論云陰陽反作治在權衡相奪奇恒事也揆度事也權衡相奪謂陰陽二氣不得高下之宜是奇於恒常之事當揆度其氣隨宜而處療之搏脉痺躄寒熱之交脉擊搏於手而病瘴痺及攣躄者皆寒熱之氣交合所爲非邪

內經四　八

氣虛實之所生也脉孤爲消氣虛泄爲奪血夫脉有表無裏有裏無表皆曰孤亡之氣也若有表有裏而氣不足者皆曰虛衰之氣也孤爲逆虛爲從孤無所依故曰逆虛衰可復故曰從行奇恒之法以太陰始凡揆度奇恒之法先以氣口太陰之脉定四時之正氣然後度量奇恒之氣也行所不勝曰逆逆則死木見金脉金見火脉火見水脉水見土脉土見木脉如是皆行所不勝也故曰逆賊勝不已故逆則死焉行所勝曰從從則活木見水火土脉火見金土木脉土見金水火脉金見土木水脉水見金火木脉如是者皆可勝之脉故曰從從則無所尅殺傷敗故從則活也八風四時之勝終而復始以不越於五行故雖相勝猶循環終而復始也逆行一過不復可數論要畢矣過謂遍也然逆行一過遍於五氣者不復可數爲平和矣

## 診要經終論篇第十六新校正云按全元起本在第二卷

黄帝問曰診要何如岐伯對曰正月二月天氣始方地氣始發人氣在肝方正也言天地氣正發生其萬物也木治東方王七十二日猶當三月節後一十二日是木之用事以月而取則正月二月人氣在肝三月四月天氣正方地氣定發人氣在脾天氣正方以陽氣明盛地氣定發爲萬物華而欲實也然季終土寄而王土又生於丙故人氣在脾五月六月天氣盛地氣高人氣在頭天陽赫盛地焰高升故言天氣盛地氣高火性炎上故人氣在頭也七月八月陰氣始殺人氣在肺七月三陰支生八月陰始肅殺故云陰氣始殺也然陰氣肅殺類合於金肺氣象金故人氣在肺也九月十月陰氣始冰地氣始閉人氣在心陰氣始凝地氣始閉隨陽而入故人氣在心十一月十二月冰復地氣合人氣在腎陽氣深復故氣在腎也夫氣之變也故發生於木長茂於土盛高而上肅殺於金避寒於火伏藏於水斯皆隨順陰陽氣之升沉也五藏生成論曰五藏之象可以類推此之謂氣類也故春刺散俞及與分理血出而止散俞謂間穴分理謂肌肉分理新校正云按四時刺逆從論云春氣在經脉此散俞即經脉之俞也又水熱穴論云春取絡脉分肉甚者傳氣間者環也甚謂疾氣之間甚也傳謂相傳環謂循環也相傳則傳所不勝循環則周迴於五氣也新校正云按太素環也作環已夏刺絡俞見血而止盡

內經四　九

氣閉環痛病必下盡氣謂出血而盡鍼下取所病脉盛邪之氣也邪氣盡已穴俞閉密則經脉循環而痛病之氣必下去矣新校正云按四時刺逆從論云夏氣在孫絡此絡俞即孫絡之俞也又水熱穴論云夏取盛經分腠秋刺皮膚循理上下同法神變而止循理謂循肌肉之分理也上謂手脉下謂足脉神變謂脉氣變易與未刺時異也脉者神之用故爾言之新校正云按四時刺逆從論云秋氣在皮膚義與此合又水熱穴論云取俞以寫陰邪取合以虛陽邪皇甫士安云是始秋之治變冬刺俞竅於分理甚者直下間者散下直下謂直爾下之散下謂散布下之新校正云按四時刺逆從論云冬氣在骨髓此俞竅即骨髓之俞竅也又水熱穴論云冬取井滎皇甫士安云是末冬之治變也春夏秋冬各有所刺法其所在春刺夏分脉亂氣微入淫骨髓病不能愈令人不嗜食又且少氣心主脉故脉亂氣微水受氣於夏腎主骨故入淫於骨髓也心火微則胃土不足故不嗜食而少氣也新校正云按四時刺逆從論云春刺絡脉血氣外溢令人少氣春刺秋分筋攣逆氣環爲欬嗽病不愈令人時驚又且哭木受氣於秋肝主筋故刺

秋分則筋攣也若氣逆環周則爲欬嗽肝主驚故時驚肺主氣故氣逆又且哭也　新校正云按四時刺逆從論云春刺肌肉血氣環逆令人上氣也 春刺冬分邪氣著藏令人脹病不愈又且欲言語 冬主陽氣伏藏故邪氣著藏腎實則脹故刺冬分則令人脹也火受氣於冬心主言故欲言語也　新校正云按四時刺逆從論云春刺筋骨血氣內著令人腹脹 夏刺春分病不愈令人解墮 肝養筋肝氣不足故筋力解墮　新校正云按四時刺逆從論云夏刺經脈血氣乃竭令人解墮 夏刺秋分病不愈令人心中欲無言惕惕如人將捕之 肝木爲語傷秋分則肝木虛故恐如人將捕之肝不足故欲無言而復恐也　新校正云按四時刺逆從論云夏刺肌肉血氣內却令人善恐甲乙經作悶 夏刺冬分病不愈令人少氣時欲怒 夏傷於腎肝肺教之志內不足故令人少氣時欲怒也　新校正云按四時刺逆從論云夏刺筋骨血氣上逆令人善怒 秋刺春分病不已令人惕然欲有所爲起而忘之 肝虛故也刺不當也　新校正云按四時刺逆從論云秋刺經脈血氣上逆令人善忘 秋刺夏分病不已令人益嗜臥又且善夢 心氣少則脾氣孤故令嗜臥心主夢神爲之故令善夢　新校正云按四時刺逆從論云秋刺絡脈氣不外行令人臥不能動 秋刺冬分病不已令人洒洒時寒 陰氣上干故時寒也洒洒寒貌　新校正云按四時刺逆從論云秋刺筋骨血氣內令人寒慄 冬刺春分病不已令人欲臥不能眠眠而有見 肝氣少故令欲臥不能眠肝主目故眠而如見有物之形狀也　新校正云按四時刺逆從論云冬刺經脈血氣皆脫令人目不明 冬刺夏分病不愈氣上發爲諸痺 泄脈氣故也　新校正云按四時刺逆從論云冬刺絡脈血氣外泄留爲大痺 冬刺秋分病不已令人善渴 肺氣不足故發渴　新校正云按四時刺逆從論云冬刺肌肉陽氣竭絕令人善渴 凡刺胷腹者必避五藏 心肺在鬲上腎肝在鬲下脾象土而居中故刺胷腹必避之五藏者所以藏精神魂魄意志損之則五神去神去則死至故不可不慎也 中心者環死 氣行如環之一周則死也正謂周十二辰也　新校正云按刺禁論云一日死其動爲噫四時刺逆從論同此經闕刺中肝死日刺禁論云中肝五日死其動爲語四時刺逆從論同也 中脾者五日死 土數五也　新校正云按刺禁論云中脾十日死其動爲吞四時刺逆從論同 中腎者七日死 水成數六水數畢當至七日而死一云十日死字之誤也　新校正云按刺禁論云中腎六日死其動爲嚏四時刺逆從論云中腎六日死其動爲嚏欠 中肺者五日死 金生數四金數畢當至五日而死一云三日死亦字誤也　新校正云按刺禁論云中

內經四　十

肺三日死其動爲欬四時刺逆從論同王注四時刺逆從論云此三論皆岐伯之言而不同者傳之誤也 中鬲者皆爲傷中其病雖愈不過一歲必死 五藏之氣同主一年鬲傷則五藏之氣互相剋伐故不過一歲必死 刺避五藏者知逆從也所謂從者鬲與脾腎之處不知者反之 腎著於脊脾藏居中鬲連於脇際知者爲順不知者反傷其藏 刺胷腹者必以布憿著之乃從單布上刺 形定則不誤中於五藏也　新校正云按別本憿一作徼又作撽 刺之不愈復刺 要以氣至爲効也鍼經曰刺之氣不至无問其數刺之氣至去之勿復鍼此之謂也 刺鍼必肅 肅謂靜肅所以候氣之存亡 刺腫搖鍼 以出大膿血故 經刺勿搖 經氣不欲泄故 此刺之道也帝曰願聞十二經脈之終奈何 終謂盡也 岐伯曰太陽之脈其終也戴眼反折瘛瘲其色白絕汗乃出出則死矣 戴眼謂睛不轉而仰視也然足太陽脈起於目內眥上額交巔上從巔入絡腦還出別下項循肩髆內俠脊抵腰中其支別者下循足至小指外側手太陽脈起於手小指之端循臂上肩入缺盆其支別者上頰至目內眥抵足太陽　新校正云按甲乙經作斜絡於顴　又其支別者從缺盆循頸上頰至目外眥　新校正云按甲乙經外作兌故戴眼反折瘛瘲色白絕汗乃出也絕汗謂汗暴出如珠而不流旋復乾也太陽極則汗出故出則死 少陽終者耳聾百節皆縱目睘絕系絕系一日半死其死也色先青白乃死矣 足少陽脈起於目銳眥上抵頭角下耳後其支別者從耳後入耳中出走耳前手少陽脈其支別者從耳後亦入耳中出走耳前故終則耳聾目睘絕系也少陽主骨故氣終則百節縱緩色青白者金木相薄也故見死矣睘謂直視如驚貌 陽明終者口目動作善驚妄言色黃其上下經盛不仁則終矣 足陽明脈起於鼻交頞中下循鼻外入上齒縫中還出俠口環脣下交承漿却循頤後下廉出大迎循頰車上耳前過客主人循髮際至額顱其支別者從大迎前下人迎循喉嚨入缺盆下鬲手陽明脈起於手循臂至肩上出於柱骨之會上下入缺盆絡肺其支別者從缺盆上頸貫頰下入齒中還出俠口交人中左之右右之左上俠鼻鼽抵足陽明　新校正云按甲乙經鼽作孔无抵足陽明四字故終則口目動作也口目動作謂目睒睒而鼓頷也胃病則惡人與火聞木音則惕然而驚又罵詈而不避親踈故善驚妄言也黃者土色上謂手脈下謂足脈也經盛謂面目頸頷足跗腕脛皆躁盛而動也不仁謂不知善惡如

內經四　十一

是者皆氣竭之徵也故終矣 少陰終者面黑齒長而垢腹脹閉上下不通而終矣 手少陰氣絕則血不流足少陰氣絕則骨不耎骨硬則齗上宣故齒長而積垢汙血壞則皮色死故面色如漆而不赤也足少陰脈從腎上貫肝鬲入肺中手少陰脈起於心中出屬心系下鬲絡小腸故其終則腹脹閉上下不通也 新校正云詳王注云骨不耎骨硬按難經及甲乙經云骨不濡則肉弗能著當作骨不濡 手少陰脈絡小腸甲乙經作脈絡小腸 太陰終者腹脹閉不得息善噫善嘔 足太陰脈行從股內前廉入腹屬脾絡胃上鬲手太陰脈起於中焦下絡大腸還循胃口上鬲屬肺故終則如是也靈樞經曰足太陰之脈動則病食則嘔腹脹善噫也 嘔則逆逆則面赤 嘔則氣逆故面赤 新校正云按靈樞經作善噫噫則嘔嘔則逆 不逆則上下不通不通則面黑皮毛焦而終矣 嘔則上通故但面赤不嘔則下已閉上復不通心氣外燔故皮毛焦而終矣何者足太陰脈支別者復從胃別上鬲注心中由是則皮毛焦乃心氣外燔而生也 厥陰終者中熱嗌乾善溺心煩甚則舌卷卵上縮而終矣 足厥陰絡循脛上睾結於莖其正經入毛中下過陰器上抵小腹俠胃上循喉嚨之後入頏顙手厥陰脈起於胸中出屬心包故終則中熱嗌乾善溺心煩矣靈樞經曰肝者筋之合也筋者聚於陰器而脈絡於舌本故甚則舌卷卵上縮也又以厥陰之脈過陰器故爾 新校正云按甲乙經卵作囊過作環 此十二經之所敗也 手三陰三陽足三陰三陽則十二經也敗謂氣終盡而敗壞也 新校正云詳十二經又出靈樞經與素問

重廣補注黃帝內經素問卷第四

異法方宜論 蹻巨嬌切 砭音廉 緻直利切 標必遙切 移精變氣論 荄古哀切草根也 湯液醪醴論醪音勞 莝音剉斬也 滌音迪 [illegible]音毀 玉版論要 度徒各切 [illegible]

診要經終論 診必忍切 憿古堯切 瘲音縱 瞏音瓊 䀹音閃 尌音閑



# 重廣補注黃帝內經素問卷第五

啟玄子次注林億孫奇高保衡等奉敕校正孫兆重改誤

脈要精微論　平人氣象論

## 脈要精微論篇第十七 新校正云按全元起本在第六卷

黃帝問曰診法何如岐伯對曰診法常以平旦陰氣未動陽氣未散飲食未進經脈未盛絡脈調勻氣血未亂故乃可診有過之脈 動謂動而降卑散謂散布而出也過謂異於常候也 新校正云按脈經及千金方有過之脈作過此非也王注陰氣未動謂動而降卑按金匱眞言論云平旦至日中天之陽陽中之陽也則平旦爲一日之中純陽之時陰氣未動耳何有降卑之義 切脈動靜而視精明察五色觀五藏有餘不足六府強弱形之盛衰以此參伍決死生之分 切謂以指切近於脈也精明穴名也在明堂左右兩目內眥也以近於目故曰精明言以形氣盛衰脈之多少視精明之間氣色觀藏府不足有餘參其類伍以決死生之分 夫脈者血之府也 府聚也言血之多少皆聚見於經脈之中也故刺志論曰脈實血實脈虛血虛此其常也反此者病由是故也 長則氣治短則氣病數則煩心大則病進 夫脈長爲氣和故治短爲不足故病數急爲熱故煩心大爲邪盛故病進也長脈者往來長短脈者往來短數脈者往來急速大脈者往來滿大也 上盛則氣高 新校正云按全元起本高作鬲 下盛則氣脹代則氣衰細則氣少 新校正云按太素細作滑 濇則心痛 上謂寸口下謂尺中盛謂盛滿代脈者動而中止不能自還細脈者動如莠蓬濇脈者往來時不利而蹇濇也 渾渾革至如涌泉病進而色弊綿綿其去如弦絕死 渾渾言脈氣濁亂也革至者謂脈來弦而大實而長也如涌泉者言脈汩汩但出而不返也綿綿言微微似有而不甚應手也如弦絕者言脈卒斷如弦之絕去也若病候日進而色弊惡如此之脈皆必死也 新校正云按甲乙經及脈經作渾渾革革至如涌泉病進而色弊綿綿其去如弦絕者死 夫精明五色者氣之華也 五氣之精華者上見爲五色變化於精明之間也六節藏象論曰天食人以五氣五氣入鼻藏於心肺上使五色修明此則明

察五色也赤欲如白裹朱不欲如赭白欲如鵝羽不欲如鹽新校正云按甲乙經作白欲如白璧之澤不欲如堊太素兩出之青欲如蒼璧之澤不欲如藍黃欲如羅裹雄黃不欲如黃土黑欲如重漆色不欲如地蒼新校正云按甲乙經作炭色五色精微象見矣其壽不久也赭色鹽色藍色黃土色地蒼色見者皆精微之敗象故其壽不久夫精明者所以視萬物別白黑審短長以長為短以白為黑如是則精衰矣誠其誤也夫如是者皆精明衰乃誤五藏者中之守也身形之中五神安守之所也此則明觀五藏中也新校正云按甲乙經及太素守作府盛藏滿氣勝傷恐者聲如從室中言是中氣之濕也中謂腹中盛謂氣盛藏謂肺藏氣勝謂勝於呼吸而喘息變易也夫腹中氣盛肺藏充滿氣勝息變善傷於恐言聲不發如在室中者皆腹中有濕氣乃爾也言而微終日乃復言者此奪氣也若言音微細聲斷不續甚奪其氣乃如是也衣被不斂言語善惡不避親踈者此神明之亂也倉廩不藏者是門戶不要也倉廩謂脾胃門戶謂魄門靈蘭秘典論曰脾胃者倉廩之官也五藏別論曰魄門亦為五藏使水穀不得久藏也魄門則肛門也要謂禁要水泉不止者是膀胱不藏也水泉謂前陰之流注也得守者生失守者死夫如是倉廩不藏氣勝傷恐衣被不斂水泉不止者皆神氣得居而守則生失其所守則死也夫何以知神氣之不守耶衣被不斂言語善惡不避親踈則亂之證也亂甚則不守於藏也夫五藏者身之強也藏安則神守神守則身強故曰身之強也頭者精明之府頭傾視深精神將奪矣背者胸中之府背曲肩隨府將壞矣腰者腎之府轉搖不能腎將憊矣膝者筋之府屈伸不能行則僂附新校正云按別本附一作俯太素作跗筋將憊矣骨者髓之府不能久立行則振掉骨將憊矣皆以所居所由而為之府也得強則生失強則死強謂中氣強固



以鎮守也岐伯曰新校正云詳此岐伯曰前无問反四時者有餘為精不足為消應太過不足為精應不足有餘為消陰陽不相應病名曰關格廣陳其脉應也夫反四時者諸不足皆為血氣消損諸有餘皆為邪氣勝精也陰陽之氣不相應合不得相營故曰關格也帝曰脉其四時動奈何知病之所在奈何知病之所變奈何知病乍在內奈何知病乍在外奈何請問此五者可得聞乎言欲順四時及陰陽相應之狀候也岐伯曰新校正云詳此對與問不甚相應脉四時動病之所在病之所變按文頗對病在內在外之說後文殊不相當請言其與天運轉大也指可見陰陽之運轉以明陰陽之不可見也萬物之外六合之內天地之變陰陽之應彼春之暖為夏之暑彼秋之忿為冬之怒四變之動脉與之上下六合謂四方上下也春暖為夏暑言陽生而至盛秋忿而冬怒言陰少而之壯也忿一為急言秋氣勁急也新校正云按全元起注本暖作緩以春應中規春脉耎弱輕虛而滑如規之象中外皆然故以春應中規夏應中矩夏脉洪大兼之滑數如矩之象可正平之故以夏應中矩秋應中衡秋脉浮毛輕濇而散如秤衡之象高下必平故以秋應中衡冬應中權冬脉如石兼沉而滑如秤權之象下遠於衡故以冬應中權也以秋中衡冬中權者言脉之高下異處如此爾此則隨陰陽之氣故有斯四應不同也是故冬至四十五日陽氣微上陰氣微下夏至四十五日陰氣微上陽氣微下陰陽有時與脉為期期而相失知脉所分分之有期故知死時察陰陽升降之準則知經脉遞遷之象審氣候遞遷之失則知氣血分合之期分期不差故知人死之時節微妙在脉不可不察察之有紀從陰陽始推陰陽升降精微妙用皆在經脉之氣候是以不可不察故始以陰陽為察候之綱紀始之有經從五行生生之有度四時為宜言始所以知有經脉之察候司應者何哉蓋從五行衰王而為準度也徵求太過不及之形診皆以應四時者為生氣所宜也新校正云按太素宜作數補寫勿失與天地如一有餘者寫

之不足者補之是則應天地之常道也然天地之道損有餘而補不足是法天地之道也寫補之宜工切審之其治氣亦然得一之情以知死生曉天地之道補寫不差既得一情亦可知生死之準的是故聲合五音色合五行脉合陰陽聲表宮商角徵羽故合五音色見青黃赤白黑故合五行脉彰寒暑之休王故合陰陽之氣也是知陰盛則夢涉大水恐懼陰爲水故夢涉水而恐懼也陰陽應象大論曰水爲陰陽盛則夢大火燔灼陽爲火故夢大火而燔灼也陰陽應象大論曰火爲陽陰陽俱盛則夢相殺毀傷亦類交爭之氣象也上盛則夢飛下盛則夢墮氣上則夢上故飛氣下則夢下故墮甚飽則夢予內有餘故甚飢則夢取內有足故肝氣盛則夢怒肝在志爲怒肺氣盛則夢哭肺聲哀故爲哭　新校正云詳是知陰盛則夢涉大水恐懼至此乃靈樞之文誤置於斯仍少心脾腎氣盛所夢今具甲乙經中短蟲多則夢聚衆身中短蟲多則夢聚衆長蟲多則夢相擊毀傷長蟲動則內不安內不安則神躁擾故夢是矣　新校正云詳此二句亦不當出此應他經脫簡文也是故持脉有道虛靜爲保前明脉應此舉持脉所由也然持脉之道必虛其心靜其志乃保定盈虛而不失　新校正云按甲乙經保作實春日浮如魚之遊在波雖出猶未全浮夏日在膚泛泛乎萬物有餘泛泛平貌陽氣大盛脉氣亦象萬物之有餘易取而洪大也秋日下膚蟄蟲將去隨陽氣之漸降故曰下膚何以明陽氣之漸降蟄蟲將欲藏去也冬日在骨蟄蟲周密君子居室在骨言脉深沈也蟄蟲周密言陽氣伏藏君子居室此人事也故曰知內者按而紀之知內者謂知脉氣也故按而爲之綱紀知外者終而始之知外者謂知色象故以五色終而復始此六者持脉之大法見是六者然後可以知脉之遷變也　新校正云詳此前對帝問脉其四時動奈何之事心脉搏堅而長當病舌卷不能言搏謂搏擊於手也諸脉搏堅而長者皆爲勞心而藏脉氣虛極也心手少陰脉從心系上俠咽喉故令舌卷短而不能言也其耎而散者當消環自已諸脉耎散皆爲氣實血虛也消謂消散環謂環周言其經氣如環之周當其火王自消散也　新校正云按甲乙經環作渴肺脉搏堅而長當病唾血肺虛極則絡逆絡逆則血泄故唾出也其耎而散者



當病灌汗至今不復散發也汗泄玄府津液奔湊寒水灌洗皮密汗藏因灌汗藏故言灌汗至今不復散發也灌謂灌洗盛暑多爲此也　新校正云詳下文諸藏各言色而心肺二藏不言色者疑闕文也肝脉搏堅而長色不青當病墜若搏因血在脅下令人喘逆諸脉見本經之氣而色不應者皆非病從內生是外病來勝也夫肝藏之脉端直以長故言曰色不青當病墜若搏也肝主兩脅故曰因血在脅下也肝厥陰脉布脅肋循喉嚨之後其支別者復從肝別貫鬲上注肺今血在脅下則血氣上熏於肺故令人喘逆也其耎而散色澤者當病溢飲溢飲者渴暴多飲而易入肌皮腸胃之外也面色浮澤是爲中濕血虛中濕水液不消故言當病溢飲也以水飲滿溢故滲溢易而入肌皮腸胃之外也　新校正云按甲乙經易作溢胃脉搏堅而長其色赤當病折髀胃虛色赤火氣牧之心象於火故色赤也胃陽明脉從氣衝下髀抵伏兎故病則髀如折也其耎而散者當病食痺痺痛也胃陽明脉其支別者從大迎前下人迎循喉嚨入缺盆下鬲屬胃絡脾故食則痛悶而氣不散也　新校正云詳謂痺爲痛義則未通脾脉搏堅而長其色黃當病少氣脾虛則肺無所養肺主氣故少氣也其耎而散色不澤者當病足䯒腫若水狀也色氣浮澤爲水之候色不潤澤故言若水狀也脾太陰脉自上內踝前廉上踹內循胻骨後交出厥陰之前上循膝股內前廉入腹故病足胻腫也腎脉搏堅而長其色黃而赤者當病折腰色氣黃赤是心脾干腎腎受客傷故腰如折也腰爲腎府故病發於中其耎而散者當病少血至今不復也腎主水以生化津液今腎氣不化故當病少血至今不復也帝曰新校正云詳帝曰至以其勝治之愈全元起本在湯液篇診得心脉而急此爲何病病形何如岐伯曰病名心疝少腹當有形也心爲牡藏其氣應陽今脉反寒故爲疝也諸脉勁急者皆爲寒形謂病形也帝曰何以言之岐伯曰心爲牡藏小腸爲之使故曰少腹當有形也少腹小腸也靈蘭秘典論曰小腸者受盛之官以其受盛故形居于內也帝曰診得胃脉病形何如岐伯曰胃脉實則脹虛則泄脉實者氣有餘故脹滿脉虛者氣不足故泄利　新校正云詳此前對帝問知病之所在帝曰病

成而變何謂岐伯曰風成爲寒熱生氣通天論曰因於露風乃生寒熱故風成爲寒熱也癉成爲消中癉謂濕熱也熱積於內故變爲消中也消中之證善食而瘦 新校正云詳王注以善食而瘦爲消中按本經多食數溲爲之消中善食而瘦乃是食㑊之證當云善食而溲數厥成爲巔疾厥謂氣逆也氣逆上而不已則變爲上巔之疾也久風爲飧泄久風不變但在胃中則食不化而泄利也以肝氣內合而乘胃故爲是病焉陰陽應象大論曰風氣通於肝故內應於肝也脉風成爲癘經風論曰風寒客於脉而不去名曰癘風又曰癘者有榮氣熱胕其氣不清故使其鼻柱壞而色敗皮膚瘍潰然此則癘也夫如是者皆脉風成結變而爲也病之變化不可勝數新校正云詳此前對帝問知病之所變奈何帝曰諸癰腫筋攣骨痛此皆安生安何也言何以生之岐伯曰此寒氣之腫八風之變也八風八方之風也然癰腫者傷東南西南風之變也筋攣骨痛者傷東風北風之變也靈樞經曰風從東方來名曰嬰兒風其傷人也外在筋紐風從東南來名曰弱風其傷人也外在於肌風從西南來名曰謀風其傷人也外在於肉風從北方來名曰大剛風其傷人也外在於骨由此四風之變而三病乃生故下問對是也帝曰治之奈何岐伯曰此四時



之病以其勝治之愈也勝謂勝剋也如金勝木木勝土土勝水水勝火火勝金此則相勝也帝曰有故病五藏發動因傷脉色各何以知其久暴至之病乎重以色氣明前五藏堅長之脉有自病故病及因傷候也岐伯曰悉乎哉問也徵其脉小色不奪者新病也氣乏而神猶强也徵其脉不奪其色奪者此久病也神持而邪凌其氣也徵其脉與五色俱奪者此久病也神與氣俱衰也徵其脉與五色俱不奪者新病也神與氣俱强也肝與腎脉並至其色蒼赤當病毀傷不見血已見血濕若中水也肝色蒼心色赤赤色見當脉洪腎脉見當色黑今腎脉來反見心色故當因傷而血不見也若已見血則是濕氣及水在腹中也何者以心腎脉色中外之候不相應也尺內兩傍則季脇也尺內謂尺澤之內也兩傍各謂尺之外側也季脇近腎尺主之故尺內兩傍則季脇也尺外以候腎尺裏以候腹中尺外謂尺之外側尺裏謂尺之內側也次尺外下兩傍則季脇之分季脇之上腎之分季脇之內則腹之分也附上左外以候肝內以候鬲肝主賁賁鬲也右外以候胃內以候脾脾居中故以內候之胃爲市故以外候之上附上右外以候肺內以候胸中肺葉垂外故以外候之胸中主氣管故以內候之左外以候心內以候膻中心主鬲中也膻中則氣海也嗌也 新校正云詳王氏以膻中爲嗌也疑誤前以候前後以候後上前謂左寸口下前謂胸之前膺及氣海也上後謂右寸口下後謂胸之後背及氣管也上竟上者胸喉中事也下竟下者少腹腰股膝脛足中事也上竟上至魚際也下竟下謂盡尺之脉動處也少腹胞氣海在膀胱腰股膝脛足中之氣動靜皆分其近遠及連接處所名目以候知之其善惡也麤大者陰不足陽有餘爲熱中也麤大謂脉洪大也脉洪爲熱故曰熱中來疾去徐上實下虛爲厥巔疾來徐去疾上虛下實爲惡風也亦脉狀也故中惡風者陽氣受也以上虛故陽氣受也有脉俱沈細數者少陰厥也尺中之有脉沈細數者是腎少陰氣逆也何者



尺脉不當見數有數故言厥也俱沈細數者言左右尺中也沈細數散者寒熱也陽干於陰陰氣不足故寒熱也正理論曰數爲陽浮而散者爲眴仆脉浮爲虛散爲不足氣虛而血不足故爲頭眩而仆倒也諸浮不躁者皆在陽則爲熱其有躁者在手言大法也但浮不躁則病在足陽脉之中躁者病在手陽脉之中也故又曰其有躁者在手也陽爲火氣故爲熱諸細而沈者皆在陰則爲骨痛其有靜者在足細沈而躁則病生於手陰脉之中靜者病生於足陰脉之中也故又曰其有靜者在足也陰主骨故骨痛數動一代者病在陽之脉也洩及便膿血代止也數動一代是陽氣之生病故言病在陽之脉所以然者以洩利及膿血脉乃爾諸過者切之濇者陽氣有餘也滑者陰氣有餘也陽有餘則血少故脉濇陰有餘則氣多故脉滑也 新校正云詳氣多疑誤當是血多也陽氣有餘爲身熱无汗陰氣有餘爲多汗身寒血少氣多斯可知也陰陽有餘則无汗而寒陽餘无汗陰餘身寒若陰陽有餘則當无汗而寒也推而外之內而不外有心

腹積也 脉附臂筋取之不審推筋令遠使脉外行內而不出外者心腹中有積乃爾 推而內之外而不內身有熱也 脉遠臂筋推之令近遠而不近是陽氣有餘故身有熱也 推而上之上而不下腰足清也 推筋按之尋之而上脉上涌盛是陽氣有餘故腰足冷也 新校正云按甲乙經上而不下作下而不上 推而下之下而不上頭項痛也 推筋按之尋之而下脉沉下掣是陽氣有餘故頭項痛也 新校正云按甲乙經下而不上作上而不下 按之至骨脉氣少者腰脊痛而身有痺也 陰氣大過故爾

## 平人氣象論篇第十八

新校正云按全元起本在第一卷

黃帝問曰平人何如 平人謂氣候平調之人也 岐伯對曰人一呼脉再動一吸脉亦再動呼吸定息脉五動閏以太息命曰平人平人者不病也 經脉一周於身凡長十六丈二尺呼吸脉各再動定息脉又一動則五動也計二百七十定息氣可環周然盡五十營以一萬三千五百定息則氣都行八百一十丈如是則應天常度脉氣无不及太過氣象平調故曰平人也 常以不病調病人醫不病故為病人平息以調之為法人一呼脉一動一吸脉一動曰少氣 呼吸脉各一動準候減平人之半計二百七十定息氣凡行八丈一尺以一萬三千五百定息氣都行四百五丈少氣之理從此可知 人一呼脉三動一吸脉三動而躁尺熱曰病溫尺不熱脉滑曰病風脉濇曰痺 呼吸脉各三動準過平人之半計二百七十息氣凡行二十四丈三尺病生之兆由斯著矣夫尺者陰分位也寸者陽分位也然陰陽俱熱是則為溫陽獨躁盛則風中陽也脉要精微論曰中惡風者陽氣受也滑為陽盛故病為風濇為无血故為痛痺也躁謂煩躁 新校正云按甲乙經无脉濇曰痺一句下文亦重 人一呼脉四動以上曰死脉絕不至曰死乍踈乍數曰死 呼吸脉各四動準候過平人之倍計二百七十息氣凡行三十二丈四尺况其以上耶脉法曰脉四至曰脫精五至曰死然四至以上亦近五至也故死矣然脉絕不至天真之氣已无乍數乍踈胃穀之精亦斷故皆死之候是以下文曰 新校正云按別本斷一作敗 平人之常氣稟於胃胃者平人之常氣也 常平之氣胃海致之靈樞經曰胃為水穀之海也正理論曰穀入於胃脉道乃行



人无胃氣曰逆逆者死 逆謂反平人之候也 新校正云按甲乙經云人常稟氣於胃脉以胃氣為本无胃氣曰逆逆者死 春胃微弦曰平 言微似弦不謂微而弦也 鉤及耎弱毛石義並同 弦多胃少曰肝病但弦无胃曰死 謂急而益勁如新張弓絃也 胃而有毛曰秋病 毛秋脉金氣也 毛甚曰今病 木受金邪故今病 藏真散於肝肝藏筋膜之氣也 象陽氣之散發故藏真散也藏氣法時論曰肝欲散急食辛以散之取其順氣 夏胃微鉤曰平鉤多胃少曰心病但鉤无胃曰死 謂前曲後居如操帶鉤也 胃而有石曰冬病 石冬脉水氣也 石甚曰今病 火被水侵故今病 藏真通於心心藏血脉之氣也 象陽氣之炎盛也藏氣法時論曰心欲耎急食鹹以耎之取其順氣 長夏胃微耎弱曰平弱多胃少曰脾病但代无胃曰死 謂動而中止不能自還也 耎弱有石曰冬病 石冬脉水氣也次其勝剋石當為弦長夏土絕故云石也 弱甚曰今病 弱甚為土氣不足故今病 新校正云按甲乙經弱作石 藏真濡於脾脾藏肌肉之氣也 以含藏水穀故藏真濡也 秋胃微毛曰平毛多胃少曰肺病但毛无胃曰死 謂如物之浮如風吹毛也 毛而有弦曰春病 弦春脉木氣也次其乘剋弦當為鉤金氣逼肝則脉弦來見故不鉤而反絃也 弦甚曰今病 木氣逆來乘金則今病 藏真高於肺以行榮衛陰陽也 肺處上焦故藏真高也靈樞經曰榮氣之道內穀為實穀入於胃氣傳與肺流溢於中而散於外精專者行於經隧以其自肺宣布故云以行榮衛陰陽也 新校正云按別本實一作寶 冬胃微石曰平石多胃少曰腎病但石无胃曰死 謂如奪索辟辟如彈石也 石而有鉤曰夏病 鉤夏脉火兼土氣也次其乘剋鉤當云弱土王長夏不見正形故石而有鉤兼其土也 鉤甚曰今病 水受火土之邪故今病 藏真下於腎腎藏骨髓之氣也 腎居下焦故云藏真下也腎化骨髓故藏骨髓之氣也 胃之大絡名曰虛里貫鬲絡肺出於左乳下其動應衣脉宗氣也 宗尊也主也謂十二經脉之尊主也貫鬲絡肺出於左乳下者自鬲而出於乳下乃絡肺也 盛喘數絕

者則病在中絶謂暫斷絶也結而橫有積矣絶不至曰死皆左乳下脉動狀也中謂腹中也乳之下其動應衣宗氣泄也泄謂發泄　新校正云按全元起本无此十一字甲乙經亦无詳上下文義多此十一字當去欲知寸口太過與不及寸口之脉中手短者曰頭痛寸口脉中手長者曰足脛痛短爲陽氣不及故病於頭長爲陰氣太過故病於足寸口脉中手促上擊者曰肩背痛陽盛於上故肩背痛寸口脉沈而堅者曰病在中寸口脉浮而盛者曰病在外沈堅爲陰故病在中浮盛爲陽故病在外也寸口脉沈而弱曰寒熱及疝瘕少腹痛沈爲寒弱爲熱故曰寒熱也又沈爲陰盛弱爲陽餘餘盛相薄正當寒熱不當爲疝瘕而少腹痛應古之錯簡爾　新校正云按甲乙經无此十五字況下文已有寸口脉沈而喘曰寒熱脉急者曰疝瘕少腹痛此文衍當去寸口脉沈而橫曰脇下有積腹中有橫積痛亦陰氣內結也寸口脉沈而喘曰寒熱喘爲陽吸沈爲陰爭爭吸相薄故寒熱也脉盛滑堅者曰病在外脉小實而堅者病在內盛滑爲陽小實爲陰陰病病在內陽病病在外也脉小弱以濇謂之久病小爲氣虚濇爲无血血氣虚弱故云久遠之病也脉滑浮而疾者謂之新病滑浮爲陽足脉疾爲氣全陽足氣全故云新淺之病也脉急者曰疝瘕少腹痛此覆前疝瘕少腹痛之脉也言沈弱不必爲疝瘕沈急乃與診相應脉滑曰風脉濇曰痺滑爲陽陽受病則爲風濇爲陰陰受病則爲痺緩而滑曰熱中盛而緊曰脹緩謂縱緩之狀非動之遲緩也陽盛於中故脉滑緩寒氣否滿故脉盛緊也盛緊盛滿也脉從陰陽病易已脉逆陰陽病難已脉病相應謂之從脉病相反謂之逆脉得四時之順曰病无他脉反四時及不間藏曰難已春得秋脉夏得冬脉秋得夏脉冬得四季脉皆謂反四時氣不相應故難已也臂多青脉曰脫血血少脉空客寒因入寒凝血汁故脉色青也尺脉緩濇謂之解㑊尺爲陰部腹腎主之緩爲熱中濇爲无血熱而无血故解㑊並不可名之然寒不寒熱不熱弱不弱壯不壯㑊不可名謂之解㑊也脉要精微論曰尺外以候腎尺



裏以候腹中則腹主尺之義也安臥脉盛謂之脫血臥久傷氣氣傷則脉診應微今脉盛而不微則血去而氣无所主乃爾盛謂數急而大鼓也尺濇脉滑謂之多汗謂尺膚濇而尺脉滑也膚濇者榮血內涸脉滑爲陽氣內餘血涸而陽氣尚餘多汗而脉乃如是也尺寒脉細謂之後泄尺主下焦診應腸腹故膚寒脉細泄利乃然脉法曰陰微即下言尺氣虚少脉尺麤常熱者謂之熱中謂下焦中也肝見庚辛死庚辛爲金伐肝木也心見壬癸死壬癸爲水滅心火也脾見甲乙死甲乙爲木剋脾土也肺見丙丁死丙丁爲火鑠肺金也腎見戊已死戊已爲土刑腎水也是謂真藏見皆死此亦通明三部九候論中真藏脉見者勝死也尺麤而藏見亦然頸脉動喘疾欬曰水水氣上溢則肺被熱熏陽氣上逆故頸脉盛鼓而欬喘也頸脉謂耳下及結喉傍人迎脉者也目裹微腫如臥蠶起之狀曰水評熱病論曰水者陰也目下亦陰也腹者至陰之所居也故水在腹中者必使目下腫也溺黃赤安臥者黃疸疸勞也腎勞胞熱故溺黃赤也正理論曰謂之勞癉以女勞得之也　新校正云詳王注以疸爲勞義非若謂女勞得疸則可若以疸爲爲勞非矣已食如飢者胃疸是則胃熱也熱則消穀故食已如飢也面腫曰風加之面腫則胃風之診也何者胃陽明脉起於鼻交頞中下循鼻外故爾足脛腫曰水是謂下焦有水也腎少陰脉出於足心上循脛過陰股從腎上貫肝鬲故下焦有水足脛腫也目黃者曰黃疸陽怫於上熱積胸中陽氣上燔故目黃也靈樞經曰目黃者病在胸婦人手少陰新校正云按全元起本作足少陰脉動甚者姙子也手少陰脉謂掌後陷者中當小指動而應手者也靈樞經曰少陰無輸心不病乎岐伯云其外經病而藏不病故獨取其經於掌後銳骨之端此之謂也動謂動脉也動脉者大如豆厥厥動搖也正理論曰脉陰陽相薄名曰動也又經脉別論曰陰薄陽別謂之有子　新校正云按經脉別論中無此文脉有逆從四時未有藏形春夏而脉瘦秋冬而脉浮大命曰逆四時也春夏脉瘦謂沈細也秋冬浮大不應時也大法春夏當浮大而反沈細秋冬當沈細而反浮大故曰不應時也　新校正云按玉機真藏論瘦作沈濇風熱而脉靜新校正云按玉機真藏論風作病泄而脫血脉實新校正云按玉機真藏論作泄而脉大脫血而脉實病在中脉虚病在外新校正云按玉機真藏論作脉實堅病在外脉濇堅者新校正云按玉機真藏論作脉不實堅者皆難治風熱當脉躁而

反靜世而脫血當脈虛而反實邪氣在內當脈實而反虛病氣在外當脈虛滑而反堅濇故皆難治也命曰反四時也皆反四時之氣乃如是矣　新校正云詳命曰反四時也此六字應古錯簡當去自前未有藏形春夏至此五十三字與後玉機眞藏論文相重人以水穀爲本故人絶水穀則死脈無胃氣亦死所謂無胃氣者但得眞藏脈不得胃氣也所謂脈不得胃氣者肝不弦腎不石也不弦不石皆謂不微似也太陽脈至洪大以長氣盛故能爾　新校正云按扁鵲陰陽脈法云太陽之脈洪大以長其來浮於筋上動搖九分三月四月甲子王呂廣云太陽王五月六月其氣大盛故其脈洪大而長也少陽脈至乍數乍疎乍短乍長以氣有暢未暢者也　新校正云按扁鵲陰陽法云少陽之脈乍小乍大乍長乍短動搖六分王十一月甲子夜半正月二月甲子王呂廣云少陽王正月二月其氣尚微故其脈來進退无常陽明脈至浮大而短穀氣滿盛故也　新校正云詳无三陰脈應古文闕也按難經云太陰之至緊大而長少陰之至緊細而微厥陰之至沈短以敦呂廣云陽明王三月四月其氣始萌未盛故其脈來浮大而短扁鵲陰陽脈法云少陰之脈緊細動搖六分王五月甲子日中七月八月王太陰之脈緊細以長乘於筋上動搖九分九月十月甲子王厥陰之脈沈短以緊動搖三分十一月十二月甲子王

夫平心脈來累累如連珠如循琅玕曰心平言脈滿而盛微似珠形之中手琅玕珠之類也夏以胃氣爲本脈有胃氣則累累而微以連珠也病心脈來喘喘連屬其中微曲曰心病曲謂中手而偃曲也　新校正云詳越人云啄啄連屬其中微曲曰腎病與素問異死心脈來前曲後居如操帶鉤曰心死居不動也操執持也鉤謂革帶之鉤

平肺脈來厭厭聶聶如落榆莢曰肺平浮薄而虛者也　新校正云詳越人云厭厭聶聶如循榆葉曰春平脈藹藹如車蓋按之益大曰秋平脈與素問之說不同張仲景云秋脈藹藹如車蓋者名曰陽結春脈聶聶如吹榆莢者名曰數恐越人之說誤也秋以胃氣爲本脈有胃氣則微似榆莢之輕虛也病肺脈來不上不下如循雞羽曰肺病謂中央堅而兩傍虛死肺脈來如物之浮如風吹毛曰肺死如物之浮瞥瞥然如風吹毛紛紛然也　新校正云詳越人云按之消索如風吹毛曰死

平肝脈來耎弱招招如揭長竿末梢曰肝平如竿末梢言長



耎也春以胃氣爲本脈有胃氣乃長耎如竿之末梢矣病肝脈來盈實而滑如循長竿曰肝病長而不耎故若循竿死肝脈來急益勁如新張弓弦曰肝死勁謂勁強急之甚也

平脾脈來和柔相離如雞踐地曰脾平言脈來動數相離緩急和而調長夏以胃氣爲本胃少則脈實數病脾脈來實而盈數如雞舉足曰脾病胃少故脈實急矣舉足謂如雞走之舉足也　新校正云詳越人以爲心病死脾脈來銳堅如烏之喙新校正云按千金方作如雞之喙如鳥之距如屋之漏如水之流曰脾死烏喙鳥距言銳堅也水流屋漏言其至也水流謂平至不鼓屋漏謂時動復住

平腎脈來喘喘累累如鉤按之而堅曰腎平謂如心脈而鉤按之小堅爾　新校正云按越人云其來上大下兌濡滑如雀之啄曰平呂廣云上大者足太陽下兌者足少陰陰陽得所爲胃氣強故謂之平雀啄者本大而末兌也冬以胃氣爲本胃少則不按亦堅也病腎脈來如引葛按之益堅曰腎病形如引葛言不按且堅明按之則尤甚也死腎脈來發如奪索辟辟如彈石曰腎死發如奪索猶蛇之走辟辟如彈石言促又堅也



重廣補注黃帝內經素問卷第五

脈要精微論　莠音誘　汨古沒切　癉都赧切　眴音荀又音舜　平人氣象論　疝音山　瘕音賈　㑊音亦　俜女耕切　喙虛畏切

重廣補注黃帝內經素問卷第六

啟玄子次注林億孫奇高保衡等奉敕校正孫兆重改誤

玉機眞藏論　三部九候論

## 玉機眞藏論篇第十九 新校正云按全元起本在第六卷

黃帝問曰春脉如弦何如而弦岐伯對曰春脉者肝也東方木也萬物之所以始生也故其氣來耎弱輕虛而滑端直以長故曰弦 言端直而長狀如弦也 新校正云按越人云春脉弦者東方木也萬物始生未有枝葉故其脉來濡弱而長四時經輕作寬 反此者病 反謂反常平之候 帝曰何如而反岐伯曰其氣來實而強此謂太過病在外其氣來不實而微此謂不及病在中 氣餘則病形於外氣少則病在於中也 新校正云按呂廣云實強者陽氣盛也少陽當微弱今更實強謂之太過陽處表故令病在外厥陰之氣養於筋其脉弦今更虛微故曰不及陰處中故令病在內 帝曰春脉太過與不及其病皆何如岐伯曰太過則令人善忘忽忽眩冒而巔疾其不及則令人胸痛引背下則兩脇胠滿 忽忽不爽也眩謂目眩視如轉也冒謂冒悶也胠謂腋下脇也忘當為怒字之誤也靈樞經曰肝氣實則怒肝厥陰脉自足而上入毛中又上貫鬲布脇肋循喉嚨之後上入頏顙上出額與督脉會於巔故病如是 新校正云按氣交變大論云木太過甚則忽忽善怒眩冒巔疾則忘當作怒 帝曰善夏脉如鉤何如而鉤岐伯曰夏脉者心也南方火也萬物之所以盛長也故其氣來盛去衰故曰鉤 言其脉來盛去衰如鉤之曲也 新校正云按越人云夏脉鉤者南方火也萬物之所盛垂枝布葉皆下曲如鉤故其脉來疾去遲呂廣云陽盛故來疾陰虛故去遲脉從下上至寸口疾還尺中遲也 反此者病帝曰何如而反岐伯曰其氣來盛去亦盛此謂太過病在外 其脉來盛去盛是陽之盛也心氣有餘是為太過 其氣來不



盛去反盛此謂不及病在中 新校正云詳越人肝心肺腎四藏脉俱以強實為太過虛微為不及與素問不同 帝曰夏脉太過與不及其病皆何如岐伯曰太過則令人身熱而膚痛為浸淫其不及則令人煩心上見欬唾下為氣泄 心少陰脉起於心中出屬心系下鬲絡小腸又從心系却上肺故心太過則身熱膚痛而浸淫流布於形分不及則心煩上見欬唾下為氣泄 帝曰善秋脉如浮何如而浮岐伯曰秋脉者肺也西方金也萬物之所以收成也故其氣來輕虛以浮來急去散故曰浮 脉來輕虛故名浮也來急以陽未沈下去散以陰氣上升也 新校正云按越人云秋脉毛者西方金也萬物之所終草木華葉皆秋而落其枝獨在若毫毛也故其脉來輕虛以浮故曰毛 反此者病帝曰何如而反岐伯曰其氣來毛而中央堅兩傍虛此謂太過病在外其氣來毛而微此謂不及病在中 帝曰秋脉太過與不及其病皆何如岐伯曰太過則令人逆氣而背痛慍慍然其不及則令人喘呼吸少氣而欬上氣見血下聞病音 肺太陰脉起於中焦下絡大腸還循胃口上鬲屬肺從肺系橫出腋下復藏氣為欬主喘息故氣盛則肩背痛氣逆不及則喘息變易呼吸少氣而欬上氣見血也下聞病音謂喘息則肺中有聲也 帝曰善冬脉如營何如而營 脉沈而深如營動也 新校正云詳深一作濡又作搏按本經下文云其氣來沈以搏則深字當為搏又按甲乙經搏字為濡當從甲乙經為濡何以言之脉沈而濡濡古軟字乃冬脉之平調脉若沈而搏擊於手則冬脉之太過脉也故言當從甲乙經濡字 岐伯曰冬脉者腎也北方水也萬物之所以合藏也故其氣來沈以搏故曰營 言沈而搏擊於手也 新校正云按甲乙經搏當作濡義如前說又越人云冬脉石者北方水也萬物之所藏盛冬之時水凝如石故其脉來沈濡而滑故曰石也 反此者病帝曰何如而反岐伯曰其氣來如彈石者此謂太過病在外其去如

數者此謂不及病在中帝曰冬脉太過與不及其病皆何如岐伯曰太過則令人解㑊新校正云按解㑊之義具第五卷注脊脉痛而少氣不欲言其不及則令人心懸如病飢䏚中清脊中痛少腹滿小便變腎少陰脉自股內後廉貫脊屬腎絡膀胱其直行者從腎上貫肝鬲入肺中循喉嚨俠舌本其支別者從肺出絡心注胸中故病如是也䏚者季脇之下俠脊兩傍空軟處也腎外當䏚故䏚中清冷也帝曰善帝曰四時之序逆從之變異也脉春弦夏鉤秋浮冬營為逆順之變見異狀也然脾脉獨何主主謂主時月岐伯曰脾脉者土也孤藏以灌四傍者也納水穀化津液溉灌於肝心肺腎也以不正主四時故謂之孤藏帝曰然則脾善惡可得見之乎岐伯曰善者不可得見惡者可見不正主時寄王於四季故善不可見惡可見也帝曰惡者何如可見岐伯曰其來如水之流者此謂太過病在外如烏之喙者此謂不及病在中新校正云按平人氣象論云如烏之喙又別本喙作啄帝曰夫子言脾為孤藏中央土以灌四傍其太過與不及其病皆何如岐伯曰太過則令人四支不舉脾之孤藏以灌四傍今病則五藏不和故病不舉以主四支其不及則令人九竅不通名曰重強藏不和故九竅不通也八十一難經曰五藏不和則九竅不通重謂藏氣重疊強謂氣不和順帝瞿然而起再拜而稽首曰善吾得脉之大要天下至數五色脉變揆度奇恒道在於一瞿然忙貌也言以太過不及而一貫之揆度奇恒皆通也神轉不迴迴則不轉乃失其機五氣循環不愆時叙是為神氣流轉不迴若却行衰王反天之常氣是則却迴而不轉由是却迴不轉乃失生氣之機矣至數之要迫近以微得至數之要道則應用切近以微妙也迫切也著之玉版藏之藏府每旦讀之名曰玉機著之玉版故以為名言是玉版生氣之機與新校正云詳至數至名曰玉機與



前玉版論要文相重彼注頗詳五藏受氣於其所生傳之於其所勝氣舍於其所生死於其所不勝病之且死必先傳行至其所不勝病乃死受氣所生者謂受病氣於已之所生者也傳所勝者謂傳於已之所剋者也氣舍所生者謂舍於生已者也死所不勝者謂死於剋已者之分位也所傳不順故必死焉此言氣之逆行也故死所為逆者次如下說肝受氣於心傳之於脾氣舍於腎至肺而死心受氣於脾傳之於肺氣舍於肝至腎而死脾受氣於肺傳之於腎氣舍於心至肝而死肺受氣於腎傳之於肝氣舍於脾至心而死腎受氣於肝傳之於心氣舍於肺至脾而死此皆逆死也一日一夜五分之此所以占死生之早暮也肝死於肺位秋庚辛餘四倣此然朝主甲乙晝主丙丁四季上主戊己晡主庚辛夜主壬癸由此則死生之早暮可知也新校正云按甲乙經生作者字云占死者之早暮詳此經文專為言氣之逆行也故死即不言生之早暮王氏改者作生義不若甲乙經中素問本文黃帝曰五藏相通移皆有次五藏有病則各傳其所勝以上文逆傳而死故言是逆傳所勝之次也新校正云詳逆傳所勝之次逆當作順上又既言逆傳下文所言乃順傳之次也不治法三月若六月若三日若六日傳五藏而當死是順傳所勝之次三月者謂一藏氣之遷移六月者謂至其所勝之位三日者三陽之數以合日也六日者謂兼三陰以數之爾熱論曰傷寒一日巨陽受二日陽明受三日少陽受四日太陰受五日少陰受六日厥陰受則義也新校正云詳上文是順傳所勝之次七字乃是次前注誤在此經文之下不惟无義兼校之全元起本素問及甲乙經並无此七字直去之慮未達者致疑今存于注故曰別於陽者知病從來別於陰者知死生之期主辨三陰三陽之候則知中風邪氣之所不勝矣故下曰也新校正云詳舊此段注寫作經合改為注又按陰陽別論云別於陽者知病忌時別於陰者知死生之期義同此言知至其所困而死困謂至所不勝也上文曰死於其所不勝是故風者百病之長也

言先百病而有之　新校正云按生氣通天論云風者百病之始今風寒客於人使人毫毛畢直皮膚閉而爲熱客謂客止於人形也風擊皮膚寒勝腠理故毫毛畢直玄府閉密而熱生也當是之時可汗而發也邪在皮毛故可汗泄也陰陽應象大論曰善治者治皮毛此之謂也或痹不仁腫痛病生而變故如是也熱中血氣則痛痹不仁寒氣傷形故爲腫痛陰陽應象大論云寒傷形熱傷氣氣傷痛形傷腫當是之時可湯熨及火灸刺而去之皆謂釋散寒邪宣揚正氣弗治病入舍於肺名曰肺痹發欬上氣邪入諸陰則病而爲痹故入於肺名曰痹焉宣明五氣論曰邪入於陽則狂邪入於陰則痹肺在變動爲欬故欬則氣上故上氣也弗治肺卽傳而行之肝病名曰肝痹一名曰厥脇痛出食肺金伐木氣下入肝故曰弗治行之肝也肝氣通膽膽善爲怒怒者氣逆故一名厥也肝厥陰脉從少腹屬肝絡膽上貫鬲布脇肋循喉嚨之後上入頏顙故脇痛而食入腹則出故曰出食當是之時可按若刺耳弗治肝傳之脾病名曰脾風發癉腹中熱煩心出黃肝氣應風木勝脾土土受風氣故曰脾風蓋爲風氣通肝而爲名也脾之爲病善發黃癉故發癉也脾太陰脉入腹屬脾絡胃上鬲俠咽連舌本散舌下其支別者復從胃別上鬲注心中故腹中熱而煩心出黃色於便寫之所也當此之時可按可藥可浴弗治脾傳之腎病名曰疝瘕少腹冤熱而痛出白一名曰蠱腎少陰脉自股內後廉貫脊屬腎絡膀胱故少腹冤熱而痛溲出白液也冤熱內結消鑠脂肉如蟲之食日內損削故一名曰蠱當此之時可按可藥弗治腎傳之心病筋脉相引而急病名曰瘛腎不足則水不生水不生則筋燥急故相引也陰氣內弱陽氣外燔筋脉受熱而自跳掣故名曰瘛當此之時可灸可藥弗治滿十日法當死至心而氣極則如是矣若復傳行當如下說腎因傳之心心卽復反傳而行之肺發寒熱法當三歲死因腎傳心心不受病卽而復反傳與肺金肺已再傷故寒熱也三歲者肺至腎一歲腎至肝一歲肝至心一歲火又乘肺故云三歲死此病之次也謂傳勝之次第然其卒發者不必治於傳不必依傳之次故不必以傳治之或其傳化有不



以次不以次入者憂恐悲喜怒令不得以其次故令人有大病矣憂恐悲喜怒發无常分觸遇則發故令病氣亦不次而生因而喜大虛則腎氣乘矣喜則心氣移於肺心氣不守故腎氣乘矣宣明五氣篇曰精氣并於心則喜怒則肝氣乘矣怒則氣逆故肝氣乘脾悲則肺氣乘矣悲則肺氣移於肝肝氣受邪故肺氣乘矣宣明五氣篇曰精氣并於肺則悲恐則脾氣乘矣恐則腎氣移於心腎氣不守故脾氣乘矣宣明五氣篇曰精氣并於腎則恐憂則心氣乘矣憂則肝氣移於脾肝氣不守故心氣乘矣宣明五氣篇曰精氣并於肝則憂此其道也此其不次之常道故病有五五二十五變及其傳化五藏相并而各五之五而乘之則二十五變也然其變化以勝相傳傳而不次變化多端　新校正云按陰陽別論云凡陽有五五五二十五陽義與此通傳乘之名也言傳者何相乘之異名爾大骨枯槀大肉陷下胸中氣滿喘息不便其氣動形期六月死眞藏脉見乃予之期日皮膚乾著骨間肉陷謂大骨枯槀大肉陷下也諸附骨際及空竅處亦同其類也胸中氣滿喘息不便是肺无主也肺司治節氣息由之其氣動形爲无氣相接故聳舉肩背以遠求報氣矣夫如是皆形藏已敗神藏亦傷見是證者期後一百八十日內死矣候見眞藏之脉乃與死日之期爾眞藏脉診下經備矣此肺之藏也大骨枯槀大肉陷下胸中氣滿喘息不便內痛引肩項期一月死眞藏見乃予之期日火精外出陽氣上燔金受火災故內痛肩項如是者期後三十日內死此心之藏也大骨枯槀大肉陷下胸中氣滿喘息不便內痛引肩項身熱脫肉破䐃眞藏見十月之內死陰氣微弱陽氣內燔故身熱也䐃者肉之標脾主肉故肉如脫盡䐃如破敗也見斯證者期後三百日內死䐃謂肘膝後肉如塊者此脾之藏也大骨枯槀大肉陷下肩髓內消動作益衰眞藏來見期一歲死見其眞藏乃予之期日肩髓內消謂缺盆深也衰於動作謂交接漸微以餘藏尚全故期後三百六十五日內死此腎之藏也　新校正云按全元起本及甲乙經眞藏未見作來見來當作未字之誤也大骨枯槀大肉陷下胸中氣滿腹內痛心中不

便肩項身熱破䐃脫肉目匡陷眞藏見目不見人立死其見人者至其所不勝之時則死（木生其火肝氣通心脈抵少腹上布脇肋循喉嚨之後上入頏顙故腹痛心中不便肩項身熱破䐃脫肉也肝主目故目匡陷及不見人立死也不勝之時謂於庚辛之月此肝之藏也）急虛身中卒至五藏絶閉脈道不通氣不往來譬於墮溺不可爲期（言五藏相移傳其不勝則可待眞藏脈見乃與死日之期卒急虛邪中於身內則五藏絶閉脈道不通氣不往來譬於墮墜沒溺不可與爲死日之期也）其脈絶不來若人一息五六至其形肉不脫眞藏雖不見猶死也（是則急虛卒至之脈 新校正云按人一息脈五六至何得爲死必息字誤息當作呼乃是）眞肝脈至中外急如循刀刃責責然如按琴瑟弦色青白不澤毛折乃死眞心脈至堅而搏如循薏苡子累累然色赤黑不澤毛折乃死眞肺脈至大而虛如以毛羽中人膚色白赤不澤毛折乃死眞腎脈至搏而絶如指彈石辟辟然色黑黃不澤毛折乃死眞脾脈至弱而乍數乍踈色黃青不澤毛折乃死諸眞藏脈見者皆死不治也（新校正云按楊上善云无餘物和雜故名眞也五藏之氣皆胃氣和之不得獨用如至剛不得獨用獨用則折和柔用之卽固也五藏之氣和於胃氣卽得長生若眞獨見必死欲知五藏眞見爲死和胃爲生者於寸口診卽可知見者如弦是肝脈也微弦爲平和微弦謂二分胃氣一分弦氣俱動爲微弦三分並是弦而无胃氣爲見眞藏餘四藏準此）黃帝曰見眞藏曰死何也岐伯曰五藏者皆稟氣於胃胃者五藏之本也（胃爲水穀之海故五藏稟焉）藏氣者不能自致於手太陰必因於胃氣乃至於手太陰也（平人之常稟氣於胃胃氣者平人之常氣故藏氣因胃乃能至於手太陰也 新校正云詳平人之常至下平人之常氣本平人氣象論文王氏引注此經按甲乙經云人常稟氣於胃脈以胃氣爲本與此小異然甲乙之義爲得）故五藏各以其

內經六　七

時自爲而至於手太陰也（自爲其狀至於手太陰也）故邪氣勝者精氣衰也故病甚者胃氣不能與之俱至於手太陰故眞藏之氣獨見獨見者病勝藏也故曰死（是所謂脈無胃氣也 平人氣象論曰人無胃氣曰逆逆者死）帝曰善（新校正云詳自黃帝問至此一段全元起本在第四卷太陰陽明表裏篇中王冰移於此處必言此者欲明王氏之功於素問多矣）黃帝曰凡治病察其形氣色澤脈之盛衰病之新故乃治之無後其時（欲必先時而取之）形氣相得謂之可治（氣盛形盛氣虛形虛是相得也）色澤以浮謂之易已（氣色浮潤血氣相營故易已）脈從四時謂之可治（脈春弦夏鉤秋浮冬營謂順四時從順也）脈弱以滑是有胃氣命曰易治取之以時（候可取之時而取之則萬舉萬全當以四時血氣所在而爲療爾 新校正云詳取之以時甲乙經作治之趨之无後其時與王氏之義兩通）形氣相失謂之難治（形盛氣虛氣盛形虛皆相失也）色夭不澤謂之難已（夭謂不明而惡不澤謂枯燥也）脈實以堅謂之益甚（脈實以堅是邪氣盛故益甚也）脈逆四時爲不可治（以氣逆故疾上四句是謂四難所以下文曰）必察四難而明告之（此四粗之所易語工之所難爲）所謂逆四時者春得肺脈夏得腎脈秋得心脈冬得脾脈其至皆懸絶沈濇者命曰逆四時（春得肺脈秋來見也夏得腎脈冬來見也秋得心脈夏來見也冬得脾脈春來見也懸絶謂如懸物之絶去也）未有藏形於春夏而脈沈濇秋冬而脈浮大名曰逆四時也（新校正云按平人氣象論云而脈瘦義與此同　未有謂未有藏脈之形狀也）病熱脈靜泄而脈大脫血而脈實病在中脈實堅病在外脈不實堅者皆難治（皆難治者以其與證不相應也 新校正云按平人氣象論云病在中脈虛病在外脈濇堅與此相反此經誤彼論爲得自未有藏形春夏至此與平人氣象論相重注義備於彼）黃帝曰余聞虛實以決死生願聞其情岐伯曰五實死五虛死

內經六　八

五實謂五藏之實五虛謂五藏之虛帝曰願聞五實五虛岐伯曰脉盛皮熱腹脹前後不通悶瞀此謂五實實謂邪氣盛實然脉盛心也皮熱肺也腹脹脾也前後不通腎也悶瞀肝也脉細皮寒氣少泄利前後飲食不入此謂五虛虛謂眞氣不足也然脉細心也皮寒肺也氣少肝也泄利前後腎也飲食不入脾也帝曰其時有生者何也岐伯曰漿粥入胃泄注止則虛者活身汗得後利則實者活此其候也全注飲粥得入於胃胃氣和調其利漸止胃氣得實虛者得活言實者得汗外通後得便利自然調平

三部九候論篇第二十新校正云按全元起本在第一卷篇名決死生

黃帝問曰余聞九鍼於夫子衆多博大不可勝數余願聞要道以屬子孫傳之後世著之骨髓藏之肝肺歃血而受不敢妄泄歃血飲血也令合天道新校正云按全元起本云令合天地必



有終始上應天光星辰歷紀下副四時五行貴賤更互冬陰夏陽以人應之奈何願聞其方天光謂日月星也歷紀謂日月行歷於天二十八宿三百六十五度之分紀也言以人形血氣榮衛周流合時候之遷移應日月之行道然斗極旋運黃赤道差冬時日依黃道近南故陰多夏時日依黃道近北故陽盛也夫四時五行之氣以王者爲貴相者爲賤也岐伯對曰妙乎哉問也此天地之至數道貫精微故云妙問全數謂至極之數也帝曰願聞天地之至數合於人形血氣通決死生爲之奈何岐伯曰天地之至數始於一終於九焉九奇數也故天地之數斯爲極矣一者天二者地三者人因而三之三三者九以應九野爾雅曰邑外爲郊郊外爲甸甸外爲牧牧外爲林林外爲坰坰外爲野言其遠也新校正云詳王引爾雅爲證與今爾雅或不同已具前六節藏象論注中故人有三部部有三候以決死生以處百病以調虛實而除邪疾所謂三部者言身之上中下部非謂寸關尺也三部之內經隧由之故察候存亡悉因於是鍼之補寫邪疾可除也帝曰何謂三部岐伯曰有下部有中部有上部部各有三候三候者有天有地有人也必指而導之乃以爲眞言必當諮受於師也徵四失論曰受師不卒妄作雜術謬言爲道更名自功妄用砭石後遺身咎此其誡也禮曰疑事無質質成也上部天兩額之動脉在額兩傍動應於手足少陽脉氣所行也上部地兩頰之動脉在鼻孔下兩傍近於巨髎之分動應於手足陽明脉氣之所行上部人耳前之動脉在耳前陷者中動應於手手少陽脉氣之所行也中部天手太陰也謂肺脉也在掌後寸口中是謂經渠動應於手中部地手陽明也謂大腸脉也在手大指次指岐骨間合谷之分動應於手也中部人手少陰也謂心脉也在掌後銳骨之端神門之分動應於手也靈樞經持鍼縱捨論問曰少陰無輸心不病乎對曰其外經病而藏不病故獨取其經於掌後銳骨之端正謂此也下部天足厥陰也謂肝脉也在毛際外羊矢下一寸半陷中五里之分臥而取之動應於手也女子取太衝在足大指本節後二寸陷中是下部地足少陰也謂腎脉也在足內踝後跟骨上陷中大谿



之分動應手下部人足太陰也謂脾脉也在魚腹上趨筋間直五里下箕門之分寬鞏足單衣沈取乃得之而動應於手也候胃氣者當取足跗之上衝陽之分穴中脉動乃應手也新校正云詳自上部天至此一段舊在當篇之末義不相接此正論三部九候宜處於斯今依皇甫謐甲乙經編次例自篇末移置此也故下部之天以候肝足厥陰脉行其中也地以候腎足少陰脉行其中也人以候脾胃之氣足太陰脉行其中也脾藏與胃以膜相連故以候脾兼候胃也帝曰中部之候奈何岐伯曰亦有天亦有地亦有人天以候肺手太陰脉當其處也地以候胸中之氣手陽明脉當其處也經云腸胃同候故以候胸中也人以候心手少陰脉當其處也帝曰上部以何候之岐伯曰亦有天亦有地亦有人天以候頭角之氣位在頭角之分故以候頭角之氣也地以候口齒之氣位近口齒故以候之人以候耳目之氣以位當耳前脉抵於目外眥故以候之三部者各有天各有地各有人三而成天新校正云詳三而成天至合爲九藏與六節藏象論文重注義具彼篇

三而成地三而成人三而三之合則爲九九分爲九野九野爲九藏以是故應天地之至數故神藏五形藏四合爲九藏所謂神藏者肝藏魂心藏神脾藏意肺藏魄腎藏志也以其皆神氣居之故云神藏五也所謂形藏者皆如器外張虛而不屈含藏於物故云形藏也所謂形藏四者一頭角二耳目三口齒四胸中也　新校正云詳注說神藏宜明五氣篇文又與生氣通天論注六節藏象論注重五藏已敗其色必夭夭必死矣夭謂死色異常之候也色者神之旗藏者神之舍故神去則藏敗藏敗則色見異常之候死也帝曰以候奈何岐伯曰必先度其形之肥瘦以調其氣之虛實實則寫之虛則補之度謂量也實寫虛補此所謂順天之道也老子曰天之道損有餘補不足也必先去其血脉而後調之無問其病以平爲期血脉滿堅謂邪留止故先刺去血而後乃調之不當詢問病者盈虛要以脉氣平調爲之期準爾帝曰決死生奈何度形肥瘦調氣盈虛不問病人以平爲準死生之證以決之也岐伯曰形盛脉細少氣不足以息者危形氣相反故生氣至危玉機眞藏論曰形氣相得謂之可治今脉氣不足形盛有餘證不相扶故當危也危者言其近死猶有生者也刺志論曰氣實形實氣虛形虛此其常也反此者病今脉細少氣是爲氣弱體壯盛是爲形盛形盛氣弱故生氣傾危　新校正云按全元起注本及甲乙經脉經危作死形瘦脉大胸中多氣者死是則形氣不足脉氣有餘也故死形瘦脉大胸中氣多形藏已傷故云死也凡如是類皆形氣不相得也形氣相得者生參伍不調者病參謂參校伍謂類伍參校類伍而有不調謂不率其常則病也三部九候皆相失者死失謂氣候不相類也相失之候診凡有七七診之狀如下文云上下左右之脉相應如參舂者病甚上下左右相失不可數者死三部九候上下左右凡十八診也如參舂者謂大數而鼓如參舂杵之上下也脉要精微論曰大則病進故病甚也不可數者謂一息十至已上也脉法曰人一呼而脉再至一吸脉亦再至曰平三至曰離經四至曰脫精五至曰死六至曰命盡今相失而不可數者是過十至之外也至五尚死況至十者乎中部之候雖獨調與衆藏相失者死中部之候相減者死中部左右凡六診也上部下部已不相應中部獨調固非其久減於上下是亦氣衰故皆死也減謂偏少也臣



億等詳舊無中部之候相減者死八字按全元起注本及甲乙經脉經之且注有解減之說而經闕其文此脫在王注之後也目內陷者死言太陽也太陽之脉起於目內眥目內陷者太陽絕也故死所以言太陽者太陽主諸陽之氣故獨言之帝曰何以知病之所在岐伯曰察九候獨小者病獨大者病獨疾者病獨遲者病獨熱者病獨寒者病獨陷下者病相失之候診凡有七者此之謂也然脉見七診謂參伍不調隨其獨異以言其病爾以左手足上上去踝五寸按之庶右手足當踝而彈之手足皆取之然手踝之上手太陰脉足踝之上足太陰脉足太陰脉主肉應於下部手太陰脉主氣應於中部是以下文云脫肉身不去者死中部乍疎乍數者死臣億等按甲乙經及全元起注本並云以左手足上去踝五寸而按之右手當踝而彈之全元起注云內踝之上陰交之出通於膀胱係於腎腎爲命門是以取之以明吉凶今文少而字多一庶字及足字王注以手足皆取爲解殊爲穿鑿當從全元起注舊本及甲乙經爲正其應過五寸以上蠕蠕然者不病氣和故也其應疾中手渾渾然者病渾渾亂也中手徐徐然者病徐徐緩也其應上不能至五寸彈之不應者死氣絕故不應也是以脫肉身不去者死穀氣外衰則肉如脫盡天眞內竭故身不能行眞穀並衰故死之至矣去猶行去也中部乍疎乍數者死乍疎乍數氣之喪亂也故死其脉代而鉤者病在絡脉鉤爲夏脉又夏氣在絡故病在絡脉也絡脉受邪則經脉滯否故代止也九候之相應也上下若一不得相失上下若一言遲速小大等也一候後則病二候後則病甚三候後則病危所謂後者應不俱也俱猶同也一也察其府藏以知死生之期夫病入府則愈入藏則死故死生期準察以知之矣必先知經脉然後知病脉經脉四時五藏之脉眞藏脉見者勝死所謂眞藏脉者眞肝脉至中外急如循刀刃責責然如按琴瑟絃眞心脉至堅而搏如循薏苡子累累然眞脾脉至弱而乍數乍疎眞肺脉至大而虛如毛羽中人膚眞腎脉至搏而絕如指彈石辟辟然凡此五者皆謂得眞藏脉而無胃氣也平人氣象論曰胃者平人之常氣也人無胃氣曰逆逆者死此之謂也勝死者謂勝剋於己之時則死也平人氣象論曰肝見庚辛死心見壬癸死脾見甲乙死肺見丙丁死腎見戊己死是謂勝死也足太陽氣絕

者其足不可屈伸死必戴眼足太陽脉起於目內眥上額交巔上從巔入絡腦還出別下項循肩髆內俠脊抵腰中其支者復從肩髆別下貫臀過髀樞下合膕中貫腨循踵至足外側太陽氣絕死如是矣　新校正云按診要經終論載三陽三陰脉終之證此獨犯足太陽氣絕一證餘應闕文也又注貫臀甲乙經作貫胂王氏注厥論刺瘧論各作貫胂又注刺腰論作貫臀詳甲乙經注臀當作胂　帝曰冬陰夏陽奈何言死時也　岐伯曰九候之脉皆沈細懸絕者為陰主冬故以夜半死盛躁喘數者為陽主夏故以日中死位無常居物極則反也乾坤之義陰極則龍戰于野陽極則亢龍有悔是以陰陽極脉死於夜半日中也　是故寒熱病者以平旦死亦物極則變也平曉木王木氣為風故木王之時寒熱病死生氣通天論曰因於露風乃生寒熱由此則寒熱之病風薄所為也　熱中及熱病者以日中死陽之極也　病風者以日夕死卯酉衝也　病水者以夜半死水王故也　其脉乍踈乍數乍遲乍疾者日乘四季死辰戌丑未土寄王之脾氣內絕故日乘四季而死也　形肉已脫九候雖調猶死亦謂形氣不相得也證前脫肉身不去者九候雖平調亦死也　七診雖見九候皆從者不死但九候順四時之令雖七診互見亦生矣從謂順從也　所言不死者風氣之病及經月之病似七診之病而非也故言不死風病之脉診大而數月經之病脉小以微雖候與七診之狀略同而死生之證乃異故不死也　若有七診之病其脉候亦敗者死矣言雖七診見九候從者不死若病同七診之狀而脉應敗亂縱九候皆順猶不得生也　必發噦噫胃精內竭神不守心故死之時發斯噦噫宣明五氣篇曰心為噫胃為噦也　必審問其所始病與今之所方病方正也言必當原其始而要終也　而後各切循其脉視其經絡浮沈以上下逆從循之其脉疾者不病氣強盛故　其脉遲者病氣不足故　脉不往來者死精神去也　皮膚著者死骨乾枯也　帝曰其可治者奈何　岐伯曰經病者治其經求有過者　孫絡病者治其孫絡血有血留止刺而去之　新校正云按甲乙經云絡病者治其絡血無二孫字　血病身有痛者治其經絡靈樞經曰經脉為裏支而橫者為絡絡之別者為孫絡由是孫絡則經之別支而橫也　新校正云按甲乙經無血病二字　其病者在奇邪奇邪之脉則繆刺之奇謂奇繆不偶之氣而與經脉繆處也由是故繆刺之繆刺者刺絡脉左取右右取左也　留瘦不移節而刺之病氣淹留形容減瘦證不移易則消息節級養而刺之此又重明前經死問其病以平為期者也　上實下虛切而從之索其結絡脉刺出其血以見通之結謂血結於絡中也血去則經隧通矣前經云先去血脉而後調之明其結絡乃先去也　新校正云詳經文以見通之甲乙經作以通其氣　瞳子高者太陽不足戴眼者太陽已絕此決死生之要不可不察也此復明前太陽氣欲絕及已絕之候也　手指及手外踝上五指留鍼錯簡文也

內經六　十三

# 重廣補注黃帝內經素問卷第六

內經六　十四

玉機眞藏論　溉古代切　窳音愈　䐃渠殞切　瞀莫候切　三部九候論　歃所甲切飲血也　坰古螢切　蠕而勻切

# 重廣補注黃帝內經素問卷第七

啟玄子次注林億孫奇高保衡等奉敕校正孫兆重改誤

經脉別論　藏氣法時論

宣明五氣篇　血氣形志篇

## 經脉別論篇第二十一 新校正云按全元起本在第四卷中

黃帝問曰人之居處動靜勇怯脉亦為之變乎岐伯對曰凡人之驚恐恚勞動靜皆為變也 變謂變易常候 是以夜行則喘出於腎 腎王於夜氣合幽冥故夜行則喘息內從腎出也 淫氣病肺 夜行腎勞因而喘息氣淫不次則病肺也 有所墮恐喘出於肝 恐生於肝墮損筋血因而奔喘故出於肝也 淫氣害脾 肝木妄淫害脾土也 有所驚恐喘出於肺 驚則心無所倚神無所歸氣亂胸中故喘出於肺也 淫氣傷心 驚則神越故氣淫反傷心矣 度水跌仆喘出於腎與骨 濕氣通腎骨腎主之故度水跌仆喘出腎骨矣跌謂足跌仆謂身倒也 當是之時勇者氣行則已怯者則着而為病也 氣有強弱神有壯懦故殊狀也 故曰診病之道觀人勇怯骨肉皮膚能知其情以為診法也 通達性懷得其情狀乃為深識診契物宜也 故飲食飽甚汗出於胃 飽甚胃滿故汗出於胃也 驚而奪精汗出於心 驚奪心精神氣浮越陽內薄之故汗出於心也 持重遠行汗出於腎 骨勞氣越腎復過疲故持重遠行汗出於腎也 疾走恐懼汗出於肝 暴役於筋肝氣罷極故疾走恐懼汗出於肝也 搖體勞苦汗出於脾 搖體勞苦謂動作施力非疾走遠行也然動作用力則穀精四布脾化水穀故汗出於脾也 故春秋冬夏四時陰陽生病起於過用此為常也 不適其性而強云為過即病生此其常理五藏受氣蓋有常分用而過耗是以病生故下文曰 食氣入胃散精於肝淫氣於筋 肝養筋故胃散穀精之氣



入於肝則浸淫滋養於筋絡矣 食氣入胃濁氣歸心淫精於脉 濁氣穀氣也心居胃上故穀氣歸心淫溢精微入於脉也何者心主脉故 脉氣流經經氣歸於肺肺朝百脉輸精於皮毛 言脉氣流運乃為大經經氣歸宗上朝於肺肺為華蓋位復居高治節由之故受百脉之朝會也平人氣象論曰藏眞高於肺以行榮衛陰陽由此故肺朝百脉然乃布化精氣輸於皮毛矣 毛脉合精行氣於府 府謂氣之所聚處也是謂氣海在兩乳間名曰膻中也 府精神明留於四藏氣歸於權衡 膻中之布氣者分為三隧其下者走於氣街上者走於息道宗氣留於海積於胸中命曰氣海也如是分化乃四藏安定三焦平均中外上下各得其所也 權衡以平氣口成寸以決死生 三世脉法皆以三寸為寸關尺之分故中外高下氣緒均平則氣口之脉而成寸也夫氣口者脉之大要會也百脉盡朝故以其分決死生也 飲入於胃遊溢精氣上輸於脾 水飲流下至於中焦水化精微上為雲霧雲霧散變乃注於脾靈樞經曰上焦如霧中焦如漚此之謂也 脾氣散精上歸於肺通調水道下輸膀胱 水土合化上滋肺金金氣通腎故調水道轉注下焦膀胱稟化乃為溲矣靈樞經曰下焦如瀆此之謂也 水精四布五經並行合於四時五藏陰陽揆度以為常也 從是水精布經氣行筋骨成血氣順配合四時寒暑證符五藏陰陽揆度盈虛用為常道度量也以用也 新校正云按一本云陰陽動靜 太陽藏獨至厥喘虛氣逆是陰不足陽有餘也 陰謂腎陽謂膀胱也故下文曰 表裏當俱寫取之下俞 陽獨至謂陽氣盛至也陽獨至為陽有餘陰不足則陽邪入故表裏俱寫取足六俞也下俞足俞也 新校正云詳六當為穴字之誤也按府有六俞藏止五俞今藏府俱寫不當言六俞六俞則不能兼藏言穴俞則藏府兼舉 陽明藏獨至是陽氣重并也當寫陽補陰取之下俞 陽氣重并故寫陽補陰 少陽藏獨至是厥氣也蹻前卒大取之下俞 蹻謂陽蹻脉在足外踝下足少陽脉行抵絕骨之端下出外踝之前循足跗然蹻前卒大則少陽之氣盛也故取足俞少陽也 少陽獨至者一陽之過也 一陽少陽也過謂太過也以其太過故蹻前卒大焉 太陰藏搏者用心省眞 見太陰之脉伏鼓則當用心省察之若是眞藏之脉不當治也 五脉氣少胃氣不

平三陰也三陰太陰脾之脉也五藏脉少胃氣不調是亦太陰之過也宜治其下俞補陽寫陰以陰氣太過故一陽獨嘯少陽厥也嘯謂耳中鳴如嘯聲也膽及三焦脉皆入耳故氣逆上則耳中鳴新校正云詳此上明三陽此言三陰今此再言少陽而不及少陰者疑此一陽乃二陰之誤也又按全元起本此爲少陰厥顯知此即二陰也陽并於上四脉爭張氣歸於腎心脾肝肺四脉爭張陽并於上者是腎氣不足故氣歸於腎也宜治其經絡寫陽補陰陰氣足則陽氣不復并於上矣一陰至厥陰之治也眞虛痟心厥氣留薄發爲白汗調食和藥治在下俞或作二誤也厥陰一陰也上言二陰至則當少陰治下言厥陰治則當一陰至也然三墳之經俗久淪墜人少披習字多傳寫誤帝曰太陽藏何象岐伯曰象三陽而浮也帝曰少陽藏何象岐伯曰象一陽也一陽藏者滑而不實也帝曰陽明藏何象岐伯曰象大浮也新校正云按太素及全元起本云象心之太浮也太陰藏搏言伏鼓也二陰搏至腎沈不浮也明前獨至之脉狀也新校正云詳前脫二陰此無一陰闕文可知

## 藏氣法時論篇第二十二

新校正云按全元起本在第一卷又於第六卷脉要篇末重出

黃帝問曰合人形以法四時五行而治何如而從何如而逆得失之意願聞其事岐伯對曰五行者金木水火土也更貴更賤以知死生以決成敗而定五藏之氣間甚之時死生之期也帝曰願卒聞之岐伯曰肝主春以應木也足厥陰少陽主治厥陰肝脉少陽膽脉肝與膽合故治同其日甲乙甲乙爲木東方干也肝苦急急食甘以緩之甘性和緩新校正云按全元起云肝苦急是其氣有餘心主夏以應火也手少陰太陽主治少陰心脉太陽小腸脉心與小腸合故治同其日丙丁丙丁爲火南方干也心苦緩急食酸以收之酸性收斂新校正云按全元起本云心苦緩是心氣虛脾主



長夏長夏謂六月也夏爲土母土長干中以長而治故云長夏新校正云按全元起云脾王四季六月是火王之處蓋以脾主中央六月是十二月之中一年之半故脾主六月也足太陰陽明主治太陰脾脉陽明胃脉脾與胃合故治同其日戊己戊己爲土中央干也脾苦濕急食苦以燥之苦性乾燥肺主秋以應金也手太陰陽明主治太陰肺脉陽明大腸脉肺與大腸合故治同其日庚辛庚辛爲金西方干也肺苦氣上逆急食苦以泄之苦性宣泄故肺用之新校正云按全元起云肺氣上逆是其氣有餘腎主冬以應水也足少陰太陽主治少陰腎脉太陽膀胱脉腎與膀胱合故治同其日壬癸壬癸爲水北方干也腎苦燥急食辛以潤之開腠理致津液通氣也辛性津潤也然腠理開津液達則肺氣下流腎與肺通故云通氣也病在肝愈於夏子制其鬼也餘愈同夏不愈甚於秋子休鬼復王也餘甚同秋不死持於冬鬼休而母養故氣執持於父母之鄉也餘持同起於春自得其位故復起餘起同禁當風以風氣通於肝故禁而勿犯肝病者愈在丙丁丙丁應夏丙丁不愈加於庚辛庚辛應秋庚辛不死持於壬癸壬癸應冬起於甲乙甲乙應春木也肝病者平旦慧下晡甚夜半靜木王之時故爽慧也金王之時故加甚也水王之時故靜退也餘慧甚同其靜小異肝欲散急食辛以散之以藏氣常散故以辛發散也陰陽應象大論曰辛甘發散爲陽也平人氣象論曰藏眞散於肝言其常發散也用辛補之酸寫之辛味散故補酸味收故寫新校正云按全元起本云用酸補之辛寫之自爲一義病在心愈在長夏長夏不愈甚於冬冬不死持於春起於夏如肝例也禁溫食熱衣熱則心燥故禁止之心病者愈在戊己戊己應長夏也戊己不愈加於壬癸壬癸應冬壬癸不死持於甲乙甲乙應春起於丙丁應夏火也心病者日中慧夜半甚平旦靜亦休王之義也心欲耎急食鹹以耎之以藏氣好耎故以鹹柔耎也平人氣象論曰藏眞通於心言其常欲柔耎也用鹹補之甘寫之鹹補取其柔耎甘寫取其舒緩病在脾愈在

秋秋不愈甚於春春不死持於夏起於長夏禁溫食飽食濕地濡衣溫濕及飽並傷脾氣故禁止之脾病者愈在庚辛應秋氣也庚辛不愈加於甲乙應春氣也甲乙不死持於丙丁應夏氣也起於戊已應長夏也脾病者日昳慧日出甚新校正云按甲乙經日出作平旦雖日出與平旦時等按前文言木王之時皆云平旦而不云日出蓋日出於冬夏之期有早晚不若平旦之爲得也下晡靜土王則爽慧木尅則增甚金扶則靜退亦休王之義也一本或云日中持者謬也夫五藏之病皆以勝相加至其所不勝而甚至於所生而持自得其位而起由是故皆有間甚之時死生之期也脾欲緩急食甘以緩之甘性和緩順其緩也用苦寫之甘補之苦寫取其堅燥甘補取其安緩病在肺愈在冬冬不愈甚於夏夏不死持於長夏起於秋例如肝也禁寒飲食寒衣肺惡寒氣故衣食禁之靈樞經曰形寒寒飲則傷肺飲尚傷肺其食甚焉肺不獨惡寒亦畏熱也肺病者愈在壬癸應冬水也壬癸不愈加於丙



丁應夏火也丙丁不死持於戊已長夏土也起於庚辛應秋金也肺病者下晡慧日中甚夜半靜金王則慧水王則靜火王則甚肺欲收急食酸以收之以酸性收斂故也用酸補之辛寫之酸收斂故補辛發散故寫病在腎愈在春春不愈甚於長夏長夏不死持於秋起於冬例如肝也禁犯焠㶕熱食溫炙衣腎性惡燥故此禁之新校正云按別本焠作焠腎病者愈在甲乙應春木也甲乙不愈甚於戊已長夏土也戊已不死持於庚辛應秋金也起於壬癸應冬水也腎病者夜半慧四季甚下晡靜水王則慧土王則甚金王則靜腎欲堅急食苦以堅之以苦性堅燥也用苦補之鹹寫之苦補取其堅也鹹寫取其耎也耎濕上潤也故用寫之夫邪氣之客於身也以勝相加邪者不正之目風寒暑濕飢飽勞逸皆是邪也非唯鬼毒疫厲也至其所生而愈謂至己所生也至其所不勝

而甚謂至剋已之氣也至於所生而持謂至生已之氣也自得其位而起居所王處謂自得其位也必先定五藏之脉乃可言間甚之時死生之期也五藏之脉者謂肝弦心鉤肺浮腎營脾代知是則可言死生間甚矣三部九候論曰必先知經脉然後知病脉此之謂也肝病者兩脇下痛引少腹令人善怒肝厥陰脉自足而上環陰器抵少腹又上貫肝鬲布脇肋故兩脇下痛引少腹也其氣實則善怒靈樞經曰肝氣實則怒虛則目䀮䀮無所見耳無所聞善恐如人將捕之肝厥陰脉自脇肋循喉嚨入頏顙連目系膽少陽脉其支者從耳後入耳中出走耳前至目銳眥後故病如是也恐謂恐懼魂不安也取其經厥陰與少陽經謂經脉也非其絡病故取其經也取厥陰以治肝氣取少陽以調氣逆也故下文曰氣逆則頭痛耳聾不聽頰腫肝厥陰脉自目系上出額與督脉會於巔故頭痛膽少陽脉支別者從耳中出走耳前又支別者加頰車又厥陰之脉支別者從目系下頰裏故耳聾不聽頰腫也是以上文兼取少陽也取血者脉中血滿獨異於常乃氣逆之診隨其左右有則刺之心病者胸中痛脇支滿脇



下痛膺背肩甲間痛兩臂內痛心少陰脉支別者循胸出脇入手心主厥陰之脉起於胸中其支別者亦循胸出脇下腋三寸上抵腋下下循臑內行太陰少陰之間入肘中下循臂行兩筋之間又心少陰之脉直行者復從心系却上肺上出腋下下循臑內後廉行太陰心主之後下肘內循臂內後廉抵掌後銳骨之端又小腸太陽之脉自臂臑上繞肩甲交肩上故病如是虛則胸腹大脇下與腰相引而痛手心主厥陰之脉從胸中出屬心包下鬲歷絡三焦其支別者循胸出脇心少陰之脉自心系下鬲絡小腸故病如是也取其經少陰太陽舌下血者少陰之脉從心系上挾咽喉故取舌本下及經脉血也其變病刺郄中血者其或嘔變則刺少陰之郄血滿者也手少陰之郄在掌後脉中去腕半寸當小指之後脾病者身重善肌肉痿足不收行善瘈脚下痛脾象土而主肉故身重肉痿也痿謂萎無力也脾太陰之脉起於足大指之端循指內側上內踝前廉上腨內腎少陰之脉起於足小指之下斜趣足心上腨內出膕內廉故病則足不收行善瘈脚下痛也故下取少陰新校正云按甲乙經作善飢肌肉痿千金方云善飢足痿不收氣交變大論云肌肉萎足痿不收行善瘈虛則腹滿腸鳴飧泄食不化脾太陰脉從股內前廉入腹屬脾絡胃故病如是靈樞經曰中

氣不足則腹爲之善滿腸爲之善鳴取其經太陰陽明少陰血者少陰腎脉也以前病行善瘈腳下痛故取之而出血血滿者出之肺病者喘欬逆氣肩背痛新校正云按千金方作肩息背痛汗出尻陰股膝新校正云按甲乙經脉經作膝攣髀腨胻足皆痛肺藏氣而主喘息在變動爲欬故病則喘欬逆氣也背爲胸中之府肩接近之故肩背痛也肺養皮毛邪盛則心液外泄故汗出也腎少陰之脉從足下上循腨內出膕內廉上股內後廉貫脊屬腎絡膀胱今肺病則腎脉受邪故尻陰股膝髀腨胻足皆痛故下取少陰也虛則少氣不能報息耳聾嗌乾氣虛少故不足以報入息也肺太陰之絡會於耳中故聾也腎少陰之脉從腎上貫肝鬲入肺中循喉嚨俠舌本今肺虛則腎氣不足以上潤於嗌故嗌乾也是以下文兼取少陰也取其經太陰足太陽之外厥陰內血者足太陽之外厥陰內者正謂腨內側內踝後之直上則少陰脉也視左右足脉少陰部分有血滿異於常者卽而取之腎病者腹大脛腫新校正云按甲乙經云脛腫痛喘欬身重寢汗出憎風腎少陰脉起於足而上循腨復從橫骨中俠齊循腹裏上行而入肺故腹大脛腫而喘欬也腎病則骨不能用故身重也腎邪攻肺心氣內微心液爲汗故寢汗出



也脛既腫矣汗復津泄陰凝玄府陽爍上焦內熱外寒故憎風也憎風謂深惡之也虛則胸中痛大腹小腹痛淸厥意不樂腎少陰脉從肺出絡心注胸中然腎氣既虛心無所制心氣熏肺故痛聚胸中也足太陽脉從項下行而至足腎虛則太陽之氣不能盛行於足故足冷而氣逆也淸謂氣淸冷厥謂氣逆也以淸冷氣逆故大腹小腹痛志不足則神躁擾故不樂也　新校正云按甲乙經大腹小腹作大腸小腸取其經少陰太陽血者凡刺之道虛則補之實則寫之不盛不虛以經取之是謂得道經絡有血刺而去之是謂守法猶當揣形定氣先去血脉而後乃平有餘不足焉三部九候論曰必先度其形之肥瘦以調其氣之虛實實則寫之虛則補之必先去其血脉而後調之此之謂也肝色青宜食甘粳米牛肉棗葵皆甘肝性喜急故食甘物而取其寬緩也　新校正云詳肝色靑至篇末全元起本在第六卷王氏移於此心色赤宜食酸小豆新校正云按甲乙經太素小豆作麻犬肉李韭皆酸心性喜緩故食酸物而取其收斂也肺色白宜食苦麥羊肉杏薤皆苦肺喜氣逆故食苦物而取其宜泄也脾色黃宜食鹹大豆豕肉栗藿皆鹹究斯宜食乃調利關機之義也腎爲胃關脾與胃合故假鹹柔耎以利其關關利而胃氣乃行胃行而脾氣方化故應脾宜味與衆不同也　新校正云按上文曰肝苦急急食甘以緩之心苦緩急食酸以收之脾苦濕急食苦以燥之肺苦氣上逆急食苦以泄之腎苦燥急食辛以潤之此肝心肺腎食宜皆與前文合獨脾食鹹宜不用苦故王氏特注其義腎色黑宜食辛黃黍雞肉桃葱皆辛腎性喜燥故食辛物而取其津潤也辛散酸收甘緩苦堅鹹耎皆自然之氣也然辛味苦味匪唯堅散而已辛亦能潤能散苦亦能燥能泄故上文曰脾苦濕急食苦以燥之肺苦氣上逆急食苦以泄之則其謂苦之燥泄也又曰腎苦燥急食辛以潤之則其謂辛之濡潤也毒藥攻邪藥謂金玉土石草木菜果蟲魚鳥獸之類皆可以祛邪養正者也然辟邪安正惟毒乃能以其能然故通謂之毒藥也　新校正云按本草云下藥爲佐使主治病以應地多毒不可久服欲除寒熱邪氣破積聚愈疾者本下經故云毒藥攻邪五穀爲養謂粳米小豆麥大豆黃黍也五果爲助謂桃李杏栗棗也五畜爲益謂牛羊豕犬雞也五菜爲充謂葵藿薤葱韭也　新校正云按五常政大論曰大毒治病十去其六常毒治病十去其七小毒治病十去其八無毒治病十去其九穀肉果菜食養盡之無使過之傷其正也氣味合而服之以補



精益氣氣爲陽化味曰陰施氣味合和則補益精氣矣陰陽應象大論曰陽爲氣陰爲味味歸形形歸氣氣歸精精歸化精食氣形食味又曰形不足者溫之以氣精不足者補之以味由是則補精益氣其義可知　新校正云按孫思邈云精以食氣氣養精以榮色形以食味味養形以生力精順五氣以爲靈也若食氣相惡則傷精也形受味以成也若食味不調則損形也是以聖人先用食禁以存性後制藥以防命氣味溫補以存精形此之謂氣味合而服之以補精益氣也此五者有辛酸甘苦鹹各有所利或散或收或緩或急或堅或耎四時五藏病隨五味所宜也用五味而調五藏配肝以甘心以酸脾以鹹肺以苦腎以辛者各隨其宜欲緩欲收欲耎欲泄欲散欲堅而爲用非以相生相養而爲義也

## 宣明五氣篇第二十三

新校正云按全元起本在第一卷

五味所入酸入肝肝合木而味酸也辛入肺肺合金而味辛也苦入心心合火而味苦也鹹入腎腎合水而味鹹也甘入脾脾合土而味甘也　新校正云按太素又云淡入胃是謂五入新校正云按至眞要大論云夫五味入胃各歸所喜故酸先入肝苦先入心甘先入脾辛先入肺鹹先入腎五氣所病心爲噫象火炎上煙隨焰出心不受穢故噫出之肺爲欬象金堅勁扣之有聲邪擊於肺故爲欬也肝爲語象木枝條

而形支別語宣委曲故出於肝脾爲吞象土包容物歸於內翕如皆受故爲吞也腎爲欠爲嚏象水下流上生雲霧氣鬱於胃故欠生焉太陽之氣和利而滿於心出於鼻則生嚏也胃爲氣逆爲噦爲恐以爲水穀之海腎與爲關關閉不利則氣逆而上行也以包容水穀性喜受寒寒穀相薄故爲噦也寒盛則噦起熱盛則恐生何者胃熱則腎氣微弱故爲恐也下文曰精氣并於腎則恐也大腸小腸爲泄下焦溢爲水大腸爲傳道之府小腸爲受盛之府受盛之氣既虛傳道之司不禁故爲泄利也下焦爲分注之所氣窒不寫則溢而爲水膀胱不利爲癃不約爲遺溺膀胱爲津液之府水注由之然足三焦脉實約下焦而不通則不得小便足三焦脉虛不約下焦則遺溺也靈樞經曰足三焦者太陽之別也並太陽之正入絡膀胱約下焦實則閉癃虛則遺溺膽爲怒中正決斷無私無偏其性剛決故爲怒也六節藏象論曰凡十一藏取決於膽也是謂五病

五精所并精氣并於心則喜精氣謂火之精氣也肺虛而心精并之則爲喜靈樞經曰喜樂无極則傷魄魄爲肺神明心火并於肺金也并於肺則悲肝虛而肺氣并之則爲悲靈樞經曰悲哀動中則傷魂魂爲肝神明肺金并於肝木也并於肝則憂脾虛而肝氣并之則爲憂靈樞經曰愁憂不解則傷意意爲脾神明肝木并於脾土也

內經七　九

并於脾則畏一經云飢也腎虛而脾氣并之則爲畏畏謂畏懼也靈樞經曰恐懼而不解則傷精精爲腎神明脾土并於腎水也并於腎則恐心虛而腎氣并之則爲恐靈樞經曰怵惕思慮則傷神神爲心主明腎水并於心火也怵惕驚懼也此皆正氣不足而勝氣并之乃爲是矣故下文曰是謂五并虛而相并者也

五藏所惡心惡熱熱則脉濆濁肺惡寒寒則氣留滯肝惡風風則筋燥急脾惡濕濕則肉痿腫腎惡燥燥則精竭涸新校正云按楊上善云若余則云肺惡燥今此肺惡寒腎惡燥者燥在於秋寒之始也寒在於冬燥之終也肺在於秋以肺惡寒之甚故言其終腎在於冬腎惡不甚故言其始也是謂五惡

五藏化液心爲汗泄於皮膚也肺爲涕潤於鼻竅也肝爲淚注於眼目也脾爲涎溢於脣口也腎爲唾生於牙齒也是謂五液

五味所禁辛走氣氣病無多食辛病謂力少不自勝也鹹走血血病無多食鹹苦走骨骨病無多食苦新校正云按皇甫士安云鹹先走腎此云走血者腎合三焦血脉雖屬肝心而爲中焦之道故鹹入而走血也苦走心此云走骨者水火相濟骨氣通於心也甘走肉肉病無多食甘酸走筋筋病無多食酸是皆爲行其氣速故不欲多食多食則病甚故病者無多食也是謂五禁無令多食新校正云按太素五禁云肝病禁辛心病禁鹹脾病禁酸肺病禁苦腎病禁甘名此爲五裁楊上善云口嗜而欲食之不可多也必自裁之命曰五裁

五病所發陰病發於骨陽病發於血陰病發於肉骨肉陰靜故陽氣從之血脉陽動故陰氣乘之陽病發於冬陰病發於夏夏陽氣盛故陰病發於夏冬陰氣盛故陽病發於冬各隨其少也是謂五發

五邪所亂邪入於陽則狂邪入於陰則痺邪居於陽脉之中則四支熱盛故爲狂邪入於陰脉之內則六經凝泣而不通故爲痺搏陽則爲巔疾邪內搏於陽則脉流薄疾故爲上巔之疾搏陰則爲瘖邪內搏於陰則脉不流故令瘖不能言　新校正云按難經云重陽者狂重陰者癲巢元方云邪入於陰則爲癲脉經云陰附陽則狂陽附

內經七　十

陰則癲孫思邈云邪入於陽則爲狂邪入於陰則爲血痺邪入於陽傳則爲癲痙邪入於陰傳則爲痛瘖全元起云邪已入陰復傳於陽邪氣盛腑藏受邪使其氣不朝榮氣不復周身邪與正氣相擊發動爲癲疾邪已入陽陽今復傳於陰藏府受邪故不能言是勝正也諸家之論不同今具載之陽入之陰則靜陰出之陽則怒隨所之而爲疾也之往也　新校正云按全元起云陽入陰則爲靜出則爲恐千金方云陽入於陰病靜陰出於陽病怒是謂五亂

五邪所見春得秋脉夏得冬脉長夏得春脉秋得夏脉冬得長夏脉名曰陰出之陽病善怒不治是謂五邪皆同命死不治新校正云按陰出之陽病善怒已見前條此再言之文義不倫必古文錯簡也

五藏所藏心藏神精氣之化成也靈樞經曰兩精相薄謂之神肺藏魄精氣之匡佐也靈樞經曰並精而出入者謂之魄肝藏魂神氣之輔弼也靈樞經曰隨神而往來者謂之魂脾藏意記而不忘者也靈樞經曰心有所憶謂之意腎藏志專意而不移者也靈樞經曰意之所存謂之志腎受五臟六腑之精元氣之本生成之根爲胃之關是以志能則命

通（新校正云按楊上善云腎有二枚左爲腎藏志右爲命門藏精也）是謂五藏所藏

五藏所主心主脉（壅遏榮氣應息而動也）肺主皮（包裹筋肉間拒諸邪也）肝主筋（束絡機關隨神而運也）脾主肉（覆藏筋骨通行衞氣也）腎主骨（張筋化髓幹以立身也）是謂五主

五勞所傷久視傷血（勞於心也）久臥傷氣（勞於肺也）久坐傷肉（勞於脾也）久立傷骨（勞於腎也）久行傷筋（勞於肝也）是謂五勞所傷

五脉應象肝脉絃（耎虛而滑端直以長也）心脉鉤（如鉤之偃來盛去衰也）脾脉代（耎而弱也）肺脉毛（輕浮而虛如毛羽也）腎脉石（沉堅而搏如石之投也）是謂五藏之脉

血氣形志篇第二十四（新校正云按全元起本此篇併在前篇王氏分出爲别篇）

夫人之常數太陽常多血少氣少陽常少血多氣陽明常多氣多血少陰常少血多氣厥陰常多血少氣太陰常多氣少血此天之常數（血氣多少此天之常數故用鍼之道常寫其多也 新校正云按甲乙經十二經水篇云陽明多血多氣刺深六分留十呼太陽多血多氣刺深五分留七呼少陽少血多氣刺深四分留五呼太陰多血少氣刺深三分留四呼少陰少血多氣刺深二分留三呼厥陰多血少氣刺深一分留二呼太陽太陰血氣多少與素問不同又陰陽二十五人形性血氣不同篇與素問同蓋皇甫疑而兩存之也）足太陽與少陰爲表裏少陽與厥陰爲表裏陽明與太陰爲表裏是爲足陰陽也手太陽與少陰爲表裏少陽與心主爲表裏陽明與太陰爲表裏是爲手之陰陽也今知手足陰陽所苦凡治病必先去其血乃去其所苦伺之所欲然後寫有餘補不足（先去其血謂見血脉盛滿獨異於常者乃去之不謂常刺則先去其血也）欲知背俞先度其兩乳間中折之更以他草度去半已即以兩隅相拄也乃舉以度其背令其一隅居上齊脊大椎兩隅在下當其下隅者肺之俞也（度謂度量也言以草量其乳間四分去一使斜與橫等折爲三隅以上隅齊脊大椎則兩隅下當肺俞也）復下一度心之俞也（謂以上隅齊脊三椎也）復下一度左角肝之俞也右角脾之俞也復下一度腎之俞也是謂五藏之俞灸刺之度也（靈樞經及中誥咸云肺俞在三椎之傍心俞在五椎之傍肝俞在九椎之傍脾俞在十一椎之傍腎俞在十四椎之傍尋此經草量之法則合度之人其初度兩隅之下約當肺俞再度兩隅之下約當心俞三度兩隅之下約當七椎七椎之傍乃鬲俞之位此經云左角肝之俞右角脾之俞殊與中誥等經不同又四度則兩隅之下約當九椎九椎之傍乃肝俞也經云腎俞未究其源）

形樂志苦病生於脉治之以灸刺（形謂身形志謂心志形與志細而言之則七神殊守通而論之則約形志以爲中外爾然形樂謂不甚勞役志苦謂結慮深思不甚勞役則筋骨平調結慮深思則榮衞乖否氣血不順故病生於脉焉夫盛寫虛補是灸刺之道猶當去其血絡而後調之故上文曰凡治病必先去其血乃去其所苦伺之所欲然後寫有餘補不足則其義也）形樂志樂病生於肉治之以鍼石（志樂謂悅懌忘憂也然筋骨不勞心神悅懌則肉理相比氣道滿塡衞氣怫結故病生於肉也夫衞氣留滿以鍼寫之結聚膿血石而破之石謂石鍼則砭石也今亦以鲱鍼代之）形苦志樂病生於筋治之以熨引（形苦謂修業就役也然修業以爲就役而作一過其用則致勞傷勞用以傷故病生於筋熨謂藥熨引謂導引）形苦志苦病生於咽嗌治之以百藥（修業就役結慮深思憂則肝氣并於脾肝與膽合嗌爲之使故病生於嗌也宣明五氣篇曰精氣并於肝則憂奇病論曰肝者中之將也取決於膽咽爲之使也 新校正云按甲乙經咽嗌作困竭百藥作甘藥）形數驚恐經絡不通病生於不仁治之以按摩醪藥（驚則脉氣併恐則神不收脉併神游故經絡不通而爲不仁之病矣夫按摩者所以開通閉塞導引陰陽醪藥者所以養正祛邪調中理氣故方之爲用宜以此焉醪藥謂酒藥也不仁謂不應其用則㾓痺矣）是謂五形志也

刺陽明出血氣刺太陽出血惡氣刺少陽出氣惡血刺太陰出氣惡血刺少陰出

氣惡血刺厥陰出血惡氣也明前三陽三陰血氣多少之刺約也　新校正云按太素云刺陽明出血氣刺太陰出血氣楊上善注云陽明太陰雖爲表裏其血氣俱盛故並寫血氣如是則太陰與陽明等俱爲多血多氣前文太陰一云多血少氣二云多氣少血莫可的知詳太素血氣並寫之旨則二說俱未爲得自與陽明同爾又此刺陽明一節宜續前寫有餘補不足下不當隔在草度法五形志後

重廣補注黃帝內經素問卷第七

經脉別論　跌仆音赴　罷極上音疲　如漚下音甌　藏氣法時論

慧音惠　焠七內切　烪烏開切　睆睆音荒　臑內人朱切　宣明五氣論

翕音吸　嚏音帝　窒陟栗切　凝泣澁　瘖讀作音　血氣形志論相柱

錍音鈹知庚切



重廣補注黃帝內經素問卷第八

啟玄子次注林億孫奇高保衡等奉敕校正孫兆重改誤

寶命全形論　八正神明論

離合眞邪論　通評虛實論

太陰陽明論　陽明脉解

寶命全形論篇第二十五新校正云按全元起本在第六卷名刺禁

黃帝問曰天覆地載萬物悉備莫貴於人人以天地之氣生四時之法成天以德流地以氣化德氣相合而乃生焉易曰天地絪縕萬物化醇此之謂也則假以溫涼寒暑生長收藏四時運行而方成立　君王衆庶盡欲全形貴賤雖殊然其寶命一矣故好生惡死者貴賤之常情也形之疾病莫知其情留淫日深著於骨髓心私慮之虛邪之中人微先見于色不知于身有形无形故莫知其情狀也留而不去淫衍日深邪氣襲虛故著於骨髓帝矜不度故請行其鍼　新校正云按別本不度作不庶　新校正云按太素慮作患　余欲鍼除其疾病爲之奈何　岐伯對曰夫鹽之味鹹者其氣令器津泄鹹謂鹽之味苦浸淫而潤物者也夫鹹爲苦而生鹹從水而有水也潤下而苦泄故能令器中水津液潤滲泄焉凡虛中而受物者皆謂之器其於體外則謂陰囊其於身中所同則謂膀胱矣然以病配於五藏則心氣伏於腎中而不去乃爲是矣何者腎象水而味鹹心合火而味苦苦流汗液鹹走胞囊火爲水持故陰囊之外津潤如汗而滲泄不止也凡鹹之爲氣天陰則潤在土則浮在人則囊濕而皮膚剝起　絃絶者其音嘶敗陰囊津泄而脉絃絶者診當言音嘶嗄敗易舊聲爾何者肝氣傷也肝氣傷則金木缺金木缺則肺氣不全肺主音聲故言音嘶嗄　木敷者其葉發敷布也言木氣散布外榮於所部者其病當發於肺葉之中也何者以木氣發散故也平人氣象論曰藏眞散於肝肝又合木也　病深者其聲噦噦謂聲濁惡也肺藏惡血故如是　人有此三者是謂壞府府謂胸也以肺處胸中故也壞謂損壞其府而取病也抱朴子云仲景開胸以納赤餅由此則胸可啟之而取病矣三者謂脉弦絶肺葉發聲濁噦　毒藥無治短鍼無取此皆絶

皮傷肉血氣爭黑病內潰於肺中故毒藥無治外不在於經絡故短鍼無取是以絕皮傷肉乃可攻之以惡血久與肺氣交爭故當血見而色黑也　新校正云詳歧伯之對與黃帝所問不相當別按太素云夫鹽之味鹹者其氣令器津泄絃絕者其音嘶敗木陳者其葉落病深者其聲噦人有此三者是謂壞府毒藥無治短鍼無取此皆絕皮傷肉血氣爭黑三字與此經不同而注意大異楊上善注云言欲知病微者須知其候鹽之在於器中津液洩於外見津而知鹽之有鹹也聲嘶知琴瑟之絃將絕葉落者知陳木之已盡舉此三物衰壞之微以比聲噦識病深之候人有聲噦同三候者是爲府壞之候中府壞者病之深也其病既深故鍼藥不能取以其皮肉血氣各不相得故也再詳上善作此等注義方與黃帝上下問答義相貫穿王氏解鹽鹹器津義雖淵微至於注絃絕音嘶木敷葉發殊不與帝問相協考之不若楊義之得多也　帝曰余念其痛心爲之亂惑反甚其病不可更代百姓聞之以爲殘賊殘謂殘害賊謂損劫言恐涉於不仁致慊於黎庶也爲之奈何　歧伯曰夫人生於地懸命於天天地合氣命之曰人形假物成故生於地命惟天賦故懸於天德氣同歸故謂之人也靈樞經曰天之在我者德地之在我者氣德流氣薄而生者也然德者道之用氣者生之母也人能應四時者天地爲之父母人能應四時和氣而養生者天地恒畜養之故爲父母四氣調神大論曰夫四時陰陽者萬物之根本也所以聖人春夏養陽秋冬養陰以從其根故與萬物沉浮於生長之門也知萬物者謂之天子知萬物之根本者天地常育養之故謂曰天之子天有陰陽人有十二節節謂節氣外所以應十二月內所以主十二經脉也天有寒暑人有虛實寒暑有盛衰之紀虛實表多少之殊故人以虛實應天寒暑也能經天地陰陽之化者不失四時知十二節之理者聖智不能欺也經常也言能常應順天地陰陽之道而修養者則合四時生長之宜能知十二節氣之所遷至者雖聖智亦不欺侮而奉行之也能存八動之變五勝更立能達虛實之數者獨出獨入呿吟至微秋毫在目存謂心存達謂明達呿謂欠呿吟謂吟歎秋毫在目言細必察也八動謂八節之風變動五勝謂五行之氣相勝立謂當其王時變謂氣至而變易知是三者則應效明著速猶影響皆神之獨出獨入亦非鬼靈能召遣也　新校正云按楊上善云呿謂露齒出氣

帝曰人生有形不離陰陽天地合氣別爲九野分爲四時月有小大日有短長萬物並至不可勝量虛實呿吟敢問其方請說用鍼之意　歧伯曰木得金而伐火得水而滅土得木而達金得火而缺水得土而絕萬物盡然不可勝竭達通也言物類雖不可竭盡而數要之皆如五行之氣而有勝負之性分爾故鍼有懸布天下者五黔首共餘食莫知之也言鍼之道有若高懸示人彰布於天下者五矣而百姓共知餘食咸棄蔑之不務於本而崇乎末莫知眞要深在其中所謂五者次如下句　新校正云按全元起本餘食作飽食注云人愚不解陰陽不知鍼之妙飽食終日莫能知其妙益又太素作飲食楊上善注云黔首共服用此道然不能得其意一曰治神專精其心不妄動亂也所以云手如握虎神無營於衆物蓋欲調治精神專其心也　新校正云按楊上善云存生之道知此五者以爲攝養可得長生也魂神意魄志以爲神主故皆名神欲爲鍼者先須治神故人無悲哀動中則魂不傷肝得無病秋無難也無怵惕思慮則神不傷心得無病冬無難也無愁憂不解則意不傷脾得無病春無難也無喜樂不極則魄不傷肺得無病夏無難也無盛怒者則志不傷腎得無病季夏無難也是以五過不起於心則神清性明五神各安其藏則壽延遐算也二曰知養身知養己身之法亦如養人之道矣陰陽應象大論曰用鍼者以我知彼用之不殆此之謂也　新校正云按太素身作形楊上善云飲食男女節之以限風寒暑濕攝之以時有異單豹外凋之害即內養形也實慈恕以愛人和塵勞而不迹有殊張毅高門之傷即外養形也內外之養周備則不求生而久生無期壽而長壽此則鍼布養形之極也玄元皇帝曰太上養神其次養形詳王氏之注專治神養身於用鍼之際其說甚狹不若上善之說爲優若必以此五者解爲用鍼之際則下文知毒藥爲眞王氏亦不專用鍼爲解也三曰知毒藥爲眞毒藥攻邪順宜而用正眞之道其在茲乎四曰制砭石小大古者以砭石爲鍼故不舉九鍼但言砭石爾當制其大小者隨病所宜而用之　新校正云按全元起云砭石者是古外治之法有三名一鍼石二砭石三鑱石其實一也古來未能鑄鐵故用石爲鍼故名之鍼石言工必砥礪鋒利制其小大之形與病相當黃帝造九鍼以代鑱石上古之治者各隨方所宜東方之人多癰腫聚結故砭石生於東方五曰知府藏血氣之診諸陽爲府諸陰爲藏故血氣形志篇曰太陽多血少氣少陽少血多氣陽明多氣多血少陰少血多氣厥陰多血少氣太陰多氣少血是以刺陽明出血氣刺太陽出血惡氣刺少陽出氣惡血刺太陰出氣惡血刺少陰出氣惡血刺厥陰出血惡氣也精知多少則補寫萬全五法俱立各有所先事宜則應者先用今末世之刺也虛者實之滿

者泄之此皆衆工所其知也若夫法天則地隨應而動和之者若響隨之者若影道無鬼神獨來獨往隨應而動言其効也若影若響言其近也夫如影之隨形響之應聲豈復有鬼神之召遣耶蓋由隨應而動之自得爾帝曰願聞其道岐伯曰凡刺之眞必先治神專其精神寂無動亂刺之眞要其在斯焉五藏已定九候已備後乃存鍼先定五藏之脉備循九候之診而有太過不及者然後乃存意於用鍼之法衆脉不見衆凶弗聞外內相得無以形先衆脉謂七診之脉衆凶謂五藏相乘外內相得言形氣相得也無以形先言不以己形之衰盛寒溫料病人之形氣使同於己也故下文曰可玩往來乃施於人玩謂玩弄言精熟也標本病傳論曰謹熟陰陽無與衆謀此其類也　新校正云按此文出陰陽別論此云標本病傳論者誤也人有虛實五虛勿近五實勿遠至其當發間不容瞚人之虛實非其遠近而有之蓋由血氣一時之盈縮爾然其未發則如雲垂而視之可久至其發也則如電滅而指所不及遲速之殊有如此矣　新校正云按甲乙經瞚作暄全元起本及太素作眴



手動若務鍼耀而勻手動用鍼心如專務於一事也鍼經曰一其形聽其動靜而知邪正此之謂也鍼耀而勻謂鍼形光淨而上下勻平靜意視義觀適之變是謂冥冥莫知其形冥冥言血氣變化之不可見也故靜意視息以義斟酌觀所調適經脉之變易爾雖且鍼下用意精微而測量之猶不知變易形容誰爲其象也　新校正云按八正神明論云觀其冥冥者言形氣榮衛之不形於外而工獨知之以日之寒溫月之虛盛四時氣之浮沉參伍相合而調之工常先見之然而不形於外故曰觀於冥冥焉見其烏烏見其稷稷從見其飛不知其誰烏烏歎其氣至稷稷嗟其已應言所鍼得失如從空中見飛鳥之往來豈復知其所使之元主耶是但見經脉盈虛而爲信亦不知其誰之所召遣爾伏如橫弩起如發機血氣之未應鍼則伏如橫弩之安靜其應鍼也則起如機發之迅疾帝曰何如而虛何如而實言血氣既伏如橫弩起如發機然其虛實豈留呼而可爲準定耶虛實之形何如而約之岐伯曰刺虛者須其實刺實者須其虛言要以氣至有効而爲約不必守息數而爲定法也經氣已至愼守勿失無變法而失經氣也深淺在志遠近若一如臨深淵手如握虎神無營於衆物言精心專一也所鍼經脉雖深淺不同然其補寫皆如一俞之專意故手如握虎神不外營焉　新校正云按鍼解論云刺實須其虛者留鍼陰氣隆至乃去鍼也刺虛須其實者陽氣隆至鍼下熱乃去鍼也經氣已至愼守勿失者勿變更也深淺在志者知病之內外也遠近如一者深淺其候等也如臨深淵者不敢墮也手如握虎者欲其壯也神無營於衆物者靜志觀病人无左右視也

## 八正神明論篇第二十六

新校正云按全元起本在第二卷又與太素知官能篇大意同文勢小異

黃帝問曰用鍼之服必有法則焉今何法何則服事也法象也則準也約也岐伯對曰法天則地合以天光謂合日月星辰之行度帝曰願卒聞之岐伯曰凡刺之法必候日月星辰四時八正之氣氣定乃刺之候日月者謂候日之寒溫月之空滿也星辰者謂先知二十八宿之分應水漏刻者也略而言之常以日加之於宿上則知人氣在太陽否日行一舍人氣在三陽與陰分矣細而言之從房至畢十四宿水下五十刻半日之度也從昴至心亦十四宿水下五十刻終日之度也是故從房至畢者爲陽從昴至心者爲陰陽主晝陰主夜也凡日行一舍故水下三刻與七分刻之四也靈樞經曰水下一刻人氣在太陽水下二刻人氣在少陽水下三刻人氣在陽明水下四刻人氣在陰分水下不止氣行亦爾又曰日行一舍人氣行於身一周與十分身之八日行二舍人氣行於身三周與十分身之六日行三舍人氣行於身五周與十分身之四日行四舍人氣行於身七周與十分身之二日行五舍人氣行於身九周然日行二十八舍人氣亦行於身五十周與十分身之四由是故必候日月星辰也四時八正之氣者謂四時正氣八節之風來朝於太一者也謹候其氣之所在而刺之氣定乃刺之者謂八節之風氣靜定乃可以刺經脉調虛實也故曆忌云八節前後各五日不可刺灸凶是則謂氣未定故不可灸刺也　新校正云按八節風朝太一具天元玉冊中



是故天溫日明則人血淖液而衞氣浮故血易寫氣易行天寒日陰則人血凝泣而衞氣沉泣謂如水中居雪也月始生則血氣始精衞氣始行月郭滿則血氣實肌肉堅月郭空則肌肉減經絡虛衞氣去形獨居是以因天時而調血氣也是以天寒無刺血凝泣而衞氣沉也天溫

無疑血淖液而氣易行也月生無寫月滿無補月郭空無治是謂得時而調之謂得天時也因天之序盛虛之時移光定位正立而待之候日遷移定氣所在南面正立待氣至而調之也故曰月生而寫是謂藏虛血氣弱也　新校正云按全元起本藏作減藏當作減月滿而補血氣揚溢絡有留血命曰重實絡一爲經誤血氣盛也留一爲流非也月郭空而治是謂亂經陰陽相錯眞邪不別沈以留止外虛內亂淫邪乃起氣失紀故淫邪起帝曰星辰八正何候岐伯曰星辰者所以制日月之行也制謂制度定星辰則可知日月行之制度矣略而言之周天二十八宿三十六分人氣行一周天凡一千八分周身十六丈二尺以應二十八宿合漏水百刻都行八百一十丈以分晝夜也故人十息氣行六尺日行二分二百七十息氣行十六丈二尺一周於身水下二刻日行二十分五百四十息氣行再周於身水下四刻日行四十分二千七百息氣行十周於身水下二十刻日行五宿二十分一萬三千五百息氣行五十周於身水下百刻日行二十八宿也細而言之則常以一十周加之一分又十分分之六乃奇分盡矣是故星辰所以制日月之行度也　新校正云詳周天二十八宿至日行二十八宿也本靈樞文今具甲乙經中八正者所以候八風之虛邪以時至者也八正謂八節之正氣也八風者東方嬰兒風南方大弱風西方剛風北方大剛風東北方凶風東南方弱風西南方謀風西北方折風也虛邪謂乘人之虛而爲病者也以時至謂天應太一移居以八節之前後風朝中宮而至者也　新校正云詳太一移居風朝中宮義具天元玉冊四時者所以分春秋冬夏之氣所在以時調之也四時之氣所在者謂春氣在經脈夏氣在孫絡秋氣在皮膚冬氣在骨髓也然觸冐虛邪動傷眞氣避而勿犯乃不病焉靈樞經曰聖人避邪如避矢石蓋以其能傷眞氣也八正之虛邪而避之勿犯也以身之虛而逢天之虛兩虛相感其氣至骨入則傷五藏以虛感虛同氣而相應也工候救之弗能傷也候知而止故弗能傷之救止也故曰天忌不可不知也人忌於天故云天忌犯之則病故不可不知也帝曰善其法星辰者余聞之矣願聞法



往古者岐伯曰法往古者先知鍼經也驗於來今者先知日之寒溫月之虛盛以候氣之浮沉而調之於身觀其立有驗也候氣不差故立有驗觀其冥冥者言形氣榮衛之不形於外而工獨知之明前篇靜意視義觀適之變是謂冥冥莫知其形也雖形氣榮衛不形見於外而工以心神明悟獨得知其衰盛焉善惡悉可明之　新校正云按前篇乃寶命全形論以日之寒溫月之虛盛四時氣之浮沉參伍相合而調之工常先見之然而不形於外故曰觀於冥冥焉工所以常先見者何哉以守法而神通明也通於無窮者可以傳於後世也法著故可傳後世後世不絕則應用通於无窮矣以獨見知故工所以異於人也是故工之所以異也然而不形見於外故俱不能見也工異於粗者以粗俱不能見也視之無形嘗之無味故謂冥冥若神髣髴言形氣榮衛不形於外以不可見故視无形嘗无味伏如橫扃起如發機窈窈冥冥莫知元主謂如神運髣髴焉若如也虛邪者八正之虛邪氣也八正之虛邪謂八節之虛邪也以從虛之鄉來襲虛而入爲病故謂之八正虛邪正邪者身形若用力汗出腠理開逢虛風其中人也微故莫知其情莫見其形正邪者不從虛之鄉來也以中人微故莫知其情意莫見其形狀上工救其萌牙必先見三部九候之氣盡調不敗而救之故曰上工下工救其已成救其已敗救其已成者言不知三部九候之相失因病而敗之也義備離合眞邪論中知其所在者知診三部九候之病脈處而治之故曰守其門戶焉莫知其情而見邪形也三部九候爲候邪之門戶也守門戶故見邪形以中人微故莫知其情狀也帝曰余聞補寫未得其意岐伯曰寫必用方方

者以氣方盛也以月方滿也以日方溫也以身方定也以息方吸而內鍼乃復候其方吸而轉鍼乃復候其方呼而徐引鍼故曰寫必用方其氣而行焉方猶正也寫邪氣出則眞氣流行矣補必用員員者行也行者移也行謂宣不行之氣令必宣行移謂移不復之脉傳其平復刺必中其榮復以吸排鍼也鍼入至血謂之中榮故員與方非鍼也所言方員者非謂鍼形正謂行移之義也故養神者必知形之肥瘦榮衛血氣之盛衰血氣者人之神不可不謹養神安則壽延神去則形斃故不可不謹養也帝曰妙乎哉論也合人形於陰陽四時虛實之應冥冥之期其非夫子孰能通之然夫子數言形與神何謂形何謂神願卒聞之神謂神智通悟形謂形診可觀岐伯曰請言形形乎形目冥冥問其所病新校正云按甲乙經作捫其所痛義亦通索之於經慧然在前按之不得不知其情故曰形外隱其無形故目冥冥而不見內藏其有象故以診而可索於經也慧然在前按之不得言三部九候之中卒然逢之不可爲之期準也離合眞邪論曰在陰與陽不可爲度從而察之三部九候卒然逢之早遏其路此其義也帝曰何謂神岐伯曰請言神神乎神耳不聞目明心開而志先慧然獨悟口弗能言俱視獨見適若昏昭然獨明若風吹雲故曰神耳不聞言神用之微密也目明心開而志先者言心之通如昏昧開卷目之見如氣翳闢明神雖內融志已先往矣慧然謂清爽也悟猶了達也慧然獨悟口弗能言者謂心中清爽而了達口不能宣吐以寫心也俱視獨見適若昏者歎見之異速也言與衆俱視我忽獨見適猶若昏昧爾既獨見了心眼昭然獨能明察若雲隨風卷日麗天明至哉神乎妙用如是不可得而言也三部九候爲之原九鍼之論不必存也以三部九候經脉爲之本原則可通神悟之妙用若以九鍼之論僉議則其旨惟博其知彌遠矣故曰三部九候爲之原九鍼之論不必存也



離合眞邪論篇第二十七新校正云按全元起本在第一卷名經合第二卷重出名眞邪論

黃帝問曰余聞九鍼九篇夫子乃因而九之九九八十一篇余盡通其意矣經言氣之盛衰左右傾移以上調下以左調右有餘不足補寫於榮輸余知之矣此皆榮衛之傾移虛實之所生非邪氣從外入於經也余願聞邪氣之在經也其病人何如取之奈何岐伯對曰夫聖人之起度數必應於天地故天有宿度地有經水人有經脉宿謂二十八宿度謂天之三百六十五度也經水者謂海水瀆水渭水湖水沔水汝水江水淮水漯水河水漳水濟水也以其內合經脉故名之經水焉經脉者謂手足三陰三陽之脉所以言者以內外參合人氣應通故言之也新校正云按甲乙經云足陽明外合於海水內屬於胃足太陽外合於瀆水內屬膀胱足少陽外合於渭水內屬於膽足太陰外合於湖水內屬於脾足厥陰外合於沔水內屬於肝足少陰外合於汝水內屬於腎手陽明外合於江水內屬於大腸手太陽外合於淮水內屬於小腸手少陽外合於漯水內屬於三焦手太陰外合於河水內屬於肺手心主外合於漳水內屬於心包手少陰外合於濟水內屬於心天地溫和則經水安靜天寒地凍則經水凝泣天暑地熱則經水沸溢卒風暴起則經水波涌而隴起人經脉亦應之夫邪之入於脉也寒則血凝泣暑則氣淖澤虛邪因而入客亦如經水之得風也經之動脉其至也亦時隴起其行於脉中循循然循循然順動貌言隨順經脉之動息因循呼吸之往來但形狀或異耳循循一爲輴輴其至寸口中手也時大時小大則邪至小則平其行無常處大謂大常平之形診小者非細小之謂也以其比大則謂之小若無大以比則自是平常之經氣爾然邪氣者因其陰氣則入陰經因其陽氣則入陽脉故其行無常處也在陰與陽不可爲度以隨經脉之流運也從而察之三部九候卒然逢

之早遏其路（逢謂逢遇遏謂遏絕三部之中九候之位卒然逢遇當按而止之卽而寫之逕路既絕則大邪之氣無能爲也所謂寫者如下文云）吸則內鍼無令氣忤靜以久留無令邪布吸則轉鍼以得氣爲故候呼引鍼呼盡乃去大氣皆出故命曰寫（按經之旨先補眞氣乃寫其邪也何以言之下文補法呼盡內鍼靜以久留此段寫法吸則內鍼又靜以久留然呼盡則次其吸吸至則不兼呼內鍼之候既同久留之理復一則先補之義昭然可知鍼經云寫曰迎之迎之意必持而內之放而出之排陽出鍼疾氣得泄補曰隨之隨之意若忘之若行若悔如蚊虻止如留如還則補之必久留也所以先補者眞氣不足鍼乃寫之則經脈不滿邪氣無所排遣故先補眞氣令足後乃寫出其邪矣引謂引出去謂離穴候呼而引至其門呼盡而乃離穴戶則經氣審以平定邪氣無所勾留故大邪之氣隨鍼而出也呼謂氣出吸謂氣入轉謂轉動也大氣謂大邪之氣錯亂陰陽者也）帝曰不足者補之奈何岐伯曰必先捫而循之切而散之推而按之彈而怒之抓而下之通而取之外引其門以閉其神（捫循謂手摸切謂指按也捫而循之欲氣舒緩切而散之使經脈宣散推而按之排蹙其皮也彈而怒之使脈氣䐜滿也抓而下之置鍼準也通而取之以常法也外引其門以閉其神則推而按之者也謂蹙按穴外之皮令當應鍼之處針已放去則不破之皮蓋其所刺之門門不開則神氣內守故云以閉其神也經調論曰外引其皮令當其門戶又曰推闔其門令神氣存此之謂也　新校正云按上引調經論文今詳非本論之文傍見甲乙經鍼道篇又曰已下乃當篇之文也）呼盡內鍼靜以久留以氣至爲故（呼盡內鍼亦同吸出也言必以氣至而爲去鍼之故不以息之多數而便去鍼也鍼經曰刺之而氣不至無問其數刺之而氣至去之勿復鍼此之謂也無問息數以爲遲速之約要當以氣至而鍼去不當以鍼下氣未至而鍼出乃更爲也）如待所貴不知日暮（諭人事於候氣也暮晚也）其氣以至適而自護（適調適也護慎守也言氣已平調則當愼守勿令改變使疾更生也鍼經曰經氣已至愼守勿失此其義也所謂愼守當如下說　新校正云詳王引鍼經之言乃素問寶命全形論文兼見于鍼解論耳）候吸引鍼氣不得出各在其處推闔其門令神氣存大氣留止故命曰補（正言也外門已閉神氣復存候吸引鍼大氣不泄補之爲義斷可知焉然此大氣謂大經之氣流行榮衛者）帝曰候氣奈何（謂候可取之氣也）岐伯曰夫邪去絡



入於經也舍於血脈之中（繆刺論曰邪之客於形也必先舍於皮毛留而不去入舍於孫脈留而不去入舍於絡脈留而不去入舍於經脈故云去絡入於經也）其寒溫未相得如涌波之起也時來時去故不常在（以周遊於十六丈二尺經脈之分故不常在所候之處）故曰方其來也必按而止之止而取之無逢其衝而寫之（衝謂應水刻數之平氣也靈樞經曰水下一刻人氣在太陽水下二刻人氣在少陽水下三刻人氣在陽明水下四刻人氣在陰分然氣在太陽則太陽獨盛氣在少陽則少陽獨盛夫見獨盛者便謂邪來以鍼寫之則反傷眞氣故下文曰）眞氣者經氣也經氣太虛故曰其來不可逢此之謂也（經氣應刻乃謂爲邪工若寫之則深誤也故曰其來不可逢）故曰候邪不審大氣已過寫之則眞氣脫脫則不復邪氣復至而病益蓄（不悟其邪反誅無罪則眞氣泄脫邪氣復侵經氣大虛故病彌蓄積）故曰其往不可追此之謂也（已隨經脈之流去不可復追召使還）不可挂以髮者待邪之至時而發鍼寫矣（言輕微而有尚且知之況若涌波不知其至也）若先若後者血氣已盡其病不可下（言不可取而取失時也　新校正云按全元起本作血氣已虛盡字當作虛字此字之誤也）故曰知其可取如發機不知其取如扣椎故曰知機道者不可挂以髮不知機者扣之不發此之謂也（機者動之微言貴知其微也）帝曰補寫奈何岐伯曰此攻邪也疾出以去盛血而復其眞氣（視有血者乃取之）此邪新客溶溶未有定處也推之則前引之則止逆而刺之溫血也（言邪之新客未有定居推鍼補之則隨補而前進若引鍼致之則隨引而留止也若不出盛血而反溫之則邪氣內勝反增其害故下文曰）刺出其血其病立已帝曰善然眞邪以合波隴不起候之奈何岐伯曰審捫循三部九候之盛虛而調之（盛者寫之虛者補之不盛不虛以經

取之則其法也 察其左右上下相失及相減者審其病藏以期之（氣之在陰則候其氣之在於陰分而刺之氣之在陽則候其氣之在於陽分而刺之是謂逢時靈樞經曰水下一刻人氣在太陽水下四刻人氣在陰分也積刻不已氣亦隨在周而復始故審其病藏以期其氣而刺之）不知三部者陰陽不別天地不分地以候地天以候天人以候人調之中府以定三部故曰刺不知三部九候病脈之處雖有大過且至工不能禁也（禁謂禁止也然候邪之處尚未能知豈復能禁止其邪氣邪）誅罰無過命曰大惑反亂大經眞不可復用實爲虛以邪爲眞用鍼無義反爲氣賊奪人正氣以從爲逆榮衛散亂眞氣已失邪獨內著絕人長命予人天殃不知三部九候故不能久長（識非精辨學未該明且亂大經又爲氣賊動爲殘害安可久乎）因不知合之



四時五行因加相勝釋邪攻正絕人長命（非惟昧三部九候之爲弊若不知四時五行之氣序亦足以殞絕其生靈也）邪之新客來也未有定處推之則前引之則止逢而寫之其病立已（再言之者其法必然）

通評虛實論篇第二十八（新校正云按全元起本在第四卷）

黃帝問曰何謂虛實岐伯對曰邪氣盛則實精氣奪則虛（奪謂精氣減少如奪去也）帝曰虛實何如（言五藏虛實之大體也）岐伯曰氣虛者肺虛也氣逆者足寒也非其時則生當其時則死（非時謂年直之前後也當時謂正直之年也）餘藏皆如此（五藏同）帝曰何謂重實岐伯曰所謂重實者言大熱病氣熱脈滿是謂重實帝曰經絡俱實何如何以治之岐伯曰經絡皆實是寸脈急而尺緩也皆當治之故曰滑則從濇則逆也（脈急謂脈口也）夫虛實者皆從其物類始故五藏骨肉滑利可以長久也（物之生則滑利物之死則枯濇故濇爲逆滑爲從從謂順也）帝曰絡氣不足經氣有餘何如岐伯曰絡氣不足經氣有餘者脈口熱而尺寒也秋冬爲逆春夏爲從治主病者（春夏陽氣高故脈口熱尺中寒爲順也十二經十五絡各隨左右而有太過不足工當善其至應以施鍼艾故云治主其病者也）帝曰經虛絡滿何如岐伯曰經虛絡滿者尺熱滿脈口寒濇也此春夏死秋冬生也（秋冬陽氣下故尺中熱脈口寒爲順也）帝曰治此者奈何岐伯曰絡滿經虛灸陰刺陽經滿絡虛刺陰灸陽（以陰分主絡陽分主經故爾）帝曰何謂重虛（此反問前重實也）岐伯曰脈氣上虛尺虛是謂



重虛（言尺寸脈俱虛　新校正云按甲乙經作脈虛氣虛尺虛是謂重虛此少一虛字多一上字王注言尺寸脈俱虛則不兼氣虛也詳前熱病氣熱脈滿爲重實此脈虛氣虛尺虛爲重虛是脈與氣俱實爲重實俱虛爲重虛不但尺寸俱虛爲重虛也）帝曰何以治之岐伯曰所謂氣虛者言無常也尺虛者行步恇然（寸虛則脈動無常尺虛則行步恇然不足　新校正云按楊上善云氣虛者膻中氣不定也上謂寸虛則脈動無常非也）脈虛者不象陰也（不象太陰之候也何以言之氣口者脈之要會手太陰之動也）如此者滑則生濇則死也帝曰寒氣暴上脈滿而實何如（言氣熱脈滿已謂重實滑則從濇則逆今氣寒脈滿亦可謂重實乎其於滑濇生死逆從何如）岐伯曰實而滑則生實而逆則死（逆謂濇也　新校正云詳王氏以逆爲濇大非古文簡略辭多互文上言滑而下言逆舉滑則從可知言逆則濇可見非謂逆爲濇也）帝曰脈實滿手足寒頭熱何如岐伯曰春秋則生冬夏則死（大略言之夏手足寒非病也是夏行冬令夏得則冬死冬脈實滿頭熱亦非病也是冬行夏令冬得則夏亡反冬夏以言之則皆不死春秋得之是病故生死皆在時之孟月也）

脉浮而濇濇而身有熱者死新校正云按甲乙經移續於此舊在後帝曰形度骨度脉度筋度何以知其度也下對問義不相類王氏頗知其錯簡而不知皇甫士安嘗移附此也今去後條移從於此帝曰其形盡滿何如岐伯曰其形盡滿者脉急大堅尺濇而不應也形盡滿謂四形藏盡滿也　新校正云按甲乙經太素濇作滿如是者故從則生逆則死帝曰何謂從則生逆則死岐伯曰所謂從者手足溫也所謂逆者手足寒也帝曰乳子而病熱脉懸小者何如懸謂如懸物之動也岐伯曰手足溫則生寒則死新校正云按太素死手字楊上善云足溫氣下故生足寒氣不下者逆而致死帝曰乳子中風熱喘鳴肩息者脉何如岐伯曰喘鳴肩息者脉實大也緩則生急則死緩謂如縱緩急謂如弦張之急非往來之緩急也正理傷寒論曰緩則中風故乳子中風脉緩則生急則死帝曰腸澼便血何如岐伯曰身熱則死寒則生熱爲血敗故死寒爲榮氣在故生也帝曰腸澼下白沫何如岐伯曰脉沈則生脉浮則死陰病而見陽脉與證相反故死帝曰腸澼下膿血何如岐伯曰脉懸絕則死滑大則生帝曰腸澼之屬身不熱脉不懸絕何如岐伯曰滑大者曰生懸濇者曰死以藏期之肝見庚辛死心見壬癸死肺見丙丁死腎見戊己死脾見甲乙死是謂以藏期之帝曰癲疾何如岐伯曰脉搏大滑久自已脉小堅急死不治脉小堅急爲陰陽病而見陰脉故死不治　新校正云按巢元方云脉沈小急實死不治小牢急亦不可治帝曰癲疾之脉虛實何如岐伯曰虛則可治實則死帝曰消癉虛實何如岐伯曰脉實大病久可治以反證故脉懸小堅病久不可治久病血氣衰脉不當實大故不可治　新校正云詳經言實大病久可治注意以爲



不可治按甲乙經太素全元起本並云可治又按巢元方云脉數大者生細小浮者死又云沈小者生實牢大者死帝曰形度骨度脉度筋度何以知其度也形度具三備經筋度脉度骨度並具在靈樞經中此問亦合在彼經篇首錯簡也一經以此問爲逆從論首非也帝曰春亟治經絡夏亟治經俞秋亟治六府冬則閉塞閉塞者用藥而少鍼石也亟猶急也閉塞謂氣之門戶閉塞也所謂少鍼石者非癰疽之謂也冬月雖氣門閉塞然癰疽氣烈內作大膿不急寫之則爛筋腐骨故雖冬月亦宜鍼石以開除之癰疽不得頃時回所以癰疽之病冬月猶得用鍼石者何此病頃時回轉之閒過而不寫則內爛筋骨穿通藏府癰不知所按之不應手乍來乍已刺手太陰傍三痏與纓脉各二但覺似有癰疽之候不的知發在何處故按之不應手也乍來乍已言不定痛於一處也手太陰傍足陽明脉謂胃部氣戶等六穴之分也纓脉亦足陽明脉也近纓之脉故曰纓脉纓謂冠帶也以有左右故云各二掖癰大熱刺足少陽五刺而熱不止刺手心主三刺手太陰經絡者大骨之會各三大骨會肩也謂肩貞穴在肩髃後骨解間陷者中暴癰筋緛隨分而痛魄汗不盡胞氣不足治在經俞癰若暴發隨脉所過筋怒緛急肉分中痛汗液滲泄如不盡兼胞氣不足者悉可以本經脉穴俞補寫之　新校正云按此二條舊散在篇中今移使相從腹暴滿按之不下取手太陽經絡者胃之募也太陽爲手太陽也手太陽太陽經絡之所生故取中脘穴即胃之募也中誥曰中脘胃募也居蔽骨與齊中手太陽少陽足陽明脉所生故云經絡者胃募也　新校正云按甲乙經云取太陽經絡血者則已無胃之募也等字又楊上善注云足太陽其說各不同未知孰是少陰俞去脊椎三寸傍五用員利鍼謂取足少陰俞外去脊椎三寸兩傍穴各五痏也少陰俞謂第十四椎下兩傍腎之俞也　新校正云按甲乙經云用員利鍼刺已如食頃久立已必視其經之過於陽者數刺之霍亂刺俞傍五霍亂者取少陰俞傍志室穴　新校正云按楊上善云刺主霍亂輸傍五取之足陽明及上傍三足陽明言胃俞也取胃俞兼取少陰俞外兩傍向上第三穴則胃倉穴也刺癇驚脉五謂陽陵泉在膝上外陷者中也鍼手太陰各五刺經太陽五刺

手少陰經絡傍者一足陽明一上踝五寸刺三鍼經大陽謂足太陽也手太陰五謂魚際穴在手大指本節後內側散脈經太陽五謂承山穴在足腨腸下分肉間陷者中也手少陰經絡傍者謂支正穴在腕後同身寸之五寸骨上廉肉分間手太陽絡別走少陰者足陽明一者謂解谿穴在足腕上陷者中也上踝五寸謂足少陽絡光明穴按內經明堂中誥圖經悉主霍亂各具明文 新校正云按別本注云悉不主霍亂未詳所謂又按甲乙經太素刺癇驚脈五至此爲刺驚癇王注爲刺霍亂者王注非也凡治消癉仆擊偏枯痿厥氣滿發逆肥貴人則高梁之疾也隔塞閉絕上下不通則暴憂之病也暴厥而聾偏塞閉不通內氣暴薄也不從內外中風之病故瘦留著也蹠跛寒風濕之病也消謂內消癉謂伏熱厥謂氣逆高膏也梁粱米也蹠謂足也夫肥者令人熱中甘者令人中滿故熱氣內薄發爲消渴偏枯氣滿逆也逆者謂違背常候與平人異也然愁憂者氣閉塞而不行故隔塞否閉氣脈斷絕而上下不通也氣固於內則大小便道偏不得通泄也何者藏府氣不化禁固而不宣散故爾也外風中人伏藏不去則陽氣內受爲熱外燔肌肉消爍故留薄肉分消瘦而皮膚著於筋骨也濕勝於足則筋不利寒勝於足則攣急風濕寒勝則衛氣結聚衛氣結聚則肉痛故足跛而不可履也黃帝曰黃疸暴痛癲疾厥狂久逆之所生也五藏不平六府閉塞之所生也頭痛耳鳴九竅不利腸胃之所生也足之三陽從頭走足然久厥逆而不下行則氣怫積於上焦故爲黃疸暴痛癲狂氣逆矣食飲失宜吐利過節故六府閉塞而令五藏之氣不和平也腸胃否塞則氣不順序氣不順序則上下中外互相勝負故頭痛耳鳴九竅不利也



## 太陰陽明論篇第二十九 新校正云按全元起本在第四卷

黃帝問曰太陰陽明爲表裏脾胃脈也生病而異者何也脾胃藏府皆合於土病生而異故問不同歧伯對曰陰陽異位更虛更實更逆更從或從內或從外所從不同故病異名也脾藏爲陰胃府爲陽陽脈下行陰脈上行陽脈從外陰脈從內故言所從不同病異名也 新校正云按楊上善云春夏陽明爲實太陰爲虛秋冬太陰爲實陽明爲虛即更實更虛也春夏太陰爲逆陽明爲從秋冬陽明爲逆太陰爲從即更逆更從也帝曰願聞其異狀也歧伯曰陽者天氣也主外陰者地氣也主內是所謂陰陽異位也故陽道實陰道虛是所謂更實更虛也故犯賊風虛邪者陽受之食飲不節起居不時者陰受之是所謂或從內或從外也陽受之則入六府陰受之則入五藏入六府則身熱不時臥上爲喘呼入五藏則䐜滿閉塞下爲飧泄久爲腸澼是所謂所從不同病異名也故喉主天氣咽主地氣故陽受風氣陰受濕氣同氣相求爾故陰氣從足上行至頭而下行循臂至指端陽氣從手上行至頭而下行至足是所謂更逆更從也靈樞經曰手之三陰從藏走手手之三陽從手走頭足之三陽從頭走足足之三陰從足走腹所行而異故更逆更從也故曰陽病者上行極而下陰病者下行極而上此言其大凡爾然足少陰脈下行則不同諸陰之氣也故傷於風者上先受之傷於濕者下先受之陽氣炎上故受風陰氣潤下故受濕蓋同氣相合爾帝曰脾病而四支不用何也歧伯曰四支皆稟氣於胃而不得至經新校正云按太素至經作徑至楊上善云胃以水穀資四支不能徑至四支要因於脾得水穀津液營衛於四支必因於脾乃得稟也脾氣布化水穀精液四支乃得以稟受也今脾病不能爲胃行其津液四支不得稟水穀氣氣日以衰脈道不利筋骨肌肉皆無氣以生故不用焉帝曰脾不主時何也肝主春心主夏肺主秋腎主冬四藏皆有正應而脾無正主也歧伯曰脾者土也治中央常以四時長四藏各十八日寄治不得獨主於時也脾藏者常著胃土之精也土者生萬物而法天

地故上下至頭足不得主時也治主也著謂常約著於胃也上氣於四時之中各於季終寄王十八日則五行之氣各王七十二日以終一歳之日矣外主四季則在人内應於手足也帝曰脾與胃以膜相連耳新校正云按太素作以募相逆楊上善云脾陰胃陽脾内胃外其位各異故相逆也而能爲之行其津液何也岐伯曰足太陰者三陰也其脉貫胃屬脾絡嗌故太陰爲之行氣於三陰陽明者表也胃是脾之表也五藏六府之海也亦爲之行氣於三陽藏府各因其經而受氣於陽明故爲胃行其津液四支不得稟水穀氣日以益衰陰道不利筋骨肌肉無氣以生故不用焉又復明脾主四支之義也

陽明脉解篇第三十新校正云按全元起本在第三卷

黄帝問曰足陽明之脉病惡人與火聞木音則惕然而驚鐘鼓不爲動聞木音而驚何也願聞其故前篇言入六府則身熱不時臥上爲喘呼然陽明者胃脉也今病不如前篇之旨而反聞木音而驚故問其異也岐伯對曰陽明者胃脉也胃者土也故聞木音而驚者土惡木也陰陽書曰木剋土故土惡木也帝曰善其惡火何也岐伯曰陽明主肉其脉新校正云按甲乙經脉作肌血氣盛邪客之則熱熱甚則惡火帝曰其惡人何也岐伯曰陽明厥則喘而惋惋則惡人惋熱内鬱故惡人耳新校正云按脉解云欲獨閉戸牖而處何也陰陽相搏陽盡陰盛故獨閉戸牖而處帝曰或喘而死者或喘而生者何也岐伯曰厥逆連藏則死連經則生經謂經脉藏謂五神藏所以連藏則死者神去故也帝曰善病甚則棄衣而走登高而歌或至不食數日踰垣上屋所上之處皆非其素所能也病反能者何也素本也踰垣謂蹻牆也怪其稍異於常岐伯曰四支者諸陽之本也陽盛則四支實實則能登高也陽受氣於四支故四支爲諸陽之本也新校正云按脉解云陰陽爭而外幷於陽帝曰其棄衣而走者何也棄不用也岐伯曰熱盛於身故棄衣欲走也帝曰其妄言罵詈不避親踈而歌者何也岐伯曰陽盛則使人妄言罵詈不避親踈而不欲食不欲食故妄走也足陽明胃脉下膈屬胃絡脾足太陰脾脉入腹屬脾絡胃上膈俠咽連舌本散舌下故病如是

重廣補注黄帝内經素問卷第八



寶命全形論　嗄所嫁切　呿吟上丘伽切　黔音鉗　棄　蔑音滅　容　䐜音寅

八正神明論　髣髴上音倣下音弗　離合眞邪論　輴徐倫切　蚑

武庚切　虻　捫音門　抓側交切　溶音容　通平虛實論　恇去王切　痏榮美

之石切　蹠切　太陰陽明論　閉塞蘇則切　陰陽脉解論　惋

烏貫切　踰音于

# 重廣補注黃帝內經素問卷第九

啓玄子次註林億孫奇高保衡等奉敕校正孫兆重改誤

熱論　刺熱篇

評熱病論　逆調論

## 熱論篇第三十一（新校正云按全元起本在第五卷）

黃帝問曰今夫熱病者皆傷寒之類也或愈或死其死皆以六七日之間其愈皆以十日以上者何也不知其解願聞其故（寒者冬氣也冬時嚴寒萬類深藏君子固密不傷於寒觸冒之者乃名傷寒其傷於四時之氣皆能為病以傷寒為毒者最乘殺厲之氣中而即病名曰傷寒不即病者寒毒藏於肌膚至夏至前變為温病夏至後變為熱病然其發起皆為傷寒致之故曰熱病者皆傷寒之類也　新校正云按傷寒論云至春變為温病至夏變為暑病與王注異王注本素問為說傷寒論本陰陽大論為說故此不同）岐伯對曰巨陽者諸陽之屬也（巨大也太陽之氣經絡氣血榮衛於身故諸陽氣皆所宗屬）其脈連於風府（風府穴名也在項上入髮際同身寸之一寸宛宛中是）故為諸陽主氣也（足太陰脈浮氣之在頭中者凡五行故統主諸陽之氣）人之傷於寒也則為病熱熱雖甚不死（寒毒薄於肌膚陽氣不得散發而內怫結故傷寒者反為病熱）其兩感於寒而病者必不免於死（藏府相應而俱受寒謂之兩感）帝曰願聞其狀（謂非兩感者之形證）岐伯曰傷寒一日巨陽受之（三陽之氣太陽脈浮脈浮者外在於皮毛故傷寒一日太陽先受之）故頭項痛腰脊強（上文云其脈連於風府略言也細而言之者足太陽脈從巔入絡腦還出別下項循肩髆內俠脊抵腰中故頭項痛腰脊強　新校正云按甲乙經及太素作頭項與腰脊皆痛）二日陽明受之（以陽感熱同氣相求故自太陽入陽明也）陽明主肉其脈俠鼻絡於目故身熱目疼而鼻乾不得臥也（身熱者以肉受邪胃中熱煩故不得臥餘隨脈絡之所生也）三日少陽受之少陽主膽（新校正云按全元起本膽作骨元起注云少陽者肝之表肝候筋筋會於骨是少陽之氣所榮故言主於骨甲乙經太素等並作骨）其脈循脇絡於耳故胸脇痛而耳聾三陽經絡皆受其病而未入於藏者故可汗而已（以邪在表故可汗也　新校正云按全元起云藏作府元起注云傷寒之病始入於皮膚之腠理漸勝於諸陽而未入府故須汗發其寒熱而散之太素亦作府）四日太陰受之（陽極而陰受也）太陰脈布胃中絡於嗌故腹滿而嗌乾五日少陰受之少陰脈貫腎絡於肺繫舌本故口燥舌乾而渴六日厥陰受之厥陰脈循陰器而絡於肝故煩滿而囊縮三陰三陽五藏六府皆受病榮衛不行五藏不通則死矣（死猶澌也言精氣皆澌也是故其死皆病六七日間者以此也）其不兩感於寒者七日巨陽病衰頭痛少愈（邪氣漸退經氣漸和故少愈）八日陽明病衰身熱少愈九日少陽病衰耳聾微聞十日太陰病衰腹減如故則思飲食十一日少陰病衰渴止不滿舌乾已而嚏十二日厥陰病衰囊縱少腹微下大氣皆去病日已矣（大氣謂大邪之氣也是故其愈皆病十日已上者以此也）帝曰治之柰何岐伯曰治之各通其藏脈病日衰已矣其未滿三日者可汗而已其滿三日者可泄而已（此言表裏之大體也正理傷寒論曰脈大浮數病為在表可發其汗脈細沈數病在裏可下之由此則雖日過多但有表證而脈大浮數猶宜發汗日數雖少即有裏證而脈沈細數猶宜下之正應隨脈證以汗下之）帝曰熱病已愈時有所遺者何也（邪氣衰去不盡如遺之在人也）岐伯曰諸遺者熱甚而強食之故有所遺也若此者皆病已衰而熱有所藏因其穀氣相薄兩熱相合故有所遺也帝曰善治遺柰何岐伯曰視其虛實調其逆從

可使必已矣（審其虛實而補寫之則必已）帝曰病熱當何禁之岐伯曰病熱少愈食肉則復多食則遺此其禁也（是所謂戒食勞也熱雖少愈猶未盡除脾胃氣虛故未能消化肉堅食駐故熱復生復謂復舊病也）帝曰其病兩感於寒者其脉應與其病形何如岐伯曰兩感於寒者病一日則巨陽與少陰俱病則頭痛口乾而煩滿（新校正云按傷寒論云煩滿而渴）二日則陽明與太陰俱病則腹滿身熱不欲食譫言（譫言謂妄謬而不次也新校正云按楊上善云多言也）三日則少陽與厥陰俱病則耳聾囊縮而厥水漿不入不知人六日死（巨陽與少陰為表裏陽明與太陰為表裏少陽與厥陰為表裏故兩感寒氣同受其邪）帝曰五藏已傷六府不通榮衛不行如是之後三日乃死何也岐伯曰陽明者十二經脉之長也其血氣盛故不知人三日其氣乃盡故死矣（以上承氣海故三日氣盡乃死）凡病傷寒而成温者先夏至日者為病温後夏至日者為病暑暑當與汗皆出勿止（此以熱多少盛衰而為義也陽熱未盛為寒所制故為病曰温陽熱大盛寒不能制故為病曰暑然暑病者當與汗之令愈勿反止之令其甚也　新校正云按凡病傷寒已下全元起本在奇病論中王氏移於此楊上善云冬傷於寒輕者夏至以前發為温病冬傷於寒甚者夏至以後發為暑病）

## 刺熱篇第三十二（新校正云按全元起本在第五卷）

肝熱病者小便先黃腹痛多臥身熱（肝之脉環陰器抵少腹而上故小便不通先黃腹痛多臥也寒薄生熱身故熱焉）熱爭則狂言及驚脇滿痛手足躁不得安臥（肝之脉從少腹上俠胃貫鬲布脇肋循喉嚨之後絡舌本故狂言脇滿痛也經絡雖已受熱而神藏猶未納邪邪正相薄故云爭也餘爭同之又肝性静而主驚駭故病則驚手足躁擾臥不得安）庚辛甚甲乙大汗氣逆則庚辛死（肝主木庚辛為金金剋木故甚死於庚辛也甲乙為木故大汗於甲乙）刺足厥陰少陽（厥陰肝脉少陽膽脉）其逆則頭痛員員脉引衝頭也（肝之脉自舌本循喉嚨之後上出額與督脉會於巔故頭痛員員然脉引衝於頭中也員員謂似急也）

心熱病者先不樂數日乃熱（夫所以任治於物者謂心病氣入於經絡則神不安治故先不樂數日乃熱也）熱爭則卒心痛煩悶善嘔頭痛面赤無汗（心手少陰脉起於心中其支別者從心系上俠咽小腸之脉直行者循咽下鬲抵胃其支別者從缺盆循頸上頰至目外眥故卒心痛煩悶善嘔頭痛面赤也心在液為汗今病熱故無汗以出　新校正云按甲乙經外眥作兌眥王注厥論亦作兌眥外當作兌）壬癸甚丙丁大汗氣逆則壬癸死（心主火壬癸為水水滅火故甚死於壬癸也丙丁為火故大汗於丙丁氣逆之證經闕其文）刺手少陰太陽（少陰心脉太陽小腸脉）

脾熱病者先頭重頰痛煩心顔青欲嘔身熱（胃之脉起於鼻交頞中下循鼻外入上齒中還出俠口環脣下交承漿却循頤後下廉出大迎循頰車上耳前過客主人循髮際至額顱故先頭重頰痛顔青也脾之脉支別者復從胃別上鬲注心中其直行者上鬲俠咽故煩心欲嘔而身熱也　新校正云按甲乙經太素云脾熱病者先頭重顔痛無顔青二字也）熱爭則腰痛不可用俛仰腹滿泄兩頷痛（胃之脉支別者起胃下口循腹裏下至氣街中而合以下髀氣街者腰之前故腰痛也脾之脉入腹屬脾絡胃又胃之脉自交承漿却循頤後下廉出大迎循頰車故腹滿泄而兩頷痛）甲乙甚戊己大汗氣逆則甲乙死（脾主土甲乙為木木伐土故甚死於甲乙也戊己為土故大汗於戊己氣逆之證經所未論）刺足太陰陽明（太陰脾脉陽明胃脉　新校正云按甲乙經熱病下篇云病先頭重顔痛煩心身熱熱爭則腰痛不可用俛仰腹滿兩頷痛其暴泄善飢而不欲食善噫熱甲足滿腹脹食不化善嘔泄有膿血苦嘔無所出先取三里後取太白章門）

肺熱病者先淅然厥起毫毛惡風寒舌上黃身熱（肺主皮膚外養於毛故熱中之則先淅然惡風寒起毫毛也肺之脉起於中焦下絡大腸還循胃口今肺熱入胃胃熱上升故舌上黃而身熱）熱爭則喘欬痛走胸膺背不得大息頭痛不堪汗出而寒（肺居鬲上氣主胷膺復在變動為欬又藏氣而主呼吸背復為胷中之府故喘欬痛走胷膺背不得大息也肺之絡脉上會耳中今熱氣上熏故頭痛不堪汗出而寒）丙丁甚庚辛大汗氣逆則丙丁死（肺主金丙丁為火火爍金故甚死於丙丁也庚辛為金故大汗於庚辛也氣逆之證經闕未書）

刺手太陰陽明出血如大豆立已太陰肺脈陽明大腸脈當視其絡脈盛者乃刺而出之腎
熱病者先腰痛䯒痠苦渴數飲身熱膀胱之脈從肩髆內俠脊抵腰中又腰爲腎之
府故先腰痛也又腎之脈自循內踝之後上腨內出膕內廉又直行者從腎上貫肝鬲入肺中循喉嚨俠舌本故䯒痠苦渴數飲身熱熱爭則
項痛而強䯒寒且痠足下熱不欲言膀胱之脈從腦出別下項又腎之脈起於小指
之下斜趨足心出於然骨之下循內踝之後別入跟中以上䯒內又其直行者從腎上貫肝鬲入肺中循喉嚨俠舌本故項痛而強䯒寒且痠足下熱不欲言
也　新校正云按甲乙經然骨作然谷其逆則項痛員員澹澹然腎之筋循脊內俠膂上至項結于枕骨與
膀胱之筋合膀胱之脈又並下于項故項痛員員然也澹澹爲似欲不定也戊己甚壬癸大汗氣逆則
戊己死腎主水戊己爲土土刑水故甚死於戊己也壬癸爲水故大汗於壬癸也刺足少陰太陽少陰腎脈太陽
膀胱脈諸汗者至其所勝日汗出也氣王日爲所勝王則勝邪故各當其王日汗肝熱
病者左頰先赤肝氣合木木氣應春南面正理之則其在頰也心熱病者顏先赤心氣合火
火氣炎上指象明候故候於顏顏額也脾熱病者鼻先赤脾氣合土土王於中鼻處面中故占鼻也肺熱病
者右頰先赤肺氣合金金氣應秋南面正理之則其右頰也腎熱病者頤先赤腎氣合水水惟潤下
指象明候故候於頤也病雖未發見赤色者刺之名曰治未病聖人不治已病
治未病不治已亂治未亂此之謂也熱病從部所起者至期而已期爲大汗日也如肝甲乙心丙丁脾戊己
肺庚辛腎壬癸是爲期日也其刺之反者三周而已反謂反取其氣也如肝病刺脾脾病刺腎腎病刺心心病刺肺
肺病刺肝者皆是反刺五藏之氣也三周謂三周於三陰三陽之脈狀也又太陽病而刺寫陽明陽明病而刺寫少陽少陽病而刺寫太陰太陰病而刺寫少
陰少陰病而刺寫厥陰如此是爲反取三陰三陽之脈氣也重逆則死先刺已反病氣流傳又反刺之是爲重逆一逆刺之尚至三周
乃已況其重逆而得生邪諸當汗者至其所勝日汗大出也王則勝邪故各當其王日汗
新校正云按此條文注二十四字與前文重複當從刪去甲乙經太素亦不重出諸治熱病以飲之寒水乃
刺之必寒衣之居止寒處身寒而止也寒水在胃陽氣外盛故飲寒乃刺熱退則涼生



故身寒而止針熱病先胷脇痛手足躁刺足少陽補足太陰此則舉正
取之例然足少陽木病而寫足少陽之木氣補足太陰之土氣者恐木傳於土也胷脇痛巨虛主之巨虛在足外踝下如前陷者中足少陽脈之所過也刺可
入同身寸之五分留七呼若灸者可灸三壯熱病手足躁經無所主治之旨然補足太陰之脈當於井滎取之也　新校正云詳足太陰全元起本及太素作
手太陰楊上善云手太陰上屬肺從肺出腋下故胷脇痛又按靈樞經云熱病而胷脇痛手足躁取之筋間以第四鍼索筋於肝不得索之於金金肺也以此
決知作手太陰者爲是病甚者爲五十九刺五十九刺者謂頭上五行行五者以越諸陽之熱逆也大杼膺俞缺盆背
俞此八者以寫胷中之熱也氣街三里巨虛上下廉此八者以寫胃中之熱也雲門髃骨委中髓空此八者以寫四支之熱也五藏俞傍五此十者以寫五藏
之熱也凡此五十九穴者皆熱之左右也故病甚則爾刺之然頭上五行者當中行謂上星顖會前頂百會後頂次兩傍謂五處承光通天絡卻玉枕又次兩
傍謂臨泣目窻正營承靈腦空也上星在顱上直鼻中央入髮際同身寸之一寸陷者中容豆刺可入同身寸之四分　新校正云按甲乙經四分作三分水
熱穴論注亦作三分詳此注下文云刺如上星法又云刺如顖會法既有二法則當依甲乙經及水熱穴論注上星刺入三分顖會刺入四分顖會在上星後
同身寸之一寸陷者刺如上星法前頂在顖會後同身寸之一寸五分骨間陷者中刺如顖會法百會在前頂後同身寸之一寸五分頂中央旋毛中陷容指
督脈足太陽脈之交會刺如上星法後頂在百會後同身寸之一寸五分枕骨上刺如顖會法然是五者皆督脈氣所發也上星留六呼若灸者並灸五壯次
兩傍穴五處在上星兩傍同身寸之一寸五分承光在五處後同身寸之一寸通天在承光後同身寸之一寸五分絡卻在通天後同身寸之一寸五分玉枕
在絡卻後同身寸之七分然是五者並足太陽脈氣所發刺可入同身寸之三分五處通天各留七呼絡卻留五呼玉枕留三呼若灸者可灸三壯　新校正
云按甲乙經承光不可灸玉枕刺入二分　又次兩傍臨泣在頭直目上入髮際同身寸之五分足太陽少陽陽維三脈之會目窻正營遞相去同身寸之一
寸承靈腦空遞相去同身寸之一寸五分然是五者並足少陽陽維二脈之會腦空一穴刺可入同身寸之四分餘並可刺入同身寸之三分臨泣留七呼若
灸者可灸五壯大杼在項第一椎下兩傍相去各同身寸之一寸半陷者中督脈別絡足太陽手太陽三脈氣之會刺可入同身寸之三分留七呼若灸者可
灸五壯　新校正云按甲乙經作七壯氣穴注作七壯刺瘧注熱穴注作五壯膺俞者膺中俞也正名中府在胷中行兩傍相去同身寸之六寸雲門下一寸
乳上三肋間動脈應手陷者中仰而取之手足太陰脈之會刺可入同身寸之三分留五呼若灸者可灸五壯缺盆在肩上橫骨陷者中手陽明脈氣所發刺
可入同身寸之二分留七呼若灸者可灸三壯背俞當是風門熱府在第二椎下兩傍各同身寸之一寸半督脈足太陽之會刺可入同身寸之五分留七呼
若灸者可灸五壯驗今明堂中誥圖經不言背俞未詳果何處也　新校正云按王注水熱穴論以風門熱府爲背俞又注氣穴論以大杼爲背俞此注云未

詳三注不同蓋疑之也氣街在腹臍下橫骨兩端鼠鼷上同身寸之一寸動應手足陽明脉氣所發刺可入同身寸之三分留七呼若灸者可灸五壯三里在膝下同身寸之三寸䯒外廉兩筋肉分間足陽明脉之所入也刺可入同身寸之一寸留七呼若灸者可灸三壯巨虛上廉足陽明與大腸合在三里下同身寸之三寸足陽明脉氣所發刺可入同身寸之八分若灸者可灸三壯巨虛下廉足陽明與小腸合在上廉下同身寸之三寸足陽明脉氣所發刺可入同身寸之三分若灸者可灸三壯雲門在巨骨下胷中行兩傍新校正云按氣穴論注胷中行兩傍作俠任脉傍橫去任脉文雖異穴之處所則同相去同身寸之六寸動脉應手中府當其下同身寸之一寸雲門手太陰脉氣所發舉臂取之刺可入同身寸之七分若灸者可灸五壯驗今明堂中誥圖經不載髃骨穴尋其穴以寫四支之熱恐是肩髃穴穴在肩端兩骨間手陽明蹻脉之會刺可入同身寸之六分留六呼若灸者可灸三壯委中在足膝後屈處膕中央約文中動脉新校正云詳委中穴與氣穴注骨空注刺瘧論注并此王氏四處注之彼三注無足膝後屈處五字與此注異者非實有異蓋注有詳略爾足太陽脉之所入也刺可入同身寸之五分留七呼若灸者可灸三壯髓空者正名腰俞在脊中第二十一椎節下間督脉氣所發刺可入同身寸之二分新校正云按甲乙經作二寸水熱穴論注亦作二寸氣府論注骨空論注作一分留七呼若灸者可灸三壯五藏俞傍五者謂䰟戶神堂䰟門意舍志室五穴也在俠脊兩傍各相去同身寸之三寸並足太陽脉氣所發也䰟戶在第三椎下兩傍正坐取之刺可入同身寸之五分若灸者可灸五壯神堂在第五椎下兩傍刺可入同身寸之三分若灸者可灸五壯䰟門在第九椎下兩傍正坐取之刺可入同身寸之五分若灸者可灸三壯意舍在第十一椎下兩傍正坐取之刺可入同身寸之五分若灸者可灸三壯志室在第十四椎下兩傍正坐取之刺可入同身寸之五分若灸者可灸三壯是所謂此經之五十九刺法也若鍼經所指五十九刺則殊與此經不同雖俱治熱病之要穴然合用之理全向背猶當以病候形證所應經法即隨所證而刺之

**熱病始手臂痛者刺手陽明太陰而汗出止**手臂痛列缺主之列缺者手太陰之絡去腕上同身寸之一寸半別走陽明者也刺可入同身寸之三分留三呼若灸者可灸五壯欲出汗商陽主之商陽者手陽明脉之井在手大指次指內側去爪甲角如韭葉手陽明脉之所出也刺可入同身寸之一分留一呼若灸者可灸三壯

**熱病始於頭首者刺項太陽而汗出止**天柱主之天柱在俠項後髮際大筋外廉陷者中足太陽脉氣所發刺可入同身寸之二分留六呼若灸者可灸三壯

**熱病始於足脛者刺足陽明而汗出止**新校正云按此條素問本無太素亦無今按甲乙經添入

**熱病先身重骨痛耳聾好瞑刺足少陰**據經無正主穴當補寫井滎爾新校正云按靈樞經云熱病而身重骨痛耳聾而好瞑取之骨以第四鍼索骨於腎不得索之土土脾也

**病甚爲五十九刺**如古法

**熱病先眩目而熱胷脇滿刺足少陰少陽**亦井滎也

**太陽之脉色榮顴骨熱病也**榮飾也謂赤色見於顴骨如榮飾也顴骨謂目下當外眥也太陽合火故見色赤新校正云按楊上善云赤色榮顴者骨熱病也與王氏之注不同

**榮未交**新校正云按甲乙經太素作榮未天下文榮未交亦作天

**曰今且得汗待時而已**榮一爲營字之誤也曰者引古經法之端由也言色雖明盛但陰陽之氣不交錯者故法云今且得汗之而已待時者謂肝病待甲乙心病待丙丁脾病待戊已肺病待庚辛腎病待壬癸是謂待時而已所謂交者次如下句

**與厥陰脉爭見者死期不過三日**外見太陽之赤色內應厥陰之弦脉然太陽受病當傳入陽明今反厥陰之脉來見者是土敗而木賊之也故死然土氣已敗木復狂行木生數三故期不過三日

**其熱病內連腎少陽之脉色也**腎或爲氣恐字誤也若赤色氣內連鼻兩傍者是少陽之脉色非厥陰色何者腎部近於鼻也新校正云詳或者欲改腎作鼻按甲乙經太素並作腎楊上善云太陽水也厥陰木也水以生木木盛水衰故太陽水色見時有木爭見者水死以其熱病內連於腎腎爲熱傷故死本舊無少陽之脉色也六字乃王氏所添王注非當從上善之義

**少陽之脉色榮頰前熱病也**頰前即顴骨下近鼻兩傍也新校正云按甲乙經太素前字作筋楊上善云足少陽部在頰赤色榮之即知筋熱病也

**榮未交曰今且得汗待時而已與少陰脉爭見者死期不過三日**少陽受病當傳入於太陰今反少陰脉來見亦土敗而木賊之也故死不過三日亦木之數然新校正云詳或者欲改少陰作厥陰按甲乙經太素作少陰楊上善云少陽爲木少陰爲水少陽色見之時有少陰爭見者是母勝子故木死王作此注亦非舊本及甲乙經太素並無期不過三日六字此是王氏成足此文也

**熱病氣穴三椎下間主胷中熱四椎下間主鬲中熱五椎下間主肝熱六椎下間主脾熱七椎下間主腎熱榮在骶也**脊節之謂椎脊窮之謂骶言腎熱之氣外通尾骶也尋此文椎間所主神藏之熱又不正當其藏俞而云主療在理未詳

**項上三椎陷者中也**此舉數脊椎大法也言三椎下間主胷中熱者何以數之言皆當以陷者中爲氣發之所

**頰下逆顴爲大瘕下牙車爲腹滿顴後爲脇痛頰上者鬲上也**此所以候面部之色發明腹中之病診



## 評熱病論篇第三十三

新校正云按全元起本在第五卷

黃帝問曰有病溫者汗出輒復熱而脉躁疾不爲汗衰狂言不能食病名爲何岐伯對曰病名陰陽交交者死也交謂交合陰陽之氣不分別也帝曰願聞其說岐伯曰人所以汗出者皆生於穀穀生於精言穀氣化爲精精氣勝乃爲汗今邪氣交爭於骨肉而得汗者是邪卻而精勝也言初汗也精勝則當能食而不復熱復熱者邪氣也汗者精氣也今汗出而輒復熱者是邪勝也不能食者精無俾也無俾言無可使爲汗也穀不化則精不生精不化流故無可使病而留者其壽可立而傾也如是者若汗出疾速留著而不去則其人壽命立至傾危也　新校正云詳病而留者按王注病當作疾又按甲乙經作而熱留者且夫熱論曰汗出而脉尚躁盛者死熱論謂上古熱論也凡汗後脉當遲靜而反躁急以盛滿者是眞氣竭而邪盛故知必死也今脉不與汗相應此不勝其病也其死明矣脉不靜而躁盛是不相應狂言者是失志失志者死志舍於精今精無可使是志無所居志不留居則失志也今見三死不見一生雖愈必死也汗出脉躁盛一死不勝其病二死狂言失志者三死也

帝曰有病身熱汗出煩滿煩滿不爲汗解此爲何病岐伯曰汗出而身熱者風也汗出而煩滿不解者厥也病名曰風厥帝曰願卒聞之岐伯曰巨陽主氣故先受邪少陰與其爲表裏也得熱則上從之從之則厥也上從之謂少陰隨從於太陽而上也帝曰治之柰何岐伯曰表裏刺之飲之服湯謂寫太陽補少陰也飲之湯者謂止逆上之腎氣也帝曰勞風爲病何如岐伯曰勞風法在肺下從勞風生故曰勞風勞謂腎勞也腎脉者從腎上貫肝鬲入肺中故腎勞風生上居肺下也其爲病也使人強上冥視新校正云按楊上善云強上好仰也冥視謂合眼視不明也又千金方冥視作目眩唾出若涕惡風而振寒此爲勞風之病膀胱脉起於目內眥上額交巔上入絡腦還出別下項循肩髆內俠脊抵腰中入循膂絡腎今腎精不足外吸膀胱膀胱氣不能上營故使人頭項強而視不明也肺被風薄勞氣上熏故令唾出若鼻涕狀腎氣不足陽氣內攻勞熱相合故惡風而振寒帝曰治之柰何岐伯曰以救俛仰救猶止也俛仰謂屈伸也言止屈伸於動作不使勞氣滋蔓巨陽引精者三日中年者五日不精者七日新校正云按甲乙經作三日中若五日千金方作候之三日及五日中不精明者是也與此不同欬出青黃涕其狀如膿大如彈丸從口中若鼻中出不出則傷肺傷肺則死也巨陽者膀胱之脉也膀胱與腎爲表裏故巨陽引精也巨大也然太陽之脉吸引精氣上攻於肺者三日中年者五日素不以精氣用事者七日當欬出稠涕其色青黃如膿狀平調欬者從咽而上出於口暴卒欬者氣衝突於蓄門而出於鼻夫如是者皆腎氣勞竭肺氣內虛陽氣奔迫之所爲故不出則傷肺也肺傷則榮衛散解魄不內治故死　新校正云按王氏云卒暴欬者氣衝突於蓄門而出於鼻按難經七衝門無蓄門之名疑是賁門楊操云賁者鬲也胃氣之所出胃出穀氣以傳於肺肺在鬲上故胃爲賁門



帝曰有病腎風者面胕痝然壅害於言可刺不痝然腫起貌壅謂目下壅如臥蠶形也腎之脉從腎上貫肝鬲入肺中循喉嚨俠舌本故妨害於言語岐伯曰虛不當刺不當刺而刺後五日其氣必至至謂病氣來至也然謂藏配一日而五日至腎夫腎已不足風內薄之謂腫爲實以針大泄反傷藏氣眞氣不足不可復故刺後五日其氣必至也帝曰其至何如岐伯曰至必少氣時熱時熱從胷背上至頭汗出手熱口乾苦渴小便黃目下腫腹中鳴身重難以行月事不來煩而不能食不能正偃正偃則欬病名曰風水論在刺法中刺法篇名今經亡帝曰願聞其說岐伯曰邪之所湊其氣必虛陰虛者陽必湊之故少氣時熱而汗出也小便黃者少腹中有熱也不能正偃者胃中不和也正偃則欬甚上迫肺也

諸有水氣者微腫先見於目下也帝曰何以言岐伯曰水者陰也目下亦陰也腹者至陰之所居故水在腹者必使目下腫也真氣上逆故口苦舌乾臥不得正偃正偃則欬出清水也諸水病者故不得臥臥則驚驚則欬甚也腹中鳴者病本於胃也薄脾則煩不能食食不下者胃脘隔也身重難以行者胃脈在足也月事不來者胞脈閉也胞脈者屬心而絡於胞中今氣上迫肺心氣不得下通故月事不來也考上文所釋之義未解熱從胷背上至頭汗出口乾苦渴之義應古論簡脫而此差謬之爾如是者何腎少陰之脈從腎上貫肝鬲入肺中循喉嚨俠舌本又膀胱太陽之脈從目內眥上額交巔上其支者從巔至耳上角其直者從巔入絡腦還出別下項循肩髆內俠脊抵腰中入循膂今陰不足而陽有餘故熱從胷背上至頭而汗出口乾苦渴也然心者陽藏也其脈行於臂手腎者陰藏也其脈循於胷足腎不足則心氣有餘故手熱矣又以心腎之脈俱是少陰脈也帝曰善



## 逆調論篇第三十四

新校正云按全元起本在第四卷

黃帝問曰人身非常溫也非常熱也為之熱而煩滿者何也異於常候故曰非常 新校正云按甲乙經無為之熱三字 岐伯對曰陰氣少而陽氣勝故熱而煩滿也帝曰人身非衣寒也中非有寒氣也寒從中生者何言不知誰為元主邪 岐伯曰是人多痺氣也陽氣少陰氣多故身寒如從水中出言自由形氣陰陽之為是非衣寒而中有寒也 帝曰人有四支熱逢風寒如炙如火者何也新校正云按全元起本無如火二字太素云如炙於火當從太素之文 岐伯曰是人者陰氣虛陽氣盛四支者陽也兩陽相得而陰氣虛少少水不能滅盛火而陽獨治獨治者不能生長也獨勝而止耳水為陰火為陽今陽氣有餘陰氣不足故云少水不能滅盛火也治者王也勝者盛也故云獨勝而止 逢風而如炙如火者是人當肉爍也爍言消也言久久此人當肉消削也 新校正云詳如炙如火當從太素作如炙於火 帝曰人有身寒湯火不能熱厚衣不能溫然不凍慄是為何病岐伯曰是人者素腎氣勝以水為事太陽氣衰腎脂枯不長一水不能勝兩火腎者水也而生於骨腎不生則髓不能滿故寒甚至骨也以水為事言盛欲也 所以不能凍慄者肝一陽也心二陽也腎孤藏也一水不能勝二火故不能凍慄病名曰骨痺是人當攣節也腎不生則髓不滿髓不滿則筋乾縮故節攣拘 帝曰人之肉苛者雖近衣絮猶尚苛也是謂何疾苛謂𤸷重 岐伯曰榮氣虛衛氣實也榮氣虛則不仁衛氣虛則不用榮



衛俱虛則不仁且不用肉如故也人身與志不相有曰死身用志不應志為身不親兩者似不相有也 新校正云按甲乙經曰死作三十日死也 帝曰人有逆氣不得臥而息有音者有不得臥而息無音者有起居如故而息有音者有得臥行而喘者有不得臥不能行而喘者有不得臥臥而喘者皆何藏使然願聞其故岐伯曰不得臥而息有音者是陽明之逆也足三陽者下行今逆而上行故息有音也陽明者胃脈也胃者六府之海水穀海也 其氣亦下行陽明逆不得從其道故不得臥也下經曰胃不和則臥不安此之謂也下經上古經也

夫起居如故而息有音者此肺之絡脈逆也絡脈不得隨經上下故留經而不行絡脈之病人也微故起居如故而息有音也夫不得臥臥則喘者是水氣之客也夫水者循津液而流也腎者水藏主津液主臥與喘也帝曰善尋經所解之旨不得臥而息無音有得臥行而喘有不得臥不能行而喘此三義悉闕而未論亦古之脫簡也

重廣補注黄帝内經素問卷第九

熱論 譫之閻切多言也 怫音弗 刺熱論 頷胡感切 洒上先禮切 淅下先歷切 痠音酸

骸音玄 跟音根 評熱病論 胕 痝下莫江切 髆音傅 逆調論 苛胡歌切



重廣補注黄帝内經素問卷第十

啓玄子次註林億孫奇高保衡等奉敕校正孫兆重改誤

瘧論　刺瘧篇

氣厥論　欬論

瘧論篇第三十五新校正云按全元起本在第五卷

黄帝問曰夫痎瘧皆生於風其蓄作有時者何也痎猶老也亦瘦也　新校正云按甲乙經云夫瘧疾皆生於風其以日作以時發何也與此文異太素同今文楊上善云痞有云二日一發名痞瘧此經但夏傷於暑至秋為病或云痞瘧或但云瘧不必以日發間日以定痞也但應四時其形有異以為痞爾岐伯對曰瘧之始發也先起於毫毛伸欠乃作寒慄鼓頷慄謂戰慄鼓謂振動腰脊俱痛寒去則内外皆熱頭痛如破渴欲冷飲帝曰何氣使然願聞其道岐伯曰陰陽上下交爭虛實更作陰陽相移也陽氣者下行極而上陰氣者上行極而下故曰陰陽上下交爭也陽虛則外寒陰虛則内熱陽盛則外熱陰盛則内寒由此寒去熱生則虛實更作陰陽之氣相移易也陽并於陰則陰實而陽虛陽明虛則寒慄鼓頷也陽并於陰言陽氣入於陰分也陽明胃脉也胃之脉自交承漿分行循頤後下廉出大迎其支別者從大迎前下人迎故氣不足則惡寒戰慄而頤頷振動也巨陽虛則腰背頭項痛巨陽者膀胱脉其脉從頭別下項循肩髆内俠背抵腰中故氣不足則腰背頭項痛也三陽俱虛則陰氣勝陰氣勝則骨寒而痛寒生於内故中外皆寒陽盛則外熱陰虛則内熱外内皆熱則喘而渴故欲冷飲也熱傷氣故内外皆熱則喘而渴此皆得之夏傷於暑熱氣盛藏於皮膚之内腸胃之外此榮氣之所舍也腸胃之外榮氣所主故云榮氣所舍也舍猶居也此令人汗空疏新校正云按全元起本作汗出

（坐踈甲乙經太素並同）腠理開因得秋氣汗出遇風及得之以浴水氣舍於皮膚之內與衛氣并居衛氣者晝日行於陽夜行於陰此氣得陽而外出得陰而內薄內外相薄是以日作（作發作也）帝曰其間日而作者何也（間日謂隔日）歧伯曰其氣之舍深內薄於陰陽氣獨發陰邪內著陰與陽爭不得出是以間日而作也（不與衛氣相逢會故隔日發也）帝曰善其作日晏與其日早者何氣使然（晏猶日暮也）歧伯曰邪氣客於風府循膂而下（風府穴名在項上入髮際同身寸之二寸大筋內宛宛中也膂謂脊兩傍）衛氣一日一夜大會於風府其明日日下一節故其作也晏此先客於脊背也每至於風府則腠理開腠理開則邪氣入邪氣入則病作以此日作稍益晏也（節謂脊骨之節然邪氣遠則逢會遲故發暮也）其出於風府日下一節二十五日下至骶骨二十六日入於脊內注於伏膂之脈（項已下至尾骶凡二十四節故日下一節二十五日下至骶骨二十六日入於脊內注於伏膂之脈也伏膂之脈謂膂筋之間腎脈之伏行者也腎之脈循股內後廉貫脊屬腎其直行者從腎上貫肝鬲入肺中以其貫脊又不正應行穴但循膂伏行故謂之伏膂脈　新校正云按全元起本二十五日作二十一日二十六日作二十二日甲乙經太素並同伏膂之脈甲乙經作太衝之脈巢元方作伏衝）其氣上行九日出於缺盆之中其氣日高故作日益早也（以腎脈貫脊屬腎上入肺中肺者缺盆爲之道陰氣之行速故其氣上行九日出於缺盆之中）其間日發者由邪氣內薄於五藏橫連募原也其道遠其氣深其行遲不能與衛氣俱行不得皆出故間日乃作也（募原謂鬲募之原系　新校正云按全元起本募作膜太素巢元方並同舉痛論亦作膜原）帝曰夫子言衛氣每



至於風府腠理乃發發則邪氣入入則病作今衛氣日下一節其氣之發也不當風府其日作者柰何歧伯曰（新校正云按全元起本及甲乙經太素自此邪氣客於頭項至下則病作故八十八字並無）此邪氣客於頭項循膂而下者也故虛實不同邪中異所則不得當其風府也故邪中於頭項者氣至頭項而病中於背者氣至背而病中於腰脊者氣至腰脊而病中於手足者氣至手足而病（故下篇各以居邪之所而刺之）衛氣之所在與邪氣相合則病作故風無常府衛氣之所發必開其腠理邪氣之所合則其府也（虛實不同邪中異所衛邪相合病則發焉不必悉當風府而發作也　新校正云按甲乙經巢元方則其府也作其病作）帝曰善夫風之與瘧也相似同類而風獨常在瘧得有時而休者何也（風瘧皆有盛衰故云相似同類）歧伯曰風氣留其處故常在瘧氣隨經絡沉以內薄（新校正云按甲乙經作次以內傳）故衛氣應乃作（留謂留止隨謂隨從）帝曰瘧先寒而後熱者何也歧伯曰夏傷於大暑其汗大出腠理開發因遇夏氣淒滄之水寒（新校正云按甲乙經太素水寒作小寒迫之）藏於腠理皮膚之中秋傷於風則病成矣（暑爲陽氣中風者陽氣受之故秋傷於風則病成矣）夫寒者陰氣也風者陽氣也先傷於寒而後傷於風故先寒而後熱也病以時作名曰寒瘧（露形觸冒則風寒傷之）帝曰先熱而後寒者何也歧伯曰此先傷於風而後傷於寒故先熱而後寒也亦以時作名曰溫瘧（以其先熱故謂之溫）其但熱而不寒者陰氣先絕陽氣

獨發則少氣煩寃手足熱而欲嘔名曰癉瘧癉熱也極熱爲之也帝曰夫經言有餘者寫之不足者補之今熱爲有餘寒爲不足夫瘧者之寒湯火不能溫也及其熱氷水不能寒也此皆有餘不足之類當此之時良工不能止必須其自衰乃刺之其故何也願聞其說言何暇不早使其盛極而自止乎岐伯曰經言無刺熇熇之熱新校正云按全元起本及太素熱作氣無刺渾渾之脉無刺漉漉之汗故爲其病逆未可治也熇熇盛熱也渾渾言無端緒也漉漉言汗大出也夫瘧之始發也陽氣并於陰當是之時陽虛而陰盛外無氣故先寒慄也陰氣逆極則復出之陽陽與陰復并於外則陰虛而陽實故先熱而渴陰盛則胃寒故先寒戰慄陽盛則胃熱故先熱欲飲也夫瘧氣者并於陽則陽勝并於陰則陰勝陰勝則寒陽勝則熱瘧者風寒之氣不常也病極則復復謂復舊也言其氣發至極還復如舊至新校正云按甲乙經作瘧者風寒之暴氣不常病極則復至全元起本及太素作瘧風寒氣也不常病極則復至至字連上句與王氏之意異病之發也如火之熱如風雨不可當也以其盛熾故不可當也故經言曰方其盛時必毀新校正云按太素云勿敢必毀因其衰也事必大昌此之謂也方正也正盛寫之或傷眞氣故必毀病衰已補其經氣則邪氣弭退正氣安平故必大昌也夫瘧之未發也陰未并陽陽未并陰因而調之眞氣得安邪氣乃亡所寫必中所補必當故眞氣得安邪氣乃亡也故工不能治其已發爲其氣逆也眞氣浸息邪氣大行眞不勝邪是爲逆也帝曰善攻之柰何早晏何如岐伯曰瘧之且發也陰陽之且移也必從四



末始也陽已傷陰從之故先其時堅束其處令邪氣不得入陰氣不得出審候見之在孫絡盛堅而血者皆取之此眞往而未得并者也言牢縛四支令氣各在其處則邪所居處必自見之既見之則刺出其血爾往猶去也新校正云按甲乙經眞往作其往太素作直往帝曰瘧不發其應何如岐伯曰瘧氣者必更盛更虛當氣之所在也病在陽則熱而脉躁在陰則寒而脉靜陰靜陽躁故脉亦隨之極則陰陽俱衰衞氣相離故病得休衞氣集則復病也相薄至極物極則反故極則陰陽俱衰帝曰時有間二日或至數日發或渴或不渴其故何也岐伯曰其間日者邪氣與衞氣客於六府而有時相失不能相得故休數日乃作也氣不相會故數日不能發也瘧者陰陽更勝也或甚或不甚故或渴或不渴陽勝陰甚則渴陽勝陰不甚則不渴也勝謂強盛於彼之氣也帝曰論言夏傷於暑秋必病瘧新校正云按生氣通天論并陰陽應象大論二論俱云夏傷於暑秋必痎瘧今瘧不必應者何也言不必皆然岐伯曰此應四時者也其病異形者反四時也其以秋病者寒甚秋氣淸涼陽氣下降熱藏肌肉故寒甚也以冬病者寒不甚冬氣嚴冽陽氣伏藏不與寒爭故寒不甚以春病者惡風春氣溫和陽氣外泄肉腠開發故惡於風以夏病者多汗夏氣暑熱津液充盈外泄皮膚故多汗也帝曰夫病溫瘧與寒瘧而皆安舍舍於何藏安何也舍居止也藏謂五神藏也岐伯曰溫瘧者得之冬中於風寒氣藏於骨髓之中至春則陽氣大發邪氣不能自出因遇大暑腦髓爍肌肉消腠理發泄或有所用力邪氣與汗皆出此病藏於腎其氣

先從內出之於外也（腎主於冬冬主骨髓腦為髓海上下相應厥熱上熏故腦髓銷爍銷爍則熱氣外薄故肌肉減削而病藏於腎也）如是者陰虛而陽盛陽盛則熱矣（陰虛謂腎藏氣虛陽盛謂膀胱太陽氣盛）衰則氣復反入入則陽虛陽虛則寒矣故先熱而後寒名曰溫瘧（衰謂病衰退也復反入謂入腎陰脈中）帝曰癉瘧何如歧伯曰癉瘧者肺素有熱氣盛於身厥逆上衝中氣實而不外泄因有所用力腠理開風寒舍於皮膚之內分肉之間而發發則陽氣盛陽氣盛而不衰則病矣其氣不及於陰（新校正云按全元起本及太素作不反之陰巢元方作不及之陰）故但熱而不寒氣內藏於心而外舍於分肉之間令人消爍脫肉故命曰癉瘧帝曰善

## 刺瘧篇第三十六（新校正云按全元起本在第六卷）

足太陽之瘧令人腰痛頭重寒從背起（足太陽脈從巔入絡腦還出別下項循肩髆內俠脊抵腰中其支別者從髆內左右別下貫胂過髀樞故令腰痛頭重寒從背起　新校正云按三部九候論注貫胂作貫臀刺腰痛注亦作貫臀厥論注作貫胛甲乙經作貫胂）先寒後熱熇熇暍暍然（熇熇甚熱狀暍暍亦熱盛也太陽不足故先寒寒極則生熱故後熱也）熱止汗出難已（熱生是為氣虛熱止則為氣復氣復而汗反出此為邪氣盛而眞不勝故難已　新校正云按全元起本并甲乙經太素巢元方並作先寒後熱渴渴止汗出與此文異）刺郄中出血（太陽之郄是謂金門金門在足外踝下一名曰關梁陽維所別屬也刺可入同身寸之三分若灸者可灸三壯黃帝中誥圖經云委中主之則古法以委中為郄中也委中在膕中央約文中動脈足太陽脈之所入也刺可入同身寸之五分留七呼若灸者可灸三壯　新校正云詳刺郄中甲乙經作膕中今王氏兩注之當以膕中為正）足少陽之瘧令人身體解㑊（身體解㑊次如下句）寒不甚熱不甚（陽氣未盛故令其然）惡見人見人心惕惕然（膽與肝合肝虛則恐邪薄其氣故惡見人見人心惕惕然也）熱多汗出甚（邪盛則熱多中風故汗出）



刺足少陽（俠谿主之俠谿在足小指次指歧骨間本節前陷者中少陽之榮刺可入同身寸之三分留三呼若灸者可灸三壯）足陽明之瘧令人先寒洒淅洒淅寒甚久乃熱熱去汗出喜見日月光火氣乃快然（陽虛則外先寒陽虛極則復盛故寒甚久乃熱也熱去汗已陰又內強陽不勝陰故喜見日月光火氣乃快然也）刺足陽明跗上（衝陽穴也在足跗上同身寸之五寸骨間動脈上去陷谷同身寸之三寸陽明之原刺可入同身寸之三分留十呼若灸者可灸三壯）足太陰之瘧令人不樂好大息（心氣流於肺則喜今脾藏受病心母救之火氣下入於脾不上行於肺又太陽脈支別者復從胃上鬲注心中故令人不樂好大息也）不嗜食多寒熱汗出（脾主化穀營助四傍今邪薄之諸藏元稟土寄四季王則邪氣交爭故不嗜食多寒熱而汗出　新校正云按甲乙經云多寒少熱）病至則善嘔嘔已乃衰（足太陰脈入腹屬脾絡胃上鬲俠咽故病氣來至則嘔嘔已乃衰退也）即取之（待病衰去即而取之其言衰即取之井俞及公孫也公孫在足大指本節後同身寸之一寸太陰絡也刺可入同身寸之四分留七呼若灸者可灸三壯）足少陰之瘧令人嘔吐甚多寒熱熱多寒少（足少陰脈貫肝鬲入肺中循喉嚨故嘔吐甚多寒熱也腎為陰藏陰氣生寒今陰氣不足故熱多寒少　新校正云按甲乙經云嘔吐甚多寒少熱）欲閉戶牖而處其病難已（胃陽明脈病欲獨閉戶牖而處今謂胃土病證反見腎水之中土刑於水故其病難已也太鍾太谿悉主之太鍾在足內踝後街中少陰絡也刺可入同身寸之二分留七呼若灸者可灸三壯太谿在足內踝後跟骨上動脈陷者中少陰俞也刺可入同身寸之三分留七呼若灸者可灸三壯也　新校正云按甲乙經云其病難已取太谿又按太鍾穴甲乙經作跟後衝中刺腰痛篇注作跟後衝中動脈水穴注云在內踝後此注云內踝後街中諸注不同當以甲乙經為正）足厥陰之瘧令人腰痛少腹滿小便不利如癃狀非癃也數便意恐懼氣不足腹中悒悒（足厥陰脈循股陰入髦中環陰器抵少腹故病如是癃謂不得小便也悒悒不暢之貌　新校正云按甲乙經數便意三字作數噫二字）刺足厥陰（太衝主之在足大指本節後同身寸之二寸陷者中厥陰俞也刺可入同身寸之三分留十呼若灸者可灸三壯也　新校正云按刺腰痛篇注云在本節後內間動脈應手）肺瘧者令人心寒寒甚熱熱間善驚如有所見者刺手太陰陽明（列缺主之列缺在手腕後同身寸之一寸半手太陰絡也刺可入同身寸之三分留三呼若灸者可灸五壯陽明穴合谷主之）

合谷在手大指次指歧骨間手陽明脉之所過也刺可入同身寸之三分留六呼若灸者可灸三壯心瘧者令人煩心甚欲得清水反寒多不甚熱刺手少陰神門主之神門在掌後銳骨之端陷者中手少陰俞也刺可入同身寸之三分留七呼若灸者可灸三壯　新校正云按太素云欲得清水及寒多寒不甚熱甚也肝瘧者令人色蒼蒼然太息其狀若死者刺足厥陰見血中封主之中封在足內踝前同身寸之一寸半陷者中仰足而取之伸足乃得之足厥陰經也刺出血此常刺者入同身寸之四分留七呼可若灸者可灸三壯脾瘧者令人寒腹中痛熱則腸中鳴鳴已汗出刺足太陰商丘主之商丘在足內踝下微前陷者中足太陰經也刺可入同身寸之三分留七呼若灸者可灸三壯腎瘧者令人洒洒然腰脊痛宛轉大便難目眴眴然手足寒刺足太陽少陰太鍾主之取如前足少陰瘧中法胃瘧者令人且病也善飢而不能食食而支滿腹大胃熱脾虛故善飢而不能食食而支滿腹大也是以下文兼刺太陰　新校正云按太素且病作疸病刺足陽明太陰橫脉出血厲兌解谿三里主之厲兌在足大指次指之端去爪甲如韭葉陽明井也刺可入同身寸之一分留一呼若灸者可灸一壯解谿在衝陽後同身寸之三寸半腕上陷者中陽明經也刺可入同身寸之五分留五呼若灸者可灸三壯三里在膝下同身寸之三寸䯒骨外廉兩筋肉分間陽明合也刺可入同身寸之一寸留七呼若灸者可灸三壯然足陽明留此三穴足太陰刺其橫脉出血也橫脉謂足內踝前斜過大脉則太陰之經脉也　新校正云詳解谿在衝陽後三寸半按甲乙經一寸半氣穴論注二寸半瘧發身方熱刺跗上動脉則陽明之脉也開其空出其血立寒陽明之脉多血多氣熱盛氣壯故出其血而立可寒也瘧方欲寒刺手陽明太陰足陽明太陰亦謂開穴而出其血也當隨井俞而刺之也瘧脉滿大急刺背俞用中鍼傍伍胠俞各一適肥瘦出其血也瘦者淺刺少出血肥者深刺多出血背俞謂大杼五胠俞謂譩譆瘧脉小實急灸脛少陰刺指井灸脛少陰是謂復溜復溜在內踝上同身寸之二寸陷者中足少陰經也刺可入同身寸之三分留三呼若灸者可灸五壯刺指井謂刺至陰至陰在足小指外側去爪甲角如韭葉足太陽井也刺可入同身寸之一分留五呼若灸者可灸三壯瘧脉滿大急



刺背俞用五胠俞背俞各一適行至於血也謂調適肥瘦穴度深淺循三備法而行鍼令至於血脉也背俞謂大杼五胠俞謂譩譆主之　新校正云詳此條從瘧脉滿大至此注終文注共五十五字當從刪削經文與次前經文重復王氏隨而注之別無義例不若士安之精審不復出也瘧脉緩大虛便宜用藥不宜用鍼緩者中風大為氣實虛者血虛血虛氣實風又攻之故宜藥治以遣其邪不宜鍼寫而出血也凡治瘧先發如食頃乃可以治過之則失時也先其發時眞邪異居波隴不起故可治過時則眞邪相合攻之則反傷眞氣故曰失時　新校正云詳從前瘧脉滿大至此全元起本在第四卷中王氏移續於此也諸瘧而脉不見刺十指間出血血去必已先視身之赤如小豆者盡取之十二瘧者其發各不同時察其病形以知其何脉之病也隨其形證而病脉可知先其發時如食頃而刺之一刺則衰二刺則知三刺則已不已刺舌下兩脉出血釋見下文不已刺郄中盛經出血又刺項已下俠脊者必已並足太陽之脉氣也郄中則委中也俠脊者謂大杼風門熱府穴也大杼在項第一椎下兩傍相去各同身寸之一寸半陷者中刺可入同身寸之三分留七呼若灸者可灸五壯風門熱府在第二椎下兩傍各同身寸之一寸半刺可入同身寸之五分留七呼若灸者可灸五壯　新校正云詳大杼穴灸五壯按甲乙經作七壯氣穴論注作七壯刺熱論及熱穴注並作五壯舌下兩脉者廉泉也廉泉穴名在頷下結喉上舌本下陰維任脉之會刺可入同身寸之三分留三呼若灸者可灸三壯刺瘧者必先問其病之所先發者先刺之先頭痛及重者先刺頭上及兩額兩眉間出血頭上謂上星百會兩額謂懸顱兩眉間謂攢竹等穴也先項背痛者先刺之項風池風府主之背大杼神道主之先腰脊痛者先刺郄中出血先手臂痛者先刺手少陰陽明十指間新校正云按別本作手陰陽全本亦作手陰陽先足脛痠痛者先刺足陽明十指間出血各以邪居之所而脫寫之風瘧瘧發則汗出惡風刺三陽經背俞

之血者三陽太陽也新校正云按甲乙經云足三陽骺痠痛甚按之不可名曰胕髓病以鑱鍼鍼絕骨出血立已陽輔穴也取如氣穴論中府俞法身體小痛刺至陰新校正云按甲乙經無至陰二字諸陰之井無出血間日一刺諸井皆在指端足少陰井在足心宛宛中瘧不渴間日而作刺足太陽新校正云按九卷云足陽明太素同渴而間日作刺足少陽新校正云按九卷云手少陽太素同溫瘧汗不出為五十九刺自胃瘧下至此尋黃帝中誥圖經所主或有不與此文同應古之別法也

## 氣厥論篇第三十七新校正云按全元起本在第九卷與厥論相併

黃帝問曰五藏六府寒熱相移者何岐伯曰腎移寒於肝癰腫少氣肝藏血然寒入則陽氣不散陽氣不散則血聚氣澀故為癰腫又為少氣也　新校正云按全元起本云腎移寒於脾元起注云腎傷於寒而傳於脾脾主肉寒生於肉則結為堅堅化為膿故為癰也血傷氣少故曰少氣甲乙經亦作移寒於脾王因誤本遂解為肝亦智者之一失也脾移寒於肝癰腫筋攣脾藏主肉肝藏主筋肉溫則筋舒肉冷則筋急故筋攣也肉寒則衛氣結聚故為癰腫肝移寒於心狂隔中心為陽藏神處其中寒薄之則神亂離故狂也陽氣與寒相薄故隔塞而中不通也心移寒於肺肺消肺消者飲一溲二死不治心為陽藏反受諸寒寒氣不消乃移於肺寒隨心火內爍金精金受火邪故中消也然肺藏消爍氣無所持故令飲一而溲二也金火相賊故死不能治肺移寒於腎為涌水涌水者按腹不堅水氣客於大腸疾行則鳴濯濯如囊裹漿水之病也肺藏氣腎主水夫肺寒入腎腎氣有餘腎氣有餘則上奔於肺故云涌水也大腸為肺之府然肺腎俱為寒薄上下皆無所之故水氣客於大腸也腎受凝寒不能化液大腸積水而不流通故其疾行則腸鳴而濯濯有聲如囊裹漿而為水病也新校正云按甲乙經水之病也作治主肺者脾移熱於肝則為驚衄肝藏血又主驚故熱薄之則驚而鼻中血出肝移熱於心則死兩陽和合火木相燔故肝熱入心則當死也陰陽別論曰肝之心謂之生陽生陽之屬不過四日而死新校正云按陰陽別論之文義與此殊王氏不當引彼誤文附會此義心移熱於肺傳為鬲消心肺兩間中有



斜鬲膜鬲膜下際內連於橫鬲膜故心熱入肺久久傳化內為鬲熱消渴而多飲也肺移熱於腎傳為柔痓柔謂筋柔而無力痓謂骨痓而不隨氣骨皆熱髓不內充故骨痓強而不舉筋柔緩而無力也腎移熱於脾傳為虛腸澼死不可治脾土制水腎反移熱以與之是脾土不能制水而受病故久久傳為虛損也腸澼死者腎主下焦象水而冷今乃移熱是精氣內消下焦無主以守持故腸澼除而氣不禁止胞移熱於膀胱則癃溺血膀胱為津液之府胞為受納之司故熱入膀胱胞中外熱陰絡內溢故不得小便而溺血也正理論曰熱在下焦則溺血此之謂也膀胱移熱於小腸鬲腸不便上為口麋小腸脉絡心循咽下隔抵胃屬小腸故受熱以下令腸隔塞而不便上則口生瘡而麋爛也麋謂爛也小腸移熱於大腸為虙瘕為沉小腸熱已移入大腸兩熱相薄則血溢而為伏瘕也血澀不利則月事沉滯而不行故云為虙瘕為沉也虙與伏同瘕一為疝傳寫誤也大腸移熱於胃善食而瘦入謂之食亦胃為水穀之海其氣外養肌肉熱消水穀又爍肌肉故善食而瘦入也食亦者謂食入移易而過不生肌膚也亦易也　新校正云按甲乙經入作又王氏注云善食而瘦入也殊為無義不若甲乙經作又讀連下文胃移熱於膽亦曰食亦義同上膽移熱於腦則辛頞鼻淵鼻淵者濁涕下不止也腦液下滲則為濁涕涕下不止如彼水泉故曰鼻淵也頞謂鼻頞也足太陽脉起於目內眥上額交巔上入絡腦足陽明脉起於鼻交頞中傍約太陽之脉今腦熱則足太陽逆與陽明之脉俱盛薄於頞中故鼻頞辛也辛謂酸痛故下文曰傳為衄衊瞑目以足陽明脉交頞中傍約太陽之脉故耳熱盛則陽絡溢陽絡溢則衄出汗血也衊謂汗血也血出甚陽明太陽脉衰不能榮養於目故目瞑瞑暗也故得之氣厥也厥者氣逆也皆由氣逆而得之

## 欬論篇第三十八新校正云按全元起本在第九卷

黃帝問曰肺之令人欬何也岐伯對曰五藏六府皆令人欬非獨肺也帝曰願聞其狀岐伯曰皮毛者肺之合也皮毛先受邪氣邪氣以從其合也邪謂寒氣其寒飲食入胃從肺脉上至於肺則肺寒肺寒則外內合邪

因而客之則爲肺欬 肺脉起於中焦下絡大腸還循胃口上鬲屬肺故云從肺脉上至於肺也 五藏各以其時受病非其時各傳以與之 時謂王月也非王月則不受邪故各傳以與之 人與天地相參故五藏各以治時感於寒則受病微則爲欬甚者爲泄爲痛 寒氣微則外應皮毛內通肺故欬寒氣甚則入於內內裂則痛入於腸胃則泄痢 乘秋則肺先受邪乘春則肝先受之乘夏則心先受之乘至陰則脾先受之乘冬則腎先受之 以當用事之時故先受邪氣 新校正云按全元起本及太素无乘秋則三字疑此文誤多也 帝曰何以異之 欲明其證也 岐伯曰肺欬之狀欬而喘息有音甚則唾血 肺藏氣而應息故欬則喘息而喉中有聲甚則肺絡逆故唾血也 心欬之狀欬則心痛喉中介介如梗狀甚則咽腫喉痹 手心主脉起於胷中出屬心包少陰之脉起於心中出屬心系其支別者從心系上俠咽喉故病如是 新校正云按甲乙經介介如梗狀作喝喝又少陰之脉上俠咽不言俠喉 肝欬之狀欬則兩脇下痛甚則不可以轉轉則兩胠下滿 足厥陰脉上貫鬲布脇肋循喉嚨之後故如是胠亦脇也 脾欬之狀欬則右脇下痛陰陰引肩背甚則不可以動動則欬劇 足太陰脉上貫鬲俠咽其支別者復從胃別上鬲故病如是也 脾氣連肺故痛引肩背也脾氣主右故右胠下陰陰然深慢痛也 腎欬之狀欬則腰背相引而痛甚則欬涎 足少陰脉上股內後廉貫脊屬腎絡膀胱其直行者從腎上貫肝鬲入肺中循喉嚨俠舌本又膀胱脉從肩髆內別下俠脊抵腰中入循膂絡腎故病如是 帝曰六府之欬奈何安所受病 岐伯曰五藏之久欬乃移於六府脾欬不已則胃受之胃欬之狀欬而嘔嘔甚則長蟲出 脾與胃合又胃之脉循喉嚨入缺盆下鬲屬胃絡脾故脾欬不已胃受之也胃寒則嘔嘔甚則腸氣逆上故蚘出 肝欬不已則膽受之膽欬之狀欬嘔膽汁 肝與膽合又膽之脉從缺盆以下胷中貫鬲絡肝故肝欬不已膽受之也膽氣好逆故嘔溫苦汁也 肺欬不已則大腸受



之大腸欬狀欬而遺失 肺與大腸合又大腸脉入缺盆絡肺故肺欬不已大腸受之大腸爲傳送之府故寒入則氣不禁焉 新校正云按甲乙經遺失作遺矢 心欬不已則小腸受之小腸欬狀欬而失氣氣與欬俱失 心與小腸合又小腸脉入缺盆絡心故心欬不已小腸受之小腸寒盛氣入大腸欬則小腸氣下奔故失氣也 腎欬不已則膀胱受之膀胱欬狀欬而遺溺 腎與膀胱合又膀胱脉從肩髆內俠脊抵腰中入循膂絡腎屬膀胱故腎欬不已膀胱受之膀胱爲津液之府是故遺溺 久欬不已則三焦受之三焦欬狀欬而腹滿不欲食飲此皆聚於胃關於肺使人多涕唾而面浮腫氣逆也 三焦者非謂手少陽也正謂上焦中焦耳何者上焦者出於胃上口並咽以上貫鬲布胸中走腋中焦者亦至於胃口出上焦之後此所受氣者泌糟粕蒸津液化其精微上注於肺脉乃化而爲血故言皆聚於胃關於肺也兩焦受病則邪氣熏肺而肺氣滿故使人多涕唾而面浮腫氣逆也腹滿不欲食者胃寒故也胃脉者從缺盆下乳內廉下循腹至氣街其支者復從胃下口循腹裏至氣街中而合今胃受邪故病如是也何以明其不謂下焦然下焦者別於迴腸注於膀胱故水穀者常并居於胃中盛糟粕而俱下於大腸泌別汁循下焦而滲入膀胱尋此行化乃與胃口懸遠故不謂此也 新校正云按甲乙經胃脉下循腹作下俠臍 帝曰治之奈何 岐伯曰治藏者治其俞治府者治其合浮腫者治其經 諸藏俞者皆脉之所起第三穴諸府合者皆脉之所起第六穴也經者藏脉之所起第四穴府脉之所起第五穴靈樞經曰脉之所注爲俞所行爲經所入爲合此之謂也 帝曰善

重廣補注黃帝內經素問卷第十

瘧論 熇 火沃切 漉 音鹿 弭 綿婢切 刺瘧論 暍 音謁 悒 於急切 眴 音縣

氣厥論 痓 音熾 麋 武悲切 虙 音復 䁾 莫結切 欬論 蚘 音回

重廣補注黃帝內經素問卷第十一

啓玄子次注林億孫奇高保衡等奉敕校正孫兆重改誤

舉痛論　腹中論

刺腰痛篇

## 舉痛論篇第三十九

新校正云按全元起本在第三卷名五藏舉痛所以名舉痛之義未詳按本篇乃黃帝問五藏卒痛之疾疑舉乃卒字之誤也

黃帝問曰余聞善言天者必有驗於人善言古者必有合於今善言人者必有厭於已如此則道不惑而要數極所謂明也 善言天者言天四時之氣溫涼寒暑生長收藏在人形氣五藏參應可驗而指示善惡故曰必有驗於人善言古者謂言上古聖人養生損益之迹與今養生損益之理可合而與論成敗故曰必有合於今也善言人者謂言形骸骨節更相枝拄筋脈束絡皮肉包裹而五藏六府次居其中假七神五藏而運用之氣絕神去則之於死是以知彼淨形不能堅久靜慮於已亦與彼同故曰必有厭於已也夫如此者是知道要數之極悉無疑惑深明至理而乃能然矣 今余問於夫子令言而可知視而可見捫而可得令驗於已而發蒙解惑可得而聞乎 言如發開童蒙之耳解於疑惑者之心令一一條理而目視手循驗之可得捫循循也 岐伯再拜稽首對曰何道之問也 請示問端也 帝曰願聞人之五藏卒痛何氣使然 岐伯對曰經脈流行不止環周不休寒氣入經而稽遲泣而不行客於脈外則血少客於脈中則氣不通故卒然而痛 帝曰其痛或卒然而止者或痛甚不休者或痛甚不可按者或按之而痛止者或按之無益者或喘動應手者或心與背相引而痛者或脇肋與少腹



相引而痛者或腹痛引陰股者或痛宿昔而成積者或卒然痛死不知人有少間復生者或痛而嘔者或腹痛而後泄者或痛而閉不通者凡此諸痛各不同形別之柰何 欲明異候之所起 岐伯曰寒氣客於脈外則脈寒脈寒則縮踡縮踡則脈絀急絀急則外引小絡故卒然而痛得炅則痛立止 脈左右環故得寒則縮踡而絀急縮踡絀急則衛氣不得通流故外引於小絡脈也衛氣不入寒內薄之脈急不縱故痛生也得熱則衛氣復行寒氣退辟故痛止炅熱也止已也 因重中於寒則痛久矣 重寒難釋故痛久不消 寒氣客於經脈之中與炅氣相薄則脈滿滿則痛而不可按也 按之痛甚者其義具下文 寒氣稽留炅氣從上則脈充大而血氣亂故痛甚不可按也 脈既滿大血氣復亂按之則邪氣攻內故不可按也 寒氣客於腸胃之間膜原之下血不得散小絡急引故痛按之則血氣散故按之痛止 膜謂膈間之膜原謂膈肓之原血不得散謂鬲膜之中小絡脈內血也絡滿則急故牽引而痛生也手按之則寒氣散小絡緩故痛止 寒氣客於俠脊之脈則深按之不能及故按之無益也 俠脊之脈者當中督脈也次兩傍足太陽脈也督脈者循脊裏太陽者貫膂筋故深按之不能及也若按當中則膂節曲按兩傍則膂筋蹙合曲與蹙合皆衛氣不得行過寒氣益聚而內畜故按之無益 寒氣客於衝脈衝脈起於關元隨腹直上寒氣客則脈不通脈不通則氣因之故喘動應手矣 衝脈奇經脈也關元穴名在齊下三寸言起自起於腎下也直上者謂上行會於咽喉也氣因之謂衝脈不通足少陰氣因之上滿衝脈與少陰並行故喘動應於手也 寒氣客於背俞之脈則脈泣脈泣則血虛血虛則痛其俞注於心故相引而痛按之則熱氣至熱氣至則痛止矣 背俞謂心

俞脉亦足太陽脉也夫俞者皆内通於藏故曰其俞注於心相引而痛也按之則温氣入温氣入則心氣外發故痛止寒氣客於厥陰之脉厥陰之脉者絡陰器繫於肝寒氣客於脉中則血泣脉急故脇肋與少腹相引痛矣厥陰者肝之脉入髦中環陰器抵少腹上貫肝鬲布脇肋故曰絡陰器繫於肝脉急引脇與少腹痛也厥氣客於陰股寒氣上及少腹血泣在下相引故腹痛引陰股亦厥陰肝脉之氣也以其脉循陰股入髦中環陰器上抵少腹故曰厥氣客於陰股寒氣上及於少腹也寒氣客於小腸膜原之間絡血之中血泣不得注於大經血氣稽留不得行故宿昔而成積矣言血爲寒氣之所凝結而乃成積寒氣客於五藏厥逆上泄陰氣竭陽氣未入故卒然痛死不知人氣復反則生矣言藏氣被寒擁胃而不行氣復得通則已也　新校正云詳注中擁胃疑作擁冒寒氣客於腸胃厥逆上出故痛而嘔也腸胃客寒留止則陽氣不得下流而反上行寒不去則痛生陽上行則嘔逆故痛而嘔也寒氣客於小腸小腸不得成聚故後泄腹痛矣小腸爲受盛之府中滿則寒邪不居故不得結聚而傳下入於迴腸迴腸廣腸也爲傳導之府物不得停留故後泄而痛熱氣留於小腸腸中痛癉熱焦渴則堅乾不得出故痛而閉不通矣熱滲津液故便堅也帝曰所謂言而可知者也視而可見柰何謂候色也岐伯曰五藏六府固盡有部謂面上之分部視其五色黃赤爲熱中熱則色黃赤白爲寒陽氣少血不上榮於色故白青黑爲痛血凝泣則變惡故色青黑則痛此所謂視而可見者也帝曰捫而可得柰何捫摸也以手循摸也岐伯曰視其主病之脉堅而血及陷下者皆可捫而得也帝曰善余知百病生於氣也夫氣之爲用虛實逆順緩急皆能爲病故發此問端怒則氣上喜則氣緩悲則氣消恐則氣下



寒則氣收炅則氣泄驚則氣亂新校正云按太素驚作憂勞則氣耗思則氣結九氣不同何病之生岐伯曰怒則氣逆甚則嘔血及飧泄新校正云按甲乙經及太素飧泄作食而氣逆故氣上矣怒則陽氣逆上而肝氣乘脾故甚則嘔血及飧泄也何以明其然怒則面赤甚則色蒼靈樞經曰盛怒而不止則傷志明怒則氣逆上而不下也喜則氣和志達榮衛通利故氣緩矣氣脉和調故志達暢榮衛通利故氣徐緩悲則心系急肺布葉舉而上焦不通榮衛不散熱氣在中故氣消矣布葉謂布蓋之大葉　新校正云按甲乙經及太素而上焦不通作兩焦不通又王注肺布葉舉謂布蓋之大葉疑非全元起云悲則損於心心系急則動於肺肺氣繫諸經逆故肺布而葉舉安得謂肺布爲肺布蓋之大葉恐則精卻卻則上焦閉閉則氣還還則下焦脹故氣不行矣恐則陽精卻上而不下流故卻則上焦閉也上焦既閉氣不行流下焦陰氣亦還迴不散而聚爲脹也然上焦固禁下焦氣還各守一處故氣不行也　新校正云詳氣不行當作氣下行也寒則腠理閉氣不行故氣收矣腠謂津液滲泄之所理謂文理逢會之中閉謂密閉氣謂衛氣行謂流行收謂收斂也身寒則衛氣沉故皮膚文理及滲泄之處皆閉密而氣不流行衛氣收斂於中而不發散也　新校正云按甲乙經氣不行作營衛不行炅則腠理開榮衛通汗大泄故氣泄人在陽則舒在陰則慘故熱則膚腠開發榮衛大通津液外滲而汗大泄也驚則心無所倚神無所歸慮無所定故氣亂矣氣奔越故不調理　新校正云按太素驚作憂勞則喘息汗出外内皆越故氣耗矣疲力役則氣奔速故喘息氣奔速則陽外發故汗出然喘且汗出内外皆踰越於常紀故氣耗損也思則心有所存神有所歸正氣留而不行故氣結矣繫心不散故氣亦停留　新校正云按甲乙經歸正二字作止字

## 腹中論篇第四十

新校正云按全元起本在第五卷

黃帝問曰有病心腹滿旦食則不能暮食此爲何病岐伯對曰名爲鼓脹心腹脹滿不能再食形如鼓脹故名鼓脹也　新校正云按太素鼓作穀帝曰治

之柰何岐伯曰治之以雞矢醴一劑知二劑已按古本云雞矢並不治鼓脹惟大利小便微寒今方制法當取用處湯漬服之帝曰其時有復發者何也復謂再發言如舊也岐伯曰此飲食不節故時有病也雖然其病且已時故當病氣聚於腹也飲食不節則傷胃胃脉者循腹裏而下行故飲食不節時有病者復病氣聚於腹中也

帝曰有病胸脇支滿者妨於食病至則先聞腥臊臭出清液先唾血四支清目眩時時前後血病名爲何何以得之清液清水也亦謂之清涕清涕者謂從窈漏中漫液而下水出清冷也眩謂目視眩轉也前後血謂前陰後陰出血也岐伯曰病名血枯此得之年少時有所大脫血若醉入房中氣竭肝傷故月事衰少不來也出血多者謂之脫血漏下鼻衄嘔吐出血皆同焉夫醉則血脉盛血脉盛則內熱因而入房髓液皆下故腎中氣竭也肝藏血以養人脫血故肝傷也然於丈夫則精液衰乏女子則月事衰少而不來

帝曰治之柰何復以何術岐伯曰以四烏鰂骨一藘茹二物并合之丸以雀卵大如小豆以五丸爲後飯飲以鮑魚汁利腸中新校正云按別本一作傷中及傷肝也飯後藥先謂之後飯按古本草經云烏鰂魚骨藘茹等並不治血枯然經法用之是攻其所生所起爾夫醉勞力以入房則腎中精氣耗竭月事衰少不至則中有惡血淹留精氣耗竭則陰萎不起而無精惡血淹留則血痺著中而不散故先茲四藥用入方焉古本草經曰烏鰂魚骨味鹹冷平無毒主治女子血閉藘茹味辛寒平有小毒主散惡血雀卵味甘溫平無毒主治男子陰萎不起強之令熱多精有子鮑魚味辛臭溫平無毒主治瘀血血痺在四支不散者尋文會意方義如此而處治之也　新校正云按甲乙經及太素藘茹作蕳茹詳王注性味乃蕳茹當改藘作蕳又按本草烏鰂魚骨冷作微溫雀卵甘作酸與王注異

帝曰病有少腹盛上下左右皆有根此爲何病可治不岐伯曰病名曰伏梁伏梁心之積也　新校正云詳此伏梁與心積之伏梁大異病有名同而實異者非一如此之類是也帝曰伏梁何因而得之岐伯曰裹大膿血居腸胃之外不可治



治之每切按之致死帝曰何以然岐伯曰此下則因陰必下膿血上則迫胃脘生鬲俠胃脘內癰正當衝脉帶脉之部分也帶脉者起於季脇迴身一周橫絡於齊下衝脉者與足少陰之絡起於腎下出於氣衝循陰股其上行者出齊下同身寸之三寸關元之分俠齊直上循腹各行會於咽喉故病當其分則少腹盛上下左右皆有根也以其上下堅盛如有潛梁故曰病名伏梁不可治也以裹大膿血居腸胃之外按之痛悶不堪故每切按之致死也以衝脉下行者絡陰上行者循腹故也上則迫近於胃脘下則因薄於陰器也若因薄於陰則便下膿血若迫近於胃則病氣上出於鬲復俠胃脘內長其癰也何以然哉以本有大膿血在腸胃之外故也生當爲出傳文誤也　新校正云按太素俠胃作使胃此久病也難治居齊上爲逆居齊下爲從勿動亟奪若裹大膿血居齊上則漸傷心藏故爲逆居齊下則去心稍遠猶得漸攻故爲從從順也亟數也奪去也言不可移動但數數去之則可矣論在刺法中今經亡

帝曰人有身體髀股胻皆腫環齊而痛是爲何病岐伯曰病名伏梁此二十六字錯簡在奇病論中若不有此二十六字則下文無據也　新校正云詳此並無注解盡在下卷奇病論中此風根也此四字此篇本有奇病論中亦有之其氣溢於大腸而著於肓肓之原在齊下故環齊而痛也不可動之動之爲水溺濇之病亦衝脉也齊下謂脖胦在齊下同身寸之二寸半靈樞經曰肓之原名曰脖胦

帝曰夫子數言熱中消中不可服高梁芳草石藥石藥發瘨芳草發狂多飲數溲謂之熱中多食數溲謂之消中多喜曰瘨多怒曰狂芳美味也夫熱中消中者皆富貴人也今禁高梁是不合其心禁芳草石藥是病不愈願聞其說熱中消中者脾氣之上溢甘肥之所致故禁食高梁芳美之草也通評虛實論曰凡治消癉甘肥貴人則高梁之疾也又奇病論曰夫五味入口藏於胃脾爲之行其精氣津液在脾故令人口甘此肥美之所發也此人必數食甘美而多肥也肥者令人內熱甘者令人中滿故其氣上溢轉爲消渴此之謂也夫富貴人者驕恣縱欲輕人而無能禁之禁之則逆其志順之則加其病帝思難詰故發問之高膏梁米也石藥英乳也芳草濃美也然此五者富貴人常服之難禁也岐伯曰夫芳草之氣美石藥之氣悍二者其氣急

疾堅勁故非緩心和人不可以服此二者脾氣溢而生病氣美則重盛於脾消熱之氣躁疾氣悍則又滋其熱若人性和心緩氣候舒勻不與物爭釋然寬泰則神不躁迫無懼內傷故非緩心和人不可以服此二者悍利也堅定也固也勁剛也言其芳草石藥之氣堅定固久剛烈而卒不歇滅此二者是也帝曰不可以服此二者何以然岐伯曰夫熱氣慓悍藥氣亦然二者相遇恐內傷脾慓疾也脾者土也而惡木服此藥者至甲乙日更論熱氣慓盛則木氣內餘故心非和緩則躁怒數起躁怒數起則熱氣因木以傷脾甲乙為木故至甲乙日更論脾病之增減也帝曰善有病膺腫新校正云按甲乙經作癰腫頸痛胸滿腹脹此為何病何以得之膺胸傍也頸項前也胸膺間也岐伯曰名厥逆氣逆所生故名厥逆帝曰治之柰何岐伯曰灸之則瘖石之則狂須其氣并乃可治也石謂以石鍼開破之帝曰何以然岐伯曰陽氣重上有餘於上灸之則陽氣入陰入則瘖石之則陽氣虛虛則狂灸之則火氣助陽陽盛故入陰石之則陽氣出陽氣出則內不足故狂須其氣并而治之可使全也并謂并合也待自并合則兩氣俱全故可治若不爾而灸石之則偏致勝負故不得全而瘖狂也帝曰善何以知懷子之且生也岐伯曰身有病而無邪脈也病謂經閉也脈法曰尺中之脈來而斷絕者經閉也月水不利若尺中脈絕者經閉也今病經閉脈反如常者婦人姙娠之證故云身有病而無邪脈帝曰病熱而有所痛者何也岐伯曰病熱者陽脈也以三陽之動也人迎一盛少陽二盛太陽三盛陽明入陰也夫陽入於陰故病在頭與腹乃䐜脹而頭痛也帝曰善新校正云按六節藏象論云人迎一盛病在少陽二盛病在太陽三盛病在陽明與此論同又按甲乙經三盛陽明無入陰也三字



刺腰痛篇第四十一新校正云按全元起本在第六卷

足太陽脈令人腰痛引項脊尻背如重狀足太陽脈別下項循肩髆內俠脊抵腰中別下貫臀故令人腰痛引項脊尻背如重狀也新校正云按甲乙經貫臀作貫胂三部九候注亦作貫胂刺瘧注作貫臀刺其郄中太陽正經出血春無見血郄中委中也在膝後屈處膕中央約文中動脈足太陽脈之所入也刺可入同身寸之五分留七呼若灸者可灸三壯太陽合腎腎王於冬水衰於春故春無見血也少陽令人腰痛如以鍼刺其皮中循循然不可以俛仰不可以顧足少陽脈遶髦際橫入髀厭中故令腰痛如以鍼刺其皮中循循然不可俛仰少陽之脈起於目銳眥上抵頭角下耳後循頸行手陽明之前至肩上交出手少陽之後其支別者目銳眥下入大迎合手少陽於䪼下加頰車下頸合缺盆故不可以顧新校正云按甲乙經行手陽明之前作行手少陽之前也刺少陽成骨之端出血成骨在膝外廉之骨獨起者夏無見血成骨謂膝外近下䯒骨上端兩起骨相並間陷容指者也䯒骨所成柱膝髀骨故謂之成骨也少陽合肝肝王於春木衰於夏故無見血也陽明令人腰痛不可以顧顧如有見者善悲足陽明脈起於鼻交頞中下循鼻外入上齒中還出俠口環脣下交承漿卻循頤後下廉出大迎其支別者從大迎前下人迎循喉嚨入缺盆又其支別者起胃下口循腹裏至氣街中而合以下髀故令人腰痛不可顧顧如有見者陽虛故悲也刺陽明於䯒前三痏上下和之出血秋無見血按內經中誥流注圖經陽明脈穴俞之所主此腰痛者悉刺䯒前三痏則正三里穴也三里穴在膝下同身寸之三寸䯒骨外廉兩筋肉分間刺可入同身寸之一寸留七呼若灸者可灸三壯陽明合脾脾王長夏土衰於秋故秋無見血新校正云按甲乙經䯒作骭足少陰令人腰痛痛引脊內廉足少陰脈上股內後廉貫脊屬腎故令人腰痛痛引脊內廉也新校正云按全元起本脊內廉作脊內痛太素亦同此前少足太陰腰痛證并刺足太陰法應古文脫簡也刺少陰於內踝上二痏春無見血出血太多不可復也按內經中誥流注圖經少陰脈穴俞所主此腰痛者當刺內踝上則正復溜穴也復溜在內踝後上同身寸之二寸動脈陷者中刺可入同身寸之三分留三呼若灸者可灸五壯厥陰之脈令人腰痛腰中如張弓弩弦足厥陰脈自陰股環陰器抵少腹其支別者與太陰少陽結於腰髁下俠脊第三第四骨空中其穴即中髎下髎故腰痛則中如張弓弩之弦也如張弦者言強急之甚刺厥陰之脈在腨踵魚腹之外循之

累累然乃刺之腨踵者言脈在腨外側下當足跟也腨形勢如臥魚之腹故曰魚腹之外也循其分肉有血絡累累然乃刺出之此正當蠡溝穴分足厥陰之絡在內踝上五寸別走少陽者刺可入同身寸之二分留三呼若灸者可灸三壯厥陰一經作居陰是傳寫草書厥字為居也　新校正云按經云厥陰之脈令人腰痛次言刺厥陰之脈注言刺厥陰之絡經注相違疑經中脈字乃絡字之誤也其病令人善言默默然不慧刺之三痏厥陰之脈循喉嚨之後上入頏顙絡於舌本故病則善言風盛則昏冒故不爽慧也三刺其處腰痛乃除　新校正云按經云善言默默然不慧詳善言與默默二病難相兼全元起本無善字於義為允又按甲乙經厥陰之脈不絡舌本王氏於素問之中五處引注而注厥論與刺熱及此三篇皆云絡舌本注風論注痺論二篇不言絡舌本蓋王氏亦疑而兩言之也解脈令人腰痛痛引肩目䀮䀮然時遺溲解脈散行脈也言不合而別行也此足太陽之經起於目內眥上額交巔上循肩髆俠脊抵腰中入循膂絡腎屬膀胱下入膕中故病斯候也又其支別者從髆內別下貫胂循髀外後廉而下合於膕中兩脈如繩之解股故名解脈也刺解脈在膝筋肉分間郄外廉之橫脈出血血變而止膝後兩傍大筋雙上股之後兩筋之間橫文之處努肉高起則郄中之分也古中誥以膕中為太陽之郄當取郄外廉有血絡橫見迢然紫黑而盛滿者乃刺之當見黑血必候其血色變赤乃止血不變赤極而寫之必行血色變赤乃止此太陽中經之為腰痛也解脈令人腰痛如引帶常如折腰狀善恐足太陽之別脈自肩而別下循背脊至腰而橫入髀外後廉而下合膕中故若引帶如折腰之狀　新校正云按甲乙經如引帶作如裂善恐作善怒也刺解脈在郄中結絡如黍米刺之血射以黑見赤血而已郄中則委中穴足太陽合也在膝後屈處膕中央約文中動脈刺可入同身寸之五分留七呼若灸者可灸三壯此經刺法也今則取其結絡大如黍米者當黑血箭射而出見血變赤然可止也　新校正云按全元起云有兩解脈病源名異恐誤未詳同陰之脈令人腰痛痛如小錘居其中怫然腫足少陽之別絡也並少陽經上行去足外踝上同身寸之五寸乃別走厥陰並經下絡足跗故曰同陰脈也怫怒也言腫如嗔怒也　新校正云按太素小錘作小鍼刺同陰之脈在外踝上絕骨之端為三痏絕骨之端如前同身寸之三分陽輔穴也足少陽脈所行刺可入同身寸之五分留七呼若灸者可灸三壯陽維之脈令人腰痛痛上怫然腫陽維起於陽則太陽之所生奇經八脈此其一也刺陽維之脈脈與



太陽合腨下間去地一尺所太陽所主與正經並行而上至腨下復與太陽合而上也腨下去地正同身寸之一足是則承光穴在銳腨腸下肉分間陷者中刺可入同身寸之七分若灸者可灸五壯以其取腨腸下肉分間故云合腨下間　新校正云按穴之所在乃承山穴非承光也山字誤為光衡絡之脈令人腰痛不可以俛仰仰則恐仆得之舉重傷腰衡絡絕惡血歸之衡橫也謂太陽之外也絡自腰中橫入髀外後廉而下與中經合於膕中者今舉重傷腰則橫絡絕中經獨盛故腰痛不可以俛仰矣一經作衡絕之脈傳寫魚魯之誤也若是衡脈中誥不應取太陽脈委陽殷門之穴也刺之在郄陽筋之間上郄數寸衡居為二痏出血橫居二穴謂委陽殷門平視橫相當也郄陽謂浮郄穴上側委陽穴也筋之間謂膝後膕上兩筋之間殷門穴也二穴各去臀下橫文同身寸之六寸故曰上郄數寸也委陽刺可入同身寸之七分留五呼若灸者可灸三壯殷門刺可入同身寸之五分留七呼若灸者可灸三壯故曰衡居為二痏　新校正云詳王氏云浮郄穴上側委陽穴也按甲乙經委陽在浮郄穴下一寸不得言上側也會陰之脈令人腰痛痛上漯漯然汗出汗乾令人欲飲飲已欲走足太陽之中經也其脈循腰下會於後陰故曰會陰之脈其經自腰下行至足今陽氣大盛故痛上漯然汗出汗液既出則腎燥陰虛故汗乾令人欲飲水以救腎也水入腹已腎氣復生陰氣流行太陽又盛故飲水已反欲走也刺直陽之脈上三痏在蹻上郄下五寸橫居視其盛者出血直陽之脈則太陽之脈俠脊下行貫臀下至膕中下循腨過外踝之後條直而行者故曰直陽之脈也蹻為陽蹻所生申脈穴在外踝下也郄下則膕下也言此刺處在膕下同身寸之五寸上承郄中之穴下當申脈之位是謂承筋穴即腨中央如外陷者中也太陽脈氣所發禁不可刺可灸三壯今云刺者謂刺其血絡之盛滿者也兩腨皆有太陽經氣下行當視兩腨中央有血絡盛滿者乃刺出之故曰視其盛者出血　新校正云詳上云會陰之脈令人腰痛此云刺直陽之脈者詳此直陽之脈即會陰之脈也文變而事理不殊又承筋穴注云腨中央如外按甲乙經及骨空論注無如外二字飛陽之脈令人腰痛痛上拂拂然甚則悲以恐是陰維之脈也去內踝上同身寸之五寸腨分中並少陰經而上也少陰之脈前則陰維脈所行也足少陰之脈從腎上貫肝鬲入肺中循喉嚨俠舌本其支別者從肺出絡心注胸中故甚則悲以恐也恐者生於腎悲者生於心刺飛陽之脈在內踝上五寸臣億等按甲乙經作二寸少陰之前與陰維之會內踝後上同身寸之五寸復溜穴少陰脈所行刺可入同身寸之三分內踝之後築賓穴陰維之郄刺可

入同身寸之三分若灸者可灸五壯少陰之前陰維之會以三脈會在此穴位分也刺可入同身寸之三分若灸者可灸五壯今中誥經文正同此法臣億等按甲乙經足太陽之絡別走少陰者名曰飛陽在外踝上七寸又云築賓陰維之郄在內踝上腨分中復溜穴在內踝上二寸今此經注都與甲乙不合者疑經注中五寸字當作三寸則素問與甲乙相應矣

**昌陽之脈令人腰痛痛引膺目䀮䀮然甚則反折舌卷不能言** 陰蹻脈也陰蹻者足少陰之別也起於然骨之後上內踝之上直上循陰股入陰而循腹上入胸裏入缺盆上出人迎之前入頄內廉屬目內眥合於太陽陽蹻而上行故腰痛之狀如此

**刺內筋爲二痏在內踝上大筋前太陰後上踝二寸所** 內筋謂大筋之前分肉也太陰後大筋前卽陰蹻之郄交信穴也在內踝上同身寸之二寸少陰前太陰後筋骨之間陷者之中刺可入同身寸之四分留五呼若灸者可灸三壯今中誥經文正主此

**散脈令人腰痛而熱熱甚生煩腰下如有橫木居其中甚則遺溲** 散脈足太陰之別也散行而上故以名焉其脈循股內入腹中與少陰少陽結於腰髁下骨空中故病則腰下如有橫木居其中甚乃遺溲也

**刺散脈在膝前骨肉分間絡外廉束脈爲三痏** 謂膝前內側也骨肉分謂膝內輔骨之下下廉腨肉之兩間也絡外廉則太陰之絡色青而見者也輔骨之下後有大筋擷束膝胻之骨令其連屬取此筋骨繫束之處脈以去其病是曰地機三刺而已故曰束脈爲之三痏也

**肉里之脈令人腰痛不可以欬欬則筋縮急** 肉里之脈少陽所生則陽維之脈氣所發也里裏也

**刺肉里之脈爲二痏在太陽之外少陽絶骨之後** 分肉主之一經云少陽絶骨之前傳寫誤也絶骨之前足少陽脈所行絶骨之後陽維脈所過故指曰在太陽之外少陽絶骨之後也分肉穴在足外踝直上絶骨之端如後同身寸之三分筋肉分間陽維脈氣所發刺可入同身寸之五分留十呼若灸者可灸三壯　新校正云按分肉之穴甲乙經不見與氣穴注兩出而分寸不同氣穴注二分作三分五分作三分十呼作七呼

**腰痛俠脊而痛至頭几几然目䀮䀮欲僵仆刺足太陽郄中出血** 郄中委中　新校正云按大素作頭沈沈然

**腰痛上寒刺足太陽陽明上熱刺足厥陰不可以俛仰刺足少陽中熱而喘刺足少陰刺郄中出血** 此法玄妙中誥不同莫可窺測當用知其應不爾皆應先去血絡乃調之也



**腰痛上寒不可顧刺足陽明** 上寒陰市主之陰市在膝上同身寸之三寸伏兔下陷者中足陽明脈氣所發刺可入同身寸之三分留七呼若灸者可灸三壯不可顧三里主之三里在膝下同身寸之三寸䯒外廉兩筋肉分間足陽明脈之所入也刺可入同身寸之一寸留七呼若灸者可灸三壯

**上熱刺足太陰** 地機主之地機在膝下同身寸之五分足太陰之郄也刺可入同身寸之三分若灸者可灸三壯　新校正云按甲乙經作五壯

**中熱而喘刺足少陰** 涌泉太鍾悉主之涌泉在足心陷者中屈足卷指宛宛中足少陰脈之所出刺可入同身寸之三分留三呼若灸者可灸三壯太鍾在足跟後街中動脈足少陰之絡刺可入同身寸之二分留七呼若灸者可灸三壯　新校正云按刺瘧注太鍾在內踝後街中水穴論注在內踝後此注在跟後街中動脈三注不同甲乙經亦云跟後衝中當從甲乙經爲正

**大便難刺足少陰** 涌泉主之

**少腹滿刺足厥陰** 太衝主之在足大指本節後內間同身寸之二寸陷者中脈動應手足厥陰脈之所注也刺可入同身寸之三分留十呼若灸者可灸三壯

**如折不可以俛仰不可舉刺足太陽** 如折束骨主之不可以俛仰京骨崑崙悉主之不可舉申脈僕參悉主之束骨在足小指外側本節後赤白肉際陷者中足太陽脈之所注也刺可入同身寸之三分留三呼若灸者可灸三壯京骨在足外側大骨下赤白肉際陷者中按而得之足太陽脈之所過也刺可入同身寸之三分留七呼若灸者可灸三壯崑崙在足外踝後跟骨上陷者中細脈動應手足太陽脈之所行也刺可入同身寸之五分留十呼若灸者可灸三壯申脈在外踝下同身寸之五分容爪甲陽蹻之所生也刺可入同身寸之六分留十呼若灸者可灸三壯僕參在跟骨下陷者中足太陽陽蹻二脈之會刺可入同身寸之三分留七呼若灸者可灸三壯　新校正云按甲乙經申脈在外踝下陷者中無五分字刺入六分作三分留十呼作留六呼氣穴注作七呼僕參留七呼甲乙經作六呼

**引脊內廉刺足少陰** 復溜主之取同飛陽注從腰痛上寒不可顧至此件經語除注並合朱書　新校正云按全元起本及甲乙經并太素自腰痛上寒至此並無乃王氏所添也今注云從腰痛上寒至並合朱書十九字非王冰之語蓋後人所加也

**腰痛引少腹控䏚不可以仰** 新校正云按甲乙經作不可以俛仰

**刺腰尻交者兩髁胂上以月生死爲痏數發鍼立已** 此邪客於足太陰之絡也控通引也䏚謂季脇下之空軟處也腰尻交者謂髁下尻骨兩傍四骨空左右八穴俗呼此骨爲八髎骨也此腰痛取腰髁下第四髎卽下髎穴也足太陰厥陰少陽三脈左右交結於中故曰腰尻交者也兩髁胂謂兩髁骨下堅起肉也胂上非胂之上巔正當刺胂肉矣直刺胂肉卽胂上也何者胂之上巔別有中膂肉俞白環俞雖並主腰痛考其形證經不相應矣髁骨卽腰脊兩傍起骨也俠脊兩傍腰髁之下各有胂肉隴起而斜趣於髁骨之後內承其髁故曰兩髁胂也下承髁胂肉左右兩胂各有四

骨空故曰上髎次髎中髎下髎上髎當髁骨下陷者中餘三髎少斜下按之陷中是也四空悉主腰痛唯下髎所主文與經同即太陰厥陰少陽所結者也刺可入同身寸之二寸留十呼若灸者可灸三壯以月生死爲痏數者月初向圓爲月生月半向空爲月死死月刺少生月刺多繆刺論曰月生一日一痏二日二痏漸多之十五日十五痏十六日十四痏漸少之其痏數多少如此即知也左取右右取左痛在左針取右痛在右針取左所以然者以其脉左右交結於尻骨之中故也新校正云詳此腰痛引少腹一節與繆刺論重

重廣補注黃帝內經素問卷第十一

舉痛論　泣而音澁　絀急上丁骨切　腹中論則昨則魚切　蘆茹上力居切下音如

胕腫上蒲沒切下烏朗切　痏音洧　刺腰痛論　厭於豔切　髁苦瓦切　髎音遼　踹

踵丑用切　蠡溝上盧啟切又落戈切　嘿音黑　小鍾直垂切　漯他合切　髂苦嫁切　擷

虎結切　眇亡表切



重廣補注黃帝內經素問卷第十二

啓玄子次注林億孫奇高保衡等奉敕校正孫兆重改誤

風論　痹論

痿論　厥論

風論篇第四十二新校正云按全元起本在第九卷

黃帝問曰風之傷人也或爲寒熱或爲熱中或爲寒中或爲癘風或爲偏枯或爲風也其病各異其名不同或內至五藏六府不知其解願聞其說傷謂人自中之岐伯對曰風氣藏於皮膚之間內不得通外不得泄腠理開踈則邪風入風氣入已玄府閉封故內不得通外不得泄也風者善行而數變腠理開則洒然寒閉則熱而悶洒然寒貌悶不爽貌腠理開則風飄揚故寒腠理閉則風混亂故悶其寒也則衰食飲其熱也則消肌肉故使人怢慄而不能食名曰寒熱寒風入胃故食飲衰熱氣內藏故消肌肉寒熱相合故怢慄而不能食名曰寒熱也怢慄卒振寒貌　新校正云詳怢慄全元起本作失味甲乙經作解㑊風氣與陽明入胃循脉而上至目內眥其人肥則風氣不得外泄則爲熱中而目黃人瘦則外泄而寒則爲寒中而泣出陽明者胃脉也胃脉起於鼻交頞中下循鼻外入上齒中還出俠口環脣下交承漿卻循頤後下廉循喉嚨入缺盆下鬲屬胃故與陽明入胃循脉而上至目內眥也人肥則腠理密緻故不得外泄則爲熱中而目黃人瘦則腠理開踈風得外泄則寒中而泣出也風氣與太陽俱入行諸脉俞散於分肉之間與衛氣相干其道不利故使肌肉憤䐜而有瘍衛氣有所凝而不行故其肉有不仁也肉分之間衛氣行處風與衛氣相薄俱行於肉分之間故氣道澀而不利也氣

道不利風氣內攻衛氣相持故肉憤䐜而瘡出也瘍瘡也若衛氣被風吹之不得流轉所在偏併凝而不行則肉有不仁之處也不仁謂㾓而不知寒熱痛癢

癘者有榮氣熱胕其氣不清故使其鼻柱壞而色敗皮膚瘍潰 始則風入於經脉之中也榮行脉中故風入脉中內攻於血與榮氣合合熱而血胕壞也其氣不清言潰亂也然血脉潰亂榮復挾風陽脉盡上於頭鼻爲呼吸之所故鼻柱壞而色惡皮膚破而潰爛也脉要精微論曰脉風盛爲癘 風寒客於脉而不去名曰癘風或名曰寒熱 始爲寒熱熱成曰癘風 新校正云按別本成一作盛 以春甲乙傷於風者爲肝風以夏丙丁傷於風者爲心風以季夏戊己傷於邪者爲脾風以秋庚辛中於邪者爲肺風以冬壬癸中於邪者爲腎風 春甲乙木肝主之夏丙丁火心主之季夏戊巳土脾主之秋庚辛金肺主之冬壬癸水腎主之 風中五藏六府之俞亦爲藏府之風各入其門戶所中則爲偏風 隨俞左右而偏中之則爲偏風 風氣循風府而上則爲腦風風入係頭則爲目風眼寒 風府穴名正入項髮際一寸大筋內宛宛中督脉陽維之會自風府而上則腦戶也腦戶者督脉足太陽之會故循風府而上則爲腦風也足太陽之脉者起於目內眥上額交巔上入絡腦還出故風入係頭則爲目風眼寒也 飲酒中風則爲漏風 熱鬱腠疎中風汗出多如液漏故曰漏風經具名曰酒風 入房汗出中風則爲內風 內耗其精外開腠理因內風襲故曰內風經具名曰勞風 新沐中風則爲首風 沐髮中風舍於頭故曰首風 久風入中則爲腸風飧泄 風在腸中上熏於胃故食不化而下出焉飧泄者食不化而出也 新校正云按全元起云飧泄者水穀不分爲利 外在腠理則爲泄風 風居腠理則玄府開通風薄汗泄故云泄風 故風者百病之長也至其變化乃爲他病也無常方然致有風氣也 長先也先百病而有也 新校正云按全元起本及甲乙經致字作故攻 帝曰五藏風之形狀不同者何願聞其診及其病能 診謂可言之證能謂內作病形

岐伯曰肺風之狀多汗惡風色皏然白時欬短氣晝



日則差暮則甚診在眉上其色白 凡內多風氣則熱有餘熱則腠理開故多汗也風薄於內故惡風焉皏謂薄白色也肺色白在變動爲欬主藏氣風內迫之故色皏然白時欬短氣也晝則陽氣在表故差暮則陽氣入裏風內應之故甚也眉上謂兩眉間之上闕庭之部所以外司肺候故診在焉白肺色也 心風之狀多汗惡風焦絕善怒嚇赤色病甚則言不可快診在口其色赤 焦絕謂脣焦而文理斷絕也何者熱則皮剝故也風薄於心則神亂故善怒而嚇人也心脉支別者從心系上俠咽喉而主舌故病甚則言不可快也口脣色赤故診在焉赤者心色也 新校正云按甲乙經無嚇字 肝風之狀多汗惡風善悲色微蒼嗌乾善怒時憎女子診在目下其色青 肝病則心藏無養心氣虛故善悲肝合木木色蒼故色微蒼也肝脉者循股陰入髦中環陰器抵少腹俠胃屬肝絡膽上貫鬲布脇肋循喉嚨之後入頏顙上出額與督脉會於巔其支別者從目系下故嗌乾善怒時憎女子診在目下也青肝色也 脾風之狀多汗惡風身體怠墮四支不欲動色薄微黃不嗜食診在鼻上其色黃 脾脉起於足上循䯒骨又上膝股內前廉入腹屬脾絡胃上鬲俠咽連舌本散舌下其支別者復從胃別上鬲注心中心脉出於手循臂故身體怠墮四支不欲動而不嗜食脾氣合土主中央鼻於面部亦居中故診在焉黃脾色也 新校正云按王注脾風不當引心脉出於手循臂七字於義無取脾主四支脾風則四支不欲動矣 腎風之狀多汗惡風面痝然浮腫脊痛不能正立其色炲隱曲不利診在肌上其色黑 痝然言腫起也炲黑色也腎者陰也目下亦陰也故腎藏受風則面痝然而浮腫腎脉者起於足下上循腨內出膕內廉上股內後廉貫脊故脊痛不能正立也隱曲者謂隱蔽委曲之處也腎藏精外應交接今藏被風薄精氣內微故隱蔽委曲之事不通利所爲也陰陽應象大論曰氣歸精精食氣今精不足則氣內歸精氣不注皮故肌皮上黑也黑腎色也 胃風之狀頸多汗惡風食飲不下鬲塞不通腹善滿失衣則䐜脹食寒則泄診形瘦而腹大 胃之脉支別者從頤後下廉過人迎循喉嚨入缺盆下鬲屬胃絡脾其直行者從缺盆下乳內廉下俠臍入氣街中其支別者起胃下口循腹裏至氣街中而合故頸多汗食飲不下鬲塞不通腹善滿也然失衣則外寒而中熱故腹䐜脹食寒則寒物薄胃而陽不內消故泄利胃合脾而主肉胃氣不足則肉不長故瘦也胃中風氣稸聚故腹大也 新校正云按孫思邈云新食竟取風爲胃風 首風之狀頭面

多汗惡風當先風一日則病甚頭痛不可以出內至其風日則病少愈 頭者諸陽之會風客之則皮腠踈故頭面多汗也夫人陽氣外合於風故先當風一日則病甚以先風甚故亦先衰是以至其風日則病少愈內謂室屋之內也不可以出屋屋之內者以頭痛甚而不喜外風故也 新校正云按孫思邈云新沐浴竟取風爲首風 漏風之狀或多汗常不可單衣食則汗出甚則身汗喘息惡風衣常濡口乾善渴不能勞事 脾胃風熱故不可單衣腠理開踈故食則汗出甚則風薄於肺故身汗喘息惡風衣裳濡口乾善渴也形勞則喘息故不能勞事 新校正云按孫思邈云因醉取風爲漏風其狀惡風多汗少氣口乾善渴近衣則身熱如火臨食則汗流如雨骨節懈墮不欲自勞 泄風之狀多汗汗出泄衣上口中乾上漬其風不能勞事身體盡痛則寒 上漬謂皮上濕如水漬也以多汗出故爾汗多則津液涸故口中乾形勞則汗出甚故不能勞事身體盡痛以其汗多汗多則亡陽故寒也 新校正云按孫思邈云新房室竟取風爲內風其狀惡風汗流沾衣裳疑此泄風乃內風也按本論前文先云漏風內風首風次言入中爲腸風在外爲泄風今有泄風而無內風孫思邈載內風乃此泄風之狀故疑此泄字內之誤也 帝曰善



痺論篇第四十三 新校正云按全元起本在第八卷

黃帝問曰痺之安生 安猶何也言何以生 岐伯對曰風寒濕三氣雜至合而爲痺也 雖合而爲痺發起亦殊矣 其風氣勝者爲行痺寒氣勝者爲痛痺濕氣勝者爲著痺也 風則陽受之故爲痺行寒則陰受之故爲痺痛濕則皮肉筋脉受之故爲痺著而不去也故乃痺從風寒濕之所生也 帝曰其有五者何也 言風寒濕氣各異則三痺生有五何氣之勝也 岐伯曰以冬遇此者爲骨痺以春遇此者爲筋痺以夏遇此者爲脉痺以至陰遇此者爲肌痺以秋遇此者爲皮痺 冬主骨春主筋夏主脉秋主皮至陰主肌肉故各爲其痺也至陰謂戊已月及土寄王月也 帝曰內舍五藏六府何氣使然 言皮肉筋脉痺以五時之外遇然內居藏府何以致之 岐伯曰五藏皆有合病久而不去者內舍於其合也 肝合筋心合脉脾合肉肺合皮腎合骨久病不去則入於是 故骨痺不已復感於邪內舍於腎筋痺不已復感於邪內舍於肝脉痺不已復感於邪內舍於心肌痺不已復感於邪內舍於脾皮痺不已復感於邪內舍於肺所謂痺者各以其時重感於風寒濕之氣也 時謂氣王之月也肝王春心王夏肺王秋腎王冬脾王四季之月感謂感應也 凡痺之客五藏者肺痺者煩滿喘而嘔 以藏氣應息又其脉還循胃口故使煩滿喘而嘔 心痺者脉不通煩則心下鼓暴上氣而喘嗌乾善噫厥氣上則恐 心合脉受邪則脉不通利也邪氣內擾故煩也手心主心包之脉起於胸中出屬心包下鬲手少陰心脉起於心中出屬心系下鬲絡小腸其支別者從心系上俠咽喉其直者復從心系卻上肺故煩則心下鼓滿暴上氣而喘嗌乾也心主爲噫以下鼓滿故噫之以出氣也若是逆氣上乘於心則恐畏也神懼淩弱故爾 肝痺者



夜臥則驚多飲數小便上爲引如懷 肝主驚駭氣相應故中夜臥則驚也肝之脉循股陰入毛中環陰器抵少腹俠胃屬肝絡膽上貫鬲布脇肋循喉嚨之後上入頏顙故多飲水數小便上引少腹如懷妊之狀 腎痺者善脹尻以代踵脊以代頭 腎者胃之關關不利則胃氣不轉故善脹也尻以代踵謂足攣急也脊以代頭謂身踡屈也踵足跟也腎之脉起於足小指之下斜趣足心出於然骨之下循內踝之後別入跟中以上腨內出膕內廉上股內後廉貫脊屬腎絡膀胱其直行者從腎上貫肝鬲入肺中氣不足而受邪故不伸展 新校正云詳然骨一作然谷 脾痺者四支解墯發欬嘔汁上爲大塞 土王四季外主四支故四支解墯又以其脉起於足循腨胻上膝股也然脾脉入腹屬脾絡胃上鬲俠咽故發欬嘔汁脾氣養肺胃復連咽故上爲大塞也 腸痺者數飲而出不得中氣喘爭時發飧泄 大腸之脉入缺盆絡肺下鬲屬大腸小腸之脉又入缺盆絡心循咽下鬲抵胃屬小腸今小腸有邪則脉不下鬲脉不下鬲則腸不行化而胃氣稸熱故多飲水而不得下出也腸胃中陽氣與邪氣奔喘交爭得時通利以腸氣不化故時或得通則爲飧泄 胞痺者少腹膀胱按之內痛若沃以湯濇於小便上爲清涕 膀胱爲津液之

府胞內居之少腹處關元之中內藏胞器然膀胱之脉起於目內眥上額交巔上入絡腦還出別下項循肩髆內俠脊抵腰中入循膂絡腎屬膀胱其支別者從腰中下貫臀入膕中今胞受風寒濕氣則膀胱太陽之脉不得下流於足故少腹膀胱按之內痛若沃以湯澀於小便也小便既澀太陽之脉不得下行故上爍其腦而為清涕出於鼻竅矣沃猶灌也　新校正云按全元起本內痛二字作兩髀

陰氣者靜則神藏躁則消亡陰謂五神藏也所以說神藏與消亡者言人安靜不涉邪氣則神氣寧以內藏人躁動觸冒邪氣則神被害而離散藏無所守故曰消亡此言五藏受邪之為痺也飲食自倍腸胃乃傷藏以躁動致傷府以飲食見損皆謂過用越性則受其邪此言六府受邪之為痺也淫氣喘息痺聚在肺淫氣憂思痺聚在心淫氣遺溺痺聚在腎淫氣乏竭痺聚在肝淫氣肌絕痺聚在脾淫氣謂氣之妄行者各隨藏之所主而入為痺也　新校正云詳從上凡痺之客五藏者至此全元起本在陰陽別論中此王氏之所移也諸痺不已亦益內也從外不去則益深至於身內其風氣勝者其人易已也

帝曰痺其時有死者或疼久者或易已者其故何也岐伯曰其入藏者死其留連筋骨間者疼久其留皮膚間者易已入藏者死以神去也筋骨疼久以其定也皮膚易已以浮淺也由斯深淺故有是不同

帝曰其客於六府者何也岐伯曰此亦其食飲居處為其病本也四方雖土地溫涼高下不同物性剛柔食居不異但動過其分則六府致傷陰陽應象大論曰水穀之寒熱感則害六府　新校正云按傷寒論曰物性剛柔食居亦異六府亦各有俞風寒濕氣中其俞而食飲應之循俞而入各舍其府也六府俞亦謂背俞也膽俞在十椎之傍胃俞在十二椎之傍三焦俞在十三椎之傍大腸俞在十六椎之傍小腸俞在十八椎之傍膀胱俞在十九椎之傍隨形分長短而取之如是各去脊同身寸之一寸五分並足太陽脉氣之所發也　新校正云詳六府俞並在本椎下兩傍此注言在椎之傍者文略也

帝曰以鍼治之奈何岐伯曰五藏有俞六府有合循脉之分各有所發各隨其過新校正云按甲乙經隨作治則病瘳也肝之俞曰太衝心之俞曰太陵脾之俞曰太白肺之俞曰太淵腎之俞曰太谿皆經脉之所注也太衝在足大指間本節後二寸陷者中　新校正云按刺腰



痛注云太衝在足大指本節後內間二寸陷者中動脉應手刺可入同身寸之三分留十呼若灸者可灸三壯太陵在手掌後骨兩筋間陷者中刺可入同身寸之六分留七呼若灸者可灸三壯太白在足內側核骨下陷者中刺可入同身寸之三分留七呼若灸者可灸三壯太淵在手掌後陷者中刺可入同身寸之二分留二呼若灸者可灸三壯太谿在足內踝後跟骨上動脉陷者中刺可入同身寸之三分留七呼若灸者可灸三壯也胃合入于三里膽合入于陽陵泉大腸合入于曲池小腸合入于小海三焦合入于委陽膀胱合入于委中三里在膝下三寸䯒外廉兩筋間刺可入同身寸之一寸留七呼若灸者可灸三壯陽陵泉在膝下一寸䯒外廉陷者中刺可入同身寸之六分留十呼若灸者可灸三壯小海在肘內大骨外去肘端五分陷者中屈肘乃得之刺可入同身寸之二分留七呼若灸者可灸五壯曲池在肘外輔屈肘曲骨之中刺可入同身寸之五分留七呼若灸者可灸三壯委陽在足膕中外廉兩筋間刺可入同身寸之七分留五呼若灸者可灸三壯屈伸而取之委中在膕中央約文中動脉刺可入同身寸之五分留七呼若灸者可灸三壯　新校正云按刺熱注委中在足膝後屈處餘並同此　故經言循脉之分各有所發各隨其過則病瘳也過謂脉所經過處　新校正云詳王氏以委陽為三焦之合按甲乙經云委陽三焦下輔俞也足太陽之別絡三焦之合自在手少陽經天井穴為少陽脉之所入為合詳此六府之合俱引本經所入之穴獨三焦不引本經所入之穴者王氏之誤也王氏但見甲乙經云三焦合于委陽彼說自異彼又以大腸合于巨虛上廉小腸合于下廉此以曲池小海易之故知當以天井穴為合也

帝曰榮衛之氣亦令人痺乎岐伯曰榮者水穀之精氣也和調於五藏灑陳於六府乃能入於脉也正理論曰穀入於胃脉道乃行水入於經其血乃成又靈樞經曰榮氣之道內穀為寶　新校正云按別本寶作實穀入於胃氣傳與肺精專者上行經隧由此故水穀精氣合榮氣運行而入於脉也故循脉上下貫五藏絡六府也榮行脉內故無所不至衛者水穀之悍氣也其氣慓疾滑利不能入於脉也悍氣謂浮盛之氣也以其浮盛之氣故慓疾滑利不能入於脉中也故循皮膚之中分肉之間熏於肓膜散於胸腹皮膚之中分肉之間謂脉外也肓膜謂五藏之間鬲中膜也以其浮盛故能布散於胸腹之中空虛之處熏其肓膜令氣宣通也逆其氣則病從其氣則愈不與風寒濕氣合故不為痺

帝曰善痺或痛或不痛或不仁或寒或熱或燥或濕其故何也岐伯曰痛者寒氣多也有寒故痛也風寒濕氣

客於肉分之間迫切而爲沫得寒則聚聚則排分肉肉裂則痛故有寒則痛也 其不痛不仁者病久入深榮衛之行濇經絡時疎故不通 新校正云按甲乙經不通作不痛詳此條論不痛與不仁兩事後言不痛是再明不痛之爲重也 皮膚不營故爲不仁 不仁者皮頑不知有無也 其寒者陽氣少陰氣多與病相益故寒也 病本生於風寒濕氣故陰氣益之也 其熱者陽氣多陰氣少病氣勝陽遭陰故爲痺熱 遭遇也言遇於陰氣陰氣不勝故爲熱 新校正云按甲乙經遭作乘 其多汗而濡者此其逢濕甚也陽氣少陰氣盛兩氣相感故汗出而濡也 中表相應則相感也 帝曰夫痺之爲病不痛何也岐伯曰痺在於骨則重在於脉則血凝而不流在於筋則屈不伸在於肉則不仁在於皮則寒故具此五者則不痛也凡痺之類逢寒則蟲逢熱則縱帝曰善 蟲謂皮中如蟲行縱謂縱緩不相就 新校正云按甲乙經蟲作急



痿論篇第四十四 新校正云按全元起本在第四卷

黃帝問曰五藏使人痿何也 痿謂痿弱無力以運動 岐伯對曰肺主身之皮毛心主身之血脉肝主身之筋膜 新校正云按全元起本云膜者人皮下肉上筋膜也 脾主身之肌肉腎主身之骨髓 所主不同痿生亦各歸其所主 故肺熱葉焦則皮毛虛弱急薄著則生痿躄也 躄謂攣躄足不得伸以行也肺熱則腎受熱氣故爾 心氣熱則下脉厥而上上則下脉虛虛則生脉痿樞折挈脛縱而不任地也 心熱盛則火獨光火獨光則內炎上腎之脉常下行今火盛而上炎用事故腎脉亦隨火炎爍而逆上行也陰氣厥逆火復內燔陰上隔陽下不守位心氣通脉故生脉痿腎氣主足故膝腕樞紐如折去而不相提挈脛筋縱緩而不能任用於地也 肝氣熱則膽泄口苦筋膜乾筋膜乾則筋急而攣發爲筋痿 膽約肝葉而汁味至苦故肝熱則膽液滲泄膽病則口苦今膽液滲泄故口苦也肝主筋膜故熱則筋膜乾而攣急發爲筋痿也八十一難經曰膽在肝短葉間下 脾氣熱則胃乾而渴肌肉不仁發爲肉痿 脾與胃以膜相連脾氣熱則胃液滲泄故乾而且渴也脾主肌肉今熱薄於內故肌肉不仁而發爲肉痿 腎氣熱則腰脊不舉骨枯而髓減發爲骨痿 腰爲腎府又腎脉上股內貫脊屬腎故腎氣熱則腰脊不舉也腎主骨髓故熱則骨枯而髓減發則爲骨痿 帝曰何以得之岐伯曰肺者藏之長也爲心之蓋也 位高而布葉於胸中是故爲藏之長心之蓋 有所失亡所求不得則發肺鳴鳴則肺熱葉焦 志苦不暢氣鬱故也肺藏氣氣鬱不利故喘息有聲而肺熱葉焦也 故曰五藏因肺熱葉焦發爲痿躄此之謂也 肺者所以行榮衛治陰陽故引曰五藏因肺熱而發爲痿躄也 悲哀太甚則胞絡絕胞絡絕則陽氣內動發則心下崩數溲血也 悲則心系急肺布葉舉而上焦不通榮衛不散熱氣在中故胞絡絕而陽氣內鼓動發則心下崩數溲血也心下崩謂心包內崩而下血也溲謂溺也 新校正云按楊上善云胞絡者心上胞絡之脉也詳經注中胞字俱當作包全本胞又作肌也



故本病曰大經空虛發爲肌痺傳爲脉痿 本病古經論篇名也大經謂大經脉也以心崩溲血故大經空虛脉空則熱內薄衛氣盛榮氣微故發爲肌痺也先見肌痺後漸脉痿故曰傳爲脉痿也 思想無窮所願不得意淫於外入房太甚宗筋弛縱發爲筋痿及爲白淫 思想所願爲所欲也施寫勞損故爲筋痿及白淫也白淫謂白物淫衍如精之狀男子因溲而下女子陰器中綿綿而下也 故下經曰筋痿者生於肝使內也 下經上古之經名也使內謂勞役陰力費竭精氣也 有漸於濕以水爲事若有所畱居處相濕肌肉濡漬痺而不仁發爲肉痿 業惟近濕居處澤下皆水爲事也平者久而猶怠感之者尤甚矣肉屬於脾脾惡濕濕著於內則衛氣不榮故內爲痿也 故下經曰肉痿者得之濕地也 陰陽應象大論曰地之濕氣感則害皮肉筋脉此之謂害肉也 有所遠行勞倦逢大熱而渴渴則陽氣內伐內伐則熱舍

於腎腎者水藏也今水不勝火則骨枯而髓虛故足不任身發爲骨痿陽氣內伐謂伐腹中之陰氣也水不勝火以熱舍於腎中也故下經曰骨痿者生於大熱也腎性惡燥熱反居中熱薄骨乾故骨痿無力也帝曰何以別之岐伯曰肺熱者色白而毛敗心熱者色赤而絡脉溢肝熱者色蒼而爪枯脾熱者色黃而肉蠕動腎熱者色黑而齒槁各求藏色及所主養而命之則其應也帝曰如夫子言可矣論言治痿者獨取陽明何也岐伯曰陽明者五藏六府之海陽明胃脉也胃爲水穀之海也主閏宗筋宗筋主束骨而利機關也宗筋謂陰毛中橫骨上下之竪筋也上絡胸腹下貫髖尻又經於背腹上頭項故云宗筋主束骨而利機關也然腰者身之大關節所以司屈伸故曰機關衝脉者經脉之海也靈樞經曰衝脉者十二經之海主滲灌谿谷與陽明合於宗筋尋此則橫骨上下齊兩傍竪筋正宗筋也衝脉循腹俠齊傍各同身寸之五分而上陽明脉亦俠齊傍各同身寸之一寸五分而上宗筋脉於中故云與陽明合於宗筋也以爲十二經海故主滲灌谿谷也肉之大會爲谷小會爲谿新校正云詳宗筋脉於中一作宗筋縱於中陰陽揔宗筋之會會於氣街而陽明爲之長皆屬於帶脉而絡於督脉宗筋聚會會於橫骨之中從上而下故云陰陽揔宗筋之會也宗筋俠齊下合於橫骨陽明輔其外衝脉居其中故云會於氣街而陽明爲之長也氣街則陰毛兩傍脉動處也帶脉者起於季脇回身一周而絡於督脉也督脉者起於關元上下循腹故云皆屬於帶脉而絡於督脉也督脉任脉衝脉三脉者同起而異行故經文或參差而引之故陽明虛則宗筋縱帶脉不引故足痿不用也陽明之脉從缺盆下乳內廉下俠齊至氣街中其支別者起胃下口循腹裏下至氣街中而合以下髀抵伏兔下入膝髕中下循䯒外廉下足跗入中指內間其支別者下膝三寸而別以下入中指外間故陽明虛則宗筋縱緩帶脉不引而足痿弱不可用也引謂牽引帝曰治之奈何岐伯曰各補其滎而通其俞調其虛實和其逆順筋脉骨肉各以其時受月則病已矣帝曰善時受月謂受氣



時月也如肝王甲乙心王丙丁脾王戊己肺王庚辛腎王壬癸皆王氣法也時受月則正謂五常受氣月也

厥論篇第四十五新校正云按全元起本在第五卷

黃帝問曰厥之寒熱者何也厥謂氣逆上也世謬傳爲脚氣廣飾方論焉岐伯對曰陽氣衰於下則爲寒厥陰氣衰於下則爲熱厥陽謂足之三陽脉陰謂足之三陰脉下謂足也帝曰熱厥之爲熱也必起於足下者何也陽主外而厥在內故問之岐伯曰陽氣起於足五指之表陰脉者集於足下而聚於足心故陽氣勝則足下熱也大約而言之足太陽脉出於足小指之端外側足少陽脉出於足小指次指之端足陽明脉出於足中指及大指之端並循足陽而上肝脾腎脉集於足下聚於足心陰弱故足下熱也新校正云按甲乙經陽氣起於足作走於足起當作走帝曰寒厥之爲寒也必從五指而上於膝者何也陰主內而厥在外故問之岐伯曰陰氣起於五指之裏集於膝下而聚於膝上故陰氣勝則從五指至膝上寒其寒也不從外皆從內也亦大約而言之也足太陰脉起於足大指之端內側足厥陰脉起於足大指之端三毛中足少陰脉起於足小指之下斜趣足心並循足陰而上循股陰入腹故云集於膝下而聚於膝之上也帝曰寒厥何失而然也岐伯曰前陰者宗筋之所聚太陰陽明之所合也宗筋俠齊下合於陰器故云前陰者宗筋之所聚也太陰者脾脉陽明者胃脉脾胃之脉皆輔近宗筋故云太陰陽明之所合所校正云按甲乙經前陰者宗筋之所聚作厥陰者衆筋之所聚全元起云前陰者厥陰也與王注義異亦自一說春夏則陽氣多而陰氣少秋冬則陰氣盛而陽氣衰此乃天之常道此人者質壯以秋冬奪於所用下氣上爭不能復精氣溢下邪氣因從之而上也質謂形質也奪於所用謂多欲而奪其精氣也氣因於中新校正云按甲乙經氣因於中作所中陽氣衰不能滲營其經絡陽氣日損陰氣獨在故

手足爲之寒也帝曰熱厥何如而然也源其所由謝 岐伯曰酒入於胃則絡脉滿而經脉虛脾主爲胃行其津液者也陰氣虛則陽氣入陽氣入則胃不和胃不和則精氣竭精氣竭則不營其四支也前陰爲太陰陽明之所合故胃不和則精氣竭也內精不足故四支無氣以營之 此人必數醉若飽以入房氣聚於脾中不得散酒氣與穀氣相薄熱盛於中故熱徧於身內熱而溺赤也夫酒氣盛而慓悍腎氣有衰陽氣獨勝故手足爲之熱也醉飽入房內亡精氣中虛熱入由是腎衰陽盛陰虛故熱生於手足也 帝曰厥或令人腹滿或令人暴不知人或至半日遠至一日乃知人者何也暴猶卒也言卒然冒悶不醒覺也不知人謂悶甚不知識人也或謂尸厥 岐伯曰陰氣盛於上則下虛下虛則腹脹滿陽氣盛於上則下氣重上而邪氣逆逆則陽氣亂陽氣亂則不知人也陰謂足太陰氣也 新校正云按甲乙經陽氣盛於上五字作腹滿二字當從甲乙經之說何以言之別按甲乙經云陽脉下墜陰脉上爭發尸厥焉有陰氣盛於上而又言陽氣盛於上又按張仲景云少陰脉不至腎氣微少精血奔氣促迫上入胸鬲宗氣反聚血結心下陽氣退下熱歸陰股與陰相動令身不仁此爲尸厥仲景言陽氣退下則是陽氣不得盛於上故知當從甲乙經也又王注陰謂足太陰亦爲未盡按繆刺論云邪客於手足少陰太陰足陽明之絡此五絡皆會於耳中上絡左角五絡俱竭令人身脉皆動而形無知其狀若尸或曰尸厥焉得專解陰爲太陰也 帝曰善願聞六經脉之厥狀病能也爲前問解故請備聞諸經厥也 岐伯曰巨陽之厥則腫首頭重足不能行發爲眴仆巨陽太陽也足太陽脉起於目內眥上額交巔上其支別者從巔至耳上角其直行者從巔入絡腦還出別下項循肩髆內俠脊抵腰中入循膂絡腎屬膀胱其支別者從腰中下貫臀入膕中其支別者從髆內左右別下貫胂過髀樞循髀外後廉下合膕中以下貫腨內出外踝之後循京骨至小指之端外側由是厥逆外形斯證也腫或作踵非 陽明之厥則癲疾欲



走呼腹滿不得臥面赤而熱妄見而妄言足陽明脉起於鼻交頞中下循鼻外入上齒中還出俠口環脣下交承漿却循頤後下廉出大迎循頰車上耳前過客主人循髮際至額顱其支別者從大迎前下人迎循喉嚨入缺盆下鬲屬胃絡脾其直行者從缺盆下乳內廉下俠臍入氣街中其支別者起胃下口循腹裏下至氣街中而合以下髀抵伏兔下入膝臏中下循䯒外廉下足跗入中指內間其支別者下膝三寸而別以下入中指外間其支別者跗上入大指間出其端故厥如是也顱一爲巔非 少陽之厥則暴聾頰腫而熱脇痛䯒不可以運足少陽脉起於目銳眥上抵頭角下耳後循頸行手少陽之前至肩上交出手少陽之後入缺盆其支別者從耳後入耳中出走耳前至目銳眥後其支別者目銳眥下大迎合手少陽於䪼下加頰車下頸合缺盆以下胸中貫鬲絡肝屬膽循脇裏出氣街遶髦際橫入髀厭中其直行者從缺盆下掖循胸過季脇下合髀厭中以下循髀陽出膝外廉下入外輔骨之前直下抵絕骨之端下出外踝之前循足跗出小指次指之端故厥如是 太陰之厥則腹滿䐜脹後不利不欲食食則嘔不得臥足太陰脉起於大指之端上膝股內前廉入腹屬脾絡胃上鬲俠咽連舌本散舌下其支別者復從胃別上鬲注心中故厥如是 少陰之厥則口乾溺赤腹滿心痛足少陰脉上股內後廉貫脊屬腎絡膀胱其直行者從腎上貫肝鬲入肺中循喉嚨俠舌本其支別者從肺出絡心注胸中故厥如是 厥陰之厥則少腹腫痛腹脹涇溲不利好臥屈膝陰縮腫䯒內熱足厥陰脉去內踝一寸上踝八寸交出太陰之後上膕內廉循股陰入髦中下環陰器抵少腹俠胃屬肝絡膽上貫鬲故厥如是矣䯒內熱一本云䯒外熱傳寫行書內外誤也 盛則寫之虛則補之不盛不虛以經取之不盛不虛謂邪氣未盛眞氣未虛如是則以穴俞經法留呼多少而取之 太陰厥逆䯒急攣心痛引腹治主病者足太陰脉起於大指之端循指內側上內踝前廉上腨內循䯒骨後上膝股內前廉入腹其支別者復從胃別上鬲注心中故䯒急攣心痛引腹也太陰之脉行有左右候其有過者當發取之故言治主病者 新校正云詳從太陰厥逆至篇末全元起本在第九卷王氏移於此 少陰厥逆虛滿嘔變下泄清治主病者以其脉從腎上貫肝鬲入肺中循喉嚨故如是 厥陰厥逆攣腰痛虛滿前閉譫言新校正云按全元起云譫言者氣虛獨言也 治主病者以其脉循股陰入髦中環陰器復上循喉嚨之後絡舌本故如是 新校正云按甲乙經厥陰之經不絡舌本又王氏注刺熱篇刺腰痛篇并此三注俱云絡舌本又注風論與

論各不云絡舌本王注白有異同當以甲乙經爲正三陰俱逆不得前後使人手足寒三日死三陰絶故三日死太陽厥逆僵仆嘔血善衄治主病者以其脉起目內眥又循脊絡腦故如是少陽厥逆機關不利機關不利者腰不可以行項不可以顧以其脉循頸下繞髦際橫入髀厭中故如是發腸癰不可治驚者死足少陽脉貫鬲絡肝膽循脇裏出氣街發腸癰則經氣絶故不可治驚者死也陽明厥逆喘欬身熱善驚衄嘔血以其脉循喉嚨入缺盆下鬲屬胃絡脾故如是手太陰厥逆虛滿而欬善嘔沫治主病者手太陰脉起於中焦下絡大腸還循胃口上鬲屬肺故如是手心主少陰厥逆心痛引喉身熱死不可治手心主脉起於胸中出屬心包手少陰脉其支別者從心系上俠咽喉故如是手太陽厥逆耳聾泣出項不可以顧腰不可以俛仰治主病者手太陽脉支別者從缺盆循頸上頰至目銳眥却入耳中其支別者從頰上䪼抵鼻至目內眥故耳聾泣出項不可以顧也腰不可以俛仰脉不相應恐古錯簡文手陽明少陽厥逆發喉痺嗌腫痓治主病者手陽明脉支別者從缺盆上頸手少陽脉支別者從膻中上出缺盆上項故如是　新校正云按全元起本痓作痙

內經十二　十四

重廣補注黃帝內經素問卷第十二

風論　瘋音利　潰胡對切　腦奴皓切　痺論　肓音荒　痿論　躄必亦切　髖音寬　尻枯熬切　擪音擪　臏音牝　厥論　顱於交切回也　癜音假　僵居良切　仆音赴　髦音毛

重廣補注黃帝內經素問卷第十三

啟玄子次注林億孫奇高保衡等奉敕校正孫兆重改誤

病能論　奇病論

大奇論　脉解篇

病能論篇第四十六新校正云按全元起本在第五卷

黃帝問曰人病胃脘癰者診當何如岐伯對曰診此者當候胃脉其脉當沉細沉細者氣逆胃者水穀之海其血盛氣壯今反脉沉細者是逆常平也　新校正云按甲乙經沉細作沉濇太素作沉細逆者人迎甚盛甚盛則熱沉細爲寒寒氣格陽故人迎脉盛人迎者陽明之脉故盛則熱也人迎謂結喉傍脉動應手者人迎者胃脉也胃脉循喉嚨而入缺盆故云人迎者胃脉也逆而盛則熱聚於胃口而不行故胃脘爲癰也血氣壯盛而熱內薄之兩氣合熱故結爲癰也帝曰善人有臥而有所不安者何也岐伯曰藏有所傷及精有所之寄則安故人不能懸其病也五藏有所傷損及之水穀精氣有所之寄扶其下則臥安以傷及於藏故人不能懸其病處於空中也　新校正云按甲乙經精有所之寄則安作情有所倚則臥不安太素作精有所倚則不安帝曰人之不得偃臥者何也謂不得仰臥也岐伯曰肺者藏之蓋也居高布葉四藏下之故言肺者藏之蓋也肺氣盛則脉大脉大則不得偃臥肺氣盛滿偃臥則氣促喘奔故不得偃臥也論在奇恒陰陽中奇恒陰陽上古經篇名世本闕帝曰有病厥者診右脉沉而緊左脉浮而遲不然病主安在不然言不沉也　新校正云按甲乙經不然作不知岐伯曰冬診之右脉固當沉緊此應四時左脉浮而遲此逆四時在左當主病在腎頗關在肺當腰痛也

內經十三　一

以冬左脉浮而遲浮爲肺脉故言頗關在肺也腰者腎之府故腎受病則腰中痛也帝曰何以言之岐伯曰少陰脉貫腎絡肺今得肺脉腎爲之病故腎爲腰痛之病也左脉浮遲非肺來見以左腎不足而脉不能沉故得肺脉腎爲病也帝曰善有病頸癰者或石治之或鍼灸治之而皆已其眞安在言所攻則異所愈則同欲聞眞法何所在也岐伯曰此同名異等者也言雖同曰頸癰然其皮中別異不一等也故下云夫癰氣之息者宜以鍼開除去之夫氣盛血聚者宜石而寫之此所謂同病異治也息瘜也死肉也石砭石也可以破大癰出膿今以鈹鍼代之帝曰有病怒狂者新校正云按太素怒狂作善怒此病安生岐伯曰生於陽也帝曰陽何以使人狂怒不慮禍故謂之狂岐伯曰陽氣者因暴折而難決故善怒也病名曰陽厥言陽氣被折鬱不散也此人多怒亦曾因暴折而心



不疏暢故爾如是者皆陽逆躁極所生故病名陽厥帝曰何以知之岐伯曰陽明者常動巨陽少陽不動不動而動大疾此其候也言頸項之脉皆動不止也陽明常動者動於結喉傍是謂人迎氣舍之分位也若以少陽之動動於曲頰下是謂天窻天牖之分位也若巨陽之動動於項兩傍大筋前陷者中是謂天柱天容之分位也不應常動而反動甚者動當病也　新校正云詳王注以天牖爲少陽之分位天容爲太陽之分位按甲乙經天牖乃太陽脉氣所發天容乃少陽脉氣所發二位交互當以甲乙經爲正也帝曰治之奈何岐伯曰奪其食卽已夫食入於陰長氣於陽故奪其食卽已食少則氣衰故節去其食卽病自止　新校正云按甲乙經奪作衰大素何也使之服以生鐵洛爲飲新校正云按甲乙經鐵洛作鐵落爲飲作爲後飯夫生鐵洛者下氣疾也之或爲人傳文誤也鐵洛味辛微溫平主治下氣方俗或呼爲鐵漿非是生鐵液也帝曰善有病身熱解墮汗出如浴惡風少氣此爲何病岐伯曰病名曰酒風飲酒中風者也風論曰飲酒中風則爲漏風是亦名漏風也夫極飲

者陽氣盛而腠理疎玄府開發陽盛則筋痿弱故身體解墮也腠理疎則風內攻玄府發則氣外泄故汗出如浴也風氣外薄膚腠復開汗多內虛癉熱熏肺故惡風少氣也因酒而病故曰酒風帝曰治之奈何岐伯曰以澤瀉朮各十分麋銜五分合以三指撮爲後飯朮味苦溫平主治大風止汗麋銜味苦寒平主治風濕筋痿澤瀉味甘寒平主治風濕益氣由此功用方故先之飯後藥先謂之後飯所謂深之細者其中手如鍼也摩之切之聚者堅也博者大也上經者言氣之通天也下經者言病之變化也金匱者決死生也揆度者切度之也奇恒者言奇病也所謂奇者使奇病不得以四時死也恒者得以四時死也新校正云按楊上善云得病傳之至於勝時而死此爲恒中生喜怒令病次傳者此爲奇所謂揆者方切求之也言切求其脉理也度者得其病處以四時度之也凡言所謂者皆釋未了義今此



所謂尋前後經文悉不與此篇義相接似今數句少成文義者終是別釋經文世本既闕第七二篇應彼闕經錯簡文也古文斷裂繆續於此

## 奇病論篇第四十七

新校正云按全元起本在第五卷

黃帝問曰人有重身九月而瘖此爲何也重身謂身中有身則懷妊者也瘖謂不得言語也妊娠九月足少陰脉養胎約氣斷則瘖不能言也岐伯對曰胞之絡脉絕也絕謂脉斷絕而不通流而不能言非天眞之氣斷絕也帝曰何以言之岐伯曰胞絡者繫於腎少陰之脉貫腎繫舌本故不能言少陰腎脉也氣不營養故舌不能言帝曰治之奈何岐伯曰無治也當十月復十月胎去胞絡復通腎脉上營故復舊而言也刺法曰無損不足益有餘以成其疹疹謂久病也反法而治則胎死不去遂成久固之疹病也然後調之新校正云按甲乙經及太素無此四字按全元起注云所謂不治者其身九月而瘖身重不得爲治須十月滿生後復如常也然後調之則此四字本全元起注文誤書於此當刪去之所謂無損不足者

身羸瘦無用鑱石也[姙娠九月筋骨瘦勞力少身重又拒於穀故身形羸瘦不可以鑱石傷也]無益其有餘者腹中有形而泄之泄之則精出而病獨擅中故曰疹成也[胎約胞絡腎氣不通因而泄之腎精隨出精液內竭胎則不全胎死腹中著而不去由此獨擅故疹成焉]帝曰病脇下滿氣逆二三歲不已是為何病岐伯曰病名曰息積此不妨於食不可灸刺積為導引服藥藥不能獨治也[腹中無形脇下逆滿頻歲不愈息且形之氣逆息難故名息積也氣不在胃故不妨於食也灸之則火熱內爍氣化為風刺之則必寫其經轉成虛敗故不可灸刺是可積為導引使氣流行久以藥攻內消瘀穑則可矣若獨憑其藥而不積為導引則藥亦不能獨治之也]帝曰人有身體髀股䯒皆腫環齊而痛是為何病岐伯曰病名曰伏梁[以衝脉病故名曰伏梁然衝脉者與足少陰之絡起於腎下出於氣街循陰股內廉斜入膕中循䯒骨內廉並足少陰經下入內踝之後入足下其上行者出齊下同身寸之三寸關元之分俠齊直上循腹各行會於咽喉故身體髀皆腫繞齊而痛名曰伏梁環謂圓繞如環也]此風根也其氣溢於大腸而著於肓肓之原在齊下故環齊而痛也[大腸廣腸也經說大腸當言迴腸也何者靈樞經曰迴腸當齊右環迴周葉積而下廣腸附脊以受迴腸左環葉積上下辟大尋此則是迴腸非應言大腸也然大腸迴腸俱與肺合從合而命故通曰大腸也]不可動之動之為水溺濇之病也[以衝脉起於腎下出於氣街其上行者起於胞中上出齊下關元之分故動之則為水而溺濇也動謂齊其毒藥而擊動之使其大下也此一問荅之義與腹中論同以為奇病故重出於此]帝曰人有尺脉數甚筋急而見此為何病[筋急謂掌後尺中兩筋急也脉要精微論曰尺外以候腎尺裏以候腹中今尺脉數急脉數為熱熱當筋緩反尺中筋急而見腹中筋當急故問為病乎靈樞經曰熱則筋緩寒則筋急]岐伯曰此所謂疹筋是人腹必急白色黑色見則病甚[腹急謂俠齊豎筋俱急以尺裏候腹中故見尺中筋急則必腹中拘急矣色見謂見於面部也夫相五色者白為寒黑為寒故二色見病彌甚也]帝曰人有病頭痛以數歲不已此安得之名為何病[頭痛之疾不當踰月數年不愈故怪而問之也]

內經十三　四

岐伯曰當有所犯大寒內至骨髓髓者以腦為主腦逆故令頭痛齒亦痛[夫腦為髓主齒是骨餘腦逆反寒骨亦寒入故令頭痛齒亦痛]病名曰厥逆帝曰善[全注人先生於腦緣有腦則有骨髓齒者骨之本也]帝曰有病口甘者病名為何何以得之岐伯曰此五氣之溢也名曰脾癉[癉謂熱也脾熱則四藏同稟故五氣上溢也生因脾熱故曰脾癉]夫五味入口藏於胃脾為之行其精氣津液在脾故令人口甘也[脾熱內滲津液在脾胃穀化餘精氣隨溢口通脾氣故口甘津液在脾是脾之濕]此肥美之所發也[新校正云按太素發作致]此人必數食甘美而多肥也肥者令人內熱甘者令人中滿故其氣上溢轉為消渴[食肥則腠理密陽氣不得外泄故肥令人內熱甘者性氣和緩而發散逆故甘令人中滿然內熱則陽氣炎上炎上則欲飲而嗌乾中滿則陳氣有餘有餘則脾氣上溢故曰其氣上溢轉為消渴也陰陽應象大論曰辛甘發散為陽靈樞經曰甘多食之令人悗然從中滿以生之　新校正云按甲乙經消渴作消癉]治之以蘭除陳氣也[蘭謂蘭草也神農曰蘭草味辛熱平利水道辟不祥胸中痰澼也除謂去也陳謂久也言蘭除陳久甘肥不化之氣者以辛能發散故也藏氣法時論曰辛者散也　新校正云按本草蘭平不言熱]帝曰有病口苦取陽陵泉口苦者病名為何何以得之岐伯曰病名曰膽癉[亦謂熱也膽汁味苦故口苦　新校正云按全元起本及太素無口苦取陽陵泉六字詳前後文勢疑此為誤]夫肝者中之將也取決於膽咽為之使[靈蘭祕典論曰肝者將軍之官謀慮出焉膽者中正之官決斷出焉肝與膽合氣性相通故諸謀慮取決於膽咽膽相應故咽為之使焉　新校正云按甲乙經曰膽者中精之府五藏取決於膽咽為之使疑此文誤]此人者數謀慮不決故膽虛氣上溢而口為之苦治之以膽募俞[胸腹曰募背脊曰俞膽募在乳下二肋外期門下同身寸之五分俞在脊第十椎下兩傍相去各同身寸之一寸半]治在陰陽十二官相使中[言治法具於彼篇今經已亡]帝曰有癃者一日數十溲此不足也身熱如炭頸

內經十三　五

膺如格人迎躁盛喘息氣逆此有餘也 是陽氣太盛於外陰氣不足故有餘也 新校正云詳此十五字舊作文寫按甲乙經太素並無此文再詳乃是全元起注後人誤書於此今作注書 太陰脉微細如髮者此不足也其病安在名爲何病 癃小便不得也溲小便也頸膺如格言頸與胸膺如相格拒不順應也人迎躁盛謂結喉兩傍脉動盛滿急數非常躁速也胃脉也太陰脉微細如髮者謂手大指後同身寸之一寸骨高脉動處脉則肺脉也此正手太陰脉氣之所流可以候五藏也 岐伯曰病在太陰其盛在胃頗在肺病名曰厥死不治 病癃數溲身熱如炭頸膺如格息氣逆者皆手太陰脉當洪大而數今太陰脉反微細如髮者是病與脉相反也何以致之肺氣逆陵於胃而爲是上使人迎躁盛也故曰病在太陰其盛在胃也以喘息氣逆故云頗亦在肺也病因氣逆證不相應故病名曰厥死不治也 此所謂得五有餘二不足也帝曰何謂五有餘二不足岐伯曰所謂五有餘者五病之氣有餘也二不足者亦病氣之不足也今外得五有餘內得二不足此其身不表不裏亦正死明矣 外五有餘者一身熱如炭二頸膺如格三人迎躁盛四喘息五氣逆也內二不足者一病癃一日數十溲二太陰脉微細如髮夫如是者謂其病在表則內有二不足謂其病在裏則外得五有餘表裏既不可馮補寫固難爲法故曰此其身不表不裏亦正死明矣 帝曰人生而有病巓疾者病名曰何安所得之 夫百病者皆生於風雨寒暑陰陽喜怒也然始生有形未犯邪氣已有巓疾豈邪氣素傷邪故問之 巓謂上巓則頭首也 岐伯曰病名爲胎病此得之在母腹中時其母有所大驚氣上而不下精氣并居故令子發爲巓疾也 精氣謂陽之精氣也 帝曰有病痝然如有水狀切其脉大緊身無痛者形不瘦不能食食少名爲何病 痝然謂面目浮起而色雜也大緊謂如弓弦也大卽爲氣緊卽爲寒寒氣內薄而反無痛與衆別異常故問之也 岐伯曰病生在腎名爲腎風 脉如弓弦大而且緊勞氣內稸寒復內爭勞氣薄寒故化爲風風勝於腎故曰腎風 腎風而不能食善



驚驚已心氣痿者死 腎水受風心火痿弱火水俱困故必死 帝曰善

## 大奇論篇第四十八

新校正云按全元起本在第九卷

肝滿腎滿肺滿皆實卽爲腫 滿謂脉氣滿實也腫謂癰腫也藏氣滿乃如是 肺之雍喘而兩胠滿 肺藏氣而外主息其脉支別者從肺系橫出腋下故喘而兩胠滿也 新校正云詳肺雍肝雍腎雍甲乙經俱作癰 肝雍兩胠滿臥則驚不得小便 肝之脉循股陰入髦中環陰器抵少腹上貫肝鬲布脇肋故胠滿不得小便也 肝主驚駭故臥則驚 腎雍脚下至少腹滿 新校正云按甲乙經脚下作胠下脚當作胠不得言脚下至少腹也 脛有大小髀骺大跛易偏枯 衝脉者經脉之海與少陰之絡俱起於腎下出於氣街循陰股內廉斜入膕中循骺骨內廉並少陰之經下入內踝之後入足下其上行者出齊下同身寸之三寸故如是若血氣變易爲偏枯也 心脉滿大癇瘛筋攣 心脉滿大則肝氣下流熱氣內薄筋乾血涸故癇瘛而筋攣 肝脉小急癇瘛筋攣 肝養筋內藏血肝氣受寒故癇瘛而筋攣脉小急者寒也 肝脉騖暴有所驚駭 騖謂馳騖言其迅急也陽氣內薄故發爲驚也 脉不至若瘖不治自已 肝氣若厥厥則脉不通厥退則脉復通矣又其脉布脇肋循喉嚨之後故脉不至若瘖不治亦自已 腎脉小急肝脉小急心脉小急不鼓皆爲瘕 小急爲寒甚不鼓則血不流血不流而寒薄故血內凝而爲瘕也 腎肝并沉爲石水 肝脉入陰內貫小腹腎脉貫脊中絡膀胱兩藏并藏氣熏衝脉自腎下絡於胞今水不行化故堅而結然腎主水水冬冰水宗於腎腎象水而沉故氣并而沉名爲石水 新校正云詳腎肝並沉至下并小弦欲驚全元起本在厥論中王氏移於此 并浮爲風水 脉浮爲風下焦主水風薄於下故名風水 并虛爲死 腎爲五藏之根肝爲發生之主二者不足是生主俱微故死 并小絃欲驚 脉小弦爲肝腎不足故爾 腎脉大急沉肝脉大急沉皆爲疝 疝者寒氣結聚之所爲也夫脉沉爲實脉急爲痛氣實寒薄聚故爲絞痛爲疝 心脉搏滑急爲心疝肺脉沉搏爲肺疝 皆寒薄於藏故也 三陽急爲瘕三陰急爲疝 太陽受寒血凝爲瘕太陰受寒氣聚爲疝 二陰急爲癇厥二陽急爲驚 二陰少陰也二陽陽明也 新校正云詳二陽急爲瘕至此全元起本在厥論王氏移於此 脾脉

外鼓沉爲腸澼久自已（外鼓謂鼓動於臂外也）肝脉小緩爲腸澼易治（肝脉小緩爲脾乘肝故易治）腎脉小搏沉爲腸澼下血（小爲陰氣不足搏爲陽氣乘之熱在下焦故下血也）血温身熱者死（血温身熱是陰氣喪敗故死）心肝澼亦下血（肝藏血心養血故澼皆下血也）二藏同病者可治（心火肝木木火相生故可治之）其脉小沉濇爲腸澼（心肝脉小而沉濇者澼也）其身熱者死熱見七日死（腸澼下血而身熱者是火氣內絶去心而歸於外也故死火成數七故七日死）胃脉沉鼓濇胃外鼓大心脉小堅急皆鬲偏枯（外鼓謂不當尺寸而鼓擊於臂外側也）男子發左女子發右（陽主左陰主右故爾陰陽應象大論曰左右者陰陽之道路此其義也）不瘖舌轉可治三十日起（偏枯之病瘖不能言腎與胞脉內絶也胞脉繫於腎腎之脉從腎上貫肝鬲入肺中循喉嚨俠舌本故氣內絶則瘖不能言也）其從者瘖三歲起（從謂男子發左女子發右也病順左右而瘖不能言三歲治之乃能起）年不滿二十者三歲死（以其五藏始定血氣方剛藏始定則易傷氣方剛則甚費易傷甚費故三歲死也）



脉至而搏血衄身熱者死（血衄爲虚脉不應搏今反脉搏是氣極乃然故死）脉來懸鉤浮爲常脉（以其爲血衄者之常脉也）脉至如喘名曰暴厥（喘謂卒來盛急去而便衰如人之喘狀也）暴厥者不知與人言（所謂暴厥之候如此）脉至如數使人暴驚（脉數爲熱熱則內動肝心故驚）三四日自已（數爲心脉木被火干病非肝生不與邪合故三日後四日自除所以爾者木生數三也）脉至浮合（如浮波之合後至者凌前速疾而動無常候也）浮合如數一息十至以上是經氣予不足也微見九十日死脉至如火薪然是心精之予奪也草乾而死（薪然之火燄瞥瞥不定其形而便絶也）脉至如散葉是肝氣予虚也木葉落而死（如散葉之隨風不常其狀　新校正云按甲乙經散葉作叢棘）脉至如省客省客者脉塞而鼓是腎氣予不足也懸去棗華而死（脉塞而鼓謂纔見不行旋復去也懸謂如懸物物動而絶去也）

脉至如丸泥是胃精予不足也榆莢落而死（如珠之轉是謂丸泥）脉至如横格是膽氣予不足也禾熟而死（脉長而堅如横木之在指下也）脉至如弦縷是胞精予不足也病善言下霜而死不言可治（胞之脉繫於腎腎之脉俠舌本人氣不足者則當不能言今反善言是真氣內絶去腎外歸於舌也故死）脉至如交漆交漆者左右傍至也微見三十日死（左右傍至言如瀝漆之交左右反戾　新校正云按甲乙經交漆作交棘）脉至如涌泉浮鼓肌中太陽氣予不足也少氣味韭英而死（如水泉之動但出而不入）脉至如頽土之狀按之不得是肌氣予不足也五色先見黑白壘發死（頽土之狀謂浮之大而虚耎按之則無　新校正云按甲乙經頽土作委土）脉至如懸雍懸雍者浮揣切之益大是十二俞之予不足也水凝而死（如顙中之懸雍也　新校正云按全元起本懸雍作懸離元起注云懸離者言脉與肉不相得也）脉至如偃刀偃刀者浮之小急按之堅大急五藏菀熟寒熱獨并於腎也如此其人不得坐立春而死（菀積也熟熱也）脉至如丸滑不直手不直手者按之不可得也是大腸氣予不足也棗葉生而死脉至如華者令人善恐不欲坐卧行立常聽是小腸氣予不足也季秋而死（脉至如華謂似華虚弱不可正取也小腸之脉上入耳中故常聽也）



## 脉解篇第四十九（新校正云按全元起本在第九卷）

太陽所謂腫腰脽痛者正月太陽寅寅太陽也（脽謂臀肉也正月三陽生主建寅三陽謂之太陽故曰寅太陽也）正月陽氣出在上而陰氣盛陽未得自次也（正月雖三陽生而天氣尚寒以其尚寒故曰陰氣盛陽未得自次次謂立王之次也）故腫腰脽痛

也以其脈抵腰中入貫腎過髀樞故爾病偏虛為跛者正月陽氣凍解地氣而出也所謂偏虛者冬寒頗有不足者故偏虛為跛也以其脈循股內後廉合膕中下循腨過外踝之後循京骨至小系外側故也新校正云詳王氏云其脈循股內殊非按甲乙經太陽流注不到股內股內乃髀外之誤當云髀外後廉所謂強上引背者陽氣大上而爭故強上也強上謂頸項禁強也甚則引背矣所以爾者以其脈從腦出別下項背故也所謂耳鳴者陽氣萬物盛上而躍故耳鳴也以其脈支別者從巔至耳上角故爾所謂甚則狂巔疾者陽盡在上而陰氣從下下虛上實故狂巔疾也以其脈上額交巔上入絡腦還出其支別者從巔至耳上角故狂巔疾也項上曰巔所謂浮為聾者皆在氣也亦以其脈至耳故也所謂入中為瘖者陽盛已衰故為瘖也陽氣盛入中而薄於胞腎則胞絡腎絡氣不通故瘖也胞之脈繫於腎腎之脈俠舌本故瘖不能言也內奪而厥則為瘖俳此腎虛也俳廢也腎之脈與衝脈並出於氣街循陰股內廉斜入膕中循䯒骨內廉及內踝之後入足下故腎氣內奪而不順則舌瘖足廢故云此腎虛也新校正云詳王注云腎之脈與衝脈並出按甲乙經是腎之絡非腎之脈況王注痿論并奇病論大奇論並云腎之絡則此脈字當為絡少陰不至者厥也少陰腎脈也若腎氣內脫則少陰脈不至也少陰之脈不至是則太陰之氣逆上而行也少陽所謂心脇痛者言少陽盛也盛者心之所表也心氣逆則少陽盛心氣宜木外鑠肺金故盛者心之所表也九月陽氣盡而陰氣盛故心脇痛也足少陽脈循脇裏出氣街心主脈循胸出脇故爾火墓於戌故九月陽氣盡而陰氣盛也所謂不可反側者陰氣藏物也物藏則不動故不可反側也所謂甚則躍者躍謂跳躍也九月萬物盡衰草木畢落而墮則氣去陽而之陰氣盛而陽之下長故謂躍亦以其脈循髀陽出膝外廉下入外輔之前直下抵絕骨之端下出外踝之前循足跗故氣盛則令人跳躍也陽明所謂洒洒振寒者陽明



者午也五月盛陽之陰也陽盛以明故云午也五月夏至一陰氣上陽氣降下故云盛陽之陰也陽盛而陰氣加之故洒洒振寒也陽氣下陰氣升故云陽盛而陰氣加之也所謂脛腫而股不收者是五月盛陽之陰也陽者衰於五月而一陰氣上與陽始爭故脛腫而股不收也以其脈下髀抵伏兔下入膝髕中下循䯒外廉下足跗入中指內間又其支別者下膝三寸而別以下入中指外間故爾所謂上喘而為水者陰氣下而復上上則邪客於藏府間故為水也藏脾也府胃也足太陰脈從足走腹足陽明脈從頭走足今陰氣微下而太陰上行故云陰氣下而復上也復上則所下之陰氣不散客於脾胃之間化為水也所謂胸痛少氣者水氣在藏府也水者陰氣也陰氣在中故胸痛少氣也水停於下則氣鬱於上氣鬱於上則肺滿故胸痛少氣也所謂甚則厥惡人與火聞木音則惕然而驚者陽氣與陰氣相薄水火相惡故惕然而驚也所謂欲獨閉戶牖而處者陰陽相薄也陽盡而陰盛故欲獨閉戶牖而居惡喧故爾所謂病至則欲乘高而歌棄衣而走者陰陽復爭而外并於陽故使之棄衣而走也新校正云詳所謂甚則厥至此與前陽明脈解論相通所謂客孫脈則頭痛鼻鼽腹腫者陽明并於上上者則其孫絡太陰也故頭痛鼻鼽腹腫也太陰所謂病脹者太陰子也十一月萬物氣皆藏於中故曰病脹陰氣大盛太陰始於子故云子也以其脈入腹屬脾絡胃故病脹也所謂上走心為噫者陰盛而上走於陽明陽明絡屬心故曰上走心為噫也按靈樞經說足陽明流注並無至心者太陰脈說云其支別者復從胃別上膈注心中法應以此絡為陽明絡也新校正云詳王氏以足陽明流

注並無至心者按甲乙經陽明之脉上通於心循咽出於口宜其經言陽明絡屬心爲噫王氏安得謂之無 所謂食則嘔者物盛滿而上溢故嘔也 以其脉屬脾絡胃上鬲俠咽故也 所謂得後與氣則快然如衰者十二月陰氣下衰而陽氣且出故曰得後與氣則快然如衰也少陰所謂腰痛者少陰者腎也十月萬物陽氣皆傷故腰痛也 少陰者腎脉也腰爲腎府故腰痛也 所謂嘔欬上氣喘者陰氣在下陽氣在上諸陽氣浮無所依從故嘔欬上氣喘也 以其脉從腎上貫肝鬲入肺中故病如是也 所謂色色 新校正云詳色色字疑誤 不能久立久坐起則目䀮䀮無所見者萬物陰陽不定未有主也秋氣始至微霜始下而方殺萬物陰陽內奪故目䀮䀮無所見也所謂少氣善怒者陽氣不治陽氣不治則陽氣不得出肝氣當治而未得故善怒善怒者名曰煎厥所謂恐如人將捕之者秋氣萬物未有畢去陰氣少陽氣入陰陽相薄故恐也所謂惡聞食臭者胃無氣故惡聞食臭也所謂面黑如地色者秋氣內奪故變於色也所謂欬則有血者陽脉傷也陽氣未盛於上而脉滿滿則欬故血見於鼻也厥陰所謂癩疝婦人少腹腫者厥陰者辰也三月陽中之陰邪在中故曰癩疝少腹腫也 以其脉循股陰入髦中環陰器抵少腹故爾 所謂腰脊痛不可以俛仰者三月一振榮華萬物一俛而不仰也所謂癩癃疝膚脹者曰陰亦



盛而脉脹不通故曰癩癃疝也所謂甚則嗌乾熱中者陰陽相薄而熱故嗌乾也 此一篇殊與前後經文不相連接別釋經脉發病之源與靈樞經流注略同所指殊異 新校正云詳此篇所解多甲乙經是動所生之病雖復少有異處大概則不殊矣

重廣補注黃帝內經素問卷第十三

病能論解 音介 壇 徒臥切 撮 子括切 奇病論 鑱 鋤銜切 疢 丑刃切
稸 音畜 大奇論 歛 七念切 瞥 蒲滅切 揣 初委切 脉解論 脽 音蛆

# 重廣補注黃帝內經素問卷第十四

啟玄子次注林億孫奇高保衡等奉敕校正孫兆重改誤

刺要論　刺齊論

刺禁論　刺志論

鍼解　長刺節論

## 刺要論篇第五十 新校正云按全元起本在第六卷刺齊篇中

黃帝問曰願聞刺要岐伯對曰病有浮沉刺有淺深各至其理無過其道 道謂氣所行之道也 過之則內傷不及則生外壅壅則邪從之 過之內傷以大深也不及外壅以妄益他分之氣也氣益而外壅故邪氣隨虛而從之也 淺深不得反為大賊內動五藏後生大病 賊謂私害動謂動亂然不及則外壅過之則內傷既且外壅內傷是為大病之階漸爾故曰後生大病也 故曰病有在毫毛腠理者有在皮膚者有在肌肉者有在脉者有在筋者有在骨者有在髓者 毛之長者曰毫皮之文理曰腠理然二者皆皮之可見者也 是故刺毫毛腠理無傷皮皮傷則內動肺肺動則秋病溫瘧泝泝然寒慄 鍼經曰凡刺有五以應五藏一曰半刺半刺者淺內而疾發鍼令鍼傷多如拔髮狀以取皮氣此肺之應也然此其淺以應於肺腠理毫毛猶應更淺當取髮根淺深之半爾肺之合皮王於秋氣故肺動則秋病溫瘧泝泝然寒慄也 刺皮無傷肉肉傷則內動脾脾動則七十二日四季之月病腹脹煩不嗜食 脾之合肉寄王四季又其脉從股內前廉入腹屬脾絡胃上鬲俠咽連舌本散舌下其支別者復從胃別上鬲注心中故傷肉則動脾脾動則四季之月腹脹煩而不嗜食也七十二日四季之月者謂三月六月九月十二月各十二日後土寄王十八日也 刺肉無傷脉脉傷則內動心心動則夏病心痛 心之合脉王於夏氣真心少陰之脉起於心中出屬心系心包心主之脉起於胸中出屬心包平人氣象論曰藏真通於心故脉傷則動心心動則夏病心痛 刺脉無傷筋筋傷則內動肝肝動則春病熱而筋弛 肝之合筋王於春氣鍼經曰熱則筋緩故筋傷則動肝肝動則春病熱而筋弛緩弛猶縱緩也 刺筋無傷骨骨傷則內動腎腎動則冬病脹腰痛 腎亦合骨王於冬氣腰為腎府故骨傷則動腎腎動則冬病腰痛也腎之脉直行者從腎上貫肝鬲故脹也 刺骨無傷髓髓傷則銷鑠胻酸體解㑊然不去矣 髓者骨之充鍼經曰髓海不足則腦轉耳鳴胻酸眩冒故髓傷則腦髓銷鑠胻酸體解㑊然不去也銷鑠謂髓腦銷鑠解㑊謂強不強弱不弱熱不熱寒不寒解解㑊㑊然不可名之也腦髓銷鑠骨空之所致也



## 刺齊論篇第五十一 新校正云按全元起本在第六卷

黃帝問曰願聞刺淺深之分 謂皮肉筋脉骨之分位也 岐伯對曰刺骨者無傷筋刺筋者無傷肉刺肉者無傷脉刺脉者無傷皮刺皮者無傷肉刺肉者無傷筋刺筋者無傷骨 帝曰余未知其所謂願聞其解岐伯曰刺骨無傷筋者鍼至筋而去不及骨也刺筋無傷肉者至肉而去不及筋也刺肉無傷脉者至脉而去不及肉也刺脉無傷皮者至皮而去不及脉也 是皆謂遣邪也然筋有寒邪肉有風邪脉有濕邪皮有熱邪則如是遣之所謂邪者皆言其非順正氣而相干犯也　新校正云詳此謂刺淺不至所當刺之處也下文則誡其太深也 所謂刺皮無傷肉者病在皮中鍼入皮中無傷肉也刺肉無傷筋者過肉中筋也刺筋無傷骨者過筋中骨也此之謂反也 此則誡過分太深也　新校正云按全元起云刺如此者是謂傷此皆過過必損其血氣是謂逆也邪必因而入也

## 刺禁論篇第五十二 新校正云按全元起本在第六卷

黃帝問曰願聞禁數岐伯對曰藏有要害不可不察

肝生於左 肝象木王於春春陽發生故生於左也 肺藏於右 肺象金王於秋秋陰收殺故藏於右也　新校正云按楊上善云肝爲少陽陽長之始故曰生肺爲少陰陰藏之初故曰藏 心部於表 陽氣主外心象火也 腎治於裏 陰氣主內腎象水也　新校正云按楊上善云心爲五藏部主故得稱部腎間動氣內治五藏故曰治 脾爲之使 營動不已糟粕水穀故使者也 胃爲之市 水穀所歸五味皆入如市雜故爲市也 鬲肓之上中有父母 鬲肓之上氣海居中氣者生之原生者命之主故氣海爲人之父母也　新校正云按楊上善云心下鬲上爲肓心爲陽父也肺爲陰母也肺主於氣心主於血共營衛於身故爲父母 七節之傍中有小心 小心謂眞心神靈之宮室　新校正云按太素小心作志心楊上善云脊有三七二十一節腎在下七節之傍腎神曰志五藏之靈皆名爲神神之所以任得名爲志者心之神也 從之有福逆之有咎 從謂隨順也八者人之所以生形之所以成故順之則福延逆之則咎至 刺中心一日死其動爲噫 心在氣爲噫 刺中肝五日死其動爲語 肝在氣爲語　新校正云按全元起本并甲乙經語作欠元起云腎傷則欠子母相感也王氏故欠作誤 刺中腎六日死其動爲嚏 腎在氣爲嚏　新校正云按全元起本及甲乙經六日作三日 刺中肺三日死其動爲欬 肺在氣爲欬 刺中脾十日死其動爲吞 脾在氣爲吞　新校正云按全元起本及甲乙經十日作十五日刺中五藏與診要經終論并四時刺逆從論相重此叙五藏相次之法以所生爲次甲乙經以心肺肝脾腎爲次是以所剋爲次全元起本舊文則錯亂無次矣 刺中膽一日半死其動爲嘔 膽氣勇故爲嘔　新校正云按診要經終論刺中膽下又云刺中鬲者爲傷中其病雖愈不過一歲而死 刺跗上中大脈血出不止死 跗爲足跗大脈動而不止者則胃之大絡也胃爲水穀之海然血出不止則胃氣將傾海竭氣亡故死 刺面中溜脈不幸爲盲 面中溜脈者手太陽任脈之交會手太陽脈自顴而斜行至目內眥任脈自鼻鼽兩傍上行至瞳子下故刺面中溜脈不幸爲盲 刺頭中腦戶入腦立死 腦戶穴名也在枕骨上通於腦中然腦爲髓之海眞氣之所聚鍼入腦則眞氣泄故立死 刺舌下中脈太過血出不止爲瘖 舌下脈脾之脈也脾脈者俠咽連舌本散舌下血出不止則脾氣不能營運於舌故瘖不能言語 刺足下布絡中脈血不出爲腫 布絡謂當內踝前足下空處布散之絡正當然谷穴分也絡中脈則衝脈也衝脈者並少陰之經下入內踝之後入足下也然刺之而血不出則腎脈與衝脈氣并歸於然谷之中故爲腫 刺郄



中大脈令人仆脫色 尋此經郄中主治與中誥流注經委中穴正同應郄中者以經穴爲名委中處所爲名亦猶寸口脈口氣口皆同一處爾然郄中大脈者足太陽經脈也足太陽之脈起於目內眥合手太陽手太陽脈自目內眥斜絡於顴足太陽脈上頭下項又循於足故刺之過禁則令人仆倒而面色如脫去也 刺氣街中脈血不出爲腫鼠僕 氣街之中膽胃脈也膽之脈循脇裏出氣街胃之脈俠齊入氣街中其支別者起胃下口循腹裏至氣街中而合今刺之而血不出則血脈氣并聚於中故內結爲腫如伏鼠之形也氣街在腹下俠齊兩傍相去四寸鼠僕上一寸動脈應手也　新校正云按別本僕一作鼷氣府論注氣街在齊下橫骨兩端鼠鼷上一寸也 刺脊間中髓爲傴 傴謂傴僂身踡屈也脊間謂脊骨節間也刺中髓則骨精氣泄故傴僂也 刺乳上中乳房爲腫根蝕 乳之上下皆足陽明之脈也乳房之中乳液滲泄胸中氣血皆外湊之然刺中乳房則氣更交湊故爲大腫中有膿根內蝕肌膚化爲膿水而久不愈 刺缺盆中內陷氣泄令人喘欬逆 五藏者肺爲之蓋缺盆爲之道肺藏氣而主息又在氣爲欬刺缺盆中內陷則肺氣外泄故令人喘欬逆也 刺手魚腹內陷爲腫 手魚腹內肺脈所流故刺之內陷則爲腫也　新校正云按甲乙經肺脈所流當作留字 無刺大醉令人氣亂 脈數過度故因刺而亂也　新校正云按靈樞經氣亂當作脈亂 無刺大怒令人氣逆 怒者氣逆故刺之益甚 無刺大勞人 經氣越也 無刺新飽人 氣盛滿也 無刺大饑人 氣不足也 無刺大渴人 血脈乾也 無刺大驚人 神蕩越而氣不治也　新校正云詳無刺大醉至此七條與靈樞經相出入靈樞經云新內無刺已刺無內大怒無刺已刺無怒大勞無刺已刺無勞大醉無刺已刺無醉大飽無刺已刺無飽大飢無刺已刺無飢大渴無刺已刺無渴大驚大恐必定其氣乃刺之也 刺陰股中大脈血出不止死 陰股之中脾之脈也脾者中土孤藏以灌四傍今血出不止脾氣將竭故死　新校正云按刺陰股中大脈條皇甫士安移在前刺跗上中大脈下相續自後至篇末遂條與前條相間也 刺客主人內陷中脈爲內漏爲聾 客主人穴名也今名上關在耳前上廉起骨開口有空手少陽足陽明脈交會於中陷脈言刺太深也刺太深則交脈破決故爲耳內之漏脈內漏則氣不營故聾　新校正云詳客主人穴與氣穴論注同按甲乙經及氣穴府論注云手足少陽足陽明三脈之會疑此就足少陽一脈也 刺膝髕出液爲跛 膝爲筋府筋會於中液出筋乾故跛 刺臂太陰脈出血多立死 臂太陰者肺脈也肺者主行榮衛陰陽治節由之血出多則榮衛絕故立死也 刺足少陰脈重虛出血

為舌難以言足少陰腎脈也足少陰脈貫腎絡肺繫舌本故重虛出血則舌難言也刺膺中陷中肺為喘逆仰息肺氣上泄逆所致也刺肘中內陷氣歸之為不屈伸肘中謂肘屈折之中尺澤穴中也刺過陷脈惡氣歸之氣固關節故不屈伸也刺陰股下三寸內陷令人遺溺股下三寸腎之絡也衝脈與少陰之絡皆起於腎下出於氣街並循於陰股其上行者出胞中故刺陷脈則令人遺溺也刺掖下脇間內陷令人欬掖下肺脈也肺之脈從肺系橫出掖下真心藏脈直行者從心系却上掖下刺陷脈則心肺俱動故欬也刺少腹中膀胱溺出令人少腹滿胞氣外泄穀氣歸之故少腹滿也少腹謂齊下也刺腨腸內陷為腫腨腸之中足太陽脈也太陽氣泄故為腫刺匡上陷骨中脈為漏為盲匡目匡也骨中謂目匡骨中也匡骨中脈目之系肝之脈也刺內陷則眼系絕故為目漏目盲刺關節中液出不得屈伸諸筋者皆屬於節津液滲潤之液出則筋膜乾故不得屈伸也

刺志論篇第五十三新校正云按全元起本在第六卷



黃帝問曰願聞虛實之要歧伯對曰氣實形實氣虛形虛此其常也反此者病陰陽應象大論曰形歸氣由是故虛實同焉反謂不相合應失常平之候也形氣相反故病生氣謂脈氣形謂身形也穀盛氣盛穀虛氣虛此其常也反此者病靈樞經曰榮氣之道內穀為實穀入於胃氣傳與肺精專者上行經隧由是故穀氣虛實占必同焉候不相應則為病也　新校正云按甲乙經實作寶脈實血實脈虛血虛此其常也反此者病脈者血之府故虛實同焉反不相應則為病也帝曰如何而反歧伯曰氣虛身熱此謂反也氣虛為陽氣不足陽氣不足當身寒反身熱者脈氣當盛脈不盛而身熱證不相符故謂反也　新校正云按甲乙經云氣盛身寒氣虛身熱此謂反也當補此四字穀入多而氣少此謂反也胃之所出者穀氣而布於經脈也穀入於胃脈道乃散今穀入多而氣少者是胃氣不散故謂反也穀不入而氣多此謂反也胃氣外散肺并之也脈盛血少此謂反也脈少血多此謂反也經脈行氣絡脈受血經氣入絡絡受經氣候不相合故皆反常也氣盛身寒得之傷寒氣虛身熱得之傷暑傷謂觸冒也寒傷形故氣盛身寒熱傷氣故氣虛身熱穀入多而氣少者得之有所脫血濕居下也脫血則血虛血虛則氣盛內鬱化成津液流入下焦故云濕居下也穀入少而氣多者邪在胃及與肺也胃氣不足肺氣下流於胃中故邪在胃然肺氣入胃則肺氣不自守氣不自守則邪氣從之故云邪在胃及與肺也脈小血多者飲中熱也飲謂留飲也飲留脾胃之中則脾氣溢脾氣溢則發熱中脈大血少者脈有風氣水漿不入此之謂也風氣盛滿則水漿不入於脈夫實者氣入也虛者氣出也入為陽出為陰陰生於內故出陽生於外故入氣實者熱也氣虛者寒也陽盛而陰內拒故熱陰盛而陽外微故寒入實者左手開鍼空也入虛者左手閉鍼空也言用鍼之補寫也右手持鍼左手捻穴故實者左手開鍼空以寫之虛者左手閉鍼空以補之也

鍼解篇第五十四新校正云按全元起本在第六卷



黃帝問曰願聞九鍼之解虛實之道歧伯對曰刺虛則實之者鍼下熱也氣實乃熱也滿而泄之者鍼下寒也氣虛乃寒也菀陳則除之者出惡血也菀積也陳久也除去也言絡脈之中血積而久者鍼刺而除去之也邪勝則虛之者出鍼勿按邪者不正之目非本經氣是則謂邪非言鬼毒精邪之所勝也出鍼勿按穴俞且開故得經虛邪氣發泄也徐而疾則實者徐出鍼而疾按之疾而徐則虛者疾出鍼而徐按之徐出謂得經氣已久乃出之疾按謂鍼出穴已速疾按之則真氣不泄經脈氣全故徐而疾乃實也疾出鍼謂鍼入穴已至於經脈卽疾出之徐按謂鍼出穴已徐緩按之則邪氣得泄精氣復固故疾而徐乃虛也言實與虛者寒溫氣多少也寒溫謂經脈陰陽之氣也若無若有者疾不可知也言其冥昧不可卽而知也夫不可卽知故若無慧然神悟故若有也察後與先者知病先後也知病先後乃補寫之為虛與實者工勿失其法鍼經曰經氣已至愼守勿失此之謂也

新校正云按甲乙經云若存若亡爲虛與實 若得若失者離其法也妄爲補寫離亂大經誤補實者轉令若得誤寫虛者轉令若失故曰若得若失也鍼經曰無實實無虛虛此其誡也 新校正云詳自篇首至此與太素九鍼解篇經同而解異二經互相發明也 虛實之要九鍼最妙者爲其各有所宜也熱在頭身宜鑱鍼肉分氣滿宜員鍼脉氣虛少宜鍉鍼寫熱出血發泄固病宜鋒鍼破癰腫出膿血宜錍鍼調陰陽去暴痺宜員利鍼治經絡中痛痺宜毫鍼痺深居骨解腰脊節腠之間者宜長鍼虛風舍於骨解皮膚之間宜大鍼此之謂各有所宜也 新校正云按別本錍一作鈹 補寫之時者與氣開闔相合也氣當時刻謂之開已過未至謂之闔時刻者然水下一刻人氣在太陽水下二刻人氣在少陽水下三刻人氣在陽明水下四刻人氣在陰分水下不已氣行不已如是則當刻者謂之開過刻及未至者謂之闔也鍼經曰謹候其氣之所在而刺之是謂逢時此所謂補寫之時也 新校正云詳自篇首至此文出靈樞經素問解之互相發明也甲乙經云補寫之時以鍼爲之者此脫此四字也 九鍼之名各不同形者鍼窮其所當補寫也各不同形謂長短鋒穎不等窮其補寫謂各隨其療而用之也 新校正云按九鍼之形今具甲乙經 刺實須其虛者留鍼陰氣隆至乃去鍼也刺虛須其實者陽氣隆至鍼下熱乃去鍼也言要以氣至而有効也 經氣已至慎守勿失者勿變更也變謂變易更謂改更皆變法也言得氣至必宜謹守无變其法反招損也 深淺在志者知病之內外也志一爲意志意皆行鍼之用也 近遠如一者深淺其候等也言氣雖近遠不同然其測候皆以氣至而有効也 如臨深淵者不敢墮也言氣候補寫如臨深淵不敢惰慢失補寫之法也 手如握虎者欲其壯也壯謂持鍼堅定也鍼經曰持鍼之道堅者爲實則其義也 新校正云按甲乙經實字作寶 神無營於衆物者靜志觀病人無左右視也目絕妄視心專一務則用之必中无惑誤也 新校正云詳從刺實須其虛至此又見寶命全形論此又爲之解亦互相發明也 義無邪下者欲端以正也正指直刺鍼无左右 必正其神者欲瞻病人目制其神令氣易行也檢彼精神令无散越則氣爲神使中外易調也 所謂三里者下膝三寸也所謂跗之者新校正云按全元起本跗之作低胻太素作付之按骨空論跗之疑作跗



上 舉膝分易見也三里穴名正在膝下三寸䯒外兩筋肉分間極重按之則足跗上動脉止矣故曰舉膝分易見 巨虛者蹻足䯒獨陷者巨虛穴名也蹻謂舉也取巨虛下廉當舉足取之則䯒外兩筋之間陷下也 下廉者陷下者也欲知下廉穴者䯒外兩筋之間獨陷下者則其處也 帝曰余聞九鍼上應天地四時陰陽願聞其方令可傳於後世以爲常也岐伯曰夫一天二地三人四時五音六律七星八風九野身形亦應之鍼各有所宜故曰九鍼新校正云詳此文與靈樞經相出入 人皮應天覆蓋於物天之象也 人肉應地柔厚安靜地之象也 人脉應人盛衰變易人之象也 人筋應時堅固真定時之象也 人聲應音備五音故 人陰陽合氣應律交會氣通相生无替則律之象 新校正云按別本氣一作度 人齒面目應星人面應七星者所謂面有七孔應之也 新校正云詳此注乃全元起之辭也 人出入氣應風動出往來風之象也 人九竅三百六十五絡應野身形之外野之象也 故一鍼皮二鍼肉三鍼脉四鍼筋五鍼骨六鍼調陰陽七鍼益精八鍼除風九鍼通九竅除三百六十五節氣此之謂各有所主也一鑱鍼二員鍼三鍉鍼四鋒鍼五錍鍼六員利鍼七毫鍼八長鍼九大鍼 新校正云按別本錍一作鈹 人心意應八風動靜不形風之象也 人氣應天運行不息天之象也 人髮齒耳目五聲應五音六律髮齒生長耳目清通五聲應同故應五音及六律也 人陰陽脉血氣應地人陰陽有交會生成脉血氣有虛盈盛衰故應地也 人肝目應之九肝氣通目木生數三三而三之則應之九也 九竅三百六十五新校正云按全元起本无此七字 人一以觀動靜天二以候五色七星應之以候髮毋澤五音一以候宮商角徵羽六律有餘不足應之二地一以候高下有餘九野一節俞應之以候閉節三人變一分人候齒泄多血少十分角之變

五分以候緩急六分不足三分寒關節第九分四時人寒溫燥濕四時一應之以候相反一四方各作解此一百二十四字蠹簡爛文義理殘缺莫可尋究而上古書故且載之以佇後之具本也　新校正云詳王氏云一百二十四字今有一百二十三字又亡一字

長刺節論篇第五十五 新校正云按全元起本在第三卷

刺家不診聽病者言在頭頭疾痛爲藏鍼之藏猶深也言深刺之故下文曰　新校正云按全元起本云爲鍼之無藏字刺至骨病已上無傷骨肉及皮皮者道也皮者鍼之道故刺骨無傷骨肉及皮也陰刺入一傍四處治寒熱頭有寒熱則用陰刺法治之陰刺謂卒刺之如此數也　新校正云按別本卒刺一作平刺按甲乙經陽刺者正內一傍內四陰刺者左右卒刺之此陰刺疑是陽刺也深專者刺大藏寒熱病氣深專攻中者當刺五藏以拒之迫藏刺背背俞也迫近也漸近於藏則刺背五藏之俞也刺之迫藏藏會言刺近於藏者何也以是藏氣之會發也腹中寒熱去而止言刺背俞者無問其數要以寒熱去乃止鍼與刺之要發鍼而淺出血若與諸俞刺之則如此治腐腫者刺腐上視癰小大深淺刺腐腫謂腫中肉腐敗爲膿血者癰小者淺刺之癰大者深刺之　新校正云按全元起本及甲乙經腐作癰刺大者多血小者深之必端內鍼爲故止癰之大者多出血癰之小者但直鍼之而已　新校正云按甲乙經云刺大者多而深之必端內鍼爲故正也此文云小者深之疑此誤病在少腹有積刺皮髓以下至少腹而止刺俠脊兩傍四椎間刺兩髂髎季脇肋間導腹中氣熱下已少腹積謂寒熱之氣結積也皮髓謂齊下同身寸之五寸横約文審刺而勿過深之刺禁論曰刺少腹中膀胱溺出令人少腹滿由此故不可深之矣俠脊四椎之間據經无俞恐當云五椎間五椎之下兩傍正心之俞心應少腹故當言椎間也髂爲腰骨髎一爲髀字形相近之誤也髎謂居髎腰側穴也季脇肋間當是刺季肋之間京門穴也　新校正云按釋音皮髓作皮骺苦末反是骺誤作髓也及遍尋篇韻中無髓字只有骺字骺骨端也皮骺者蓋謂齊下横骨之端也全元起本作皮髓元起注云齊埵起也亦未爲得病在少腹腹痛不得大小便病名



曰疝得之寒刺少腹兩股間刺腰髁骨間刺而多之盡炅病已厥陰之脉環陰器抵少腹衝脉與少陰之絡皆起於腎下出於氣街循陰股其後行者自少腹以下骨中央女子入繫廷孔其絡循陰器合篡間繞篡後別繞臀至少陰與巨陽中絡者合少陰上股內後廉貫脊屬腎其男子循莖下至篡與女子等故刺少腹及兩股間又刺腰髁骨間也腰髁骨者腰房俠脊平立陷者中按之有骨處也疝爲寒生故多刺之少腹盡熱乃止鍼炅熱也　新校正云按別本篡一作基病在筋筋攣節痛不可以行名曰筋痺刺筋上爲故刺分肉間不可中骨也分謂肉分間有筋維絡處也刺筋无傷骨故不可中骨也病起筋炅病已止筋寒痺生故得筋熱病已乃止病在肌膚肌膚盡痛名曰肌痺傷於寒濕刺大分小分多發鍼而深之以熱爲故大分謂大肉之分小分謂小肉之分無傷筋骨傷筋骨癰發若變鍼經曰病淺鍼深內傷良肉皮膚爲癰又曰鍼太深則邪氣反沉病益甚傷筋骨則針太深故癰發若變也諸分盡熱病已止熱可消寒故病已則止病在骨骨重不可舉骨髓酸痛寒氣至名曰骨痺深者刺無傷脉肉爲故其道大分小分骨熱病已止骨痺刺無傷脉肉者何自刺其氣通肉之大小分中也病在諸陽脉且寒且熱諸分且寒且熱名曰狂氣狂亂也刺之虛脉視分盡熱病已止病初發歲一發不治月一發不治月四五發名曰癲病刺諸分諸脉其無寒者以鍼調之病止新校正云按甲乙經云刺諸分其脉尤寒以鍼補之病風且寒且熱炅汗出一日數過先刺諸分理絡脉汗出且寒且熱三日一刺百日而已病大風骨節重鬚眉墮名曰大風刺肌肉爲故汗出百日泄衛氣之怫熱刺骨髓汗出百日泄榮氣之怫熱凡二百日鬚眉生而止鍼怫熱屏退陰氣內復故多汗出鬚眉生也

重廣補注黃帝內經素問卷第十四

刺要論 泝素音 弛施是切 鑠詩若切 眩縣音 刺齊論 解胡買切 刺禁論 髕牝音 刺志論 脫上活切 捻涅音 鍼解論 鍉低音 長刺節論 骺光抹切 篡初患切



重廣補注黃帝內經素問卷第十五

啟玄子次注林億孫奇高保衡等奉敕校正孫兆重改誤

皮部論 經絡論

氣穴論 氣府論

皮部論篇第五十六 新校正云按全元起本在第二卷

黃帝問曰余聞皮有分部脈有經紀筋有結絡骨有度量其所生病各異別其分部左右上下陰陽所在病之始終願聞其道岐伯對曰欲知皮部以經脈為紀者諸經皆然 循經脈行止所主則皮部可知諸經謂十二經脈也十二經脈皆同 陽明之陽名曰害蜚 蜚生化也害殺氣也殺氣行則生化弭故曰害蜚 上下同法視其部中有浮絡者皆陽明之絡也 上謂手陽明下謂足陽明也 其色多青則痛多黑則痺黃赤則熱多白則寒五色皆見則寒熱也絡盛則入客於經陽主外陰主內 陽謂陽絡陰謂陰絡此通言之也手足身分所見經絡皆然 少陽之陽名曰樞持 樞謂樞要持謂執持 上下同法視其部中有浮絡者皆少陽之絡也絡盛則入客於經故在陽者主內在陰者主出以滲於內諸經皆然太陽之陽名曰關樞 關司外動以靜鎮為事如樞之運則氣和平也 上下同法視其部中有浮絡者皆太陽之絡也絡盛則入客於經少陰之陰名曰樞儒 儒順也守要而順陰陽開闔之用也 新校正云按甲乙經儒作檽 上下同法視其部中有浮絡者皆少陰之絡也絡盛則入客於經其入經也從陽部注於經

其出者從陰內注於骨心主之陰名曰害肩（心主脉入掖下氣不和則妨害肩掖之動運）上下同法視其部中有浮絡者皆心主之絡也絡盛則入客於經太陰之陰名曰關蟄（關閉蟄類使藏行藏　新校正云按甲乙經蟄作執）上下同法視其部中有浮絡者皆太陰之絡也絡盛則入客於經（部皆謂本經絡之所部分浮謂浮見也）凡十二經絡脉者皮之部也（列陰陽位部主於皮故曰皮之部也）是故百病之始生也必先於皮毛邪中之則腠理開開則入客於絡脉留而不去傳入於經留而不去傳入於府廩於腸胃（廩積也聚也）邪之始入於皮也泝然起毫毛開腠理（泝然惡寒也起謂毛起竪也腠理皆謂反空及文理也）其入於絡也則絡脉盛色變（盛謂盛滿變謂易其常也）其入客於經也則感虛乃陷下（經虛邪入故曰感虛脉虛氣少故陷下也）其留於筋骨之間寒多則筋攣骨痛熱多則筋弛骨消肉爍䐃破毛直而敗（攣急也弛緩也消爍也鍼經曰寒則筋急熱則筋緩寒勝為痛熱勝為氣消䐃者肉之標故肉消則䐃破毛直而敗也）帝曰夫子言皮之十二部其生病皆何如岐伯曰皮者脉之部也（脉氣留行各有陰陽氣隨經所過而部主之故云脉之部）邪客於皮則腠理開開則邪入客於絡脉絡脉滿則注於經脉經脉滿則入舍於府藏也故皮者有分部不與而生大病也（脉行皮中各有部分脉受邪氣隨則病生非由皮氣而能生也　新校正云按甲乙經不與作不愈全元起本作不與元起云氣不與經脉和調則氣傷於外邪流入於內必生大病也）帝曰善



經絡論篇第五十七（新校正云按全元起本在皮部論末王氏分）

黃帝問曰夫絡脉之見也其五色各異青黃赤白黑不同其故何也岐伯對曰經有常色而絡無常變也帝曰經之常色何如岐伯曰心赤肺白肝青脾黃腎黑皆亦應其經脉之色也（經行氣故色見常應於時絡主血故受邪則變而不一矣）帝曰絡之陰陽亦應其經乎岐伯曰陰絡之色應其經陽絡之色變無常隨四時而行也（順四時氣化之行止）寒多則凝泣凝泣則青黑熱多則淖澤淖澤則黃赤此皆常色謂之無病五色具見者謂之寒熱（淖濕也澤潤液也謂微濕潤也）帝曰善

氣穴論篇第五十八（新校正云按全元起本在第二卷）

黃帝問曰余聞氣穴三百六十五以應一歲未知其所願卒聞之岐伯稽首再拜對曰窘乎哉問也其非聖帝孰能窮其道焉因請溢意盡言其處（孰誰也）帝捧手逡巡而卻曰夫子之開余道也目未見其處耳未聞其數而目以明耳以聰矣（目以明耳以聰言心志通明適如意也）岐伯曰此所謂聖人易語良馬易御也帝曰余非聖人之易語也世言真數開人意今余所訪問者真數發蒙解惑未足以論也（關氣穴真數庶將解彼蒙昧之疑惑未足以論述深微之意也）然余願聞夫子溢志盡言其處令解其意請藏之金匱不敢復出（言其處謂穴俞處所）岐伯再拜而起曰臣請言之背與心相控而痛所治天突與十椎及上紀（天突在頸結喉下同身寸之四寸中央宛宛中陰維任脉之會低鍼取之刺可入同身寸之一寸留七呼若灸者可灸三壯按今甲乙經經脉流注孔穴圖經當脊十椎下並無穴目恐是七椎也此則督脉氣所主之上紀之處次如下說　新校正云按甲乙經天

突在結喉下五寸**上紀者胃脘也**謂中脘也中脘者胃募也在上脘下同身寸之一寸居心蔽骨與齊之中手太陽少陽足陽明三脈所生任脈氣所發也刺可入同身寸之一寸二分若灸者可灸七壯　新校正云按甲乙經云任脈之會也**下紀者關元也**關元者少陽募也在齊下同身寸之三寸足三陰任脈之會刺可入同身寸之二寸留七呼若灸者可灸七壯**背胸邪繫陰陽左右如此其病前後痛濇胸脇痛而不得息不得臥上氣短氣偏痛**新校正云按別本偏一作滿**脈滿起斜出尻脈絡胸脇支心貫鬲上肩加天突斜下肩交十椎下**尋此支絡脈流注病形證悉是督脈支絡自尾骶出各上行斜絡脇支心貫鬲上加天突斜之肩而下交於七椎　新校正云詳自背與心相控而痛至此疑是骨空論文簡脫誤於此

**藏俞五十穴**藏謂五藏肝心脾肺腎非兼四形藏也俞謂井滎俞經合非背俞也然井滎俞經合者肝之井也大敦也滎行間也俞太衝也經中封也合曲泉也大敦在足大指端去爪甲角如韭葉及三毛之中足厥陰脈之所出也刺可入同身寸之三分留十呼若灸者可灸三壯行間在足大指之間脈動應手陷者中足厥陰脈之所流也　新校正云按甲乙經留作流餘所流並作留　刺可入同身寸之六分留十呼若灸者可灸三壯太衝在



足大指本節後同身寸之二寸陷者中　新校正云按刺腰痛注云本節後內間同身寸之二寸陷者中動脈應手　足厥陰脈之所注也刺可入同身寸之三分留十呼若灸者可灸三壯中封在足內踝前同身寸之一寸半　新校正云按甲乙經云一寸　陷者中仰足而取之伸足乃得之足厥陰脈之所行也刺可入同身寸之四分留七呼若灸者可灸三壯曲泉在膝內輔骨下大筋上小筋下陷者中屈膝而得之足厥陰脈之所入也刺可入同身寸之六分留十呼若灸者可灸三壯心包之井者中衝也滎勞宮也俞太陵也經間使也合曲澤也中衝在手中指之端去爪甲角如韭葉陷者中手心主脈之所出也刺可入同身寸之一分留三呼若灸者可灸一壯勞宮在掌中央動脈手心主脈之所流也刺可入同身寸之三分留六呼若灸者可灸三壯太陵在掌後骨兩筋間陷者中手心主脈之所注也刺可入同身寸之六分留七呼若灸者可灸三壯間使在掌後同身寸之三寸兩筋間陷者中手心主脈之所行也刺可入同身寸之六分留七呼若灸者可灸七壯　新校正云按甲乙經云灸三壯　曲澤在肘內廉下陷者中屈肘而得之手心主脈之所入也刺可入同身寸之三分留七呼若灸者可灸三壯脾之井者隱白也滎大都也俞太白也經商丘也合陰陵泉也隱白在足大指之端內側去爪甲角如韭葉足太陰脈之所出也刺可入同身寸之一分留三呼若灸者可灸三壯大都在足大指本節後陷者中足太陰脈之所流也刺可入同身寸之三分留七呼若灸者可灸三壯太白在足內側核骨下陷者中足太陰脈之所注也刺可入同身寸之三分留七呼若灸者可灸三壯商丘在足內踝下微前陷者中足太陰脈之所行也刺可入

同身寸之四分留七呼若灸者可灸三壯陰陵泉在膝下內側輔骨下陷者中伸足乃得之足太陰脈之所入也刺可入同身寸之五分留七呼若灸者可灸三壯肺之井者少商也滎魚際也俞太淵也經經渠也合尺澤也少商在手大指之端內側去爪甲角如韭葉手太陰脈所出也刺可入同身寸之一分留一呼若灸者可灸三壯　新校正云按甲乙經作一壯　魚際在手大指本節後內側散脈手太陰脈之所流也刺可入同身寸之二分留三呼若灸者可灸三壯太淵在掌後陷者中手太陰脈之所注也刺可入同身寸之二分留二呼若灸者可灸三壯經渠在寸口陷者中手太陰脈之所行也刺可入同身寸之三分留三呼不可灸傷人神明尺澤在肘中約上動脈手太陰脈之所入也刺可入同身寸之三分留三呼若灸者可灸三壯腎之井者涌泉也滎然谷也俞大谿也經復溜也　新校正云按甲乙經溜作留餘復溜字並同　合陰谷也涌泉在足心陷者中屈足捲指宛宛中足少陰脈之所出也刺可入同身寸之三分留三呼若灸者可灸三壯然谷在足內踝前起大骨下陷者中足少陰脈之所流也刺可入同身寸之三分留三呼若灸者可灸三壯刺此多見血令人立饑欲食太谿在足內踝後跟骨上動脈陷者中足少陰脈之所注也刺可入同身寸之三分留七呼若灸者可灸三壯復溜在足內踝上同身寸之二寸陷者中　新校正云按刺腰痛篇注云在內踝後上二寸動脈　足少陰脈之所行也刺可入同身寸之三分留三呼若灸者可灸五壯陰谷在膝下內輔骨之後大筋之下小筋之上按之應手屈膝而得之足少陰脈之所入也刺可入同身寸之四分若灸者可灸三壯如是五藏之俞藏各五穴則二十五俞以左右脈



具而言之則五十穴**府俞七十二穴**府謂六府非兼九形府也俞亦謂井滎俞原經合非背俞也肝之府膽膽之井者竅陰也滎俠谿也俞臨泣也原丘虛也經陽輔也合陽陵泉也竅陰在足小指次指之端去爪甲角如韭葉足少陽脈之所出也刺可入同身寸之一分留一呼　新校正云按甲乙經作三呼　若灸者可灸三壯俠谿在足小指次指岐骨間本節前陷者中足少陽脈之所流刺可入同身寸之三分留三呼若灸者可灸三壯臨泣在足小指次指本節後間陷者中去俠谿同身寸之一寸半足少陽脈之所注也刺可入同身寸之三分　新校正云按甲乙經作二分　留五呼若灸者可灸三壯丘虛在足外踝下如前陷者中去臨泣同身寸之三寸足少陽脈之所過也刺可入同身寸之五分留七呼若灸者可灸三壯陽輔在足外踝上　新校正云按甲乙經云外踝上四寸輔骨前絕骨之端如前同身寸之三分所　去丘虛同身寸之七寸足少陽脈之所行也刺可入同身寸之五分留七呼若灸者可灸三壯陽陵泉在膝下同身寸之一寸䯒外廉陷者中足少陽脈之所入也刺可入同身寸之六分留十呼若灸者可灸三壯脾之府胃胃之井者厲兌也滎內庭也俞陷谷也原衝陽也經解谿也合三里也厲兌在足大指次指之端去爪甲角如韭葉足陽明脈之所出也刺可入同身寸之一分留一呼若灸者可灸一壯內庭在足大指次指外間陷者中足陽明脈之所流也刺可入同身寸之三分留十呼　新校正云按甲乙經云作二十呼　若灸者可灸三壯陷谷在足大指次指外間本節後附者中去內庭同身寸之二寸足陽明脈之所注也刺可入同身寸之五分留七呼若灸者可灸三壯衝陽在足跗上同身

寸之五寸骨間動脈上去陷谷同身寸之三寸足陽明脈之所過也刺可入同身寸之三分留十呼若灸者可灸三壯解谿在衝陽後同身寸之二寸半 新校正云按甲乙經作一寸半刺瘧注作三寸半素問二注不同當從甲乙經之說 腕上陷者中足陽明脈之所行也刺可入同身寸之五分留五呼若灸者可灸三壯三里在膝下同身寸之三寸箭骨外廉兩筋肉分間足陽明脈之所入也刺可入同身寸之一寸留七呼若灸者可灸三壯肺之府大腸大腸之井者商陽也滎二間也俞三間也原合谷也經陽谿也合曲池也商陽在手大指次指內側去爪甲角如韭葉手陽明脈之所出也刺可入同身寸之一分留一呼若灸者可灸三壯二間在手大指次指本節前內側陷者中手陽明脈之所流也刺可入同身寸之三分留六呼若灸者可灸三壯三間在手大指次指本節後內側陷者中手陽明脈之所注也刺可入同身寸之三分留三呼若灸者可灸三壯合谷在手大指次指歧骨之間手陽明脈之所過也刺可入同身寸之三分留六呼若灸者可灸三壯陽谿在腕中上側兩筋間陷者中手陽明脈之所行也刺可入同身寸之三分留七呼若灸者可灸三壯曲池在肘外輔屈肘兩骨之中手陽明脈之所入也以手拱胸取之刺可入同身寸之五分留七呼若灸者可灸三壯心之府小腸小腸之井者少澤也滎前谷也俞後谿也原腕骨也經陽谷也合少海也少澤在手小指之端去爪甲下同身寸之一分陷者中手太陽脈之所出也刺可入同身寸之一分留二呼若灸者可灸一壯前谷在手小指外側本節前陷者中手太陽脈之所流也刺可入同身寸之一分留三呼若灸者可灸三壯後谿在手小指外側本節後陷者中手太陽脈之所注也刺可入同身寸之一分留二呼若灸者可灸一壯腕骨在手外側腕前起骨下陷者中手太陽脈之所過也刺可入同身寸之二分留三呼若灸者可灸三壯陽谷在手外側腕中銳骨之下陷者中手太陽脈之所行也刺可入同身寸之二分留三呼 新校正云按甲乙經作二呼 若灸者可灸三壯少海在肘內大骨外去肘端同身寸之五分陷者中屈肘乃得之手太陽脈之所入也刺可入同身寸之二分留七呼若灸者可灸五壯心包之府三焦三焦之井者關衝也滎液門也俞中渚也原陽池也經支溝也合天井也關衝在手小指次指之端去爪甲角如韭葉手少陽脈之所出也刺可入同身寸之一分留三呼若灸者可灸三壯液門在手小指次指間陷者中手少陽脈之所流也刺可入同身寸之二分若灸者可灸三壯中渚在手小指次指本節後間陷者中手少陽脈之所注也刺可入同身寸之二分留三呼若灸者可灸三壯陽池在手表腕上陷者中手少陽脈之所過也刺可入同身寸之二分留六呼若灸者可灸三壯支溝在腕後同身寸之三寸兩骨之間陷者中手少陽脈之所行也刺可入同身寸之二分留七呼若灸者可灸三壯天井在肘外大骨之後同身寸之一寸兩筋間陷者中屈肘得之手少陽脈之所入也刺可入同身寸之一寸留七呼若灸者可灸三壯腎之府膀胱膀胱之井者至陰也滎通谷也俞束骨也原京骨也經崑崙也合委中也至陰在足小指外側去爪甲角如韭葉足太陽脈之所出也刺可入同身寸之一分留五呼若灸者可灸三壯通谷在足小指外側本節前陷者中太陽脈之所流也刺可入同身寸之二分留五呼若灸者可灸三壯束骨在足小指外側本節後赤白肉際陷者中足太陽脈之所注



也刺可入同身寸之三分留三呼若灸者可灸三壯京骨在足外側大骨下赤白肉際陷者中按而得之足太陽脈之所過也刺可入同身寸之三分留七呼若灸者可灸三壯崑崙在足外踝後腿骨上陷者中細脈動應手足太陽脈之所行也刺可入同身寸之五分留十呼若灸者可灸三壯委中在膕中央約文中動脈 新校正云詳委中穴與甲乙經及刺瘧篇注痺論注同又骨空論云在膝解之後曲郄之中背面取之又熱穴論注刺熱篇注云在足膝後屈處 足太陽脈之所入刺可入同身寸之五分留七呼若灸者可灸三壯如是六府之俞府各六穴則三十六俞以左右脉具而言之則七十二穴 **熱俞五十九穴水俞五十七穴** 並具水熱論中 新校正云按熱俞又見刺熱篇注 **頭上五行行五五二十五穴** 此亦熱俞之五十九穴也 **中膂兩傍各五凡十穴** 謂五藏之背俞也肺俞在第三椎下兩傍心俞在第五椎下兩傍肝俞在第九椎下兩傍脾俞在第十一椎下兩傍腎俞在第十四椎下兩傍此五藏俞者各俠脊相去同身寸之一寸半並足太陽脈之會刺可入同身寸之三分肝俞留六呼餘並留七呼若灸者可灸三壯俠脊數之則十穴也 **大椎上兩傍各一凡二穴** 今甲乙經經脈流注孔穴圖經並不載未詳何俞也 新校正云按大椎上傍無穴大椎下傍穴名大杼後有故王氏云未詳 **目瞳子浮白二穴** 瞳子髎在目外去眥同身寸之五分手太陽手足少陽三脈之會刺可入同身寸之三分若灸者可灸三壯浮白在耳後入髮際同身寸之一寸足太陽少陽二脈之會刺可入同身寸之三分若灸者可灸三壯左右言之各二爲四也 **兩髀厭分中二穴** 謂環銚穴也在髀樞後足少陽太陽二脈之會刺可入同身寸之一寸留二十呼若灸者可灸三壯 新校正云按王氏云在髀樞後按甲乙經云在髀樞中後當作中灸三壯甲乙經作五壯 **犢鼻二穴** 在膝髕下骭上俠解大筋中足陽明脈氣所發刺可入同身寸之六分若灸者可灸三壯 **耳中多所聞二穴** 聽宮穴也在耳中珠子大如赤小豆手足少陽手太陽三脈之會刺可入同身寸之一分若灸者可灸三壯 新校正云按甲乙經云刺可入三分 **眉本二穴** 攢竹穴也在眉頭陷者中足太陽脈氣所發刺可入同身寸之三分留六呼若灸者可灸三壯 **完骨二穴** 在耳後入髮際同身寸之四分足太陽少陽之會刺可入同身寸之三分留七呼若灸者可灸三壯 新校正云按甲乙經云刺可入二分灸七壯 **項中央一穴** 風府穴也在頂上入髮際同身寸之一寸大筋內宛宛中督脈陽維二經之會疾言其肉立起言休其肉立下刺可入同身寸之四分留三呼灸之不幸使人瘖 **枕骨二穴** 竅陰穴也在完骨上枕骨下搖動應手足太陽少陰之會刺可入同身寸之三分若灸者可灸三壯 新校正云按甲乙經云刺可入四分灸可五壯 **上關二穴** 鍼經所謂刺之則呿不能欠者也在耳前上廉起骨開口有空手少陽足陽明之會刺可入同身寸之三分留七呼若灸者可灸三壯刺深令人耳無所聞 **大迎**

二穴在曲頷前同身寸之一寸三分骨陷者中動脈足陽明脈下關二穴鍼經所謂刺之則欠不能欬者也在上關下耳前動脈下廉合口有空張口而閉足陽明少陽二脈之會刺可入同身寸之三分留七呼若灸者可灸三壯耳中有乾擿之不得灸也新校正云按甲乙經擿之作擿抵天柱二穴在俠項後髮際大筋外廉陷者中足太陽脈氣所發刺可入同身寸之二分留六呼若灸者可灸三壯巨虛上下廉四穴上廉足陽明與大腸合也在膝犢鼻下骭外廉同身寸之六寸足陽明脈氣所發刺可入同身寸之八分若灸者可灸三壯下廉足陽明與小腸合也在上廉下同身寸之三寸足陽明脈氣所發刺可入同身寸之三分若灸者可灸三壯　新校正云按甲乙經并刺熱篇注水熱穴注上廉在三里下三寸此云犢鼻下六寸者蓋三里在犢鼻下三寸上廉又在三里下三寸故云六寸也曲牙二穴頰車穴也在耳下曲頰端陷者中開口有空足陽明脈氣所發刺可入同身寸之三分若灸者可灸三壯也天突一穴已前釋也天府二穴在腋下同身寸之三寸臂臑內廉動脈手太陰脈氣所發禁不可灸刺可入同身寸之四分留三呼天牖二穴在頸筋間缺盆上天容後天柱前完骨下髮際上手少陽脈氣所發刺可入同身寸之一寸留七呼若灸者可灸三壯扶突二穴在頸當曲頰下同身寸之一寸人迎後手陽明脈氣所發仰而取之刺可入同身寸之四分若灸者可灸三壯天窻二穴



在曲頷下扶突後動脈應手陷者中手太陽脈氣所發刺可入同身寸之六分若灸者可灸三壯肩解二穴謂肩井也在肩上陷解中缺盆上大骨前手足少陽陽維之會刺可入同身寸之五分若灸者可灸三壯　新校正云按甲乙經灸五壯關元一穴新校正云詳此已前釋雋當篇再注今去之委陽二穴三焦下輔俞也在膕中外廉兩筋間此足太陽之別絡刺可入同身寸之七分留五呼若灸者可灸三壯屈身而取之肩貞二穴在肩曲甲下兩骨解間肩髃後陷者中手太陽脈氣所發刺可入同身寸之八分若灸者可灸三壯瘖門一穴在項髮際宛宛中入係舌本督脈陽維二經之會仰頭取之刺可入同身寸之四分不可灸灸之令人瘖　新校正云按氣府注云去風府一寸齊一穴齊中也禁不可刺刺之使人齊中惡瘍潰矢出者死不可治若灸者可灸三壯胸俞十二穴謂俞府或中神藏靈墟神封步廊左右則十二穴也俞府在巨骨下俠任脈兩傍橫去任脈各同身寸之二寸陷者中下五穴遞相去同身寸之一寸六分陷者中並足少陰脈氣所發仰而取之刺可入同身寸之四分若灸者可灸五壯背俞二穴大杼穴也在脊第一椎下兩傍相去各同身寸之一寸半陷者中督脈別絡手足太陽三脈氣之會刺可入同身寸之三分留七呼若灸者可灸七壯膺俞十二穴謂雲門中府周榮胸鄉天谿食竇左右則十二穴也　新校正云按甲乙經作周榮胸鄉　雲門在巨骨下俠任脈傍橫去任脈各同身寸之六寸　新校正云按水熱穴注作胸中行兩傍與此文雖異處

所無別　陷者中動脈應手雲門中府相去同身寸之一寸餘五穴遞相去同身寸之一寸六分陷者中並手太陰脈氣所發雲門食竇舉臂取之餘並仰而取之雲門刺可入同身寸之七分太深令人逆息中府刺可入同身寸之三分留五呼餘刺可入同身寸之四分若灸者可灸五壯　新校正云詳王氏以此十二穴并手太陰按甲乙經雲門乃手太陰中府乃手足太陰之會周榮已下乃足太陰非十二穴並手太陰也分肉二穴在足外踝上絕骨之端同身寸之三分筋肉分間陽維脈氣所發刺可入同身寸之三分留七呼若灸者可灸三壯　新校正云按甲乙經無分肉穴詳處所疑是陽輔在足外踝上輔骨前絕骨端如前三分所又按刺腰痛注作絕骨之端如後二分刺入五分留十呼與此注小異踝上橫二穴內踝上者交信穴也交信去內踝上同身寸之二寸少陰前太陰後筋骨間足陰蹻之郄刺可入同身寸之四分留五呼若灸者可灸三壯外踝上附陽穴也附陽去外踝上同身寸之三寸太陽前少陰後筋骨間陽蹻之郄刺可入同身寸之六分留七呼若灸者可灸三壯　新校正云按甲乙經附陽作付陽陰陽蹻四穴陰蹻穴在足內踝下是謂照海陰蹻所生刺可入同身寸之四分留六呼若灸者可灸三壯陽蹻穴是謂申脈陽蹻所生在外踝下陷者中　新校正云按刺腰痛篇注作在外踝下五分繆刺論注云外踝下半寸　容爪甲刺可入同身寸之二分留七呼若灸者可灸三壯　新校正云按甲乙經留七呼作六呼刺腰痛篇注作十呼水俞在諸分分謂肉之分理間之水取之熱俞在氣穴寫熱則取之



寒熱俞在兩骸厭中二穴骸厭謂膝外俠膝之骨厭中也大禁二十五在天府下五寸謂五里穴也所以謂之大禁者謂其禁不可刺也鍼經曰迎之五里中道而上五至而已五注而藏之氣盡矣故五五二十五而竭其俞矣蓋謂此也又曰五里者尺澤之後五里與此文同凡三百六十五穴鍼之所由行也新校正云詳自藏俞五十至此并重複共得三百六十穴通前天突十椎上紀下紀共三百六十五穴除重複實有三百一十三穴帝曰余已知氣穴之處遊鍼之居願聞孫絡谿谷亦有所應乎孫絡小絡也謂絡之支別者岐伯曰孫絡三百六十五穴會亦以應一歲以溢奇邪以通榮衛榮衛稽留衛散榮溢氣竭血著外為發熱內為少氣疾寫無怠以通榮衛見而寫之無問所會榮積衛留內外相薄者見其血絡當即寫之亦無問其脈之俞會帝曰善願聞谿谷之會也岐伯曰肉之大會為谷肉之小會為谿肉分之間谿谷之會以行榮衛以會大氣

新校正云按甲乙經作以舍大氣 邪溢氣壅脉熱肉敗榮衛不行必將爲膿內銷骨髓外破大膕熱過故致是留於節湊必將爲敗若留於骨節之間津液所湊之處則骨節之間髓液皆潰爲膿故必敗爛筋骨而不得屈伸矣積寒留舍榮衛不居卷肉縮筋新校正云按全元起本作寒肉縮筋肋肘不得伸內爲骨痺外爲不仁命曰不足大寒留於谿谷也邪氣盛甚眞氣不榮髓溢內消故爲是也不足謂陽氣不足也寒邪外薄久積淹留陽不外勝內消筋髓故曰不足大寒留於谿谷之中也谿谷三百六十五穴會亦應一歲其小痺淫溢循脉往來微鍼所及與法相同若小寒之氣流行淫溢隨脉往來爲痺病用鍼調者與常法相同爾帝乃辟左右而起再拜曰今日發蒙解惑藏之金匱不敢復出乃藏之金蘭之室署曰氣穴所在歧伯曰孫絡之脉別經者其血盛而當寫者亦三百六十五脉並注於絡傳注十二絡脉非獨十四絡脉也十四絡者謂十二經絡兼任脉督脉之絡也脾之大絡起自於脾故不并言之也內解寫於中者十脉解謂骨解之中經絡也雖則別行然所受邪亦隨注寫於五藏之脉左右各五故十脉也



## 氣府論篇第五十九

新校正云按全元起本在第二卷

足太陽脉氣所發者七十八穴兼氣浮薄相通者言之當言九十三穴非七十八穴也正經脉會發者七十八穴浮薄相通者一十五穴則其數也兩眉頭各一謂攢竹穴也所在刺灸分壯與氣穴同法入髮至項三寸半傍五相去三寸謂大杼風門各二穴也所在刺灸分壯與氣穴同法 新校正云按別本云入髮至項三寸又注云寸同身寸也諸寸同法與此注全別此注謂大杼風門各二穴所在灸刺分壯與此氣穴同法今氣穴篇中無風門穴而注言與同法此注之非可見此非王氏之誤誤在後人詳此入髮至項三寸半傍五相去三寸蓋是說下文浮氣之在皮中五行行五之穴故王都不解釋直云寸爲同身寸也但以頂誤作項剌半字耳所以言入髮至頂者目入髮顖會穴至頂百會凡三寸自百會後至後頂又三寸故云入髮至頂三寸傍五者爲兼中行傍數有五行也相去三寸者蓋謂自百會頂中數左右前後各三寸有五行行五共二十五穴也後人誤認將頂爲項以爲大杼風門此甚誤也况大杼在第一椎下兩傍風門又在第二椎下上云髮際非止三寸半也其誤甚明其浮氣在皮中者凡五行行五五二十五浮氣謂氣浮而通之可以去熱者也五行謂頭上自髮際中同身寸之二寸後至頂之後者也二十五者其中行則顖會前頂百會後頂強間五督脉氣也次俠傍兩行則五處承光通天絡却玉枕各五本經氣也又次傍兩行則臨泣目窻正營承靈腦空各五足少陽氣也兩傍四行各五則二十穴中行五則二十五也其項中大筋兩傍各一謂天柱二穴也所在刺灸分壯與氣穴同法風府兩傍各一謂風池二穴也刺灸分壯與氣穴同法 新校正云按甲乙經風池足少陽陽維之會非太陽之所發也經言風府兩傍乃天柱穴之分位此亦復明上項中大筋兩傍穴也此注剩出風池二穴於九十三數外更剩前大杼風門及此風池六穴也俠背以下至尻尾二十一節十五間各一十五間各一者今中誥孔穴圖經所存者十三穴左右共二十六謂附分魄戶神堂譩譆鬲關魂門陽綱意舍胃倉肓門志室胞肓秩邊十三也附分在第二椎下附項內廉兩傍各相去俠脊同身寸之三寸足太陽之會刺可入同身寸之八分若灸者可灸五壯魄戶在第三椎下兩傍上直附分足太陽脉氣所發下十二穴並同正坐取之刺可入同身寸之五分若灸者如附分法神堂在第五椎下兩傍上直魄戶刺可入同身寸之三分灸同附分法譩譆在第六椎下兩傍上直神堂 新校正云按骨空論注云以手厭之令病人呼譩譆之聲則



指下動矣 刺可入同身寸之六分留七呼灸如附分法鬲關在第七椎下兩傍上直譩譆正坐開肩取之刺可入同身寸之五分若灸者可灸三壯 新校正云按甲乙經可灸五壯 魂門在第九椎下兩傍上直鬲關正坐取之刺灸分壯如鬲關法陽綱在第十椎下兩傍上直魂門正坐取之刺灸分壯如魂門法意舍在第十一椎下兩傍上直陽綱正坐取之刺灸分壯如陽綱法胃倉在第十二椎下兩傍上直意舍刺灸分壯如意舍法肓門在第十三椎下兩傍上直胃倉刺同胃倉可灸三十壯 新校正云按肓門灸三十壯與甲乙經同水穴注作灸三壯志室在第十四椎下兩傍上直肓門正坐取之刺灸分壯如魄戶法胞肓在第十九椎下兩傍上直志室伏而取之刺灸分壯如魄戶五壯甲乙經作三壯水穴注亦作三壯熱穴法志室亦作三壯 新校正云按志室胞肓灸如魄戶五壯 秩邊在第二十一椎下兩傍上直胞肓伏而取之刺灸分壯如魄戶法五藏之俞各五六府之俞各六肺俞在第三椎下兩傍俠脊相去各同身寸之一寸半刺可入同身寸之三分留七呼若灸者可灸三壯心俞在第五椎下兩傍相去及刺如肺俞法留七呼肝俞在第九椎下兩傍相去及刺如心俞法留六呼脾俞在第十一椎下兩傍相去及刺如肝俞法留七呼腎俞在第十四椎下兩傍相去及刺如脾俞法留七呼膽俞在第十椎下兩傍相去及刺如肺俞法正坐取之刺可入同身寸之五分留七呼胃俞在第十二椎下兩傍相去及刺如脾俞法留七呼三焦俞在第十三椎下兩傍相去及刺如膽俞法大腸俞在第十六椎下兩傍相去及刺如肺俞法留六呼小腸俞在第十八椎下兩傍相去

及刺如心俞法留六呼膀胱俞在第十九椎下兩傍相去及刺如腎俞法留六呼五藏六府之俞若灸者並可灸三壯　新校正云詳或者疑經中各五各六以各字爲誤者非也所以言各者謂左右各五各六非謂每藏府而各五各六也**委中以下至足小指傍各六俞**謂委中崑崙京骨束骨通谷至陰六穴也左右言之則十二俞也其所在刺灸如氣穴法經言脈氣所發者七十八穴今此所有兼亡者九十三穴由此則大數差錯傳寫有誤也　新校正云詳王氏云兼亡者九十三穴今兼大杼風門風池爲九十九穴以此王氏揔數計之明知此三穴後之妄增也

**足少陽脈氣所發者六十二穴兩角上各二**謂天衝曲鬢左右各二也天衝在耳上如前同身寸之三分足太陽少陽二脈之會刺可入同身寸之三分若灸者可灸五壯曲鬢在耳上入髮際曲隅陷者中鼓頷有空足太陽少陽二脈之會刺灸分壯如天衝法**直目上髮際內各五**謂臨泣目窗正營承靈腦空左右是也臨泣在直目上入髮際同身寸之五分足太陽少陽陽維三脈之會留七呼目窗在臨泣後同身寸之一寸正營在目窗後同身寸之一寸承靈在正營後同身寸之一寸半腦空在承靈後同身寸之一寸半俠枕骨後枕骨上並足少陽陽維二脈之會刺可入同身寸之四分餘並刺可入同身寸之三分若灸者並可灸五壯　新校正云按腦空在枕骨後枕骨上甲乙經作玉枕骨下**耳前角上各一**謂頷厭二穴也在曲角下顳顬之上上廉手足少陽足陽明三脈之會刺可入同身寸之七分留七呼若灸者可灸三壯刺深令人耳無所聞



**耳前角下各一**謂懸釐二穴也在曲角上顳顬之下廉手足少陽陽明四脈之交會刺可入同身寸之三分留七呼若灸者可灸三壯　新校正云按後手少陽中云角上此云角下必有一誤**銳髮下各一**謂和髎二穴也在耳前銳髮下橫動脈手足少陽二脈之會刺可入同身寸之三分若灸者可灸三壯　新校正云按甲乙經云手足少陽手太陽之會**客主人各一**客主人穴名也在耳前上廉起骨開口有空手足少陽足陽明三脈之會刺可入同身寸之三分留七呼若灸者可灸三壯　新校正云按甲乙經及氣穴注刺禁注並云手少陽足陽明之會與此異**耳後陷中各一**謂翳風二穴也在耳後陷者中按之引耳中手足少陽二脈之會刺可入同身寸之三分若灸者可灸三壯**下關各一**下關穴名也所在刺灸氣穴同法**耳下牙車之後各一**謂頰車一穴也刺灸分壯氣穴同法**缺盆各一**缺盆穴名也在肩上橫骨陷者中足陽明脈氣所發刺可入同身寸之二分留七呼若灸者可灸三壯太深令人逆息　新校正云按骨空注作手陽明**掖下三寸脇下至胠八間各一**掖下三寸同身寸也掖下謂淵掖輒筋天池脇下至胠則日月章門帶脈五樞維道居髎九穴也左右共十八穴也淵掖在掖下同身寸之三寸足少陽脈氣所發舉臂得之刺可入同身寸之三分禁不可灸輒筋在掖下同身寸之三寸復前行同身寸之一寸搓脇　新校正云按甲乙經搓作著下同　足少陽脈氣所發刺可入同身寸之六分若灸者可灸三壯天池在乳後同身寸之二寸　新校正云按甲乙經作一寸掖下三寸搓脇直掖撅肋間手心主足少陽二脈之會刺可入同身寸之三分　新校正云按甲乙經作七分　若灸者可灸三壯日月膽募也在第三肋端橫直心蔽骨傍各同身寸之二寸五分上直兩乳　新校正云按甲乙經云日月在期門下五分　足太陰少陽二脈之會刺可入同身寸之七分若灸者可灸五壯章門脾募也在季肋端足厥陰少陽二脈之會側卧屈上足伸下足舉臂取之刺可入同身寸之八分留六呼若灸者可灸三壯帶脈在季肋下同身寸之一寸八分足少陽帶脈二經之會刺可入同身寸之六分若灸者可灸五壯五樞在帶脈下同身寸之三寸足少陽帶脈二經之會刺可入同身寸之一寸若灸者可灸五壯維道在章門下同身寸之五寸三分足少陽帶脈二經之會刺灸分壯如章門法居髎在章門下同身寸之四寸三分髂骨上　新校正云按甲乙經作監骨　陷者中陽蹻足少陽二脈之會刺灸分壯如維道法所以謂之八間者自掖下三寸至季肋凡八肋骨**髀樞中傍各一**謂環銚二穴也刺灸分壯氣穴同法　新校正云按氣穴論云兩髀厭分中王注爲環銚穴又甲乙經注環銚在髀樞中今云髀樞中傍各一者蓋謂此穴在髀樞中也傍各一者謂左右各一穴也非謂環銚在髀樞中傍也**膝以下至足小指次指各六俞**謂陽陵泉陽輔丘虛臨泣俠谿竅陰六穴也左右言之則十二俞也其所在刺灸分壯氣穴同法

**足陽明脈氣所發者六十八穴額顱髮際傍各三**謂懸顱陽白頭維左右共六穴也正面髮際橫行數之懸顱在曲角上顳顬之中足陽明脈氣所發刺入同身寸之三分留三呼若灸者可灸三壯陽白在眉上同身寸之一寸直瞳子足陽明陰維二脈之會刺可入同身寸之三分灸三壯頭維在額角髮際俠本神兩傍各同身寸之一寸五分足少陽陽明二脈之交會刺可入同身寸之五分禁不可灸　新校正云按甲乙經陽白足少陽陽維之會今王氏注云足陽明陰維之會詳此在足陽明脈氣所發中則足陽明近是然陽明經不到此又不與陰維會疑王注非甲乙經爲得矣**面鼽骨空各一**謂四白穴也在目下同身寸之一寸足陽明脈氣所發刺可入同身寸之四分不可灸　新校正云按甲乙經刺入三分灸七壯**大迎之骨空各一**大迎穴名也在曲頷前同身寸之一寸三分骨陷者中動脈足陽明脈氣所發刺可入同身寸之三分留七呼若灸者可灸三壯**人迎各一**人迎穴名也在頸俠結喉傍大脈動應手足陽明脈氣所發刺可入同身寸之四分過深殺人禁不可灸**缺盆外骨空各一**謂天髎二穴也在肩缺盆中上伏骨之陬陷者中手足少陽陽維三脈之會刺可入同身寸之八分若灸者可灸三壯　新校正云按甲乙經伏骨作毖骨**膺中骨間各一**謂膺窗等六穴也膺窗在胸兩傍俠中行各相去同身寸之四寸巨骨下同身寸之四寸八分陷者中足陽明脈氣所發仰而取之刺可入同身寸之四分若灸者可灸五壯此穴之上又有氣戶庫房屋翳下又有乳中乳根氣戶在巨骨下下直膺窗去膺窗上同身寸之四寸八

分庫房在氣戶下同身寸之一寸六分屋翳在氣戶下同身寸之三寸二分下則膺窻也膺窻之下卽乳中也乳中穴下同身寸之一寸六分陷者中則乳根穴也並足陽明脈氣所發仰而取之乳中禁不可灸刺灸刺之不幸生蝕瘡瘡中有清汁膿血者可治瘡中有瘜肉若蝕瘡者死餘五穴並刺可入同身寸之四分若灸者可灸三壯 新校正云按甲乙經灸五壯 **俠鳩尾之外當乳下三寸俠胃脘各五** 謂不容承滿梁門關門太一五穴也左右共一十也俠腹中行兩傍相去各同身寸之四寸 新校正云按甲乙經云各二寸疑此注剩各字 不容在第四肋端下至太一各上下相去同身寸之一寸並足陽明脈氣所發刺可入同身寸之八分若灸者可灸五壯 新校正云按甲乙經不容刺入五分此云並入八分疑此注誤 **俠齊廣三寸各三** 廣謂去齊橫廣也廣三寸者各如太一之遠近也各三者謂滑肉門天樞外陵也滑肉門在太一下同身寸之一寸天樞在滑肉門下同身寸之一寸正當於齊外陵在天樞下同身寸之一寸並足陽明脈氣所發天樞刺可入同身寸之五分留七呼滑肉門外陵各刺可入同身寸之八分若灸者並可灸三壯 新校正云按甲乙經天樞在齊傍各二寸上曰滑肉門下曰外陵是三穴者去齊各二寸也今此經注云廣三寸素問甲乙經不同然甲乙經分寸與諸書同特此經爲異也 **下齊二寸俠之各三** 下齊二寸則外陵下同身寸之一寸大巨穴也各三者謂大巨水道歸來也大巨在外陵下同身寸之一寸足陽明脈氣所發刺可入同身寸之八分若灸者



可灸五壯水道在大巨下同身寸之三寸足陽明脈氣所發刺可入同身寸之二寸半若灸者可灸五壯歸來在水道下同身寸之二寸刺可入同身寸之八分若灸者可灸五壯也 **氣街動脈各一** 氣街穴名也在歸來下鼠鼷上同身寸之一寸脈動應手足陽明脈氣所發刺可入同身寸之三分留七呼若灸者可灸三壯 新校正云詳此注與甲乙經同刺熱注及熱穴注云氣街在腹臍下橫骨兩端鼠鼷上刺禁論注在腹下俠齊兩傍相去四寸鼠僕上骨空注云在毛際兩傍鼠鼷上諸注不同今備錄之 **伏菟上各一** 謂髀關二穴也在膝上伏菟後交分中刺可入同身寸之六分若灸者可灸三壯 **三里以下至足中指各八俞分之所在穴空** 謂三里上廉下廉解谿衝陽陷谷內庭厲兌八穴也左右言之則十六俞也上廉足陽明與大腸合下廉足陽明與小腸合也其所在刺灸分壯與氣穴同法所謂分之所在穴空者足陽明脈自三里穴分而下行其直者循䯒過跗入中指出其端則厲兌也其支者與直俱行至足跗上入中指次間故云分之所在穴空也之往也言分而各行往指間穴空處也 **手太陽脈氣所發者三十六穴目內眥各一** 謂睛明二穴也在目內眥手足太陽足陽明陰蹻陽蹻五脈之會刺可入同身寸之一分留六呼若灸者可灸三壯諸穴有云數脈會發而不於所會刺脈下言之者出從其正者也 **目外各一** 謂瞳子髎二穴也在目外去眥同身寸之五分手太陽手足少陽三脈之會刺可入同身寸之三分若灸者可灸三壯 **顴骨下各一** 謂顴髎二穴也顴頄也頄面顴也在面頄骨下陷者中手太陽少陽二脈之會刺可入同身寸之三分 **耳郭上各一** 謂角孫二穴也在耳上郭表之中間上髮際之下開口有空手太陽手足少陽三脈之會刺可入同身寸之三分若灸者可灸三壯 新校正云按甲乙經手太陽作手陽明 **耳中各一** 謂聽宮二穴也所在刺灸分壯與氣穴同法 **巨骨穴各一** 巨骨穴名也在肩端上行兩叉骨間陷者中手陽明蹻脈二經之會刺可入同身寸之一寸半若灸者可灸三壯 新校正云按甲乙經作五壯 **曲掖上骨穴各一** 謂臑俞二穴也在肩臑後大骨下胛上廉陷者中手太陽陽維蹻脈三經之會舉臂取之刺可入同身寸之八分若灸者可灸三壯 新校正云按甲乙經作手足太陽 **柱骨上陷者各一** 謂肩井二穴也在肩上陷解中缺盆上大骨前手足少陽陽維三脈之會刺可入同身寸之五分若灸者可灸三壯 **上天窻四寸各一** 謂天窻窻陰四穴也所在刺灸分壯與氣穴同法 **肩解各一** 謂秉風二穴也在肩上小髃骨後舉臂有空手太陽陽明手足少陽四脈之會舉臂取之刺可入同身寸之五分若灸者可灸三壯 新校正云按甲乙經灸五壯 **肩解下三寸各一** 謂天宗二穴也在秉風後大骨下陷者中手太陽脈氣所發刺可入同身寸之五分留六呼若灸者可灸三壯 **肘以下至手小指本各六



俞** 六俞所起於指端經言至小指本則以端爲本言上之本也下文陽明少陽同也六俞謂小海陽谷腕骨後谿前谷少澤六穴也左右言之則十二俞也其所在刺灸分壯氣穴同法 新校正云後此手太陽陽明少陽三經各言至手某指本王注以端爲本者非也詳手三陽之井穴盡出手某指之端爪甲下際此言本者是遂指爪甲之本也安得以端爲本哉 **手陽明脈氣所發者二十二穴鼻空外廉項上各二** 謂迎香扶突各二穴也迎香在鼻下孔傍手足陽明二脈之會刺可入同身寸之三分扶突在曲頰下同身寸之一寸人迎後手陽明脈氣所發仰而取之刺可入同身寸之四分若灸者可灸三壯 **大迎骨空各一** 大迎穴名也在曲頷前同身寸之一寸三分骨陷者中動脈足陽明脈氣所發刺可入同身寸之三分留七呼若灸者可灸三壯 新校正云詳大迎穴已見前足陽明經中今又見於此王氏不注所以當如顴髎穴兩出之義 **柱骨之會各一** 謂天鼎二穴也在頸缺盆上直扶突氣舍後同身寸之半手陽明脈氣所發刺可入同身寸之四分若灸者可灸三壯 新校正云按甲乙經作一寸半 **髃骨之會各一** 謂肩髃二穴也所在刺灸分壯與氣穴同法 新校正云按髃骨氣穴注中無刺熱注水熱穴注骨空論注中有之 **肘以下至手大指次指本各六俞** 謂三里陽谿合谷三間二間商陽六穴也左右言之則十二俞也所在刺灸分壯與氣穴同法 新校正云按氣穴論注有曲池而無三里

曲池手陽明之合也此誤出三里而遺曲池也手少陽脈氣所發者三十二穴䪼骨
下各一謂顴髎二穴也所在刺灸分壯與手太陽脈同法此穴中手少陽太陽脈氣俱會於中等無優劣故重說於此下有者同眉後
各一謂絲竹空二穴也在眉後陷者中手少陽脈氣所發刺可入同身寸之三分留六呼不可灸灸之不幸使人目小及盲　新校正云按甲乙經手少
陽作足少陽留六呼作三呼角上各一謂懸顱二穴也此與足少陽脈中同以是二脈之會也　新校正云按足少陽脈中言角下此
云角上疑此誤下完骨後各一謂天牖二穴也所在刺灸分壯與氣穴同法項中足太陽之
前各一謂風池二穴也在耳後陷者中按之引於耳中手足少陽脈之會刺可入同身寸之四分若灸者可灸三壯　新校正云按甲乙經在顳
顬後髮際足少陽陽維之會刺可入三分俠扶突各一謂天窻二穴也在曲頰下扶突後動脈應手陷者中手太陽脈氣所發刺可入
同身寸之六分若灸者可灸三壯肩貞各一肩貞穴名也在肩曲胛下兩骨解間肩髃後陷者中手太陽脈氣所發刺可入同身寸之八分
若灸者可灸三壯肩貞下三寸分間各一謂肩髎臑會消濼各二穴也其穴各在肉分間也肩髎在肩端臑上斜舉
臂取之手少陽脈氣所發刺可入同身寸之七分若灸者可灸三壯臑會在臂前廉去肩端同身寸之三寸手陽明少陽二絡氣之會刺可入同身寸之五分灸

內經十五　十六

者可灸五壯消濼在肩下臂外關掖斜肘分下行間手少陽脈之會刺可入同身寸之五分若灸者可灸三壯肘以下至手小
指次指本各六俞謂天井支溝陽池中渚液門關衝六穴也左右言之則十二俞也所在刺灸分壯與氣穴同法督
脈氣所發者二十八穴今少一穴　新校正云按會陽二穴爲二十九穴乃剩一穴非少也少當作剩項
中央二是謂風府瘖門二穴也悉在項中餘一穴今亡風府在項上入髮際同身寸之一寸大筋內宛宛中督脈陽維之會刺可入同身寸之四
分留三呼不可妄灸灸之不幸令人瘖瘖門在項髮際宛宛中去風府同身寸之一寸督脈陽維二經之會仰頭取之刺可入同身寸之四分禁不可灸灸之
令人瘖　新校正云按王氏云風府瘖門悉在項中餘一穴今亡者非謂此二十八穴中亡其一穴也王氏蓋見氣穴論大椎上兩傍各一穴亦在項之穴也
今亡故云餘一穴今亡也髮際後中八謂神庭上星顖會前頂百會後頂強間腦戶八穴也其正髮際之中也神庭在髮際直鼻督脈
足太陽陽明脈三經之會禁不可刺若刺之令人巔疾目失睛若灸者可灸三壯上星在顖上直鼻中央入髮際同身寸之一寸陷者中容豆顖會在上星後
同身寸之一寸陷者中前頂在顖會後同身寸之一寸五分骨間陷者中百會在前頂後同身寸之一寸五分頂中央旋毛中陷容指督脈足太陽之交會後
頂在百會後同身寸之一寸五分強間在後頂後同身寸之一寸五分腦戶在強間後同身寸之一寸五分督脈足太陽之會不可灸此八者並督脈氣所發

也上星百會強間腦戶各刺可入同身寸之三分上星留六呼腦戶留三呼餘並刺可入同身寸之四分若灸者可灸五壯　新校正云按甲乙經腦戶不可
灸骨空論注云不可妄灸面中三謂素髎水溝斷交三穴也素髎在鼻柱上端督脈氣所發刺可入同身寸之三分水溝在鼻柱下人中直脣取
之督脈手陽明之會刺可入同身寸之二分留六呼若灸者可灸三壯斷交在脣內齒上斷縫督脈任脈二經之會可逆刺之入同身寸之三分若灸者可灸
三壯此三者正居面左右之中也大椎以下至尻尾及傍十五穴脊椎之間有大椎陶道身柱神
道靈臺至陽筋縮中樞脊中懸樞命門陽關腰俞長強會陽十五俞也大椎在第一椎上陷者中三陽督脈之會陶道在項大椎節下間督脈足太陽之會俛
而取之身柱在第三椎節下間俛而取之神道在第五椎節下間俛而取之靈臺在第六椎節下間俛而取之至陽在第七椎節下間俛而取之筋縮在第九
椎節下間俛而取之中樞在第十椎節下間俛而取之脊中在第十一椎節下間俛而取之禁不可灸令人僂懸樞在第十三椎節下間伏而取之命門在第
十四椎節下間伏而取之陽關在第十六椎節下間坐而取之腰俞在第二十一椎節下間長強在脊骶端督脈別絡少陰二脈所結會陽穴在陰尾骨兩傍
凡此十五者並督脈氣所發腰俞長強各刺可入同身寸之二分　新校正云按甲乙經作二寸水穴論注作二分腰俞穴繆刺論注作二寸熱穴注作二寸
刺熱注作二分諸注不同雖甲乙經作二寸疑大深與其失之深不若失之淺宜從二分之說　留七呼懸樞刺可入同身寸之三分會陽刺可入同身寸之

內經十五　十七

八分餘並刺可入同身寸之五分陶道神道各留五呼陶道身柱神道筋縮可灸五壯大椎可九壯餘並可三壯　新校正云按甲乙經無靈臺中樞陽關三
穴至骶下凡二十一節脊椎法也通項骨三節即二十四節任脈之氣所
發者二十八穴今少一穴喉中央二謂廉泉天突二穴也廉泉在頷下結喉上舌本下陰維任脈之會刺可入同身
寸之三分留三呼若灸者可灸三壯天突在頸結喉下同身寸之四寸中央宛宛中陰維任脈之會低鍼取之刺可入同身寸之一寸留七呼若灸者可灸三
壯膺中骨陷中各一謂旋機華蓋紫宮玉堂膻中中庭六穴也旋機在天突下同身寸之一寸華蓋在旋機下同身寸之
一寸紫宮玉堂膻中中庭各相去同身寸之一寸六分陷者中並任脈氣所發仰而取之各刺可入同身寸之三分若灸者可灸五壯鳩尾下
三寸胃脘五寸胃脘以下至橫骨六寸半一新校正云詳一字疑誤
腹脈法也鳩尾心前穴名也其正當心蔽骨之端言其骨垂下如鳩鳥尾形故以爲名也鳩尾下有鳩尾巨闕上脘中脘建里下脘水分
臍中陰交脖胦丹田關元中極曲骨十四俞也鳩尾在臆前蔽骨下同身寸之五分任脈之別不可灸刺人無蔽骨者從歧骨際下行同身寸之一寸　新校
正云按甲乙經云一寸半爲鳩尾處也下次巨闕上脘中脘建里下脘水分遞相去同身寸之一寸上脘則足陽明手太陽之會中脘則手太陽少陽足陽明

三脉所生也齊中禁不可刺若刺之使人齊中惡瘍潰矢出者死不治陰交在齊下同身寸之一寸任脉陰衝之會脖胦在齊下同身寸之一寸丹田三焦募也在齊下同身寸之二寸關元小腸募也在齊下同身寸之三寸足三陰任脉之會也中極在關元下一寸足三陰之會也曲骨在橫骨上中極下同身寸之一寸足厥陰之會凡此十四者並任脉氣所發也里丹田並刺可入同身寸之六分留七呼　新校正云按甲乙經作五分十呼　上脘陰交並刺可入同身寸之八分下脘水分並刺可入同身寸之一寸中脘脖胦並刺可入同身寸之一寸二分曲骨刺可入同身寸之一寸半留七呼餘並刺可入同身寸之一寸二分若灸者關元中脘各可灸七壯齊中中極曲骨各三壯餘並可五壯自鳩尾下至陰間並任脉主之腹脉法也　新校正云據此注云餘並刺入一寸一分關元在中與甲乙經及氣穴骨空注刺入二寸不同當從甲乙經之寸數**下陰別一**謂會陰一穴也自曲骨下至陰陰之下兩陰之間則此穴也是任脉別絡俠督脉者衝脉之會故曰下陰別一也刺可入同身寸之二寸留七呼若灸者可灸三壯　新校正云按甲乙經七呼作留三呼**目下各一**謂承泣二穴也在目下同身寸之七分上直瞳子陽蹻任脉足陽明三經之會刺可入同身寸之三分不可灸**下脣一**謂承漿穴也在頤前下脣之下足陽明脉任脉之會開口取之刺可入同身寸之二分留五呼若灸者可灸三壯　新校正云按甲乙經作留六呼**齗交一**齗交穴名也所在刺灸分壯與脉同法**衝脉氣所發者二十二穴俠鳩尾外各半寸至齊寸一**謂幽門通谷陰都石關商曲肓俞六穴左右則十二穴也幽門俠巨闕兩傍相去各同身寸之半寸陷者中下五穴各相去同身寸之一寸並衝脉足少陰二經之會各刺可入同身寸之一寸若灸者可灸五壯　新校正云按此云各刺入一寸按甲乙經云幽門通谷刺入五分**俠齊下傍各五分至橫骨寸一腹脉法也**謂中注髓府胞門陰關下極五穴左右則十穴也中注在肓俞下同身寸之五分上直幽門下四穴各相去同身寸之一寸並衝脉足少陰二經之會各刺可入同身寸之一寸若灸者可灸五壯**足少陰舌下厥陰毛中急脉各一**足少陰舌下二穴在人迎前陷中動脉前是日月本左右二也足少陰脉氣所發刺可入同身寸之四分急脉在陰髦中陰上兩傍相去同身寸之二寸半按之隱指堅然甚按則痛引上下也其左者中寒則上引少腹下引陰丸善為痛為少腹急中寒此兩脉皆厥陰之大絡通行其中故曰厥陰急脉即睪之系也可灸而不可刺病疝少腹痛即可灸　新校正云詳舌下毛中之穴甲乙經無**手少陰各一**謂手少陰郄穴也在腕後同身寸之半寸手少陰郄也刺可入同身寸之三分若灸者可灸三壯左右二也**陰陽蹻各一**陰蹻一謂交信穴也交信在足內踝上同身寸之二寸少陰前太陰後筋骨間陰蹻之郄刺可入同身寸之四分留五呼若灸者可灸三壯陽蹻一謂附陽穴也附陽在足外踝上同身寸之三寸太陽前少陽後筋骨間謹取之陽蹻之郄刺可入同身寸之六分留七呼若灸者可灸三壯左右四也**手足諸魚際脉氣所發者凡三百六十五穴也**經之所存者多凡一十九穴此所謂氣府也然散穴俞諸經脉部分皆有之故經或不言而甲乙經經脉流注多少不同者以此分



# 重廣補注黃帝內經素問卷第十五

皮部論　蜚扶沸切　䐃渠殞切

氣穴論　蔽必袂切　擿音摘　臑奴到切

氣府論　顖音信　譩譆上音衣下音喜　顳顬上如輒切下汝車切　毖音祕　頄音仇

# 重廣補注黃帝內經素問卷第十六

啟玄子次注林億孫奇高保衡等奉敕校正孫兆重改誤

骨空論　水熱穴論

## 骨空論篇第六十

新校正云按全元起本在第二卷自灸寒熱之法已下在第六卷刺齊篇末

黃帝問曰余聞風者百病之始也以鍼治之奈何始初也

岐伯對曰風從外入令人振寒汗出頭痛身重惡寒風中身形則腠理閉密陽氣內拒寒復外勝勝拒相薄榮衛失所故如是治在風府風府穴也在項上入髮際同身寸之一寸宛宛中督脈足太陽之會刺可入同身寸之四分若灸者可灸五壯　新校正云按風府注氣穴論氣府論中各已注與甲乙經同此注云督脈足太陽之會可灸五壯者乃是風門熱府穴也當云督脈陽維之會留三呼不可灸乃是調其陰陽不足則補有餘則寫用鍼之道必法天常盛寫虛補此其常也大風頸項痛刺風府風府在上椎上椎謂大椎上入髮際同身寸之一寸大風汗出灸譩譆譩譆在背下俠脊傍三寸所厭之令病者呼譩譆譩譆應手譩譆穴也在肩髆內廉俠第六椎下兩傍各同身寸之三寸以手厭之令病人呼譩譆之聲則指下動矣足太陽脈氣所發刺可入同身寸之六分留七呼若灸者可灸五壯譩譆者因取為名爾從風憎風刺眉頭謂攢竹穴也在眉頭陷者中脈動應手足太陽脈氣所發刺可入同身寸之三分若灸者可灸三壯失枕在肩上橫骨間謂缺盆穴也在肩上橫骨陷者中手陽明脈氣所發刺可入同身寸之二分留七呼若灸者可灸三壯刺入深令人逆息　新校正云按氣府注作足陽明此云手陽明詳二經俱發於此故王注兩言之折使榆臂齊肘正灸脊中榆讀為搖搖謂搖動也然失枕非獨取肩上橫骨間乃當正形灸脊中也欲而驗之則使搖動其臂屈折其肘自項之下橫齊肘端當其中間則其處也是曰陽關在第十六椎節下間督脈氣所發刺可入同身寸之五分若灸者可灸三壯　新校正云詳陽關穴甲乙經無䏚絡季脅引少腹而痛脹刺譩譆䏚謂俠脊兩傍空軟處也少腹齊下也腰痛不可以轉搖急引陰卵刺八髎與痛上八髎在腰尻分間八或為九驗真骨及中誥孔穴經正有八髎無九髎也分謂腰尻筋肉分間陷下處鼠瘻寒熱還刺寒府寒府在附膝外解營膝外骨間也屈伸之處寒氣喜中故名寒府也解謂骨解營謂深刺而必中其營也取膝上外者使之拜取足心者使之跪拜而取者使膝穴空開也跪而取之者令足心宛宛處深定也任脈者起於中極之下以上毛際循腹裏上關元至咽喉上頤循面入目新校正云按難經甲乙經無上頤循面入目六字衝脈者起於氣街並少陰之經新校正云按難經甲乙經作陽明俠齊上行至胸中而散任脈衝脈皆奇經也任脈當齊中而上行衝脈俠齊兩傍而上行然中極者謂齊下同身寸之四寸也言中極之下者言中極從少腹之內上行而外出於毛際而上非謂本起於此也關元者謂齊下同身寸之三寸也氣街者穴名也在毛際兩傍鼠鼷上同身寸之一寸也言衝脈起於氣街者亦從少腹之內與任脈並行而至於是乃循腹也何以言之鍼經曰衝脈者十二經之海與少陰之絡起於腎下出於氣街又曰衝脈任脈者皆起於胞中上循脊裏為經絡之海其浮而外者循腹各行會於咽喉別而絡脣口血氣盛則皮膚熱血獨盛則滲灌皮膚生毫毛由此言之則任脈衝脈從少腹之內上行至中極之下氣街之內明矣　新校正云按氣街與氣府論刺熱篇水熱穴篇刺禁論等注重文雖不同處所無別備注氣府論中任脈為病男子內結七疝女子帶下瘕聚衝脈為病逆氣裏急督脈為病脊強反折督脈亦奇經也然任脈衝脈督脈者一源而三岐也故經或謂衝脈為督脈也何以明之今甲乙及古經脈流注圖經以任脈循背者謂之督脈自少腹直上者謂之任脈亦謂之督脈是則以背腹陰陽別為各目爾以任脈自胞上過帶脈貫齊而上故男子為病內結七疝女子為病則帶下瘕聚也以衝脈俠齊而上並少陰之經上至胸中故衝脈為病則逆氣裏急也以督脈上循脊裏故督脈為病則脊強反折也督脈者起於少腹以下骨中央女子入繫廷孔起非初起亦猶任脈衝脈起於胞中也其實乃起於腎下至於少腹則下行於腰橫骨圍之中央也繫廷孔者謂窈漏近所謂前陰穴也以其陰廷繫屬於中故名之其孔溺孔之端也孔則窈漏也窈漏之中其上有溺孔焉端謂陰廷在此溺孔之上端也而督脈自骨圍中央則至於是其絡循陰器合篡間繞篡後督脈別絡自溺孔之端分而各行下循陰器乃合篡間也所謂間者謂在前陰後陰之兩間也自兩間之後已復分而行繞篡之後別繞臀至少陰與巨陽中絡者合少陰上股內後廉

貫脊屬腎別謂別絡分而各行之於焦也足少陰之絡者自股內後廉貫脊屬腎足太陽絡之外行者循滑樞絡股陽而下其中行者下貫臀至膕中與外行絡合故言至少陰與巨陽中絡合少陰上股內後廉貫脊屬腎也　新校正云詳各行於焦疑焦字誤與太陽起於目內眥上額交巔上入絡腦還出別下項循肩髆內俠脊抵腰中入循膂絡腎接續膂而上行也其男子循莖下至篡與女子等其少腹直上者貫齊中央上貫心入喉上頤環脣上繫兩目之下中央自與太陽起於目內眥下至女子等並督脈之別絡也其直行者自尻上循脊裏而至於鼻入也自其少腹直上至兩目之下中央並任脈之行而云是督脈所繫由此言之則任脈衝脈督脈名異而同體也此生病從少腹上衝心而痛不得前後為衝疝尋此生病正是任脈經云為衝疝者正明督脈以別主而異目也何者若一脈一氣而無陰陽之異主則此生病者當心背俱痛豈獨衝心而為疝乎其女子不孕癃痔遺溺嗌乾亦以衝脈任脈並自少腹上至於咽喉又以督脈循陰器合篡間繞篡後別繞臀故不孕癃痔遺溺嗌乾也所以謂之任脈者女子得之以任養也故經云此病其女子不孕也所以謂之衝脈者以其氣上衝也故經云此生病從少腹上衝心而痛也所以謂之督脈者以其督領經脈之海也由此三用故一源三歧經或通呼似相謬引故下文曰督脈生病治督脈治在骨上甚者在齊下營此亦正任脈之分也衝任督三脈異名同體亦明矣骨上謂腰橫骨上毛際中曲骨穴也在任脈足厥陰之會刺可入同身寸之一寸半若灸者可灸三壯齊下謂齊直下同身寸之一寸陰交穴任脈陰衝之會刺可入同身寸之八分若灸者可灸五壯其上氣有音者治其喉中央在缺盆中者中謂缺盆兩間之中天突穴在頸結喉下同身寸之四寸中央宛宛中陰維任脈之會低鍼取之刺可入同身寸之一寸留七呼若灸者可灸三壯其病上衝喉者治其漸漸者上俠頤也陽明之脈漸上頤而環脣故以俠頤名為漸也是謂大迎大迎在曲頷前骨同身寸之一寸三分骨中動脈足陽明脈氣所發刺可入同身寸之三分留七呼若灸者可灸三壯蹇膝伸不屈治其楗蹇膝謂膝痛屈伸蹇難也楗謂髀輔骨上橫骨下股外之中側立搖動取之筋動應手坐而膝痛治其機髖骨兩傍相接處立而暑解治其骸關暑熱也若膝痛立而膝骨解中熱者治其骸關骸關謂膝解也一經云起而引解言膝痛起立痛引膝骨解之中也暑引二字其義則異起立二字其意頗同膝痛痛及拇指治其膕膕謂膝解之後曲腳之中委中穴背面取之脈動應手足太陽脈之所入刺可入同身寸之五分留七呼若灸者可灸三壯坐而膝痛如物隱者治其關關在膕上當楗之後背立按之以動搖筋應手膝痛不可屈伸治其背內謂大杼穴也所在灸刺分壯與氣穴同法連骭若折治陽明中俞髎若膝痛不可屈伸連骭痛如折者則鍼陽明脈中俞髎也是則正取三里穴也若別治巨陽少陰榮若痛而膝如別離者則治足太陽少陰之榮也足太陽榮通谷也在足小指外側本節前陷者中刺可入同身寸之二分留五呼若灸者可灸三壯足少陰榮然谷也在足內踝前起大骨下陷者中刺可入同身寸之三分留三呼若灸者可灸三壯淫濼脛痠不能久立治少陽之維新校正云按甲乙經外踝上五寸乃是少陽之絡此云維者字之誤也在外上五寸淫濼謂似酸痛而無力也三寸一云四寸中誥圖經外踝上四寸無穴五寸是光明穴也足少陽之絡刺可入同身寸之七分留十呼若灸者可灸五壯　新校正云按甲乙經云刺入六分留七呼輔骨上橫骨下為楗俠髖為機膝解為骸關俠膝之骨為連骸骸



下為輔輔上為膕膕上為關頭橫骨為枕由是則謂膝輔骨上腰髖骨下為楗楗上為機膝外為骸關楗後為關關下為膕膕下為輔骨輔骨上為連骸連骸者是骸骨相連接處也頭上之橫骨為枕骨水俞五十七穴者尻上五行行五伏菟上兩行行五左右各一行行五踝上各一行行六穴所在刺灸分壯具水熱穴論中此皆是骨空故氣穴篇內與此重言爾髓空在腦後三分在顱際銳骨之下是謂風府通腦中也一在齗基下當頤下骨陷中有穴容豆中誥名下頤一在項後中復骨下謂瘖門穴也在項髮際宛宛中入系舌本督脈陽維之會仰頭取之刺可入同身寸之四分禁不可灸一在脊骨上空在風府上上謂腦戶穴也在枕骨上大羽後同身寸之一寸五分宛宛中督脈足太陽之會此別腦之戶不可妄灸灸之不幸令人瘖刺可入同身寸之三分留三呼　新校正云按甲乙經大羽者強間之別名氣府注云若灸者可灸五壯脊骨下空在尻骨下空不應主療經闕其名　新校正云按甲乙經長強在脊骶端正在尻骨下王氏云不應主療經闕其名得非誤乎數髓空在面俠鼻謂顴髎等穴經不一一指陳其處小小者爾

或骨空在口下當兩肩謂大迎穴也所在刺灸分壯與前俠頤同法兩髆骨空在髆中之陽近肩髃穴經無名臂骨空在臂陽去踝四寸兩骨空之間在支溝上同身寸之一寸是謂通間　新校正云按甲乙經支溝上一寸名三陽絡通間豈其別名歟股骨上空在股陽出上膝四寸在陰市上伏兔穴下在承楗也骺骨空在輔骨之上端謂犢鼻穴也在膝髕下骺骨上俠解大筋中足陽明脈氣所發刺可入同身寸之六分若灸者可灸三壯耳股際骨空在毛中動下經闕其名尻骨空在髀骨之後相去四寸是謂尻骨八髎穴也扁骨有滲理湊無髓孔易髓無空扁骨謂尻間扁戾骨也其骨上有滲灌文理歸湊之無別髓孔也易亦也骨有孔則髓有孔骨若無孔髓亦無孔也灸寒熱之法先灸項大椎以年爲壯數如患人之年數次灸橛骨以年爲壯數尾窮謂之橛骨視背俞陷者灸之背胛骨際有陷處舉臂肩上陷者灸之肩髃穴也在肩端兩骨間手陽明蹻脈之會刺可入同身寸之六分留六呼若灸者可灸三壯兩季脇之間灸之京門穴腎募也在髂骨與腰中季脇本俠脊刺可入同身寸之三分留七呼若灸者可灸三壯外踝上絕骨之端灸之陽輔穴也在足外踝上輔骨前絕骨之端如前同身寸之三分所去丘虛七寸足少陽脈之所行也刺可入同身寸之五分留七呼若灸者可灸三壯　新校正云按甲乙經云在外踝上四寸足小指次指間灸之俠谿穴也在足小指次指岐骨間本節前陷者中足少陽脈之所流也刺可入同身寸之三分留三呼若灸者可灸三壯　新校正云按甲乙經流當作留字腨下陷脈灸之承筋穴也在腨中央陷者中足太陽脈氣所發也禁不可刺若灸者可灸三壯　新校正云按刺腰痛篇注云腨中央如外陷者中外踝後灸之崑崙穴也在足外踝後跟骨上陷者中細脈動應手足太陽脈之所行也刺可入同身寸之五分留十呼若灸者可灸三壯缺盆骨上切之堅痛如筋者灸之經闕其名當隨其所有而灸之膺中陷骨間灸之天突穴也所在灸刺分壯與前缺盆中者同法掌束骨下灸之陽池穴也在手表腕上陷者中手少陽脈之所過也刺可入同身寸之二分留六呼若灸者可灸三壯齊下關元三寸灸之正在齊下同身寸之三寸也足三陰任脈之會刺可入同身寸之二寸留七呼若灸者可灸七壯　新校正云按氣府注云刺可入一寸二分者非毛際動脈灸之

內經十六　五

以脈動應手爲處即氣街穴也膝下三寸分間灸之三里穴也在膝下同身寸之三寸骺骨外廉兩筋肉分間足陽明脈之所入也刺可入同身寸之一寸留七呼若灸者可灸三壯足陽明跗上動脈灸之衝陽穴也在足跗上同身寸之五寸骨間動脈足陽明脈之所過也刺可入同身寸之三分留十呼若灸者可灸三壯　新校正云按甲乙經及全元起本足陽明下有灸之二字并跗上動脈是二穴今王氏去灸之二字則見二穴今於注中都存灸之二字以闕疑之巔上一灸之百會穴也在頂中央旋毛中陷容指督脈足太陽脈之交會刺可入同身寸之三分若灸者可灸五壯犬所齧之處灸之三壯即以犬傷病法灸之犬傷而發寒熱者即以犬傷法三壯灸之　新校正云詳足陽明不別灸則有二十八處疑王氏去上文灸之二字者非凡當灸二十九處傷食灸之傷食爲病亦發寒熱故灸不已者必視其經之過於陽者數刺其俞而藥之

水熱穴論篇第六十一新校正云按全元起本在第八卷

黃帝問曰少陰何以主腎腎何以主水岐伯對曰腎者至陰也至陰者盛水也肺者太陰也少陰者冬脈也故其本在腎其末在肺皆積水也陰者謂寒也冬月至寒腎氣合應故云腎者至陰也水王於冬故云至陰者盛水也腎少陰脈從腎上貫肝鬲入肺中故云其本在腎其末在肺也腎氣上逆則水氣客於肺中故云皆積水也帝曰腎何以能聚水而生病岐伯曰腎者胃之關也關門不利故聚水而從其類也關者所以司出入也腎主下焦膀胱爲府主其分注關竅二陰故腎氣化則二陰通二陰閟則胃填滿故云腎者胃之關也關閉則水積水積則氣停氣停則水生水生則氣溢氣水同類故云關閉不利聚水而從其類也靈樞經曰下焦溢爲水此之謂也上下溢於皮膚故爲胕腫胕腫者聚水而生病也上謂肺下謂腎肺腎俱溢故聚水於腹中而生病也帝曰諸水皆生於腎乎岐伯曰腎者牝藏也牝陰也亦主陰位故云牝藏地氣上者屬於腎而生水液也故曰至陰勇而勞甚則腎汗出腎汗出逢於風內不

內經十六　六

得入於藏府外不得越於皮膚客於玄府行於皮裏傳爲胕腫本之於腎名曰風水勇而勞甚謂力房也勞勇汗出則玄府開汗出逢風則玄府復閉玄府閉已則餘汗未出內伏皮膚傳化爲水從風而水故名風水所謂玄府者汗空也汗液色玄從空而出以汗聚於裏故謂之玄府府聚也帝曰水俞五十七處者是何主也岐伯曰腎俞五十七穴積陰之所聚也水所從出入也尻上五行行五者此腎俞背部之俞凡有五行當其中者督脈氣所發次兩傍四行皆足太陽脈氣也故水病下爲胕腫大腹上爲喘呼水下居於腎則腹至足而胕腫上入於肺則喘息賁急而大呼也不得臥者標本俱病標本者肺爲標腎爲本如此者是肺腎俱水爲病也故肺爲喘呼腎爲水腫肺爲逆不得臥肺爲喘呼氣逆不得臥者以其主呼吸故也腎爲水腫者以其主水故也分爲相輸俱受者水氣之所留也分其居處以名之則是氣相輸應本其俱受病氣則皆是水所留也伏菟上各二行行五者此腎之街也街謂道也腹部正俞凡有五行俠齊兩傍則腎藏足少陰脈及衝脈氣所發次兩傍則胃府足陽明脈氣所發此四行穴則伏菟之上也三陰之所交結於脚也踝上各一行行六者此腎脈之下行也名曰太衝腎脈與衝脈並下行循足合而盛大故曰太衝凡五十七穴者皆藏之陰絡水之所客也經所謂五十七者然尻上五行行五則背脊當中行督脈氣所發者脊中懸樞命門腰俞長強當其處也次俠督脈兩傍足太陽脈氣所發者有大腸俞小腸俞膀胱俞中膂內俞白環俞當其處也又次外俠兩傍足太陽脈氣所發者有胃倉肓門志室胞肓秩邊當其處也伏菟上各二行行五者腹部正俞俠中行任脈兩傍衝脈足少陰之會者有中注四滿氣穴大赫橫骨當其處也次俠衝脈足少陰兩傍足陽明脈氣所發者有外陵大巨水道歸來氣街當其處也踝上各一行行六者足內踝之上有足少陰陰蹻脈並循腨上行足少陰脈有太衝復溜陰谷三穴陰蹻脈有照海交信築賓三穴陰蹻既足少陰脈之別亦可通而主之兼此數之猶少一穴脊中在第十一椎節下間俛而取之刺可入同身寸之五分不可灸令人僂懸樞在第十三椎節下間伏而取之刺可入同身寸之三分若灸者可灸三壯命門在第十四椎節下間伏而取之刺可入同身寸之五分若灸者可灸三壯腰俞在第二十一椎節下間刺可入同身寸之二分 新校正云按甲乙經及繆



刺論注并熱穴注俱云刺入二寸而刺熱注氣府注并此注作二分宜從二分之說 留七呼若灸者可灸三壯長強在脊骶端督脈別絡少陰所結刺可入同身寸之二分留七呼若灸者可灸三壯此五穴者並督脈氣所發也 新校正云詳王氏云少一穴按氣府論注十二椎節下有陽關一穴若通數陽關則不少矣 次俠督脈兩傍大腸俞在第十六椎下俠督脈兩傍去督脈各同身寸之一寸半刺可入同身寸之三分留六呼若灸者可灸三壯小腸俞在第十八椎下兩傍相去及刺灸分壯法如大腸俞膀胱俞在第十九椎下兩傍相去及刺灸分壯法如大腸俞中膂內俞在第二十椎下兩傍相去及刺灸分壯法如大腸俞俠脊胂起肉留十呼白環俞在第二十一椎下兩傍相去如大腸俞伏而取之刺可入同身寸之五分若灸者可灸三壯 新校正云按甲乙經云刺可入八分不可灸此五穴者並足太陽脈氣所發所謂腎俞者則此也又次外兩傍胃倉在第十二椎下兩傍相去各同身寸之三寸刺可入同身寸之五分若灸者可灸三壯肓門在第十三椎下兩傍相去及刺灸分壯法如胃倉志室在第十四椎下兩傍相去及刺灸分壯法如胃倉正坐取之胞肓在第十九椎下兩傍相去及刺灸分壯法如胃倉伏而取之秩邊在第二十一椎下兩傍相去及刺灸分壯法如胃倉伏而取之此五穴者並足太陽脈氣所發也次伏菟上兩行中注在齊下同身寸之五分兩傍相去任脈各同身寸之五分 新校正云按甲乙經同氣府注云俠中行方一寸文異而義同 四滿在中注下同身寸之一寸氣穴在四滿下同身寸之一寸大赫在氣穴下同身寸之一寸橫骨在大赫下同身寸之一寸各橫相去同身寸之一寸並衝脈足少陰之會刺可入同身寸之一寸若灸者可灸五壯次外兩傍穴外陵在齊下同身寸之一寸 新校正云按氣府論注云外陵在天樞下一寸與此正同 兩傍去衝脈各同身寸之一寸半大巨在外陵下同身寸之一寸水道在大巨下同身寸之三寸歸來在水道下同身寸之三寸氣街在歸來下 新校正云按氣府注熱穴注云在腹齊下橫骨兩端鼠鼷上一寸刺禁注云在腹下俠齊兩傍相去四寸鼠僕上一寸動脈應手骨空注云在毛際兩傍鼠鼷上諸注不同今備錄之 鼠鼷上同身寸之一寸各橫相去同身寸之二寸此五穴者並足陽明脈氣所發水道刺可入同身寸之二寸半若灸者可灸五壯氣街刺可入同身寸之三分留七呼若灸者可灸三壯餘三穴並刺可入同身寸之八分若灸者並可五壯所謂腎之街者則此也踝上各一行行六者太鍾在足內踝後街中 新校正云按甲乙經云跟後衝中刺瘧注刺腰痛注作跟後街中動脈此云內踝後此注非 足少陰絡別走太陽者刺可入同身寸之二分留三呼若灸者可灸三壯復溜在內踝上同身寸之二寸陷者中足少陰脈之所行也刺可入同身寸之三分留三呼若灸者可灸五壯照海在內踝下刺可入同身寸之四分留六呼若灸者可灸三壯交信在內踝上同身寸之二寸少陰前太陰後筋骨間陰蹻之郄刺可入同身寸之四分留五呼若灸者可灸三壯築賓在內踝上腨分中陰維之郄刺可入同身寸之三分若灸者可灸五壯陰谷在膝下內輔骨之後大筋之下小筋之上按之應手屈膝而得之足少陰脈之所入也刺可入同身寸之四分若灸者可灸三壯所謂腎經之下行名曰太衝者則此也帝曰春取絡脈分肉何

也岐伯曰春者木始治肝氣始生肝氣急其風疾經脉常深其氣少不能深入故取絡脉分肉間帝曰夏取盛經分腠何也岐伯曰夏者火始治心氣始長脉瘦氣弱陽氣留溢新校正云按別本留一作流熱熏分腠內至於經故取盛經分腠絕膚而病去者邪居淺也絕謂絕破令病得出也所謂盛經者陽脉也帝曰秋取經俞何也岐伯曰秋者金始治肺將收殺三陰已升故漸將收殺金將勝火陽氣在合金王火衰故云金將勝火陰氣初勝濕氣及體以漸於雨濕霧露故云濕氣及體陰氣未盛未能深入故取俞以寫陰邪取合以虛陽邪陽氣始衰故取於合新校正云按皇甫士安云是謂始秋之治變帝曰冬取井滎何也岐伯曰冬



者水始治腎方閉陽氣衰少陰氣堅盛巨陽伏沉陽脉乃去去謂下去故取井以下陰逆取滎以實陽氣新校正云按全元起本實作遣甲乙經千金方作通故曰冬取井滎春不鼽衄新校正云按皇甫士安云是謂末冬之治變此之謂也新校正云按此與四時刺逆從論及診要經終論義頗不同與九卷之義相通帝曰夫子言治熱病五十九俞余論其意未能領別其處願聞其處因聞其意岐伯曰頭上五行行五者以越諸陽之熱逆也頭上五行者當中行謂上星顖會前頂百會後頂次兩傍謂五處承光通天絡却玉枕又次兩傍謂臨泣目窻正營承靈腦空也上星在顱上直鼻中央入髮際同身寸之一寸陷者中容豆刺可入同身寸之三分顖會在上星後同身寸之一寸陷者中刺可入同身寸之四分前頂在顖會後同身寸之一寸五分骨間陷者中刺如顖會法百會在前頂後同身寸之一寸五分頂中央旋毛中陷容指督脉足太陽脉之交會刺如上星法後頂在百會後同身寸之一寸五分枕骨上刺如顖會法然是五者皆督脉氣所發也上星留六呼若灸者並可灸五壯次兩傍穴五處在上星兩傍同身寸之一寸五分承光在五處後同身寸之一寸通天在承光後同身寸之一寸五分絡却在通天後同身寸之一寸五分玉枕在絡却後同身寸之七分然是五者並足太陽脉氣所發刺可入同身寸之三分五處通天各留七呼絡却留五呼玉枕留三呼若灸者可灸三壯新校正云按甲乙經承光不灸玉枕刺入二分又刺兩傍臨泣在頭直目上入髮際同身寸之五分足太陽少陽陽維三脉之會目窻正營遞相去同身寸之一寸承靈腦空遞相去同身寸之一寸五分然是五者並足少陽陽維二脉之會腦空一穴刺可入同身寸之四分餘並可刺入同身寸之三分臨泣留七呼若灸者可灸五壯大杼膺俞缺盆背俞此八者以寫胸中之熱也大杼在項第一椎下兩傍相去各同身寸之一寸半陷者中督脉別絡手足太陽三脉氣之會刺可入同身寸之三分留七呼若灸者可灸五壯新校正云按甲乙經并氣穴注作七壯刺瘧注刺熱注作五壯膺俞者膺中之俞也正名中府在胸中行兩傍相去同身寸之六寸雲門下一寸乳上三肋間動脉應手陷者中仰而取之手足太陰脉之會刺可入同身寸之三分留五呼若灸者可灸五壯缺盆在肩上橫骨陷者中手陽明脉氣所發刺可入同身寸之二分留七呼若灸者可灸三壯背俞即風門熱府俞也在第二椎下兩傍各同身寸之一寸三分督脉足太陽之會刺可入同身寸之五分留七呼若灸者可灸五壯今中誥孔穴圖經雖不名之既曰風門熱府即治熱之背俞也新校正云按王氏注刺熱論云背俞未詳何處注此指名風門熱府注氣穴論以大杼爲背俞三經不同者蓋亦疑之者也氣街三里



巨虛上下廉此八者以寫胃中之熱也氣街在腹臍下橫骨兩端鼠鼷上同身寸之一寸動脉應手足陽明脉氣所發刺可入同身寸之三分留七呼若灸者可灸三壯新校正云按氣街諸注不同具前水穴注中三里在膝下同身寸之三寸䯒外廉兩筋肉分間足陽明脉之所入也刺可入同身寸之一寸留七呼若灸者可灸三壯巨虛上廉足陽明與大腸合在三里下同身寸之三寸足陽明脉氣所發刺可入同身寸之八分若灸者可灸三壯巨虛下廉足陽明與小腸合在上廉下同身寸之三寸足陽明脉氣所發刺可入同身寸之三分若灸者可灸三壯也雲門髃骨委中髓空此八者以寫四支之熱也雲門在巨骨下胸中行兩傍相去同身寸之六寸動脉應手足太陰脉氣所發新校正云按甲乙經同氣穴注作手太陰刺熱注亦作手太陰舉臂取之刺可入同身寸之七分若灸者可灸五壯驗今中誥孔穴圖經無髃骨穴有肩髃穴穴在肩端兩骨間手陽明蹻脉之會刺可入同身寸之六分留六呼若灸者可灸三壯委中在足膝後屈處膕中央約文中動脉足太陽脉之所入也刺可入同身寸之五分留七呼若灸者可灸三壯按今中誥孔穴圖經云腰俞穴一名髓空在脊中第二十一椎節下主汗不出足清不仁督脉氣所發也刺可入同身寸之二寸留七呼若灸者可灸三壯新校正云詳腰俞刺入二寸當作二分以具前水穴注中五藏俞傍五此十者以寫五藏之熱也俞傍五者謂魄戶神堂魂門意舍志室五

穴俠脊兩傍各相去同身寸之三寸並足太陽脉氣所發也魄戶在第三椎下兩傍正坐取之刺可入同身寸之五分若灸者可灸五壯神堂在第五椎下兩傍刺可入同身寸之三分若灸者可灸五壯魂門在第九椎下兩傍正坐取之刺可入同身寸之五分若灸者可灸三壯意舍在第十一椎下兩傍正坐取之刺可入同身寸之五分若灸者可灸三壯志室在第十四椎下兩傍正坐取之刺可入同身寸之五分若灸者可灸五壯也 凡此五十九穴者皆熱之左右也帝曰人傷於寒而傳為熱何也岐伯曰夫寒盛則生熱也 寒氣外凝陽氣內鬱腠理堅緻元府閉封緻則氣不宣通封則濕氣內結中外相薄寒盛熱生故人傷於寒轉而為熱汗之而愈則外凝內鬱之理可知斯乃新病數日者也

重廣補注黃帝內經素問卷第十六

骨空論 髃音儒 楗音健 齧若結切 水熱穴論 菀音宛 閟音祕

溜力救切 腿音餒 緻馳二切



重廣補注黃帝內經素問卷第十七

啓玄子次注林億孫奇高保衡等奉敕校正孫兆重改誤

調經論篇第六十二 新校正云按全元起本在第一卷

黃帝問曰余聞刺法言有餘寫之不足補之何謂有餘何謂不足岐伯對曰有餘有五不足亦有五帝欲何問帝曰願盡聞之岐伯曰神有餘有不足氣有餘有不足血有餘有不足形有餘有不足志有餘有不足凡此十者其氣不等也 神屬心氣屬肺血屬肝形屬脾志屬腎以各有所宗故不等也 帝曰人有精氣津液四支九竅五藏十六部三百六十五節乃生百病百病之生皆有虛實今夫子乃言有餘有五不足亦有五何以生之乎 鍼經曰兩神相薄合而成形常先身生是謂精上焦開發宣五穀味熏膚充身澤毛若霧露之溉是謂氣腠理發泄汗出溱溱是謂津液之滲於空竅留而不行者為液也十六部者謂手足二九竅九五藏五合為十六部也三百六十五節者非謂骨節是神氣出入之處也鍼經曰所謂節之交三百六十五會皆神氣出入遊行之所非骨節也言人身所有則多所舉則少病生之數何以論之 岐伯曰皆生於五藏也 謂五神藏也 夫心藏神肺藏氣肝藏血脾藏肉腎藏志而此成形 言所以病皆生於五藏者何哉以內藏五神而成形也 志意通內連骨髓而成身形五藏 志意者通言五神之大凡也骨髓者通言表裏之成化也言五神通泰骨髓化成身形既立乃五藏互相為有矣新校正云按甲乙經無五藏二字 五藏之道皆出於經隧以行血氣血氣不和百病乃變化而生是故守經隧焉 隧潛道也經脉伏行而不見故謂之經隧焉血氣者人之神邪侵之則血氣不正血氣不正故變化而百病乃生矣然經脉者所以決死生處百病調虛實故守經隧焉 新校正云按甲乙經經隧作經渠義各通 帝曰神有餘不足何如岐伯曰神有

餘則笑不休神不足則悲心之藏也鍼經曰心藏脉脉舍神心氣虛則悲實則笑不休也悲一爲憂誤也　新校正云詳王注云悲一爲憂誤也按甲乙經及太素并全元起注本並作憂皇甫士安云心虛則悲悲則憂心實則笑笑則喜夫心之與肺脾之與心互相成也故喜發於心而成於肺思發於脾而成於心一過其節則二藏俱傷楊上善云脾之憂在心變動也肺之憂在肺之志是則肺主秋憂爲正也心主於夏變而生憂也血氣未并五藏安定邪客於形洒淅起於毫毛未入於經絡也故命曰神之微并謂并合也未與邪合故曰未并也洒淅寒貌也始起於毫毛尚在於小絡神之微病故命曰神之微也　新校正云按甲乙經洒淅作悽厥太素作洫泝楊上善云洫毛孔也水逆流曰泝謂邪氣入於腠理如水逆流於洫帝曰補寫奈何岐伯曰神有餘則寫其小絡之血出血勿之深斥無中其大經神氣乃平邪入小絡故可寫其小絡之脉出其血勿深推鍼鍼深則傷肉也以邪居小絡故不欲令鍼中大經也絡血既出神氣自平斥推也小絡孫絡也鍼經曰經脉爲裏支而横者爲絡絡之別者爲孫絡平謂平調也　新校正云詳此注引鍼經曰與三部九候論注兩引之在彼云靈樞而此曰鍼經則王氏之意指靈樞爲鍼經也按今素問注中引鍼經者多靈樞之文但以靈樞今不全故未得盡知也神不足者視其虛絡按而致之刺而利之無出其血無泄其氣以通其經神氣乃平但通經脉令其和利抑按虛絡令其氣致以神不足故不欲出血及泄氣也　新校正云按甲乙經按作切利作和帝曰刺微奈何覆前初起於毫毛未入於經絡者岐伯曰按摩勿釋著鍼勿斥移氣於不足神氣乃得復按摩其病處手不釋散著鍼於病處亦不推之使其人神氣內朝於鍼移其人神氣令自充足則微病自去神氣乃得復常　新校正云按甲乙經及太素云移氣於足無不字楊上善云按摩使氣至於踵也帝曰善有餘不足奈何岐伯曰氣有餘則喘欬上氣不足則息利少氣肺之藏也肺藏氣息不利則喘鍼經曰肺氣虛則鼻息利少氣實則喘喝胷憑仰息也血氣未并五藏安定皮膚微病命曰白氣微泄肺合皮其色白故皮膚微病命曰白氣微泄帝曰補寫奈何岐伯曰氣有餘則寫其經隧無傷其經無出其血無泄其氣不足則



補其經隧無出其氣氣謂榮氣也鍼寫若傷其經則血出而榮氣泄脫故不欲出血泄氣但寫其衛氣而已鍼補則又宜謹閉穴俞然其衛氣亦不欲泄之　新校正云按楊上善云經隧者手太陰之別從手太陰走手陽明乃是手太陰向手陽明之道欲道藏府陰陽故補寫皆從正經別走之絡寫其陰經別走之路不得傷其正經也帝曰刺微奈何覆前白氣微泄者岐伯曰按摩勿釋出鍼視之曰我將深之適人必革精氣自伏邪氣散亂無所休息氣泄腠理眞氣乃相得亦謂按摩其病處也革皮也我將深之適人必革者謂其深而淺刺之也如是脅從則人懷懼色故精氣潛伏也以其調適於皮精氣潛伏邪無所據故亂散而無所休息發泄於腠理也邪氣既泄眞氣乃與皮腠相得矣　新校正云按楊上善云革改也夫人則樂至則身心忻悅聞痛及體情必改異忻悅則百體俱縱改革則情志必拒拒則邪氣消伏帝曰善血有餘不足奈何岐伯曰血有餘則怒不足則恐肝之藏也鍼經曰肝藏血肝氣虛則恐實則怒　新校正云按全元起本恐作悲甲乙經及太素並同血氣未并五藏安定孫絡水溢則經有留血絡有邪盛則入於經故云孫絡水溢則經有留血帝曰補寫奈何岐伯曰血有餘則寫其盛經出其血不足則視其虛經內鍼其脈中久留而視新校正云按甲乙經云久留之血至太素同脉大疾出其鍼無令血泄脉盛滿則血有餘故出之經氣虛則血不足故無令血泄也久留疾出是謂補之鍼解論曰徐而疾則實義與此同帝曰刺留血奈何岐伯曰視其血絡刺出其血無令惡血得入於經以成其疾血絡滿者刺按出之則惡色之血不得入於經脉帝曰善形有餘不足奈何岐伯曰形有餘則腹脹涇溲不利不足則四支不用脾之藏也鍼經曰脾氣虛則四支不用五藏不安實則腹脹涇溲不利涇大便溲小便也　新校正云按楊上善云涇作經婦人月經也血氣未并五藏安定肌肉蠕動命曰微風邪薄肉分衛氣不通陽氣內鼓故肉蠕動　新校正云按全元起本及甲乙經蠕作溢太素作濡帝曰補寫奈何岐伯曰形有餘則寫其陽經不足則補其陽絡並胃之經絡

帝曰刺微奈何岐伯曰取分肉間無中其經無傷其絡衛氣得復邪氣乃索 衛氣者所以溫分肉而充皮膚肥腠理而司開闔故肉蠕動即取分肉間但開肉分以出其邪故無中其經無傷其絡衛氣復舊而邪氣盡索散盡也 帝曰善志有餘不足奈何岐伯曰志有餘則腹脹飧泄不足則厥 腎之藏也鍼經曰腎藏精精舍志腎氣虛則厥實則脹脹謂脹起厥謂逆行上衝也足少陰脈下行今氣不足故隨衝脈逆行而上衝也 血氣未并五藏安定骨節有動 腎合骨故骨有邪薄則骨節鼓動或骨節之中如有物鼓動之也 帝曰補寫奈何岐伯曰志有餘則寫然筋血者 新校正云按甲乙經及太素云寫然筋血者出其血楊上善云然筋當是然谷下筋再詳諸處引然谷者多云然骨之前血者疑少骨之二字前字誤作筋字 不足則補其復溜 然謂然谷足少陰滎也在內踝之前大骨之下陷者中血絡盛則泄之其刺可入同身寸之三分留三呼若灸者可灸三壯復溜足少陰經也在內踝上同身寸之二寸陷者中刺可入同身寸之三分留三呼若灸者可灸五壯 帝曰刺未并奈何岐伯曰即取之無中其經邪所乃能立虛 不求穴俞而直取居邪之處故云即取之 新校正云按甲乙經邪所作以去其邪 帝曰善余已聞虛實之形不知其何以生岐伯曰氣血以并陰陽相傾氣亂於衛血逆於經血氣離居一實一虛 衛行脉外故氣亂於衛血行經內故血逆於經血氣不和故一虛一實 血并於陰氣并於陽故為驚狂 氣并於陽則陽氣外盛故為驚狂 血并於陽氣并於陰乃為炅中 氣并於陰則陽氣內盛故為熱中炅熱也 血并於上氣并於下心煩惋善怒血并於下氣并於上亂而喜忘 上謂鬲上下謂鬲下 帝曰血并於陰氣并於陽如是血氣離居何者為實何者為虛岐伯曰血氣者喜溫而惡寒寒則泣不能流溫則消而去之 泣謂如雪在水中凝住而不行去也 是故氣之所并為血虛血之所并為氣虛 氣并於血則血少故血虛血并於氣則氣少故氣虛



帝曰人之所有者血與氣耳今夫子乃言血并為虛氣并為虛是無實乎岐伯曰有者為實無者為虛 氣并於血則血无血并於氣則氣无 故氣并則無血血并則無氣今血與氣相失故為虛焉 氣并於血則血失其氣血并於氣則氣失其血故曰血與氣相失 絡之與孫脉俱輸於經血與氣并則為實焉血之與氣并走於上則為大厥厥則暴死氣復反則生不反則死帝曰實者何道從來虛者何道從去虛實之要願聞其故岐伯曰夫陰與陽皆有俞會陽注於陰陰滿之外陰陽匀平以充其形九候若一命曰平人 平人謂平和之人 夫邪之生也或生於陰或生於陽其生於陽者得之風雨寒暑其生於陰者得之飲食居處陰陽喜怒帝曰風雨之傷人奈何岐伯曰風雨之傷人也先客於皮膚傳入於孫脉孫脉滿則傳入於絡脉絡脉滿則輸於大經脉血氣與邪并客於分腠之間其脉堅大故曰實實者外堅充滿不可按之按之則痛帝曰寒濕之傷人奈何岐伯曰寒濕之中人也皮膚不收 新校正云按全元起云不收不仁也甲乙經及太素云皮膚收無不字 肌肉堅緊榮血泣衛氣去故曰虛虛者聶辟氣不足按之則氣足以溫之故快然而不痛 聶謂聶皺辟謂辟疊也 新校正云按甲乙經作攝辟太素作攝辟 帝曰善陰之生實奈何 實謂邪氣盛也 岐伯曰喜怒不節則陰氣上逆上逆則下虛下虛則陽氣

走之故曰實矣（新校正云按經云喜怒不節則陰氣上逆疑剩喜字）帝曰陰之生虛柰何（虛謂精氣奪也）岐伯曰喜則氣下悲則氣消消則脉虛空因寒飲食寒氣熏滿（新校正云按甲乙經作動藏）則血泣氣去故曰虛矣帝曰經言陽虛則外寒陰虛則內熱陽盛則外熱陰盛則內寒余已聞之矣不知其所由然也（經言謂上古經言也）岐伯曰陽受氣於上焦以溫皮膚分肉之間令寒氣在外則上焦不通上焦不通則寒氣獨留於外故寒慄（慄謂振慄也）帝曰陰虛生內熱柰何岐伯曰有所勞倦形氣衰少穀氣不盛上焦不行下脘不通（新校正云按甲乙經作下焦不通）胃氣熱熱氣熏胷中故內熱（甚用其力致勞倦也貪役不食故穀氣不盛也）帝曰陽盛生外熱



柰何岐伯曰上焦不通利則皮膚緻密腠理閉塞玄府不通（新校正云按甲乙經及太素无玄府二字）衛氣不得泄越故外熱（外傷寒毒內薄諸陽寒外盛則皮膚收皮膚收則腠理密故衛氣稸聚无所流行矣寒氣外薄陽氣內爭積火內燔故生外熱也）帝曰陰盛生內寒柰何岐伯曰厥氣上逆寒氣積於胷中而不寫不寫則溫氣去寒獨留則血凝泣凝則脉不通（新校正云按甲乙經作腠理不通）其脉盛大以濇故中寒（溫氣謂陽氣也陰逆內滿則陽氣去於皮外也）帝曰陰與陽并血氣以并病形以成刺之柰何岐伯曰刺此者取之經隧取血於營取氣於衛用形哉因四時多少高下（營主血陰氣也衛主氣陽氣也夫行鍼之道必先知形之長短骨之廣狹循三備法通計身形以施分寸故曰用形也四時多少高下具在下篇）帝曰血氣以并病形以成陰陽相傾補寫柰何岐伯

曰寫實者氣盛乃內鍼鍼與氣俱內以開其門如利其戶鍼與氣俱出精氣不傷邪氣乃下外門不閉以出其疾搖大其道如利其路是謂大寫必切而出大氣乃屈（言欲開其穴而泄其氣也切謂急也言急出其鍼也鍼解論曰疾而徐則虛者疾出鍼而徐按之也大氣謂大邪氣也屈謂退屈也）帝曰補虛柰何岐伯曰持鍼勿置以定其意候呼內鍼氣出鍼入鍼空四塞精無從去方實而疾出鍼氣入鍼出熱不得還閉塞其門邪氣布散精氣乃得存動氣候時（新校正云按甲乙經作動無後時）近氣不失遠氣乃來是謂追之（言但密閉穴俞勿令其氣散泄也近氣謂已至之氣遠氣謂未至之氣也欲動經氣而爲補補者皆必候水刻氣之所在而刺之是謂得時而調之追言補也鍼經曰追而濟之安得無實則此謂也）帝曰夫子言虛實者有十生於五藏五藏



五脉耳夫十二經脉皆生其病（新校正云按甲乙經云皆生百病太素同）今夫子獨言五藏夫十二經脉者皆絡三百六十五節節有病必被經脉經脉之病皆有虛實何以合之岐伯曰五藏者故得六府與爲表裏經絡支節各生虛實其病所居隨而調之（從其左右經氣支節而調之）病在脉調之血（脉者血之府脉實血實脉虛血虛由此脉病而調之血也　新校正云按全元起本及甲乙經云病在血調之脉）病在血調之絡（血病則絡脉易故調之於絡也）病在氣調之衛（衛主氣故氣病而調之衛也）病在肉調之分肉（候寒熱而取之）病在筋調之筋（適緩急而刺熨之）病在骨調之骨（察輕重而調之）燔鍼劫刺其下及與急者（調筋法也筋急則燒鍼而劫刺之）病在骨焠鍼藥熨（調骨法也焠鍼火鍼也）病不知所痛兩蹻爲上（兩蹻謂陰陽蹻脉陰蹻之脉出於照海陽蹻之脉出於申脉申脉在足外踝下陷者

中容瓜甲　新校正云按刺腰痛注云在踝下五分　刺可入同身寸之三分留六呼若灸者可灸三壯照海在足內踝下刺可入同身寸之四分留六呼若灸者可灸三壯 身形有痛九候莫病則繆刺之 莫病謂無病也繆刺者刺絡脉左痛刺右右痛刺左 痛在於左而右脉病者巨刺之 巨刺者刺經脉左痛刺右右痛刺左 必謹察其九候鍼道備矣

重廣補注黃帝內經素問卷第十七

調經論 隧音遂 飧音孫 燔音煩



# 重廣補注黃帝內經素問卷第十八

啓玄子次注林億孫奇高保衡等奉敕校正孫兆重改誤

繆刺論　四時刺逆從論

標本病傳論

## 繆刺論篇第六十三 新校正云按全元起本在第二卷

黃帝問曰余聞繆刺未得其意何謂繆刺 繆刺言所刺之穴應用如紀繆綱紀也 岐伯對曰夫邪之客於形也必先舍於皮毛留而不去入舍於孫脉留而不去入舍於絡脉留而不去入舍於經脉內連五藏散於腸胃陰陽俱感五藏乃傷此邪之從皮毛而入極於五藏之次也如此則治其經焉今邪客於皮毛入舍於孫絡留而不去閉塞不通不得入於經流溢於大絡而生奇病也 病在血絡是謂奇邪 新校正云按全元起云大絡十五絡也 夫邪客大絡者左注右右注左上下左右與經相干而布於四末其氣無常處不入於經俞命曰繆刺 四末謂四支也 帝曰願聞繆刺以左取右以右取左柰何其與巨刺何以別之岐伯曰邪客於經左盛則右病右盛則左病亦有移易者 新校正云按甲乙經作病易且移 左痛未已而右脉先病如此者必巨刺之必中其經非絡脉也 先病者謂彼痛未止而此先病以承之 故絡病者其痛與經脉繆處故命曰繆刺 絡謂正經之傍支非正別也亦兼公孫飛揚等之別絡也　新校正云按王氏云非正別也按本論邪客足太陰絡令人腰痛注　從髀合陽明上絡嗌貫舌中乃太陰

之正也亦是兼脈之正安得謂之作正別也帝曰願聞繆刺柰何取之何如岐伯曰邪客於足少陰之絡令人卒心痛暴脹胷脇支滿以其絡支別者並正經從腎上貫肝鬲走於心包故邪客之則病如是無積者刺然骨之前出血如食頃而已然骨之前然谷穴也在足內踝前起大骨下陷者中足少陰滎也刺可入同身寸之三分留三呼若灸者可灸三壯刺此多見血令人立飢欲食不已左取右右取左言痛在左取之右痛在右取之左餘如此例病新發者取五日已素有此病而新發先刺之五日乃盡已邪客於手少陽之絡令人喉痺舌卷口乾心煩臂外廉痛手不及頭以其脈循手表出臂外上肩入缺盆布膻中散絡心包其支者從膻中上出缺盆上項叉心主其舌故病如是刺手中指次指爪甲上去端如韭葉各一痏謂關衝穴少陽之井也刺可入同身寸之一分留三呼若灸者可灸三壯左右手皆刺之故言各一痏痏瘡也　新校正云按甲乙經關衝穴出手小指次指之端今言中指者誤也壯者立已老者有頃已左取右右



取左此新病數日已邪客於足厥陰之絡令人卒疝暴痛以其絡去內踝上同身寸之五寸別走少陽其支別者循脛上睾結於莖故令人卒疝暴痛睾陰丸也刺足大指爪甲上與肉交者各一痏謂大敦穴足大指之端去爪甲角如韭葉厥陰之井也刺可入同身寸之三分留十呼若灸者可灸三壯男子立已女子有頃已左取右右取左邪客於足太陽之絡令人頭項肩痛以其經之正者從腦出別下項支別者從髆內左右別下又其絡自足上行循背上頭故項頭肩痛也　新校正云按甲乙經云其支者從巔入絡腦還出別下項王氏云經之正者正當作支刺足小指爪甲上與肉交者各一痏立已謂至陰穴太陽之井也刺可入同身寸之一分留五呼若灸者可灸三壯　新校正云按甲乙經云在足小指外側去爪甲角如韭葉不已刺外踝下三痏左取右右取左如食頃已謂金門穴足太陽郄也在外踝下刺可入同身寸之三分若灸者可灸三壯邪客於手陽明之絡令人氣滿胷中喘息而支胠胷中熱以其經自肩端入缺盆絡脈其支別者從缺盆中直而上頸故病如是刺手大指次指爪甲上去端如韭葉各一痏左取右右取左如食頃已謂商陽穴手陽明之井也刺可入同身寸之一分留一呼若灸者可灸一壯　新校正云按甲乙經云商陽在手大指次指內側去爪甲角如韭葉邪客於臂掌之間不可得屈刺其踝後新校正云按全元起云是人手之本節踝也先以指按之痛乃刺之以月死生為數月生一日一痏二日二痏十五日十五痏十六日十四痏隨日數也月半已前謂之生月半以後謂之死虧滿而異也邪客於足陽蹻之脈令人目痛從內眥始以其脈起於足上行至頭而屬目內眥故病令人目痛從內眥始也何以明之八十一難經曰陽蹻脈者起於跟中循外踝上行入風池鍼經曰陰蹻脈入鼽屬目內眥合於太陽陽蹻而上行尋此則至於目內眥也刺外踝之下半寸所各二痏謂申脈穴陽蹻之所生也在外踝下陷者中容爪甲刺可入同身寸之三分留六呼若灸者可灸三壯　新校正云詳血脈痛注云外踝下五分左刺右右刺左如行十里頃而已人有所



墮墜惡血留內腹中滿脹不得前後先飲利藥此上傷厥陰之脈下傷少陰之絡刺足內踝之下然骨之前血脈出血此少陰之絡也　新校正云詳血脈出血脈字疑是絡字刺足跗上動脈謂衝陽穴胃之原也刺可入同身寸之三分留十呼若灸者可灸三壯主腹大不嗜食以腹脹滿故備取之不已刺三毛上各一痏見血立已左刺右右刺左謂大敦穴厥陰之井也善悲驚不樂刺如右方善悲驚不樂亦如上法刺之邪客於手陽明之絡令人耳聾時不聞音以其經支者從缺盆上頸貫頰又其絡支別者入耳會於宗脈故病令人耳聾時不聞聲刺手大指次指爪甲上去端如韭葉各一痏立聞亦同前商陽穴不已刺中指爪甲上與肉交者立聞謂中衝穴手心主之井也在手中指之端去爪甲如韭葉陷者中刺可入同身寸之一分留三呼若灸者可灸三壯古經脫簡無絡可尋之恐是刺小指爪甲上與肉交者也何以言之下文云手少陰絡會於耳中也若小指之端是謂少衝手少陰之井

刺可入同身寸之一分留一呼若灸者可灸一壯　新校正云按王氏云恐是小指爪甲上少衝穴按甲乙經手心主之正上循喉嚨出耳後合少陽完骨之下如是則安得不刺中衝而疑爲少衝也其不時聞者不可刺也不時聞者絡氣已絕故不可刺耳中生風者亦刺之如此數左刺右右刺左凡痺往來行無常處者在分肉間痛而刺之以月死生爲數用鍼者隨氣盛衰以爲痏數鍼過其日數則脫氣不及日數則氣不寫左刺右右刺左病已止不已復刺之如法言所以約月死生爲數者何以隨氣之盛衰也月生一日一痏二日二痏漸多之十五日十五痏十六日十四痏漸少之如是刺之則無過數無不及也邪客於足陽明之經令人鼽衄上齒寒以其脉起於鼻交頞中下循鼻外入上齒中還出俠口環脣下交承漿卻循頤後下廉出大迎循頰車上耳前故病令人鼽衄上齒寒也復以其脉左右交於面部故舉經脉之病以明繆處之類故下文云　新校正云按全元起本與甲乙經陽明之經作陽明之絡



刺足中指次指爪甲上與肉交者各一痏左刺右右刺左中當爲大亦傳寫中大之誤也據靈樞經孔穴圖經中指次指爪甲上無穴當言刺大指次指爪甲上乃厲兌穴陽明之井不當更有次指二字也厲兌者刺可入同身寸之一分留一呼若灸者可灸一壯　新校正云按甲乙經云刺足中指爪甲上無次指二字蓋以大指次指爲中指義與王注同下文云足陽明中指爪甲上亦謂此穴也厲兌在足大指次指之端去爪甲角如韭葉邪客於足少陽之絡令人脇痛不得息欬而汗出以其脉支別者從目銳眥下大迎合手少陽於顱下加頰車下頸合缺盆以下胸中貫鬲絡肝膽循脇故令人脇痛欬而汗出刺足小指次指爪甲上與肉交者各一痏謂竅陰穴少陽之井也刺可入同身寸之一分留一呼若灸者可灸三壯　新校正云按甲乙經竅陰在足小指次指之端去爪甲角如韭葉不得息立已汗出立止欬者溫衣飲食一日已左刺右右刺左病立已不已復刺如法邪客於足少陰之絡令人嗌痛不可內食無故善怒氣上走賁

上以其經支別者從肺出絡心注胸中又其正經從腎上貫肝鬲入肺中循喉嚨俠舌本故病令人嗌乾痛不可內食無故善怒氣上走賁上也賁謂氣奔也新校正云詳王注以賁上爲氣奔者非按難經胃爲賁門楊玄操云賁鬲也是氣上走鬲上也經既云氣上走安得更以賁爲奔上之解邪刺足下中央之脉各三痏凡六刺立已左刺右右刺左謂涌泉穴少陰之井也在足心陷者中屈足踡指宛宛中刺可入同身寸之三分留三呼若灸者可灸三壯嗌中腫不能內唾時不能出唾者刺然骨之前出血立已左刺右右刺左亦足少陰之絡也以其絡並大經循喉嚨故爾刺之此二十九字本錯簡在邪客手足少陰太陰足陽明之絡前今遷於此　新校正云詳王注以其絡並大經循喉嚨差互按甲乙經足少陰之絡並經上走心包少陰之經循喉嚨今王氏之注經與絡交互當以甲乙經爲正也邪客於足太陰之絡令人腰痛引少腹控䏚不可以仰息足太陰之絡從髀合陽明上貫尻骨中與厥陰少陽結於下髎而循尻骨內入腹上絡嗌貫舌中故腰痛則引少腹控於䏚中也䏚謂季脇下之空軟處也受邪氣則絡拘急故不可以仰伸而喘息也刺腰痛篇中無息字　新校正云詳王注云足太陰之絡按甲乙經乃太陰之正非絡也王氏謂之絡者未詳其旨刺腰尻之



解兩胂之上是腰俞以月死生爲痏數發鍼立已左刺右右刺左腰尻骨間曰解當中有腰俞刺可入同身寸之二寸　新校正云按氣府論注作二分刺熱論注作二分水穴篇注作二分熱穴篇注作二寸甲乙經作二寸　留七呼主與經同中誥孔穴經云左取右右取左穴當中不應爾也次腰下俠尻有骨空各四皆主腰痛下髎主與經同是足太陰厥陰少陽所結刺可入同身寸之二寸留十呼若灸者可灸三壯胂謂兩髁胂也腰俞髁胂皆當取之也　新校正云按此邪客足太陰之絡并刺法一項已見刺腰痛篇中彼注甚詳此特多是腰俞三字耳別按全元起本舊無此三字王氏頗知腰俞無左右取之理而注之而不知全元起本舊無邪客於足太陽之絡令人拘攣背急引脇而痛以其經從髆內左右別下貫胂合膕中故病令人拘攣背急引脇而痛　新校正云按全元起本及甲乙經引脇而痛下更云內引心而痛刺之從項始數脊椎俠脊疾按之應手如痛刺之傍三痏立已從項始數脊椎者謂從大椎數之至第二椎兩傍各同身寸之一寸五分內循脊兩傍按之有痛應手則邪客之處也隨痛應手深淺即而刺之邪客在脊骨兩傍故言刺之傍也邪客於足少陽之絡令人留於樞中痛髀不可

舉以其經出氣街繞髦際橫入髀厭中故痛令人留於髀樞後痛解不可舉也樞謂髀樞也刺樞中以毫鍼寒則久留鍼以月死生爲數立已髀樞之後則環銚穴也正在髀樞後故言刺髀樞後也環銚者足少陽脈氣所發刺可入同身寸之一寸留二十呼若灸者可灸三壯毫鍼者第七鍼也新校正云按甲乙經環銚在髀樞中氣穴論云在兩髀厭分中此經云刺樞中而王氏以謂髀樞之後者誤也治諸經刺之所過者不病則繆刺之王言也經不病則邪在絡故繆刺之若經所過有病是則經病不當繆刺矣耳聾刺手陽明不已刺其通脈出耳前者手陽明謂前手大指次指去端如韭葉者也是謂商陽據中誥孔穴圖經手陽明脈中商陽合谷陽谿偏歷四穴並主耳聾今經所指謂前商陽不謂此合谷等穴也耳前通脈手陽明脈正當聽會之分刺入同身寸之四分若灸者可灸三壯齒齲刺手陽明不已刺其脈入齒中立已據甲乙流注圖經手陽明脈中商陽二間三間合谷陽谿偏歷溫留七穴並主齒痛手陽明脈貫頰入下齒中足陽明脈循鼻外入上齒中也邪客於五藏之間其病也脈引而痛時來時止視其病繆刺之於手足爪甲上各刺其井左取右右取左視其脈出其血間日一刺一刺不已五刺已有血脈者則刺之如此數繆傳引上齒齒脣寒痛視其手背脈血者去之若病繆傳而引上齒齒脣寒痛者刺手背陽明絡也足陽明中指爪甲上一痏手大指次指爪甲上各一痏立已左取右右取左謂第二指厲兌穴也手大指次指謂商陽穴手陽明井也鍼經曰齒痛不惡清飲取足陽明惡清飲取手陽明　新校正云詳前文邪客足陽明刺中指次指爪甲上是誤剩次指二字當如此只言中指爪甲上乃是也邪客於手足少陰太陰足陽明之絡此五絡皆會於耳中上絡左角手少陰眞心脈足少陰腎脈手太陰肺脈足太陰脾脈足陽明胃脈此五絡皆會於耳中而出絡左額角也五絡俱竭令人身脈皆動而形無知也其狀若尸或曰尸厥言其卒冒悶而如死尸身脈猶如常人而動也然陰氣盛於上則下氣熏上而邪氣逆邪氣逆則陽氣亂陽氣亂則五絡閉結而不通故其狀若尸也以是從厥而生故或曰尸厥刺其足大指內側爪甲上去端如韭葉謂隱白穴



足太陰之井也刺可入同身寸之一分留三呼若灸者可灸三壯後刺足心謂涌泉穴足少陰之井也刺同前取涌泉穴法後刺足中指爪甲上各一痏謂第二指足陽明之井也刺同前取厲兌穴法後刺手大指內側去端如韭葉謂少商穴手太陰之井也刺可入同身寸之一分留三呼若灸者可灸三壯後刺手心主謂中衝穴手心主之井也刺可入同身寸之一分留三呼若灸者可灸一壯　新校正云按甲乙經不刺手心主詳此五絡之數亦不及手心主而此刺之是有六絡未會王冰相隨注之不爲明辨之旨也少陰銳骨之端各一痏立已謂神門穴在掌後銳骨之端陷者中手少陰之俞也刺可入同身寸之三分留三呼若灸者可灸三壯不已以竹管吹其兩耳言使氣入耳中內助五絡令氣復通也當內管入耳以手密擫之勿令氣泄而極吹之氣壁然從絡脈通也　新校正云按陶隱居云吹其左耳極三度復吹其右耳三度也鬄其左角之髮方一寸燔治飲以美酒一杯不能飲者灌之立已左角之髮是五絡血之餘故鬄之燔治飲之以美酒也酒者所以行藥勢又炎上而內走於心心主脈故以美酒服之凡刺之數先視其經脈切而從之審其虛實而調之不調者經刺之有痛而經不病者繆刺之因視其皮部有血絡者盡取之此繆刺之數也

四時刺逆從論篇第六十四新校正云按厥陰有餘至筋急目痛全元起本在第六卷春氣在經脈至篇末全元起本在第一卷

厥陰有餘病陰痺痺謂痛也陰謂寒也有餘謂厥陰氣盛滿故陰發於外而爲寒痺　新校正云詳王氏以痺爲痛未通不足病生熱痺陰不足則陽有餘故爲熱痺滑則病狐疝風濇則病少腹積氣厥陰脈循股陰入髦中環陰器抵少腹又其絡支別者循脛上睾結於莖故爲狐疝少腹積氣也　新校正云按楊上善云狐夜不得尿日出方得人之所病與狐同故曰狐疝一曰孤疝謂三焦孤府爲疝故曰孤疝少陰有餘病皮痺隱軫不足病肺痺腎水逆連於肺母故也足少陰脈從腎上貫肝鬲入肺中故有餘病皮痺隱軫不足病肺痺也滑則病肺風疝濇則病積溲血以其正經入肺貫腎絡膀胱故爲肺疝及積溲血也太陰有餘病肉

痺寒中不足病脾痹 脾主肉故如是 滑則病脾風疝濇則病積心腹時滿 太陰之脉入腹屬脾絡胃其支別者復從胃別上鬲注心中故為脾疝心腹時滿也 陽明有餘病脉痺身時熱不足病心痺 胃有餘則上歸於心不足則心下痺故為是 滑則病心風疝濇則病積時善驚 心主之脉起於胷中出屬心包下鬲歷絡三焦故為心疝時善驚 太陽有餘病骨痺身重不足病腎痺 太陽與少陰為表裏故有餘不足皆病歸於腎也 滑則病腎風疝濇則病積善時巔疾 太陽之脉交於巔上入絡腦下循膂絡腎故為腎風及巔病也 少陽有餘病筋痺脇滿不足病肝痹 少陽與厥陰為表裏故病歸於肝 滑則病肝風疝濇則病積時筋急目痛 肝主筋故時筋急厥陰之脉上出額與督脉會於巔其支別者從目系下頰裏故目痛 是故春氣在經脉夏氣在孫絡長夏氣在肌肉秋氣在皮膚冬氣在骨髓中帝曰余願聞其故岐伯曰春者天氣始開地氣始泄凍解冰釋水行經通故人氣在脉夏者經滿氣溢入孫絡受血皮膚充實長夏者經絡皆盛內溢肌中秋者天氣始收腠理閉塞皮膚引急 引謂牽引以縮急也 冬者蓋藏血氣在中內著骨髓通於五藏是故邪氣者常隨四時之氣血而入客也至其變化不可為度然必從其經氣辟除其邪除其邪則亂氣不生 得氣而調故不亂 帝曰逆四時而生亂氣奈何岐伯曰春刺絡脉血氣外溢令人少氣 血氣溢於外則中不足故少氣 新校正云按自春刺絡脉至令人目不明與診要經終論義同文異彼注甚詳於此彼分四時此分五時然此有長夏刺肌肉之分而逆時各闕刺秋分之事疑此肌肉之分即彼秋皮膚之分也 春刺肌肉血氣環逆令人上氣 血逆氣上故上氣 新校正云按經闕春刺秋分 春

內經十八　八

刺筋骨血氣內著令人腹脹 內著不散故脹 夏刺經脉血氣乃竭令人解㑊 血氣竭少故解㑊然不可名之也解㑊謂寒不寒熱不熱壯不壯弱不弱故不可名之也 夏刺肌肉血氣內卻令人善恐 卻閉也血氣內閉則陽氣不通故善恐 夏刺筋骨血氣上逆令人善怒 血氣上逆則怒氣相應故善怒 新校正云按經闕夏刺秋分 秋刺經脉血氣上逆令人善忘 血氣上逆滿於肺中故善忘 秋刺絡脉氣不外行 新校正云按別本作血氣不行全元起本作氣不循外太素同 令人臥不欲動 以虛甚故 新校正云按經闕秋刺長夏分 秋刺筋骨血氣內散令人寒慄 血氣內散則中氣虛故寒慄 冬刺經脉血氣皆脫令人目不明 以血氣無所營故也 冬刺絡脉內氣外泄留為大痺冬刺肌肉陽氣竭絕令人善忘 陽氣不壯至春而竭故善忘 新校正云按經闕冬刺秋分 凡此四時刺者大逆之病 新校正云按全元起本作六經之病 不可不從也反之則生亂氣相淫病焉 淫不次也不次而行如浸淫相染而生病也 故刺不知四時之經病之所生以從為逆正氣內亂與精相薄必審九候正氣不亂精氣不轉 不轉謂不逆轉也 帝曰善刺五藏中心一日死其動為噫 診要經終論曰中心者環死刺禁論曰一日死其動為噫 中肝五日死其動為語 診要經終論闕而不論刺禁論曰中肝五日死其動為語 新校正云按甲乙經語作欠 中肺三日死其動為欬 診要經終論曰中肺五日死刺禁論曰中肺三日死其動為欬 中腎六日死 新校正云按甲乙經作三日死 其動為嚏欠 診要經終論曰中腎七日死刺禁論曰中腎六日死其動為嚏 新校正云按甲乙經無欠字 中脾十日死 新校正云按甲乙經作十五日 其動為吞 診要經終論曰中脾五日死刺禁論曰中脾十日死其動為吞然此三論皆岐伯之言而死日動變不同傳之誤也 刺傷人五藏必死其動則依其藏之所變候知其死也 變謂氣動變也中心下至此並為逆從正文也

内經十八　九

# 標本病傳論篇第六十五

新校正云按全元起本在第二卷皮部論篇前

黃帝問曰病有標本刺有逆從奈何岐伯對曰凡刺之方必別陰陽前後相應逆從得施標本相移故曰有其在標而求之於標有其在本而求之於本有其在本而求之於標有其在標而求之於本故治有取標而得者有取本而得者有逆取而得者有從取而得者得病之情知治大體則逆從皆可施必中焉故知逆與從正行無問知標本者萬舉萬當道不疑惑識旣深明則無問於人正行皆當不知標本是謂妄行識猶褊淺道未高深舉且見違故行多妄夫陰陽逆從標本之爲道也小而大言一而知百病之害著之至也言別陰陽知逆順法明著見精微觀其所舉則小尋其所利則大以斯明著故言一而知百病之害少而多淺而博可以言一而知百也言少可以貫多舉淺可以料大者何法之明故非聖人之道孰能至於是耶故學之者猶可以言一而知百病也博大也以淺而知深察近而知遠言標與本易而勿及雖事極深玄人非咫尺畧以淺近而悉貫之然標本之道雖易可爲言而世人識見無能及者治反爲逆治得爲從先病而後逆者治其本先逆而後病者治其本先寒而後生病者治其本先病而後生寒者治其本先熱而後生病者治其本先熱而後生中滿者治其標先病而後泄者治其本先泄而後生他病者治其本必且調之乃治其他病先病而後生中滿者治其標先中滿而後煩心者治其本人有客氣有同氣新校正云按全元起本同作固小大不利治其標小大利治其本本先病標後病必謹察之病發而有餘本而標之先治其本後治其標病發而不足標而本之先治其標後治其本本而標之謂有先病復有後病也以其有餘故先治其本後治其標也標而本之謂先發輕微緩者後發重大急者以其不足故先治其標後治其本也謹察間甚以意調之間謂多也甚謂少也多謂多形證而輕易少謂少形證而重難也以意調之謂審量標本不足有餘非謂捨法而以意妄爲也間者并行甚者獨行并謂他脉共受邪氣而合病也獨爲一經受病而無異氣相參也并甚則相傳傳急則亦死先小大不利而後生病者治其本



夫病傳者心病先心痛藏眞通於心故心先痛一日而欬心火勝金傳於肺也肺在變動爲欬故爾三日脇支痛肺金勝木傳於肝也肝脉循脇故如是五日閉塞不通身痛體重肝木勝土傳於脾也脾性安鎭木氣乘之故閉塞不通身痛體重三日不已死以勝相伐唯弱是從五藏四傷豈其能久故爲卽死冬夜半夏日中謂正子午之時也或言冬夏有異非也晝夜之半事甚昭然新校正云按靈樞經夫氣入藏病先發於心一日而之肺三日而之肝五日而之脾三日不已死冬夜半夏日中甲乙經曰病先發於心心痛一日之肺而欬五日之肝脇支痛五日之脾閉塞不通身痛體重三日不已死冬夜半夏日中詳素問言其病靈樞言其藏甲乙經及并素問靈樞二經之文而病與藏兼舉之肺病喘欬藏眞高於肺而主息故喘欬也三日而脇支滿痛肺傳於肝一日身重體痛肝傳於脾五日而脹自傳於府十日不已死冬日入夏日出孟冬之中日入於申之八刻三分仲冬之中日入於申之七刻三分季冬之中日入於申與孟月等孟夏之中日出於寅之八刻一分仲夏之中日出於寅十刻三分季夏之中日出於寅與孟月等也肝病頭目眩脇支滿藏眞散於肝脉內連目脇故如是三日體重身痛肝傳於脾五日而脹自傳於府三日腰脊少腹痛脛痠謂胃傳於腎以其脉起於足循腨內出膕內廉上股內後廉貫脊屬腎絡膀胱故如是也腰爲腎之府故腰痛三日不已死冬日入夏早食日入早晏如冬法也早食謂早於食時則卯正之時也新校正云按甲乙經作日中脾病身痛體重藏眞濡於脾而主肌肉故爾一日而脹自傳於府二日少腹腰脊痛脛痠胃傳於腎三日背胎筋痛小便閉自傳於府及之胎也十日不已死冬人定夏

晏食人定謂申後二十五刻晏食謂寅後二十五刻腎病少腹腰脊痛䯒痠藏眞下於腎故如是

三日背䐈筋痛小便閉自傳於府　新校正云按靈樞經云之䐈膀胱是自傳於府及之䐈也三日腹脹膀胱傳於小腸　新校正云按甲乙經云三日上之心心脹三日兩脇支痛府傳於藏　新校正云按靈樞經云三日之小腸三日上之心今云兩脇支痛是小腸府傳心藏而發痛也三日不已死冬大晨夏晏晡大晨謂寅後九刻大明之時也晏晡謂申後九刻向昏之時也胃病脹滿以其脉循腹故如是五日少腹腰脊痛䯒痠胃傳於腎三日背䐈筋痛小便閉自傳於府及之䐈也五日身體重膀胱水府傳於脾也　新校正云按靈樞經及甲乙經各云五日上之心是膀胱傳心爲相勝而身體重今王氏言傳脾者誤也六日不已死冬夜半後夏日昳夜半後謂子後八刻丑正時也日昳謂午後八刻未正時也膀胱病小便閉以其爲津液之府故爾五日少腹脹腰脊痛䯒痠自歸於藏一日腹脹腎後傳於小腸一日身體痛小腸傳於脾　新校正云按靈樞經云一日上之心是府傳於藏也甲乙經作之脾與王注同二日不已死冬雞鳴夏下晡雞鳴謂早雞鳴丑正之分也下晡謂日下於晡時申之後五刻也諸病以次是相傳如是者皆有死期不可刺五藏相移皆如此有緩傳者有急傳者緩者或一歲二歲三歲而死其次或三月若六月而死急者一日二日三日四日或五六日而死則此類也尋此病傳之法皆五行之氣考其日數理不相應夫以五行爲紀以不勝之數傳於所勝者謂火傳於金當云一日金傳於木當云二日木傳於土當云四日土傳於水當云三日水傳於火當云五日也若以已勝之數傳於不勝者則木三日傳於土土五日傳於水水一日傳於火火二日傳於金金四日傳於水經之傳日似法三陰三陽之氣玉機眞藏論曰五藏相通移皆有次不治三月若六月若三日若六日傳而當死此與同也雖爾猶當臨病詳視日數方悉是非爾間一藏止新校正云按甲乙經无止字及至三四藏者乃可刺也間一藏止者謂隔過前一藏而不更傳也則謂木傳土土傳水水傳火火傳金金傳木而止皆間隔一藏也及至三四藏者皆謂至前第三第四藏也諸至三藏者皆是其已不勝之氣也至四藏者皆至已所生之父母也不勝則不能爲害於彼所生則父子無剋伐之期氣順以行故刺之可矣

內經十八　十三

重廣補注黃帝內經素問卷第十八

重廣補注黃帝內經素問卷第十九

啓玄子次注林億孫奇高保衡等奉敕校正孫兆重改誤

天元紀大論　五運行大論

六微旨大論

## 天元紀大論篇第六十六

黃帝問曰天有五行御五位以生寒暑燥濕風人有五藏化五氣以生喜怒思憂恐御謂臨御化謂生化也天眞之氣無所不周器象雖殊參應一也　新校正云按陰陽應象大論云喜怒悲憂恐二論不同者思者脾也四藏皆受成焉悲者勝怒也二論所以互相成也論言五運相襲而皆治之終期之日周而復始余已知之矣願聞其與三陰三陽之候奈何合之論謂六節藏象論也運謂五行應天之五運各周三百六十五日而爲紀者也故曰終朞之日周而復始也以六合五數未參同故問之也鬼臾區稽首再拜對曰昭乎哉問也夫五運陰陽者天地之道也萬物之綱紀變化之父母生殺之本始神明之府也可不通乎道謂化生之道綱紀謂生長化成收藏之綱紀也父母謂萬物形之先也本始謂生殺皆因而有之也夫有形稟氣而不爲五運陰陽之所攝者未之有也所以造化不極能爲萬物生化之元始者何哉以其是神明之府故也然合散不測生化無窮非神明運爲無能爾也　新校正云詳陰陽者至神明之府也與陰陽應象大論同而兩論之注頗異故物生謂之化物極謂之變陰陽不測謂之神神用無方謂之聖所謂化變聖神之道也化施化也變散易也神無期也聖無思也氣之施化故曰生氣之散易故曰極無期禀候故曰神無思測量故曰聖由化與變故萬物無能逃五運陰陽由聖與神故衆妙無能出幽玄之理深乎妙用不可得而稱之　新校正云按六微旨大論云物之生從於化物之極由乎變變化之相薄成敗之所由也又五常政大論云氣始而生化氣散而有形氣布而蕃育氣終而象變其致一也夫變化之爲用也應萬化之用也在天爲玄玄遠也天道玄遠變化無窮傳曰天道遠人道邇在

內經十九　一

人爲道道謂妙用之道也經術政化非道不成在地爲化化謂生化也生萬物者地非土氣孕育則形質不成化生五味金石草木根[illegible]華實酸苦甘淡辛鹹皆化氣所生隨時而有道生智智通妙用唯道所生玄生神玄遠幽深故生神也神之爲用觸遇玄通契物化成無不應也神在天爲風風者教之始天之使也天之號令也在地爲木東方之化在天爲熱應火爲用在地爲火南方之化在天爲濕應土爲用在地爲土中央之化在天爲燥應金爲用在地爲金西方之化在天爲寒應水爲用在地爲水北方之化神之爲用如上五化木爲風所生火爲熱所熾金爲燥所發水爲寒所資土爲濕所全蓋初因而成立也雖初因之以化成卒因之以敗散爾豈五行之獨有是哉凡因所因而成立者悉因所因而散落爾　新校正云詳在天爲玄至此則與陰陽應象大論及五運行大論文重注頗異故在天爲氣在地成形氣謂風熱濕燥寒形謂木火土金水形氣相感而化生萬物矣此造化生成之大紀然天地者萬物之上下也天覆地載上下相臨萬物化生無遺略也由是故萬物自生自長自化自成自盈自虛自復自變也夫變者何謂生之氣極本而更始化也孔子曰曲成萬物而不遺左右



者陰陽之道路也天有六氣御下地有五行奉上當歲者爲上主司天承歲者爲下主司地不當歲者二氣居右北行轉之二氣居左南行轉之金木水火運北面正之常左爲右右爲左則左者南行右者北行而反也　新校正云詳上下左右之說義具五運行大論中水火者陰陽之徵兆也徵信也驗也兆先也以水火之寒熱彰信陰陽之先兆也金木者生成之終始也木主發生應春春爲生化之始金主收斂應秋秋爲成實之終終始不息其化常行故萬物生長化成收藏自久　新校正云按陰陽應象大論曰天地者萬物之上下也陰陽者血氣之男女左右者陰陽之道路水火者陰陽之徵兆陰陽者萬物之能始也與此論相出入也氣有多少形有盛衰上下相召而損益彰矣氣有多少謂天之陰陽三等多少不同秩也形有盛衰謂五運之氣有太過不及也由是少多衰盛天地相召而陰陽損益昭然彰著可見也　新校正云詳陰陽三等之義具下文注中帝曰願聞五運之主時也何如時四時也鬼臾區曰五氣運行各終期日非獨主時也一運之日終三百六十五日四分度之一乃易之非主一時當其王相囚死而爲絕法也氣交之內迢然而別有之也帝曰請問其所謂也鬼臾區曰臣積考太始天元冊文曰天元冊所以記天眞元氣運行之紀也自神農之世鬼臾區十世祖始誦而行之此太古占候靈文洎乎伏羲之時已鐫諸玉版命曰冊文太古靈文故命曰太始天元冊也　新校正云詳今世有天元玉冊或者以謂即此太始天元冊文非是太虛寥廓肇基化元太虛謂空玄之境眞氣之所充神明之宮府也眞氣精微無遠不至故能爲生化之本始運氣之眞元矣肇始也基本也萬物資始五運終天五運謂木火土金水運也終天謂一歲三百六十五日四分度之一也終始更代周而復始也言五運更統於太虛四時隨部而遷復六氣分居而異主萬物因之以化生非曰自然其誰能始故曰萬物資始易曰大哉乾元萬物資始乃統天雲行雨施品物流形孔子曰天何言哉四時行焉百物生焉此其義也布氣眞靈總統坤元太虛眞氣無所不至也氣齊生有故禀氣含靈者抱眞氣以生焉總統坤元言天元氣常司地氣化生之道也易曰至哉坤元萬物資生乃順承天也九星懸朗七曜周旋九星上古之時也上古世質人淳歸眞反朴九星懸朗五運齊宣中古道德稍衰標星藏曜故計星之見者七焉九星謂天蓬天內天衝天輔天禽天心天任天柱天英此蓋從標而爲始遁甲式法今猶用焉七曜謂日月五星今外蕃具以此歷爲舉動吉凶之信也周謂周天之度旋謂左循天度而行五星之行猶各有進退高下小大矣曰陰曰陽曰柔曰剛陰陽天道也柔剛地道也天以陽生陰長地以柔化剛成也易曰立天之道曰陰與陽立地之道曰柔與剛此之謂也



幽顯既位寒暑弛張幽顯既位言人神各得其序寒暑弛張言陰陽不失其宜也人神各守所居無相干犯陰陽不失其序物得其宜天地之道且然人神之理亦猶也　新校正云按至眞要大論云幽明何如歧伯曰兩陰交盡故曰幽兩陽合明故曰明幽明之配寒暑之異也生生化化品物咸章上生謂生之有情有識之類也下生謂生之無情無識之類也上化謂形容彰顯者也下化謂蔽匿形容者也有情有識彰顯形容天氣主之無情無識蔽匿形質地氣主之禀元靈氣之所化育爾易曰天地絪緼萬物化醇斯之謂歟臣斯十世此之謂也傳習斯文至鬼臾區十世于茲不敢失墜帝曰善何謂氣有多少形有盛衰鬼臾區曰陰陽之氣各有多少故曰三陰三陽也由氣有多少故隨其升降分爲三別也　新校正云按至眞要大論云陰陽之三也何謂歧伯曰氣有多少異用王冰云太陰爲正陰太陽爲正陽次少者爲少陰次少者爲少陽又次爲陽明又次爲厥陰形有盛衰謂五行之治各有太過不及也太過有餘也不及不足也氣至不足太過迎之氣至太過不足隨之天地之氣虧盈如此故云形有盛衰也故其始也有餘而往不足隨之不足而往有餘

從之知迎知隨氣可與期 言虧盈無常互有勝負爾始謂甲子歲也六微旨大論曰天氣始於甲地氣始於子子甲相合命曰歲立此之謂也則始甲子之歲三百六十五日所稟之氣當不足也次而推之終六甲也故有餘已則不足不足已則有餘亦有歲運非有餘非不足者蓋以同天地之化也若餘已復餘少已復少則天地之道變常而災害作苛疾生矣　新校正云按六微旨大論云木運臨卯火運臨午土運臨四季金運臨酉水運臨子所謂歲會氣之平也又按五常政大論云委和之紀上角與正角同上商與正商同上宮與正宮同伏明之紀上商與正商同卑監之紀上宮與正宮同上角與正角同從革之紀上商與正商同上角與正角同涸流之紀上宮與正宮同赫曦之紀上羽與正徵同堅成之紀上徵與正商同又六元正紀大論云不及而加同歲會已前諸歲並為正歲氣之平也今王注以同天之化為非有餘不足者非也 應天為天符承歲為歲直三合為治 應天謂木運之歲上見厥陰火運之歲上見少陽少陰土運之歲上見太陰金運之歲上見陽明水運之歲上見太陽此五者天氣下降如合符運故曰應天為天符也承歲謂木運之歲歲當亥卯火運之歲歲當寅午土運之歲歲當辰戌丑未金運之歲歲當巳酉　水運之歲歲當申子此五者歲之所直故曰承歲為歲直也三合謂火運之歲上見少陰年辰臨午土運之歲上見太陰年辰臨丑未金運之歲上見陽明年辰臨酉此三者天氣運氣與年辰俱會故云三合為治也歲直亦曰歲位三合亦為天符六微旨大論曰天符歲會曰太一天符謂天運與歲俱會也　新校正云按天符歲會之詳具六微旨大論中又詳火運上少陰年辰臨午即戊午歲也土運上太陰年辰臨丑未即己丑己未歲也金運上陽明年辰臨酉即乙酉歲也 帝曰上下相召柰何鬼臾區曰寒暑燥濕風火天之陰陽也三陰三陽上奉之 太陽為寒少陽為暑陽明為燥太陰為濕厥陰為風少陰為火皆其元在天故曰天之陰陽也 木火土金水火地之陰陽也生長化收藏下應之 木初氣也火二氣也相火三氣也土四氣也金五氣也水終氣也以其在地應天故云下應也氣在地故曰地之陰陽也　新校正云按六微旨大論曰地理之應六節氣位何如岐伯曰顯明之右君火之位退行一步相火治之復行一步土氣治之復行一步金氣治之復行一步水氣治之復行一步木氣治之此即木火土金水火地之陰陽之義也 天以陽生陰長地以陽殺陰藏 生長者天之道藏殺者地之道天陽主生故以陽生陰長地陰主殺故以陽殺陰藏天地雖高下不同而各有陰陽之運用也　新校正云詳此經與陰陽應象大論文重注頗異 天有陰陽地亦有陰陽 天有陰故能下降地有陽故能上騰是以各有陰陽也陰陽交泰故化變由之成也 木火土金水火地之陰陽也生長化收藏故陽中有陰



陰中有陽 陰陽之氣極則過亢故各兼之陰陽應象大論曰寒極生熱熱極生寒又曰重陰必陽重陽必陰言氣極則變也故陽中兼陰陰中兼陽易之卦離中虛坎中實此其義象也 所以欲知天地之陰陽者應天之氣動而不息故五歲而右遷應地之氣靜而守位故六朞而環會 天有六氣地有五位天以六氣臨地地以五位承天蓋以天氣不加君火故也以六加五則五歲而一餘一氣故遷一位若以五承六則常六歲乃備盡天元之氣故六年而環會所謂周而復始也地氣左行往而不返天氣東轉常自火運數五歲已其次氣正當君火氣之上法不加臨則右遷君火氣上以臨相火之上故曰五歲而右遷也由斯動靜上下相臨而天地萬物之情變化之機可見矣 動靜相召上下相臨陰陽相錯而變由生也 天地之道變化之微其由是矣孔子曰天地設位而易行乎其中此之謂也　新校正云按五運行大論云上下相遘寒暑相臨氣相得則和不相得則病又云上者右行下者左行左右周天餘而復會 帝曰上下周紀其有數乎鬼臾區曰天以六為節地以五為制周天氣者六朞為一備終地紀者五歲為一周 六節謂六氣之分五制謂五位之分位應一歲氣統一年故五歲為一周六年為一備備謂備歷天氣周謂周行地位所以地位六而言五者天氣不臨君火故也 君火以明相火以位 君火在相火之右但立名於君位不立歲氣故天之六氣不偶其氣以行君火之政守位而奉天之命以宣行火令爾以名奉天故曰君火以名守位稟命故云相火以位 五六相合而七百二十氣為一紀凡三十歲千四百四十氣凡六十歲而為一周不及太過斯皆見矣 歷法一氣十五日因而乘之積七百二十氣即三十年積千四百四十氣即六十年也經云有餘而往不足隨之不足而往有餘從之故六十年中不及太過斯皆見矣　新校正云按六節藏象論云五日謂之候三候謂之氣六氣謂之時四時謂之歲而各從其主治焉五運相襲而皆治之終朞之日周而復始時立氣布如環無端候亦同法故曰不知年之所加氣之盛衰虛實之所起不可為工矣 帝曰夫子之言上終天氣下畢地紀可謂悉矣余願聞而藏之上以治民下以治身使百姓昭著上下和親德澤下流子孫無憂傳之後世無有終時可得聞乎 安不忘危

存不忘亡大聖之至教也求民之瘼恤民之隱大聖之深仁也鬼臾區曰至數之機迫迮以微其來可見其往可追敬之者昌慢之者亡無道行私必得天殃謂傳非其人授於情押及寄求名利者也謹奉天道請言眞要申誓戒於君王乃明言天道至眞之要旨也帝曰善言始者必會於終善言近者必知其遠數術明著應用不差故故遠近於言始終無謬是則至數極而道不惑所謂明矣願夫子推而次之令有條理簡而不匱久而不絕易用難忘爲之綱紀至數之要願盡聞之簡省要也匱乏也久遠也要樞紐也鬼臾區曰昭乎哉問明乎哉道如鼓之應桴響之應聲也桴鼓椎也響應聲也臣聞之甲巳之歲土運統之乙庚之歲金運統之丙辛之歲水運統之丁壬之歲木運統之戊癸之歲火運統之太始天地初分之時陰陽析位之際天分五氣地列五行五行定位布政於四方五氣分流散支於十干當是黃氣橫於甲巳白氣橫於乙庚黑氣橫於丙辛青氣橫於丁壬赤氣橫於戊癸故甲巳應土運乙庚應金運丙辛應水運丁壬應木運戊癸應火運大古聖人望氣以書天冊賢者謹奉以紀天元下論文義備矣　新校正云詳運有太過不及平氣甲庚丙壬戊主太過乙辛丁癸巳主不及大法如此取平氣之法其說不一具如諸篇帝曰其於三陰三陽合之柰何鬼臾區曰子午之歲上見少陰丑未之歲上見太陰寅申之歲上見少陽卯酉之歲上見陽明辰戌之歲上見太陽巳亥之歲上見厥陰少陰所謂標也厥陰所謂終也標謂上首也終謂當三甲六甲之終　新校正云詳午未寅酉戌亥之歲爲正化正司化令之實子丑申卯辰巳之歲爲對化對司化令之虛此其大法也厥陰之上風氣主之少陰之上熱氣主之太陰之上濕氣主之少陽之上相火主之陽明之上燥氣主之太陽之上



寒氣主之所謂本也是謂六元三陰三陽爲標寒暑燥濕風火爲本故云所謂本也天眞元氣分爲六化以統坤元生成之用徵其應用則六化不同本其所生則正是眞元之一氣故曰六元也　新校正云按別本六元作天元也帝曰光乎哉道明乎哉論請著之玉版藏之金匱署曰天元紀

# 五運行大論篇第六十七

黃帝坐明堂始正天綱臨觀八極考建五常明堂布政宮也八極八方目極之所也考謂考校建謂建立也五常謂五氣行天地之中者也端居正氣以候天和請天師而問之曰論言天地之動靜神明爲之紀陰陽之升降寒暑彰其兆新校正云詳論謂陰陽應象大論及氣交變大論文彼云陰陽之往復寒暑彰其兆余聞五運之數於夫子夫子之所言正五氣之各主歲爾首甲定運余因論之鬼臾區曰土主甲己金主乙庚水主丙辛木主丁壬火主戊癸子午之上少陰主之丑未之上太陰主之寅申之上少陽主之卯酉之上陽明主之辰戌之上太陽主之巳亥之上厥陰主之不合陰陽其故何也首甲謂六甲之初則甲子年也岐伯曰是明道也此天地之陰陽也上古聖人仰觀天象以正陰陽夫陰陽之道非不昭然而人昧宗源迷其本始則百端疑議從是而生黃帝恐至理眞宗便因誣廢愍念黎庶故啟問曰天師知道出從眞必非謬述故對上曰是明道也此天地之陰陽也陰陽法曰甲巳合乙庚合丙辛合丁壬合戊癸合蓋取聖人仰觀天象之義不然則十干之位各在一方徵其離合事亦參闊嗚呼遠哉百姓日用而不知御故太上立言曰吾言甚易知甚易行天下莫能知莫能行此其類也　新校正云詳金主乙庚者乙者庚之柔庚者乙之剛大而言之陰與陽小而言之夫與婦是剛柔之事也餘並如此夫數之可數者人中之陰陽也然所合數之可得者也夫陰陽者數之可十推之可百數之可千推之可萬天地陰陽者不以數推以象

之謂也言智識偏淺不見原由雖所指彌遠其知彌近得其元始桴鼓非遙帝曰願聞其所始也歧伯曰昭乎哉問也臣覽太始天元冊文丹天之氣經于牛女戊分黅天之氣經于心尾己分蒼天之氣經于危室柳鬼素天之氣經于亢氐昴畢玄天之氣經于張翼婁胃所謂戊己分者奎壁角軫則天地之門戶也戊土屬乾己土屬巽遁甲經曰六戊為天門六己為地戶晨暮占雨以西北東南義取此雨為土用濕氣生之故此占焉夫候之所始道之所生不可不通也帝曰善論言天地者萬物之上下左右者陰陽之道路未知其所謂也論謂天元紀及陰陽應象論也歧伯曰所謂上下者歲上下見陰陽之所在也左右者諸上見厥陰左少陰右太陽見少陰左太陰右厥陰見太陰左少陽右少陰見少陽左陽明右太陰見陽明左太陽右少陽見太陽左厥陰右陽明所謂面北而命其位言其見也面向北而言之也上南也下北也左西也右東也帝曰何謂下歧伯曰厥陰在上則少陽在下左陽明右太陰少陰在上則陽明在下左太陽右少陽太陰在上則太陽在下左厥陰右陽明少陽在上則厥陰在下左少陰右太陽陽明在上則少陰在下左太陰右厥陰太陽在上則太陰在下左少陽右少陰所謂面南而命其位言其見也主歲者位在南故面北而言其左右在下者位在北故面南而言其左右也上天位也下地位也面南左東也右西也上下異而左右殊也上下相遘寒暑相臨氣相得則和不相得



則病木火相臨金水相臨水木相臨火土相臨土金相臨為相得也土木相臨土水相臨水火相臨火金相臨金木相臨為不相得也上臨下為順下臨上為逆逆亦鬱抑而病生土臨相火君火之類者也帝曰氣相得而病者何也歧伯曰以下臨上不當位也六位相臨假令土臨火火臨木木臨水水臨金金臨土皆為以下臨上不當位也父子之義子為下父為上以子臨父不亦逆乎帝曰動靜何如言天地之行左右也歧伯曰上者右行下者左行左右周天餘而復會也上天也下地也周天謂天周地五行之位也天垂六氣地布五行天順地而左迴地承天而東轉木運之後天氣常餘餘氣不加於君火卻退一步加臨相火之上是以每五歲已退一位而右遷故曰左右周天餘而復會會遇也合也言天地之道常五歲畢則以餘氣遷加復與五行座位再相會合而為歲法也周天謂天周地位非周天之六氣也帝曰余聞鬼臾區曰應地者靜今夫子乃言下者左行不知其所謂也願聞何以生之乎詰異也　新校正云按鬼臾區言應地者靜見天元紀大論中歧伯曰天地動靜五行遷復雖鬼臾區其上候而已猶不能偏明不能偏明無求備也夫變化之用天垂象地成形七曜緯虛五行麗地地者所以載生成之形類也虛者所以列應天之精氣也形精之動猶根本之與枝葉也仰觀其象雖遠可知也觀五星之東轉則地體左行之理昭然可知也麗著也有形之物未有不依據物而得全者也帝曰地之為下否乎言轉不居為下乎為否乎歧伯曰地為人之下太虛之中者也言人之所居可謂下矣徵其至理則是太虛之中一物爾易曰坤厚載物德合無疆此之謂也帝曰馮乎言太虛無礙地體何馮而止住歧伯曰大氣舉之也大氣謂造化之氣任持太虛者也所以太虛不屈地久天長者蓋由造化之氣任持之也氣化而變不任持之則太虛之器亦敗壞矣夫落葉飛空不疾而下為其乘氣故勢不得速焉凡之有形處地之上者皆有生化之氣任持之也然器有大小不同壞有遲速之異及至氣不任持則大小之壞一也燥以乾之暑以蒸之風以動之濕以潤之寒以堅之火以溫之故風寒在下燥熱在

上濕氣在中火遊行其間寒暑六入故令虛而生化也 地體之中凡有六入一曰燥二曰暑三曰風四曰濕五曰寒六曰火受燥故乾性生焉受暑故蒸性生焉受風故動性生焉受濕故潤性生焉受寒故堅性生焉受火故溫性生焉此謂天之六氣也 故燥勝則地乾暑勝則地熱風勝則地動濕勝則地泥寒勝則地裂火勝則地固矣 六氣之用 帝曰天地之氣何以候之歧伯曰天地之氣勝復之作不形於診也 言平氣及勝復皆以形證觀察不以診知也 脈法曰天地之變無以脈診此之謂也 天地以氣不以位故不當以脈知之 帝曰間氣何如歧伯曰隨氣所在期於左右 於左右尺寸四部分位承之以知應與不應過與不過 帝曰期之奈何歧伯曰從其氣則和違其氣則病 謂當沈不沈當浮不浮當濇不濇當鉤不鉤當弦不弦當大不大之類也 新校正云按至真要大論云厥陰之至其脈弦少陰之至其脈鉤太陰之至其脈沈少陽之至大而浮陽明之至短而濇太陽之至大而長至而和則平至而甚則病至而反則病至而不至者病未至而至者病陰陽易者危 不當其位者病 見於他位也 迭移其位者病 謂左見右脈右見左脈氣差錯故爾 失守其位者危 已見於他鄉本宮見賊殺之氣故病危 尺寸反者死 子午卯酉四歲有之反謂歲當陰在寸脈而反見於尺歲當陽在尺而脈反見於寸尺寸俱乃謂反也若尺獨然或寸獨然是不應氣非反也 陰陽交者死 寅申巳亥丑未辰戌八年有之交謂歲當陰在右脈反見左歲當陽在左脈反見右左右交見是謂交若左獨然或右獨然是不應氣非交也 先立其年以知其氣左右應見然後乃可以言死生之逆順 經言歲氣備矣 新校正云詳此備六元正紀大論中 帝曰寒暑燥濕風火在人合之奈何其於萬物何以生化 合謂中外相應生謂承化而生化謂成立衆象也 歧伯曰東方生風 東者日之初風者教之始天之使也所以發號施令故生自東方也景霽山昏蒼埃際合崖谷若一巖岫之風也黃白昏埃晚空如堵獨見天垂川澤之風也加以黃黑白埃承下山嶂之猛風也 風生木 陽升風鼓草木敷榮故曰風生木也此和氣之生化也若風氣施化則飄敭折其爲變極則木拔草除也運乘丁卯丁丑丁亥丁酉丁未丁巳之歲則風化



不足若乘壬申壬午壬辰壬寅壬子壬戌之歲則風化有餘於萬物也 新校正云詳王注以丁壬分運之有餘不足或者以丁卯丁亥丁巳壬申壬寅五歲爲天符同天符正歲會非有餘不足爲平木運以王注爲非是不知大統也必欲細分雖除此五歲亦未爲盡下文火土金水運等並同此 木生酸 萬物味酸者皆始自木氣之生化也 酸生肝 酸味入胃生養於肝藏 肝生筋 酸味入肝自肝藏布化生成於筋膜也 筋生心 酸氣榮養筋膜畢已自筋流化入乃於心 其在天爲玄 玄謂玄冥也丑之終東方白寅之初天色反黑太虛皆闇在天爲玄象可見 新校正云詳在天爲玄至化生氣七句通言六氣五行生化之大法非東方獨有之也而王注玄謂丑之終寅之初天色黑則專言在東方不兼諸方此注未通 在人爲道 正理之道生養之政化也 在地爲化 化生化也有生化而後有萬物萬物無非化氣以生成者也 化生五味 金玉土石草木菜果根莖枝葉花殼實核無識之類皆地化生也 道生智 智正知也慮遠也知正則不疑於事慮遠則不涉於危以道處之理符於智靈樞經曰因慮而處物謂之智 玄生神 神用無方深微莫測迹見形隱物鮮能期由是則玄冥之中神明棲據隱而不見玄生神明也 化生氣 飛走蚑行鱗介毛倮羽五類變化內屬神機雖爲五味所該然其生禀則異故又曰化生氣也此上七句通言六氣五行生化之大法非東方獨有之也 新校正云按陰陽應象大論及天元紀大論無化生氣一句 神在天爲風 鳴紊啓坼風之化也振拉摧拔風之用也歲屬厥陰在上則風化於天厥陰在下則風行於地 在地爲木 長短曲直木之體也幹舉機發木之用也 在體爲筋 維結束絡筋之體也繻縱卷舒筋之用也 在氣爲柔 木化宣發風化所行則物體柔耎 在藏爲肝 肝有二布葉一小葉如木甲折之象也各有支絡脈遊中以宜發陽和之氣魂之宮也爲將軍之官謀慮出焉乘丁歲則肝藏及經絡先受邪而爲病也膽府同 其性爲暄 暄溫也肝木之性也 其德爲和 敷布和氣於萬物木之德也 新校正云按氣交變大論云其德敷和 其用爲動 風搖而動無風則萬類皆靜 新校正云按木之用爲動火太過之政亦爲動蓋火木之主暴速故俱爲動 其色爲蒼 有形之類乘木之化則外色皆見薄青之色今東方之地草木之上色皆蒼遇丁歲則蒼物兼白及黃色不純也 其化爲榮 榮美色也四時之中物見華榮顏色鮮麗者皆木化之所生也 新校正云按氣交變大論云其化生榮 其蟲毛 萬物發生如毛在皮 其政爲散 發散生氣於萬物 新校正云按氣交變大論云其政舒啓 詳木之政散平木之政發散木太過之政散土不及之氣散金之用散落木之災散落所以爲散之異有六而散之義惟二一謂發散之散是木之氣也二謂散落之散是金之氣所爲也 其令宣發 陽和之氣舒而散也 其變摧拉 摧拔成者也 新校正云按氣交變大論云其變振發 其眚爲隕 隕墜也大風暴

起草泯木墜　新校正云按氣交變大論云其災散落 **其味為酸** 夫物之化之變而有酸味者皆木氣之所成敗也今東方之野生味多酸 **其志為怒** 怒直聲也怒所以威物 **怒傷肝** 凡物之用極皆自傷也怒發於肝而反傷肝藏 **悲勝怒** 悲發而怒止勝之信也　新校正云詳五志悲當為憂蓋憂傷意悲傷魂故云悲勝怒也 **風傷肝** 亦猶風之折木也風生於木而反折之用極而衰　新校正云按陰陽應象大論云風傷筋 **燥勝風** 風自木生燥為金化風餘則制之以燥肝盛則治之以涼涼清所行金之氣也 **酸傷筋** 酸寫肝氣寫甚則傷其氣靈樞經曰酸走筋筋病無多食酸以此爾走筋謂宣行其氣速疾也氣血肉骨同　新校正云詳注云靈樞經云乃是素問宣明五氣篇文按甲乙經以此為素問王云靈樞經者誤也 **辛勝酸** 辛金味故勝木之酸酸餘則勝之以辛也 **南方生熱** 陽盛所生 相火君火之政也太虛昏翳其若輕塵山川悉然熱之氣也大明不彰其色如丹鬱熱之氣也若行雲暴升嵸然葉積乍盈乍縮崖谷之熱也 **熱生火** 熱甚之氣火運盛明故曰熱生火火者盛陽之生化也熱氣施化則炎暑鬱燠其為變極則燔灼銷融運乘癸酉癸未癸巳癸卯癸丑癸亥歲則熱化不足若乘戊辰戊寅戊子戊戌戊申戊午歲則熱化有餘火有君火相火故曰熱生火又云火也 **火生苦** 物之味苦者皆始自火之生化也甘物遇火體焦則苦苦從火化其可徵也 **苦生心** 苦物入胃化入於心故諸癸歲則苦化少諸戊歲則苦化多 **心生血** 苦味自心化已則布化生血脈 **血生脾** 苦味營血已自血流化生養脾也 **其在天為熱** 亦神化氣也暄暑鬱蒸熱之化也炎赫沸騰熱之用也歲屬少陰少陽在上則熱化於天在下則熱行於地 **在地為火** 光顯炳明火之體也燔燎焦然火之用也 **在體為脉** 流行血氣脈之體也壅泄虛實脈之用也絡脈同 **在氣為息** 息長也 **在藏為心** 心形如未敷蓮花中有九空以導引天真之氣神之宇也為君主之官神明出焉乘癸歲則心與經絡受邪而為病小腸府亦然 **其性為暑** 暑熱也心之氣性也 **其德為顯** 明顯見象定而可取火之德也　新校正云按氣交變大論云其德彰顯 **其用為躁** 火性躁動不專定也 **其色為赤** 生化之物乘火化者悉表備赭丹之色今南方之地草木之上皆兼赤色乘癸歲則赤色之物兼黑及白也 **其化為茂** 茂蕃盛也　新校正云按氣交變大論云其化蕃茂 **其蟲羽** 參差長短象火之形 **其政為明** 明曜彰見無所蔽匿火之政也　新校正云按氣交變大論云其政明曜又按火之政明水之氣明水火異而明同者火之明明于外水之明明于內明雖同而實異也 **其令鬱蒸** 鬱盛也蒸熱也言盛熱氣如蒸也　新校正云詳注謂鬱為盛其義未安按王冰注五常政大論云鬱謂鬱燠不舒暢也當如此解 **其變炎爍** 熱甚炎赫爍石流金火之極變也　新校正云按氣交變大論云其變銷爍 **其眚燔焫** 燔焫山川旋及屋宇火之災也　新校正



云按氣交變大論云其災燔焫 **其味為苦** 物之化之變而有苦味者皆火氣之所合散也今南方之野生物多苦 **其志為喜** 喜悅樂也悅以和志 **喜傷心** 言其過也喜發於心而反傷心亦由風之折木也過則氣竭故見傷也 **恐勝喜** 恐至則喜樂皆泯勝喜之理目擊道存恐則水之氣也 **熱傷氣** 天熱則氣伏不見人熱則氣促喘急熱之傷氣理亦可徵此皆謂大熱也小熱之氣猶生諸氣也陰陽應象大論曰壯火散氣少火生氣此其義也 **寒勝熱** 寒勝則熱退陰盛則陽衰制熱以寒是求勝也 **苦傷氣** 大凡如此尔苦之傷氣以其燥也苦加以熱則傷尤甚也何以明之飲酒氣促多則喘急此其信也苦寒之物偏服歲久益火滋甚亦傷氣也暫以方治乃同少火反生氣也　新校正云詳此論所傷之旨有三東方曰風傷肝酸傷筋中央曰濕傷肉甘傷脾西方曰辛傷皮毛是自傷者也南方曰熱傷氣苦傷氣北方曰寒傷血鹹傷血是傷已所勝也西方曰熱傷皮毛是被勝傷已也凡此五方所傷之例有三若太素則俱云自傷焉 **鹹勝苦** 酒得鹹而解物理昭然火苦之勝制以水鹹 **中央生濕** 中央土也高山土濕泉出地中水源山隈雲生巖谷則其象也夫性內蘊動而為用則雨降雲騰中央生濕不遠信矣故歷侯記土潤溽暑於六月謂是也 **濕生土** 濕氣內蘊土體乃全濕則土生乾則土死死則庶類凋喪生則萬物滋榮此濕氣之化爾濕氣施化則土宅而雲騰雨降其為變極則驟注土崩也運乘已巳已卯已丑已亥已酉已未之歲則濕化不足乘甲子甲戌甲申甲午甲辰甲寅之歲則濕化有餘也 **土生甘** 物之味甘者皆始自土之生化也 **甘生脾** 甘物入胃先入於脾故諸已歲則甘少化諸甲歲甘多化 **脾生肉** 甘味入脾自脾藏布化長生脂肉 **肉生肺** 甘氣營肉已自肉流化乃生養肺藏也 **其在天為濕** 言神化也柔潤重澤濕之化也埃鬱雲雨濕之用也歲屬太陰在上則濕化於天太陰在下則濕化於地 **在地為土** 敦靜安鎮聚散復形群品以生土之體也含垢匿穢靜而下民為變化母土之德也　新校正云詳注云靜而下民為土之德下民之義恐字誤也 **在體為肉** 覆裹筋骨氣發其間肉為用也腠密不時中外否閉肉之動也 **在氣為充** 土氣施化則萬象盈 **在藏為脾** 形象馬蹄內包胃脘象土形也經絡之氣交歸於中以營運真靈之氣意之舍也為倉廩之官化物出焉乘已歲則脾及經絡受邪而為病　新校正云詳肝心肺腎四藏注各言府同獨此注不言胃府同者闕文也 **其性靜兼** 兼謂兼寒熱暄涼之氣也白虎通曰脾之為言并也謂四氣并之也 **其德為濡** 津濕潤澤土之德也　新校正云按氣交變大論云其德溽蒸 **其用為化** 化謂兼諸四化并已為五化所謂風化熱化燥化寒化周萬物而為生長化成收藏也 **其色為黃** 物乘土化則表見黅黃之色今中央之地草木之上皆兼黃色乘已歲則黃色之物兼蒼及黑 **其化為盈** 盈滿也土化所及則萬物盈滿　新校正云按氣交變大論云其化豐備 **其蟲倮** 倮露皮革無毛介也 **其政為謐** 謐靜

也土性安靜　新校正云按氣交變大論云其政安靜詳土之政謐水太過其政謐者蓋水太過而土下承之故其政亦謐　**其令雲雨** 濕氣布化之所成　**其變動注** 動反靜也地之動則土失性風搖不安注雨久下也久則垣岸復爲土矣　新校正云按氣交變大論云其變驟注　**其眚淫潰** 淫久雨也潰土崩潰也　新校正云按氣交變大論云其災霖潰　**其味爲甘** 物之化之變而有甘味者皆土化之所終始也今中原之地物味多甘淡　**其志爲思** 思以成務　新校正云按靈樞經曰因志而存變謂之思　**思傷脾** 思勞於智過則傷脾　**怒勝思** 怒則不思忿而忘禍則勝可知矣思甚不解以怒制之調性之道也　**濕傷肉** 濕甚爲水水盈則腫水下去已形肉已消傷肉之驗近可知矣　**風勝濕** 風木氣故勝土濕濕甚則制之以風　**甘傷脾** 過節也　新校正云按陰陽應象大論云甘傷肉　**酸勝甘** 甘餘則制之以酸所以救脾氣也　**西方生燥** 陽氣已降陰氣復升氣爽風勁故生燥也夫巖谷青埃川源蒼翠煙浮草木遠望氤氳此金氣所生燥之化也夜起白朦輕如微霧遐邇一色星月皎如此萬物陰成亦金氣所生白露之氣也太虛埃昏氣鬱黃黑視不見遠無風自行從陰之陽如雲如霧此殺氣也亦金氣所生霜之氣也山谷川澤濁昏如霧氣鬱蓬勃慘然戚然咫尺不分此殺氣將用亦金氣所生運之氣也天雨大霖和氣西起雲卷陽曜太虛廓清燥生西方義可徵也若西風大起木偃雲騰是爲燥與濕爭氣不勝也故當復雨然西風雨晴天之常氣假有東風雨止必有西風復雨因雨而乃自晴觀是之爲則氣有往復動有燥濕變化之象不同其用矣由此則天地之氣以和爲勝暴發奔驟氣所不勝則多爲復也　**燥生金** 氣勁風切金鳴聲遠燥生之信視聽可知此則燥化能令萬物堅定也燥之施化於物如是其爲變極則天地悽慘肅殺氣行人悉畏之草木凋落運乘乙丑乙卯乙巳乙未乙酉乙亥之歲則燥化不足乘庚子庚寅庚辰庚午庚申庚戌之歲則燥化有餘歲氣不同生化異也　**金生辛** 物之有辛味者皆始自金化之所成也　**辛生肺** 辛物入胃先入於肺故諸乙歲則辛少化諸庚歲則辛多化　**肺生皮毛** 辛味入肺自肺藏布化生養皮毛也　**皮毛生腎** 辛氣自入皮毛乃流化生氣入腎藏也　**其在天爲燥** 神化也霧露清勁燥之化也肅殺凋零燥之用也歲屬陽明在上則燥化於天陽明在下則燥行於地者也　**在地爲金** 從革堅剛金之體也鋒劍銛利金之用也　新校正云按別本銛作括　**在體爲皮毛** 柔韌包裹皮毛之體也滲泄津液皮毛之用也　**在氣爲成** 物乘金化則堅成　**在藏爲肺** 肺之形似人肩二布葉數小葉中有二十四空行列以分布諸藏清濁之氣主藏魄也爲相傅之官治節出焉乘乙歲則肺與經絡受邪而爲病也大腸府亦然　**其性爲涼** 涼清也肺之性也　**其德爲清** 金以清涼爲德化　新校正云按氣交變大論云其德清潔　**其用爲固** 固堅定也　**其色爲白** 物乘金化



則衣彰縞素之色今西方之野草木之上色皆兼白乘乙歲則白色之物兼赤及蒼也　**其化爲斂** 斂收也金化流行則物體堅斂　新校正云按氣交變大論云其化緊斂詳金之化爲斂而本不及之氣亦斂者蓋木不及而金務之故爲斂也　**其蟲介** 介甲也外被介甲金堅之象也　**其政爲勁** 勁前銳也　新校正云按氣交變大論云其政勁切　**其令霧露** 涼氣化生　**其變肅殺** 天地慘悽人所不喜則其氣也　**其眚蒼落** 青乾而凋落　**其味爲辛** 夫物之化之變而有辛味者皆金氣之所離合也今西方之野草木多辛　**其志爲憂** 憂慮也思也　新校正云詳王注以憂爲思有害於義按本論思爲脾之志憂爲肺之志是憂非思明矣又靈樞經曰愁憂則閉塞而不行又云愁憂而不解則傷意若是則憂者愁也非思也　**憂傷肺** 愁憂則氣閉塞而不行肺藏氣故憂傷肺　**喜勝憂** 神悅則喜故喜勝憂　**熱傷皮毛** 火有二別故此再舉熱傷之形證也火氣薄爍則物焦乾故熱氣盛則皮毛傷也　**寒勝熱** 以陰消陽故寒勝熱　新校正云按太素作燥傷皮毛熱勝燥　**辛傷皮毛** 過節也辛熱又甚焉　**苦勝辛** 苦火味故勝金之辛　**北方生寒** 陽氣伏陰氣升政布而大行故寒生也太虛澄淨黑氣浮空天色黯然高空之寒氣也若氣似散漫本末皆黑微見川澤之寒氣也太虛清白空猶雪映遐邇一色山谷之寒氣也太虛白昏火明不翳如霧雨氣遐邇肅然北望色玄凝雰夜落此水氣所生寒之化也太虛凝陰白埃昏翳天地一色遠視不分此寒濕凝結雪之將至也地裂水冰河渠乾涸枯澤浮鹹木斂土堅是土勝水水不得自清水所生寒之用也　**寒生水** 寒資陰化水所出生此寒氣之生化爾寒氣施化則水冰雪霰其爲變極則水涸冰堅運乘丙寅丙子丙戌丙申丙午丙辰之歲則寒化大行乘辛未辛巳辛卯辛丑辛亥辛酉之歲則寒化少　**水生鹹** 物之有鹹味者皆始自水化之所成結也水澤枯涸鹵鹹乃蕃滄海味鹹鹽從水化則鹹因水産其事炳然煎水味鹹近而可見　**鹹生腎** 鹹物入胃先歸於腎故諸丙歲鹹物多化諸辛歲鹹物少化　**腎生骨髓** 鹹味入腎自腎藏布化生養骨髓也　**髓生肝** 鹹氣自生骨髓乃流化生氣入肝藏也　**其在天爲寒** 神化也凝慘冰雪寒之化也凜冽霜雹寒之用也歲屬太陽在上則寒化於天太陽在下則寒行於地　**在地爲水** 陰氣布化流於地中則爲水泉澄澈流衍水之體也漂蕩沒溺水之用也　**在體爲骨** 強幹堅勁骨之體也包裹髓腦骨之用也　**在氣爲堅** 柔耎之物遇寒則堅寒之化　**在藏爲腎** 腎藏有二形如豇豆相並而曲附於膂筋外有脂裹裹白表黑主藏精也爲作強之官伎巧出焉乘辛歲則腎藏及經絡受邪而爲病膀胱府同　**其性爲凜** 凜寒也腎之性也　**其德爲寒** 水以寒爲德化　新校正云按氣交變大論其德淒滄　**其用爲** 本闕　**其色爲黑** 物乘水成則表被玄黑之色今北方之野草木之上色皆兼黑乘辛歲則黑色之物兼黃及赤也　**其**

化爲肅肅靜也　新校正云按氣交變大論云其化淸謐詳水之化爲肅而金之政太過者爲肅平金之政勁肅金之變肅殺者何也蓋水之化肅者肅靜也金之政肅者肅殺也文雖同而事異者也其蟲鱗鱗謂魚蛇之族類其政爲靜水性澄澈而淸靜　新校正云按氣交變大論云其政凝肅詳水之政爲靜而平土之政安靜土太過之政亦爲靜土不及之政亦爲靜定水土異而靜同者非同也水之靜淸淨也土之靜安靜也其令本闕其變凝冽寒甚故致是　新校正云按氣交變大論云其變凝冽其眚冰雹非時而有及暴過也　新校正云按氣交變大論云其災冰雪霜雹其味爲鹹夫物之化之變而有鹹味者皆水化之所凝散也今北方川澤地多鹹鹵其志爲恐恐以遠禍恐傷腎恐甚動中則傷腎靈樞經曰恐懼而不解則傷精腎藏精故精傷而傷及於腎也思勝恐思見禍機故無憂恐思一作憂非也寒傷血明勝心也寒甚血凝故傷血也燥勝寒寒化則水積燥用則物堅燥與寒兼故相勝也天地之化物理之常也鹹傷血味過於鹹則咽乾引飲傷血之義斷可知矣甘勝鹹渴飲甘泉咽乾自已甘爲土味故勝水鹹　新校正云詳自上歧伯曰至此與陰陽應象大論同小有增損而注頗異五氣更立各有所先當其歲時氣乃先也非其位則邪當其位則正先立運然後知非位與當位者也帝曰病之生變何如歧伯曰氣相得則微不相得則甚木居火位火居土位土居金位金居水位水居木位木居君位如是者爲相得又木居水位水居金位金居土位土居火位火居木位如是者雖爲相得終以子僭居父母之位下陵其上猶爲小逆也木居金土位火居金水位土居水木位金居火木位水居火土位如是者爲不相得故病甚也皆先立運氣及司天之氣則氣之所在相得與不相得可知矣帝曰主歲何如歧伯曰氣有餘則制己所勝而侮所不勝其不及則己所不勝侮而乘之己所勝輕而侮之木餘則制土輕忽於金以金氣不爭故木恃其餘而欺侮也又木少金勝土反侮木以木不及故土妄凌之也四氣卒同侮謂而凌忽之也侮反受邪或以己強盛或過彼衰微不度卑弱妄行凌忽雖侮而求勝故終必受邪侮而受邪寡於畏也受邪各謂受己不勝之邪也然捨己宮觀適他鄉邦外強中乾邪盛真弱寡於敬畏由是納邪故曰寡於畏也　新校正云按六節藏象論曰未至而至此謂太過則薄所不勝而乘所勝命曰氣淫至而不至此謂不及則所勝妄行而所生受病所不勝而薄之命曰氣迫卽此之義也帝曰善



# 六微旨大論篇第六十八

黃帝問曰嗚呼遠哉天之道也如迎浮雲若視深淵深淵靜瀅而澄澈故視之可測其深淺浮雲飄泊而視深淵尙可測迎浮雲莫知其極合散故迎之莫詣其邊涯言蒼天之象如淵可視乎鱗介運化之道猶雲莫測其去留六氣深微其於運化當知是喻矣　新校正云詳此文與疏五過論文重夫子數言謹奉天道余聞而藏之心私異之不知其所謂也願夫子溢志盡言其事令終不滅久而不絕天之道可得聞乎運化生成之道也歧伯稽首再拜對曰明乎哉問天之道也此因天之序盛衰之時也帝曰願聞天道六六之節盛衰何也六六之節經已啓問天師夫數其旨故重問之歧伯曰上下有位左右有紀上下謂司天地之氣二也餘左右四氣在歲之左右也故少陽之右陽明治之陽明之右太陽治之太陽之右厥陰治之厥陰之右少陰治之少陰之右太陰治之太陰之右少陽治之此所謂氣之標蓋南面而待也標末也聖人南面而立以闚氣之至也故曰因天之序盛衰之時移光定位正立而待之此之謂也移光謂日移光定位謂面南觀氣正立觀歲數氣之至則氣可待之也少陽之上火氣治之中見厥陰少陽南方火故上見火氣治之與厥陰合故中見厥陰也陽明之上燥氣治之中見太陰陽明西方金故上燥氣治之與太陰合故燥氣之下中見太陰也太陽之上寒氣治之中見少陰太陽北方水故上寒氣治之與少陰合故寒氣之下中見少陰也　新校正云按六元正紀大論云太陽所至爲寒生中爲溫與此義同厥陰之上風氣治之中見少陽厥陰東方木故上風氣治之與少陽合故風氣之下中見少陽也少陰之上熱氣治之中見太陽少陰東南方君火故上熱氣治之與太陽合故熱氣之下中見

太陽也　新校正云按六元正紀大論云少陰所至爲熱生中爲寒與此義同太陰之上濕氣治之中見陽明太陰西南方土故上濕氣治之與陽明合故濕氣之下中見陽明也所謂本也本之下中之見也見之下氣之標也本謂元氣也氣則爲主則文言著矣　新校正云詳注云文言著矣疑誤本標不同氣應異象本者應之元標者病之始病生形用求之標方施其用求之本標本不同求之中見法萬全　新校正云按至眞要大論云六氣標本不同氣有從本者有從標本者有不從標本者少陽太陰從本少陰太陽從本從標陽明厥陰不從標本從乎中故從本者化生於本從標本者有標本之化從中者以中氣爲化帝曰其有至而至有至而不至有至而太過何也皆謂天之六氣也初之氣起於立春前十五日餘二三四五終氣次至而分治六十日餘八十七刻半岐伯曰至而至者和至而不至來氣不及也未至而至來氣有餘也時至而氣至和平之應此則爲平歲也假令甲子歲氣有餘於癸亥歲未當至之期先時而至也乙丑歲氣不足於甲子歲當至之期後時而至也故曰來氣不及來氣有餘也言初氣之至期如此歲氣有餘六氣之至皆先時歲氣不及六氣之至皆後時先時後至後時先至各差十三日而應也



新校正云按金匱要略云有未至而至有至而不至有至而不去有至而太過冬至之後得甲子夜半少陽起少陰之時陽始生天得溫和以未得甲子天因溫和此爲未至而至也以得甲子而天未溫和此爲至而不至以得甲子而天寒不解此爲至而不去以得甲子而天溫如盛夏時此爲至而太過此亦論氣應之一端也帝曰至而不至未至而至如何言太過不及歲當至晚至早之時應也岐伯曰應則順否則逆逆則變生變則病當期爲應愆時爲否天地之氣生化不息无正礙也不應有而有應有而不有是造化之氣失常失常則氣變變常則氣血紛撓而爲病也天地變而失常則萬物皆病帝曰善請言其應岐伯曰物生其應也氣脉其應也物之生榮有常時脉之至有常期有餘歲早不及歲晚皆依期至也帝曰善願聞地理之應六節氣位何如岐伯曰顯明之右君火之位也君火之右退行一步相火治之日出謂之顯明則卯地氣分春也自春分後六十日有奇斗建卯正至于巳正君火位也自斗建巳正至未之中三之氣分相火治之所謂少陽也君火之位所謂少陰熱之分也天度至此暄淑大行居熱之分不行炎暑君之德也少陽居之爲僭逆大熱早行疫癘乃生陽明居之爲溫涼不時太陽居之爲寒雨間熱厥陰居之爲風濕雨生羽蟲少陰居之爲天下疵疫以其得位君令宣行故也太陰居之爲時雨火有二位故以君火爲六氣之始也相火則夏至日前後各三十日也少陽之分火之位也天度至此炎熱大行少陽居之爲熱暴至草萎河乾炎亢濕化晚布陽明居之爲涼氣間發太陽居之爲寒氣間至熱爭冰雹厥陰居之爲風熱大行雨生羽蟲少陰居之爲大暑炎亢太陰居之爲雲雨雷電退謂南面視之在位之右也一步凡六十日又八十七刻半餘氣同法復行一步土氣治之雨之分也卽秋分前六十日而有奇斗建未正至酉之中四之氣也天度至此雲雨大行濕蒸乃作少陽居之爲炎熱沸騰雲雨雷雹陽明居之爲淸雨霧露太陽居之爲寒雨害物厥陰居之爲暴風雨摧拉雨生倮蟲少陰居之爲寒熱氣反用山澤浮雲暴雨溽蒸太陰居之爲大雨霪霔復行一步金氣治之燥之分也卽秋分後六十日而有奇自斗建酉正至亥之中五之氣也天度至此萬物皆燥少陽居之爲溫淸更正萬物乃榮陽明居之爲大涼燥疾太陽居之爲早寒厥陰居之爲涼風大行雨生介蟲少陰居之爲秋濕熱病時行太陰居之爲時雨沉陰復行一步水氣治之寒之分也卽冬至日前後各三十日自斗建亥至丑之中六之氣也天度至此寒氣大行少陽居之爲冬溫蟄蟲不藏流水不冰陽明居之爲燥寒勁切太陽居之爲大寒凝冽厥陰居之爲寒風摽揚雨生鱗蟲少陰居之爲蟄蟲出見流水不冰太陰居之爲凝陰寒雪地氣濕也復行一步木氣治之風之分也



卽春分前六十日而有奇也自斗建丑正至卯之中初之氣也天度至此風氣乃行天地神明號令之始也天之使也少陽居之爲溫疫至陽明居之爲淸風霧露朦昧太陽居之爲寒風切冽霜雪水冰厥陰居之爲大風發榮雨生毛蟲少陰居之爲熱風傷人時氣流行太陰居之爲風雨凝陰不散復行一步君火治之熱之分也復春分始也自斗建卯正至巳之中二之氣也凡此六位終紀一年六六三百六十日六八四百八十刻六七四十二刻其餘半刻積而爲三約終三百六十五度也餘奇細分率之可也相火之下水氣承之熱盛水承條蔓柔弱湊潤衍溢水象可見　新校正云按六元正紀大論云少陽所至爲火生終爲蒸溽則水承之義可見又云少陽所至爲摽風燔燎霜凝亦下承之水氣也水位之下土氣承之寒甚物堅水冰流涸土象斯見承下明矣　新校正云按六元正紀大論云太陽所至爲寒雪冰雹白埃則土氣承之之義也土位之下風氣承之疾風之後時雨乃零是則濕爲風吹化而爲雨　新校正云按六元正紀大論云太陰所至爲濕生終爲注雨則土位之下風氣承之而爲雨也又云太陰所至爲雷霆驟注列風則風承之義也風位之下金氣承之風動氣淸萬物皆燥金承木下其象昭然　新校正云按六元正紀大論云厥陰所至爲風生終爲肅則金承之義可見又云厥陰所至飄怒大涼亦金承之義也金位之下火氣承之鍛金生熱則火流金乘火之上理無妄也　新校正云按六元

正紀大論云陽明所至爲散落溫則火乘之義也 君火之下陰精承之 君火之位大熱不行蓋爲陰精制承其下也諸以所勝之氣乘於下者皆折其摽盛此天地造化之大體爾　新校正云按六元正紀大論云少陰所至爲熱生中爲寒則陰承之義可知又云少陰所至爲大暄寒亦其義也又按六元正紀云水發而雹雪土發而飄驟木發而毀折金發而清明火發而曛昧何氣使然曰氣有多少發有微甚微者當其氣甚者兼其下徵其下氣而見可知也所謂徵其下者即此六承氣也 帝曰何也岐伯曰亢則害承迺制制則生化外列盛衰害則敗亂生化大病 亢過極也物惡其極 帝曰盛衰何如岐伯曰非其位則邪當其位則正邪則變甚正則微帝曰何謂當位岐伯曰木運臨卯火運臨午土運臨四季金運臨酉水運臨子所謂歲會氣之平也 非太過非不及是謂平運主歲也平歲之氣物生脉應皆必合期無先後也　新校正云詳木運臨卯丁卯歲也火運臨午戊午歲也土運臨四季甲辰甲戌己丑己未歲也金運臨酉乙酉歲也水運臨子丙子歲也內戊午己丑己未乙酉又爲太一天符 帝曰非位何



如岐伯曰歲不與會也 不與本辰相逢會也 帝曰土運之歲上見太陰火運之歲上見少陽少陰 少陰少陽皆火氣 金運之歲上見陽明木運之歲上見厥陰水運之歲上見太陽柰何岐伯曰天之與會也 天氣與運氣相逢會也　新校正云詳土運之歲上見太陰己丑己未也火運之歲上見少陽戊寅戊申也上見少陰戊子戊午也金運之歲上見陽明乙卯乙酉也木運之歲上見厥陰丁巳丁亥也水運之歲上見太陽丙辰丙戌內己丑己未戊午乙酉又爲太一天符按六元正紀大論云太過而同天化者三不及而同天化者亦三戊子戊午太徵上臨少陰戊寅戊申太徵上臨少陽丙辰丙戌太羽上臨太陽如是者三丁巳丁亥少角上臨厥陰乙卯乙酉少商上臨陽明己丑己未少宮上臨太陰如是者三臨者太過不及皆曰天符 故天元冊曰天符天符歲會何如岐伯曰太一天符之會也 是謂三合一者天會二者歲會三者運會也天元紀大論曰三合爲治此之謂也　新校正云按太一天符之詳其天之紀大論注中 帝曰其貴賤何如岐伯曰天符爲執法歲位爲行令太一天符爲貴人 執法猶相輔行令猶方伯貴人猶君主 帝曰邪之中也柰何岐伯曰中執法者其病速而危 執法官人之繩準自爲邪僻故病速而危 中行令者其病徐而持 方伯无執法之權故無速害病但執持而已 中貴人者其病暴而死 義无凌犯故病則暴而死 帝曰位之易也何如岐伯曰君位臣則順臣位君則逆逆則其病近其害速順則其病遠其害微所謂二火也 相火居君火是臣位居君位故逆也君火居相火是君居臣位君臨臣位故順也遠謂里遠近謂里近也 帝曰善願聞其步何如岐伯曰所謂步者六十度而有奇 奇謂八十七刻又十分刻之五也 故二十四步積盈百刻而成日也 此言天度之餘也夫言周天之度者三百六十五度四分度之一也二十四步正四歲也四分度之一二十五刻也四歲氣乘積已盈百刻故成一日度一日也 帝曰六氣應五行之變何如岐伯曰位有終始氣有初中上下不同求之亦異也



位地位也氣天氣也氣與位互有差移故氣之初天用事氣之中地主之地主則氣流于地天用則氣騰於天初與中皆分天步而率刻爾初中各三十日餘四十三刻四分刻之三也 帝曰求之柰何岐伯曰天氣始於甲地氣始於子子甲相合命曰歲立謹候其時氣可與期 子甲相合命曰歲立則甲子歲也謹候水刻早晏則六氣悉可與期爾 帝曰願聞其歲六氣始終早晏何如岐伯曰明乎哉問也甲子之歲初之氣天數始於水下一刻 常起於平明寅初一刻艮中之南也　新校正云按戊辰壬申丙子庚辰甲申戊子壬辰丙申庚子甲辰戊申壬子丙辰庚申歲同此所謂辰甲子歲氣會同陰陽法以是爲三合 終於八十七刻半 子正之中夜之半也外十二刻半入二氣之初諸餘刻同入也 二之氣始於八十七刻六分 子中之左也 終於七十五刻 戌之後四刻也外二十五刻入次三氣之初率 三之氣始於七十六刻 亥初之一刻 終於六十二刻半 酉正之中也外三十七刻半差入後 四之氣始於六十二刻六分 酉中之北 終於五十刻

未後之四刻也外五十刻差入後 五之氣始於五十一刻 申初之一刻 終於三十七刻半 午正之中畫之半也外六十二刻半差入後 六之氣始於三十七刻六分 午中之西 終於二十五刻 辰正之後四刻外七十五刻差入後 所謂初六天之數也 天地之數二十四氣乃大會而同故命此曰初六天數也 乙丑歲初之氣天數始於二十六刻 巳初之一刻 新校正云按己巳癸酉丁丑辛巳乙酉己丑癸巳丁酉辛丑乙巳己酉癸丑丁巳辛酉歲同所謂巳酉丑歲氣會同也 終於一十二刻半 卯正之中 二之氣始於一十二刻六分 卯中之南 終於水下百刻 丑後之四刻 三之氣始於一刻 又寅初之一刻 終於八十七刻半 子正之中 四之氣始於八十七刻六分 子中正東 終於七十五刻 戌後之四刻 五之氣始於七十六刻 亥初之一刻 終於六十二刻半 酉正之中 六之氣始於六十二刻六分 酉中之北 終於五十刻 未後之四刻 所謂六二天之數也 一六爲初六二六爲六二名次也



丙寅歲初之氣天數始於五十一刻 申初之一刻 新校正云按庚午甲戌戊寅壬午丙戌庚寅甲午戊戌壬寅丙午庚戌甲寅戊午壬戌歲同此所謂寅午戌歲氣會同 終於三十七刻半 午正之中 二之氣始於三十七刻六分 午中之西 終於二十五刻 辰後之四刻 三之氣始於二十六刻 巳初之一刻 終於一十二刻半 卯正之中 四之氣始於一十二刻六分 卯中之南 終於水下百刻 丑後之四刻 五之氣始於一刻 寅初之一刻 終於八十七刻半 子正之中 六之氣始於八十七刻六分 子中之左 終於七十五刻 戌後之四刻 所謂六三天之數也 丁卯歲初之氣天數始於七十六刻 亥初之一刻 新校正云按辛未乙亥己卯癸未丁亥辛卯乙未己亥癸卯丁未辛亥乙卯己未癸亥歲同此所謂卯未亥歲氣會同 終於六十二刻半 酉正之中 二之氣始於六十二刻六分 酉中之北 終於五十刻 未後之四刻 三之氣始於五十一刻 申初之二刻 終於三十七刻半 午正之中 四之氣始於三十七刻六分 午中之西 終於二十五刻 辰後之四刻 五之氣始於二十六刻 巳初之一刻 終於一十二刻半 卯正之中 六之氣始於一十二刻六分 卯中之南 終於水下百刻 丑後之四刻 所謂六四天之數也 次戊辰歲初之氣復始於一刻 常如是無已周而復始 始自甲子年終於癸亥歲常以四歲爲一小周一十五周爲一大周以辰命歲則氣可與期 帝曰 願聞其歲候何如 歧伯曰 悉乎哉問也 日行一周天氣始於一刻 甲子歲也 日行再周天氣始於二十六刻 乙丑歲也 日行三周天氣始於五十一刻 丙寅歲也 日行四周天氣始於七十六刻 丁卯歲也 日行五周天氣復始於一刻 戊辰歲也餘五十五歲循環周而復始矣 所謂一紀也 法以四年爲一紀循環不已餘三歲一會同故有三合也



是故寅午戌歲氣會同 卯未亥歲氣會同 辰申子歲氣會同 巳酉丑歲氣會同 終而復始 陰陽法以是爲三合者緣其氣會同也不爾則各在一方義無由合 帝曰 願聞其用也 歧伯曰 言天者求之本 言地者求之位 言人者求之氣交 本謂天六氣寒暑燥濕風火也三陰三陽由是生化故云本所謂六元者也位謂金木火土水君火也天地之氣上下相交人之所處者也 帝曰 何謂氣交 歧伯曰 上下之位 氣交之中 人之居也 自天之下地之上則二氣交合之分也人居地上故氣交合之中人之居也是以化生變易皆在氣交之中也 故曰 天樞之上 天氣主之 天樞之下 地氣主之 氣交之分 人氣從之 萬物由之 此之謂也 天樞當齊之兩傍也所謂身半矣伸臂指天則天樞正當身之半也三分折之上分應天下分應地中分應氣交天地之氣交合之際所遇寒暑燥濕風火勝復之變之化故人氣從之萬物生化悉由而合散也 帝曰 何謂初中 歧伯曰 初凡三十度而有奇

中氣同法奇謂三十日餘四十三刻又四十分刻之三十也初中相合則六十日餘八十七刻半也以各餘四十分刻之三十故云中氣同法也帝曰初中何也岐伯曰所以分天地也以是知氣高下生人病主之也帝曰願卒聞之岐伯曰初者地氣也中者天氣也氣之初天用事天用事則地氣之上騰於太虛之內氣之中地氣主之地氣主則天氣下降於有質之中帝曰其升降何如岐伯曰氣之升降天地之更用也升謂上升降謂下降升極則降降極則升升降不已故彰天地之更用也帝曰願聞其用何如岐伯曰升已而降降者謂天降已而升升者謂地氣之初地氣升氣之中天氣降升已而降以下彰天氣之下流降已而升以上表地氣之上應天氣下降地氣上騰天地交合泰之象也易曰天地交泰是以天地之氣升降常以三十日半下上下上不已故萬物生化無有休息而各得其所也天氣下降氣流于地地氣上升氣騰于天故高下相召升降相因而變作矣氣有勝復故變生也　新校正云按六元正紀大論云天地之氣盈虛何如曰天氣不足地氣隨之地氣不足天氣從之運居其中而常先也惡所不勝歸所和同隨運歸從而生其病也故上勝則天氣降而下下勝則地氣遷而上多少而差其分微者小差甚者大差甚則位易氣交易則大變生而病作矣帝曰善寒濕相遘燥熱相臨風火相值其有閒乎岐伯曰氣有勝復勝復之作有德有化有用有變變則邪氣居之夫撫掌成聲沃火生沸物之交合象出其間萬類交合亦由是矣天地交合則八風鼓折六氣交馳於其間故氣不能正者反成邪氣帝曰何謂邪乎邪者不正之目也天地勝復則寒暑燥濕風火六氣互爲邪也岐伯曰夫物之生從於化物之極由乎變變化之相薄成敗之所由也夫氣之有生化也不見其形不知其情莫測其所起莫究其所止而萬物自生自化近成無極是謂天和見其象彰其動震烈剛暴飄泊驟卒拉堅摧殘摺折鼓慄是謂邪氣故物之生也靜而化成其毀也躁而變革是以生從於化極由乎變變化不息則成敗之由常在生有涯分者言有終始爾　新校正云按天元紀大論云物生謂之化物極謂之變也故氣有往復用有遲速四者之有而化而變風之來也天地易位寒暑移方水火易處當動用時氣之遲速往復故不



常在雖不可究識意端然微甚之用而爲化爲變風所由來也人氣不勝因而感之故病生焉風匪求勝於人也帝曰遲速往復風所由生而化而變故因盛衰之變耳成敗倚伏遊乎中何也夫倚伏者禍福之萌也有禍者福之所倚也有福者禍之所伏也由是故禍福互爲倚伏物盛則衰樂極則哀是福之極故爲禍所倚否極之泰未濟之濟是禍之極故爲福所伏然吉凶成敗目擊道存不可以終自然之理故無尤也岐伯曰成敗倚伏生乎動動而不已則變作矣動靜之理氣有常運其微也爲物之化其甚也爲物之變化流於物故物得之以生變行於物故物得之以死由是成敗倚伏生於動之微甚遲速爾豈唯氣獨有是哉人在氣中養生之道進退之用當皆然也　新校正云按至眞要大論云陰陽之氣清靜則化生治動則苛疾起此之謂也帝曰有期乎岐伯曰不生不化靜之期也人之期可見者二也天地之期不可見也夫二可見者一曰生之終也其二曰變易與上同體然後捨小生化歸於大化以死後猶化變未已故可見者二也天地終極人壽有分長短不相及故人見之者鮮矣帝曰不生化乎言亦有不生不化者乎岐伯曰出入廢則神機化滅升降息則氣立孤危出入謂喘息也升降謂化氣也夫毛羽倮鱗介及飛走蚑行皆生氣根於身中以神爲動靜之主故曰神機也然金玉土石鎔埏草木皆生氣根於外假氣以成立主持故曰氣立也五常政大論曰根于中者命曰神機神去則機息根于外者命曰氣立氣止則化絕此之謂也故無是四者則神機與氣立者生死皆絕　新校正云按易云本乎天者親上本乎地者親下周禮大宗伯有天產地產大司徒云動物植物即此神機氣立之謂也故非出入則無以生長壯老已非升降則無以生長化收藏夫自東自西自南自北者假出入息以爲化主因物以全質者陰陽升降之氣以作生源若非此道則無能致是生者也是以升降出入無器不有包藏生氣者皆謂生化之器觸物然矣夫竅橫者皆有出入去來之氣竅竪者皆有陰陽升降之氣往復於中何以明之則壁窓戶牖兩面伺之皆承來氣衝擊於人是則出入氣也夫陽升則井寒陰升則水煖以物投井及葉墜空中翩翩不疾皆升氣所礙也虛管溉滿捻上懸之水固不泄爲無升氣而不能降也空瓶小口頓溉不入爲氣不出而不能入也由是觀之升無所不降降無所不升無出則不入無入則不出夫群品之中皆出入升降不失常守而云非化者未之有也有識無識有情無情去出入已升降而云存者未之有也故曰升降出入無器不有故器者生化之宇器散則分之生化息矣器謂天地及諸身也宇謂屋宇也以其身形包藏府藏受納神靈與天地同故皆名器也諸身

者小生化之器宇太虛者廣生化之器宇也生化之器自有小大無不散也夫小大器皆生有涯分散有遠近也 故無不出入無不升降 眞生假立形器者無不有此二者 化有小大期有近遠 近者不見遠謂遠者無涯遠者無常見近而嘆有其涯矣既近遠不同期合散殊時節即有無交競異見常乖及至分散之時則近遠同歸於一變 四者之有而貴常守 四者謂出入升降也有出入升降則爲常守有出無入有入無出有升無降有降無升則非生之氣也若非胎息道成居常而生則未之有屏出入息泯升降之氣而能存其生化者故貴常守 反常則災害至矣 出入升降生化之元生故不可無之反常之道則神去其室生之微絕非災害而何哉 故曰無形無患此之謂也 夫喜於遂悅於色畏於難懼於禍外惡風寒暑濕內繁飢飽愛欲皆以形無所隱故常嬰患累於人間也若便想慕滋蔓嗜慾無厭外附權門內豐情僞則動以牢網坐招燔焫欲思釋縛其可得乎是以身爲患階衛老子曰吾所以有大患者爲吾有身及吾無身吾有何患此之謂也夫身形與太虛釋然消散復未知生化之氣爲有而聚耶爲無而滅乎 帝曰善有不生不化乎 言人有逃陰陽免生化而不生不化無始無終同太虛自然者乎 歧伯曰悉乎哉問也與道合同惟眞人也 眞人之身隱見莫測出入天地內外順道至眞以生其爲小也入於無間其爲大也過虛空界不與道如一其孰能爾乎 帝曰善



重廣補注黃帝內經素問卷第十九

天元紀大論 鐫子泉切

五運行大論 憑扶冰切 凝音芝 倮音晝 眚所景切 嵸音摠 塹慈濫切 溽音辱 黅音今 銛音括 疢音撤

六微旨大論 霪音淫 霔音注 涸胡各切 蚑音祁 蜒式連切

重廣補注黃帝內經素問卷第二十

啟玄子次注林億孫奇高保衡等奉敕校正孫兆重改誤

氣交變大論　五常政大論

氣交變大論篇第六十九 新校正云詳此論專明氣交之變乃五運太過不及德化政令災變勝復爲病之事

黃帝問曰五運更治上應天朞陰陽往復寒暑迎隨眞邪相薄內外分離六經波蕩五氣傾移太過不及專勝兼并願言其始而有常名可得聞乎 朞三百六十五日四分日之一也專勝謂五運主歲太過也兼并謂主歲之不及也常名謂布化於太虛人身參應病之形診也 新校正云按天元紀大論云五運相襲而皆治之終朞之日周而復始又云五氣運行各終朞日太始天元冊文曰萬物資始五運終天即五運更治上應天朞之義也 歧伯稽首再拜對曰昭乎哉問也是明道也此上帝所貴先師傳之臣雖不敏往聞其旨 言非已心之生知備聞先人往古受傳之遺旨也 帝曰余聞得其人不教是謂失道傳非其人慢泄天寶余誠菲德未足以受至道然而衆子哀其不終願夫子保於無窮流於無極余司其事則而行之奈何 至道者非傳之難非知之艱行之難聖人愍念蒼生同居永壽故屈身降志請受於天師太上貴德故後已先人苟非其人則道無虛授黃帝欲仁慈惠遠博愛流行尊道下身拯乎黎庶乃曰余司其事則而行之也 歧伯曰請遂言之也上經曰夫道者上知天文下知地理中知人事可以長久此之謂也 夫道者大無不包細無不入故天文地理人事咸通 新校正云詳夫道者一節與著至教論文重 帝曰何謂也歧伯曰本氣位也位天者天文也位地者地理也通於人氣之變化者人事也故太過者先天不及者後天所謂治化而人應

之也三陰三陽司天司地以表定陰陽生化之紀是謂位天位地也五運居中司人氣之變化故曰通於人氣也先天後天謂生化氣之變化所主時也太過歲化先時至不及歲化後時至帝曰五運之化太過何如太過謂歲氣有餘也　新校正云詳太過五化其五常政大論中岐伯曰歲木太過風氣流行脾土受邪木餘故土氣卑屈民病飧泄食減體重煩冤腸鳴腹支滿上應歲星飧泄謂食不化而下出也脾虛故食減體重煩冤腸鳴腹支滿也歲木氣太盛歲星光明逆守星屬分皆災也　新校正云按藏氣法時論云脾虛則腹滿腸鳴飧泄食不化甚則忽忽善怒眩冒巔疾凌犯太甚則遇於金故自病　新校正云按玉機眞藏論云肝脉太過則令人喜怒忽忽眩冒巔疾爲肝實而然則此病不獨木太過遇金自病肝實亦自病也化氣不政生氣獨治雲物飛動草木不寧甚而搖落反脇痛而吐甚衝陽絕者死不治上應太白星諸壬歲也木餘土抑故不能布政於萬物也生氣木氣也太過故獨治而生化也風不務德非分而動則太虛之中雲物飛動草木不寧動而不止金則勝之故甚則草木搖落也脇反痛木乘土也衝陽胃脉也木氣勝而土氣乃絕故死也金復而太白逆守屬星者危也其災之發害於東方人之內應則先害於脾後傷肝也書曰滿招損此其類也　新校正云詳此太過五化言星之例有三木與土運先言歲鎮後言勝已之星火與金運先言熒惑太白次言勝已之星後再言熒惑太白水運先言辰星次言鎮星後再言辰星兼見已勝之星也歲火太過炎暑流行金肺受邪火不以德則邪害於金若以德行則政和平也民病瘧少氣欬喘血溢血泄注下嗌燥耳聾中熱肩背熱上應熒惑星少氣謂氣少不足以息也血泄謂血利便血也血溢謂血上出於七竅也注下謂水利也中熱謂胸心之中也背謂胸中之府肩接近之故胸心中及肩背熱也火氣太盛則熒惑光芒逆臨宿屬分皆災也　新校正云詳火盛而剋金寒熱交爭故爲瘧按藏氣法時論云肺病者欬喘肺虛者少氣不能報息耳聾嗌乾甚則胸中痛脇支滿脇痛膺背肩胛間痛兩臂內痛新校正云按藏氣法時論云心病者胸中痛脇支滿脇下痛膺背肩甲間痛兩臂內痛身熱骨痛而爲浸淫火無德令縱熱害金水爲復讐故火自病　新校正云按玉機眞藏論云心脉太過則令人身熱而膚痛爲浸淫此云骨痛者誤也歲火太過… 



歲水…

氣不行長氣獨明雨水霜寒今詳水字當作冰上應辰星金氣退避火氣獨行水氣折之故雨霖冰雹及偏降霜寒而殺物也水復於火天象應之辰星逆淩乃降災於物也古辰星者常在日之前後三十度其災發之當至南方在人之應則內先傷肺後反傷心　新校正云按五常政大論雨水霜寒作雨冰霜雹上臨少陰少陽火燔焫水泉涸物焦槁新校正云按五常政大論云赫曦之紀上徵而收氣後又六元正紀大論云戊子戊午太徵上臨少陰戊寅戊申太徵上臨少陽臨者太過不及皆曰天符病反譫妄狂越欬喘息鳴下甚血溢泄不已太淵絕者死不治上應熒惑星諸戊歲也戊午戊子歲少陰上臨戊寅戊申歲少陽上臨是謂天符之歲也太淵肺脉也火勝而金絕故死火既太過又火熱上臨兩火相合故形斯候熒惑逆犯宿屬皆危　新校正云詳戊辰戊戌歲上見太陽是謂天刑運故當盛而不得盛則火化減半非太過又非不及也歲土太過雨濕流行腎水受邪土無德乃爾民病腹痛清厥意不樂體重煩冤上應鎮星腹痛謂大腹小腹痛也清厥謂足逆冷也意不樂如有隱憂也土來刑水象應之鎮星逆犯宿屬則災　新校正云按藏氣法時論云腎病者身重腎虛者大腹小腹痛清厥意不樂甚則肌肉萎足痿不收行善瘈脚下痛飲發中滿食減四支不舉脾主肌肉外應四支又其脉起於足中指之端循核骨內側斜出絡跗故病如是　新校正云按藏氣法時論云脾病者身重善飢肉痿足不收行善瘈脚下痛又玉機眞藏論云脾太過則令人四支不舉變生得位新校正云詳太過五化獨此言變生得位者舉一而四氣可知也又以土王時月難知故此詳言之也藏氣伏化氣獨治之泉涌河衍涸澤生魚風雨大至土崩潰鱗見于陸病腹滿溏泄腸鳴反下甚而太谿絕者死不治上應歲星諸甲歲也得位謂季月也藏水氣也化土氣也化太過故水藏伏匿而化氣獨治土勝木復故風雨大至水泉涌河渠溢乾澤生魚濕既甚矣風又鼓之故土崩潰土崩潰謂垣頹岸仆山落地入也河溢泉涌枯澤水滋鱗物豐盛故見于陸地也太谿腎脉也土勝而水絕故死木來折土天象逆臨加其宿屬正可憂也　新校正云按藏氣法時論云脾虛則腹滿腸鳴飧泄食不化也歲金太過燥氣流行肝木受邪金暴虐乃爾民病兩脇下少腹痛目赤痛眥瘍耳無所聞兩脇謂兩乳之下脇之下也少腹謂齊下兩傍髎骨內也目赤謂白睛色赤也痛謂滲痛也眥謂四際瞼睫之本也肅殺而甚則體重煩冤

胸痛引背兩脇滿且痛引少腹上應太白星金氣已過肅殺又甚木氣
內畏威而病生金盛應天太白明大加臨宿屬心受災害　新校正云按藏氣法時論云肝病者兩脇下痛引少腹肝虛則目䀮䀮無所見耳無所聞又玉機
眞藏論云肝脉不及則令人胸痛引背下則兩脇胠滿也甚則喘欬逆氣肩背痛尻陰股膝
髀腨䯒足皆病上應熒惑星火氣復之自生病也天象示應在熒惑逆加守宿屬則可憂也　新校正云按
藏氣法時論云肺病者喘欬逆氣肩背痛汗出尻陰股膝髀腨䯒足皆痛收氣峻生氣下草木斂蒼乾
凋隕病反暴痛胠脇不可反側新校正云詳此云反暴痛不言何所痛者按至眞要大論云心
脇暴痛不可反側則此乃心脇暴痛也欬逆甚而血溢太衝絕者死不治上應太
白星諸庚歲也金氣峻虐木氣被刑火未來復則如是也斂謂已生枝葉斂附其身也太衝肝脉也金勝而木絕故死當是之候太白應之逆守星
屬病皆危也　新校正云按庚子庚午庚寅庚申歲上見少陰少陽司天是謂天刑運金化減半故當盛而不得盛非太過又非不及也歲水太
過寒氣流行邪害心火木不務德暴虐乃然民病身熱煩心躁悸陰
厥上下中寒譫妄心痛寒氣早至上應辰星悸心跳動也譫亂語也妄妄見
聞也天氣水盛辰星瑩明加其宿屬災乃至新校正云按陰厥在後金不及復則陰厥有注甚則腹大脛腫喘欬
寢汗出憎風新校正云按藏氣法時論云腎病者腹大脛腫喘欬身重寢汗出憎風再詳太過五化水言化氣不政生氣獨治火言收
氣不行長氣獨明土言藏氣伏長氣獨治金言收氣峻生氣下木當言藏氣乃盛長氣失政今獨亡者闕文也大雨至埃霧朦
鬱上應鎭星水盛不已爲土所乘故彰斯候埃霧朦鬱土之氣腎之脉從足下上行入腹從腎上貫肝鬲入肺中循喉嚨故生是病腎
爲陰故寢則汗出而憎風也臥寢汗出卽其病也夫土氣勝折水之强故鎭星明盛昭其應也上臨太陽雨冰雪霜
不時降濕氣變物新校正云按五常政大論云流衍之紀上羽而長氣不化又六元正紀大論云丙辰丙戌太羽上臨太陽
臨者太過不及皆曰天符病反腹滿腸鳴溏泄食不化新校正云按藏氣法時論云脾虛則腹滿腸鳴
飱泄食不化渴而妄冒神門絕者死不治上應熒惑辰星諸丙歲也
丙辰丙戌歲太陽上臨是謂天符之歲也寒氣太甚故雨化爲冰雪雨冰則霰也霜不時降彰其寒也土復其水則大雨霖霪濕氣內深故物皆濕變神門心



脉也水勝而火絕故死水盛太甚則熒惑減曜辰星明瑩加以逆守宿屬則危亡也　新校正云詳太過五獨記火水之上臨者火臨火水臨水爲天符故也
火臨水爲逆水臨木爲順火臨土爲順水臨土爲運勝天火臨金爲天刑運水臨金爲逆更不詳出也又此獨言上應熒惑辰星舉此一例餘從而可知也
帝曰善其不及何如謂政化少也　新校正云詳不及五化具五常政大論中岐伯曰悉乎
哉問也歲木不及燥迺大行淸冷時至加之薄寒是謂燥氣燥金氣也生氣失應草
木晚榮後時之謂失應也肅殺而甚則剛木辟著悉萎蒼乾上應
太白星天地凄滄日見朦昧謂雨非雨謂晴非晴人意慘然氣象凝斂是爲肅殺甚也剛勁硬也辟著謂辟著枝莖乾而不落也柔耎也蒼青也
柔木之葉青色不變而乾卷也木氣不及金氣乘之太白之明光芒而照其空也民病中清胠脇痛少腹痛
腸鳴溏泄涼雨時至上應太白星新校正云按不及五化民病證中上應之星皆言運星失色畏
星加臨宿屬爲災此獨言畏星不言運星者經文闕也當云上應太白星歲星其穀蒼金氣乘木肝之病也乘此氣者腸中自鳴而溏泄者卽無
胠脇少腹之痛疾也微者善之甚者止之遇夏之氣亦自止也遇秋之氣而復有之涼雨時至謂應時而至也金土齊化故涼雨俱行火氣來復則夏雨少金
氣勝木太白臨之加其宿屬分皆災也金勝畢歲火氣不復則蒼色之穀不成實也　新校正云詳中清胠脇痛少腹痛爲金乘木肝病之狀腸鳴溏泄乃脾
病之證蓋以木少脾土無畏侮反受邪之故也上臨陽明生氣失政草木再榮化氣
迺急上應太白鎭星其主蒼早諸丁歲也丁卯丁酉歲陽明上臨是謂天刑之歲也金氣承天
下勝於木故生氣失政草木再榮生氣失政故木華晚啓金氣抑木故秋夏始榮結實成熟以化氣急速故晚結成就也金氣勝木天應同之故太白之見光
芒明盛木氣既少土氣無制故化氣生長急速木少金勝天氣應之故鎭星太白潤而明也蒼色之物又早凋落木少金乘故也　新校正云按不及五化獨
紀木上臨陽明土上臨厥陰水上臨太陰不紀木上臨厥陰土上臨太陰金上臨陽明者經之旨各記其甚者也故於太過運中只言火臨火水臨水此不及
運中只言木臨金土臨木水臨土故不言厥陰臨木太陰臨土陽明臨金也復則炎暑流火濕性燥柔
脆草木焦槁下體再生華實齊化病寒熱瘡瘍疿胗
癰痤上應熒惑太白其穀白堅火氣復金夏生大熱故萬物濕性時變爲燥流火爍物故柔脆
草木及蔓延之類皆上乾死而下體再生若辛熱之草死不再生也小熱者死少大熱者死多火大復已土氣間至則涼雨降其酸苦甘鹹性寒之物乃再發

生新開之與先結者齊承化而成熟火復其金太白減曜熒惑上應則益光芒加其宿屬則皆災也以火反復故曰白堅之穀秀而不實白露早降收殺氣行寒雨害物蟲食甘黃脾土受邪赤氣後化心氣晚治上勝肺金白氣迺屈其穀不成欬而鼽上應熒惑太白星陽明上臨金自用事故白露早降寒涼大至則收殺氣行以太陽居土濕之位寒濕相合故寒雨害物少於成實金行伐木假途於土子居母內蟲之象也故甘物黃物蟲蠹食之清氣先勝熱氣後復復已乃勝故火赤之氣後生化也赤後化謂草木赤華及赤實者皆後時而再榮秀也其五藏則心氣晚王勝於肺心勝於肺則金之白氣乃屈退也金穀稻也鼽鼻中水出也金爲火勝天象應同故太白芒減熒惑益明

歲火不及寒迺大行長政不用物榮而下凝慘而甚則陽氣不化迺折榮美上應辰星火少水勝故寒迺大行長政不用則物容卑下火氣既少水氣洪盛天象出見辰星益明民病胸中痛脇支滿兩脇痛膺背肩胛間及兩臂內痛新校正云詳此證與火太過甚則反病之狀同傍見藏氣法時論鬱冒朦昧心痛暴瘖胸腹大脇下與腰背相引而痛新校正云按藏氣法時論云心虛則胸腹大脇下與腰背相引而痛甚則屈不能伸髖髀如別上應熒惑辰星其穀丹諸癸歲也患以其脉行於是也火氣不行寒氣禁固髖髀如別屈不得伸水行乘火故熒惑芒減丹穀不成辰星臨其宿屬之分則皆災也復則埃鬱大雨且至黑氣迺辱病鶩溏腹滿食飲不下寒中腸鳴泄注腹痛暴攣痿痺足不任身上應鎮星辰星玄穀不成埃鬱雲雨土之用也復寒之氣必以濕濕氣內淫則生腹疾身重故如是也黑氣水氣也辱屈辱也鶩鴨也土復於水故鎮星明潤臨犯宿屬則民受病災矣

歲土不及風迺大行化氣不令草木茂榮飄揚而甚秀而不實上應歲星木死德也木氣專行故化氣不令生氣獨擅故草木茂榮飄揚而甚是木不以德土氣薄少故物實不成不實謂粃惡也尤不及木乘之故歲星之見潤而明也民病飧泄霍亂體重腹痛筋骨繇復肌肉瞤酸善怒藏氣舉事蟄



蟲早附咸病寒中上應歲星鎮星其穀黅諸己歲也風客於胃故病如是土氣不及水與齊化故藏氣舉事蟄蟲早附於陽氣之所人皆病中寒之疾也繇搖也筋骨搖動已復常則已繇復也土抑不伸若歲星臨宿屬則皆災也新校正云詳此文云筋骨繇復王氏雖注義不可解按至眞要大論云筋骨繇併疑此復字併字之誤也復則收政嚴峻名木蒼凋胸脇暴痛下引少腹善大息蟲食甘黃氣客於脾黅穀迺減民食少失味蒼穀迺損金氣復木故名木蒼凋金入於上母懷子也故甘物黃物蟲食其中金入土中故氣客於脾金氣大來與土仇復故黅減實穀不成也上應太白歲星太白芒盛歲減明也一經少此六字缺文耳上臨厥陰流水不冰蟄蟲來見藏氣不用白迺不復上應歲星民迺康己亥己巳歲厥陰上臨其歲少陽在泉火司于地故蟄蟲來見流水不冰也金不得復故歲星之象如常民康不病　新校正云詳木不及上臨陽明水不及上臨太陰俱後言復此先言復而後舉上臨之候者蓋白迺不復嫌於此年有復也

歲金不及炎火迺行生氣迺用長氣專勝庶物以茂燥爍以行上應熒惑星火不務德而襲金危炎火既流則夏生大熱生氣舉用故庶物蕃茂燥爍氣至物不勝之爍勝之爍石流金涸泉焦草山澤燔燎雨乃不降炎火大盛天象應之熒惑之見而大明也民病肩背瞀重鼽嚏血便注下收氣迺後上應太白星其穀堅芒諸乙歲也瞀謂悶也受熱邪故生是病收金氣也火先勝故收氣後火氣勝金金不能盛若熒惑逆守宿屬之分皆受病　新校正云詳其穀堅芒白色可見故不云其穀白也經云上應太白以前後例相照經脫熒惑二字及詳王注言熒惑逆守之事益知經中之闕也復則寒雨暴至迺零冰雹霜雪殺物陰厥且格陽反上行頭腦戶痛延及腦頂發熱上應辰星新校正云詳不及之運剋我者行勝我者之子來復當來復之後勝星減曜復星明大此只言上應辰星而不言熒惑者闕文也當云上應辰星熒惑丹穀不成民病口瘡甚則心痛寒氣折火則見冰雹霜雪冰雹先傷而霜雪後損皆失氣之常也其災害迺傷於赤化也諸不及而爲勝所犯子氣復之者皆歸其方也陰厥謂寒逆也格至也亦拒也水行折火以救困金天象應之辰星明瑩赤色之穀爲霜雹損之

歲水不及濕迺大行長氣反用

其化迺速暑雨數至上應鎮星（濕大行謂數雨也化速謂物早成也火濕齊化故暑雨數至乘水不及而土勝之鎮星之象增益光明逆凌留犯其又甚矣）民病腹滿身重濡泄寒瘍流水腰股痛發膕腨股膝不便煩寃足痿清厥腳下痛甚則跗腫藏氣不政腎氣不衡上應辰星其穀秬（藏氣不能由其政令故腎氣不能內致和平衡平也辰星之應當減其明或遇鎮星臨屬宿者乃災　新校正云詳經云上應辰星注言鎮星以前後例相校此經闕鎮星二字）上臨太陰則大寒數舉蟄蟲早藏地積堅冰陽光不治民病寒疾於下甚則腹滿浮腫上應鎮星（新校正云詳木不及上臨陽明上應太白鎮星此獨言鎮星而不言熒惑者文闕也蓋水不及而又上臨太陰則鎮星明盛以應土氣專盛水既益弱則熒惑無畏而明大）其主黅穀（諸辛歲也辛丑辛未歲上臨太陰太陽在泉故大寒數舉也土氣專盛故鎮星益明黅穀應天歲成也）復則大風暴發草偃木零生長不鮮面色時變筋骨併辟肉瞤瘛目視𥇦𥇦物疏璺肌肉胗發氣并鬲中痛於心腹黃氣迺損其穀不登上應歲星（木復其土故黃氣反損而黅穀不登也謂實不成無以登祭器也木氣暴復歲星下臨宿屬分者災　新校正云詳此當云上應歲星鎮星爾）帝曰善願聞其時也岐伯曰悉哉問也木不及春有鳴條律暢之化則秋有霧露清涼之政春有慘淒殘賊之勝則夏有炎暑燔爍之復其眚東（化和氣也勝金氣也復火氣也火復於金悉因其木故災眚之作皆在東方餘眚同　新校正云按木火不及先言春夏之化秋冬之政者先言木火之政化次言勝復之變也）其藏肝其病內舍胠脇外在關節（東方用之主也）火不及夏有炳明光顯之化則冬有嚴肅霜寒之政夏有慘淒凝冽之勝則不時有埃昏大雨之復其眚南（化火德也勝水虐也復土變也南方火也）其藏心其病內舍膺脇外

內經二十　八

在經絡（南方心之主也）土不及四維有埃雲潤澤之化則春有鳴條鼓拆之政四維發振拉飄騰之變則秋有肅殺霖霪之復其眚四維（東南東北西南西北方也維隅也謂日在四隅月也　新校正云詳土不及亦先言政化次言勝復）其藏脾其病內舍心腹外在肌肉四支（四維中央脾之主也）金不及夏有光顯鬱蒸之令則冬有嚴凝整肅之應夏有炎爍燔燎之變則秋有冰雹霜雪之復其眚西其藏肺其病內舍膺脇肩背外在皮毛（西方肺之主也）水不及四維有湍潤埃雲之化則不時有和風生發之應四維發埃昏驟注之變則不時有飄蕩振拉之復其眚北（飄蕩振拉大風所作　新校正云詳金水不及先言火土之化令與應故不當秋冬而言也次言者火土勝復之變也與木火土之例不同者互文也）其藏腎其病內舍腰脊骨髓外在谿谷踹膝（肉之大會為谷肉之小會為谿肉分之間谿谷之會以行榮衛以會大氣）夫五運之政猶權衡也高者抑之下者舉之化者應之變者復之此生長化成收藏之理氣之常也失常則天地四塞矣（失常之理則天地四時之氣閉塞而無所運行故動必有靜勝必有復乃天地陰陽之道）故曰天地之動靜神明為之紀陰陽之往復寒暑彰其兆此之謂也（新校正云按故曰已下與五運行大論同上兩句又與陰陽應象大論文重彼云陰陽之升降寒暑彰其兆也）帝曰夫子之言五氣之變四時之應可謂悉矣夫氣之動亂觸遇而作發無常會卒然災合何以期之岐伯曰夫氣之動變固不常在而德化政令災變不同其候也帝曰何謂也岐伯曰東方生風風生木其德敷和

內經二十　九

其化生榮其政舒啟其令風其變振發其災散落敷布和氣也榮滋榮也舒展也啟開也振怒也發出也散謂物飄零而散落也　新校正云按五運行大論云其德爲和其化爲榮其政爲散其令宣發其變摧拉其眚爲隕義與此通南方生熱熱生火其德彰顯其化蕃茂其政明曜其令熱其變銷爍其災燔焫新校正云詳五運行大論云其德爲顯其化爲茂其政爲明其令鬱蒸其變炎爍其眚燔焫中央生濕濕生土其德溽蒸其化豐備其政安靜其令濕其變驟注其災霖潰溽濕也蒸熱也驟注急雨也霖久雨也潰爛泥也　新校正云按五運行大論云其德爲濡其化爲盈其政爲謐其令雲雨其變動注其眚淫潰西方生燥燥生金其德清潔其化緊斂其政勁切其令燥其變肅殺其災蒼隕緊縮也斂收也勁銳也切急也燥乾也肅殺謂風動草樹聲若乾也殺氣太甚則木青乾而落也　新校正云按五運行大論云其德爲清其化爲斂其政爲勁其令霧露其變肅殺其眚蒼落北方生寒寒生水其德淒滄其化清謐其政凝肅其令寒其變凓冽其災冰雪霜雹淒滄薄寒也謐靜也肅中外嚴整也凓冽甚寒也冰雪霜雹寒氣凝結所成水復火則非時而有也　新校正云按五運行大論云其德爲寒其化爲肅其政爲靜其變凝冽其眚冰雹是以察其動也有德有化有政有令有變有災而物由之而人應之也夫德化政令和氣也其動靜勝復施於萬物皆悉生成變與災殺氣也其出暴速其動驟急其行損傷雖皆天地自爲動靜之用然物有不勝其動者且損且病且死焉帝曰夫子之言歲候不及其太過而上應五星今夫德化政令災眚變易非常而有也卒然而動其亦爲之變乎岐伯曰承天而行之故無妄動無不應也卒然而動者氣之交變也其不應焉故曰應常不應卒此之謂也德化政令氣之常也災眚變易氣卒交會而有勝負者也常謂歲四時之氣不差晷刻者不常不久也帝曰其應奈何岐伯曰各從其氣化

內經二十　十

也歲星之化以風應之熒惑之化以熱應之鎮星之化以濕應之太白之化以燥應之辰星之化以寒應之氣變則應故各從其氣化也上文言復勝皆上應之今經言應常不應卒所謂無大變易而不應然其勝復當色有枯燥潤澤之異無見小大以應之帝曰其行之徐疾逆順何如岐伯曰以道留久逆守而小是謂省下以道謂順行留久謂過應留之日數也省下謂察天下人君之有德有過者也以道而去去而速來曲而過之是謂省遺過也順行已去已去輒逆行而速委曲而經過是謂遺其過而輒省察之也行急行緩往多往少蓋謂罪之有大有小按其遺而斷之久留而環或離或附是謂議災與其德也環謂如環之遶盤迴而不去也火議罪金議殺土木水議德也應近則小應遠則大近謂犯星常在遠謂犯星去久大小謂喜慶及罰罪事芒而大倍常之一其化甚大常之二其眚即也甚謂政令大行也發謂起也即至也金火有之小常之一其化減小常之二是謂臨視省下之過與其德也省謂省察萬國人吏侯王有德有過者也故侯王人吏安可不深思誠慎邪德者福之過者伐之有德則天降福以應之有過者天降禍以淫之則知禍福無門惟人所召爾是以象之見也高而遠則小下而近則大見物之理也故大則喜怒邇小則禍福遠象見高而小既未即禍亦未即福象見下而大福既不遠禍亦未遙但當修德省過以候厥終苟未能慎禍而務求福祐豈有是者哉歲運太過則運星北越火運火星木運木星之類也北越謂北而行也運氣相得則各行以道無剋伐之嫌故守常而各行於中道故歲運太過畏星失色而兼其母木失色而兼火火失色而兼蒼土失色而兼赤金失色而兼黃水失色而兼白是謂兼其母也不及則色兼其所不勝木兼白色火兼玄色土兼蒼色金兼赤色水兼黃色是謂兼不勝也肖者瞿瞿莫知其妙閔閔之當孰者爲良新校正云詳肖者至爲良與蘭臺祕典論重彼有注妄行無徵示畏侯王不識天意心私度之妄言災咎卒無徵驗適足以示畏之兆於侯王熒惑於庶民矣帝曰其災應何如岐伯曰亦各從其化也故時至有盛衰凌犯有逆順留守有多少形

內經二十　十一

見有善惡宿屬有勝負徵應有吉凶矣五星之至相王爲時盛囚死爲衰東行凌犯爲順災輕西行凌犯爲逆災重留守日多則災深留守日少則災淺星喜潤則爲見善星怒燥憂喪則爲見惡宿屬謂所生月之屬二十八宿及十二辰相分所屬之位也命勝星不災不害不勝星爲災小重命與星相得雖災無害災者獄訟疾病之謂也雖五星凌犯之事時遇星之囚死時月雖災不成然火犯留守逆臨則有誣譖獄訟之憂金犯則有刑殺氣鬱之憂木犯則有震驚風鼓之憂土犯則有中滿下利胕腫之憂水犯則有寒氣衝稸之憂故曰徵應有吉凶也帝曰其善惡何謂也岐伯曰有喜有怒有憂有喪有澤有燥此象之常也必謹察之夫五星之見也從夜深見之人見之喜星之喜也見之畏星之怒也光色微曜乍明乍暗星之憂也光色迥然不彰不瑩不與衆同星之喪也光色圓明不盈不縮怡然瑩然星之喜也光色勃然臨人芒彩滿溢其象懍然星之怒也澤洪潤也燥乾枯也帝曰六者高下異乎岐伯曰象見高下其應一也故人亦應之觀象覩色則中外之應人天咸一矣帝曰善其德化政令之動靜損益皆何如岐伯曰夫德化政令災變不能相加也天地動靜陰陽往復以德報德以化報化政令災眚及動復亦然故曰不能相加也勝復盛衰不能相多也勝盛復盛勝微復微不應以盛報微以化報變故曰不能相多也往來小大不能相過也勝復日數多少皆同故曰不能相過也用之升降不能相無也木之勝金必報火土金水皆然未有勝而無報者故氣不能相使無也各從其動而復之耳動必有復察動以言復也易曰吉凶悔吝者生乎動此之謂歟天雖高不可度地雖廣不可量以氣動復言之其猶視其掌矣帝曰其病生何如岐伯曰德化者氣之祥政令者氣之章變易者復之紀災眚者傷之始氣相勝者和不相勝者病重感於邪則甚也祥善應也章程也式也復紀謂報復之綱紀也重感謂年氣已不及天氣又見尅殺之氣是爲重感重謂重累也帝曰善所謂精光之論大聖之業宣明大道通於無窮究於無極也余聞之善言天者必應於人善言古者必驗於今善言氣者必彰



於物善言應者同天地之化善言化言變者通神明之理非夫子孰能言至道歟太過不及歲化無窮氣交遷變流於無極然天垂象聖人則之以知吉凶何者歲太過而星大或明瑩歲不及而星小或失色故吉凶可指而見也吉凶者何謂物稟五常之氣以生成莫不上參應之有否有宜故曰吉凶斯至矣故曰善言天者必應於人也言古之道而今必應之故曰善言古者必驗於今也化氣生成萬物皆稟故言氣應者以物明之故曰善言應者必彰於物也彰明也氣化之應如四時行萬物備故善言應者必同天地之造化也物生謂之化物極謂之變言萬物化變終始必契於神明運爲故言化變者通於神明之理聖人智周萬物無所不通故言必有發動無不應之也迺擇良兆而藏之靈室每旦讀之命曰氣交變非齋戒不敢發慎傳也靈室謂靈蘭室黃帝之書府也　新校正云詳此文與六元正紀大論末同

五常政大論篇第七十新校正云詳此篇統論五運有平氣不及太過之事次言地理有四方高下陰陽之異又言歲有不病而藏氣不應爲天氣制之而氣有所從之說仍言六氣五類相制勝而歲有胎孕不育之理而後明在泉六化五味有薄厚之異而以治法終之此篇之大槩如此而專名五常政大論者舉其所先者言也

黃帝問曰太虛寥廓五運迴薄衰盛不同損益相從願聞平氣何如而名何如而紀也岐伯對曰昭乎哉問也木曰敷和敷布和氣物以生榮火曰升明火氣高明土曰備化廣被化氣損於羣品金曰審平金氣清絜平而定水曰靜順水體清靜順於物也帝曰其不及奈何岐伯曰木曰委和陽和之氣委屈而少用也火曰伏明明曜之氣屈伏不申土曰卑監土雖卑少猶監萬物之生化也金曰從革從順革易堅成萬物水曰涸流水少故流注乾涸帝曰太過何謂岐伯曰木曰發生宣發生氣萬物以榮火曰赫曦盛明也土曰敦阜敦厚也阜高也土餘故高而厚金曰堅成氣爽風勁堅成庶物水曰流衍衍泮衍也溢也帝曰三氣之紀願聞其候岐伯曰悉乎哉問也新校正云按此論與五運行大論及陰陽應象

大論金匱眞言論相通 敷和之紀木德周行陽舒陰布五化宣平 自當其位不與物爭故五氣之化各布政令於四方无相干犯 新校正云按王注太過不及各紀年辰此平木運注不紀年辰者平氣之歲不可以定紀也或者欲補注云謂丁巳丁亥壬寅壬申歲者是未達也 其氣端 端直也豎也 其性隨 順於物化 其用曲直 曲直材幹皆應用也 其化生榮 木化宣行則物生榮而美 其類草木 木體堅高草形卑下然各有堅脆剛柔蔓結條屈者 其政發散 春氣發散物萬以生木之化也 其候溫和 和春之氣也 其令風 木之令行以和風 其藏肝 五藏之氣與肝同 其畏清 清金令也木性暄故畏清五運行大論曰木其性暄又曰燥勝風 其主目 陽升明見目與同也 其穀麻 色蒼也 新校正云按金匱眞言論云其穀麥與此不同 其果李 味酸也 其實核 中有堅核者 其應春 四時之中春化同 其蟲毛 木化宣行則毛蟲生 其畜犬也 如草木之生无所避 新校正云按金匱眞言論云其畜雞 其色蒼 木化宣行則物浮蒼翠 其養筋 酸入筋 其病裏急支滿 木氣所生 新校正云按金匱眞言論云是以知病之在筋也 其味酸 木化敷和則物酸味厚 其音角 調而直也 其物中堅

內經二十　十四

象土中之有木也 其數八 成數也 升明之紀正陽而治德施周普五化均衡 均等也衡平也 其氣高 火炎上 其性速 火性躁疾 其用燔灼 灼燒也燔之與灼皆火之用 其化蕃茂 長氣盛故物茂 其類火 五行之氣與火類同 其政明曜 德合高明火之政也 其候炎暑 氣之至也以是候之 其令熱 熱至乃令行 其藏心 心氣應之 心其畏寒 寒水令也心性暑熱故畏寒五運行大論曰心其性暑又曰寒勝熱 其主舌 火以燭幽舌申明也 其穀麥 色赤也 新校正云按金匱眞言論云其穀黍又藏氣法時論云麥也 其果杏 味苦也 其實絡 中有支絡者 其應夏 四時之氣夏氣同 其蟲羽 羽火象也火化宣行則羽蟲生 其畜馬 健決躁速火類同 新校正云按金匱眞言論云其畜羊 其色赤 色同火明 其養血 其病瞤瘛 火之性動也 新校正云按金匱眞言論云是以知病之在脉也 其味苦 升明氣化則物苦味純 其音徵 和而美 其物脉 中多支脉火之化也 其數七 成數也 備化之紀氣協天休德流四政五化齊修 土之德靜分助四方贊成金木水火之政土之氣厚應天休和之氣以生長收藏終而復始故五化齊修 其氣平 土之生也平而正 其性順 應順羣品悉化成也 其用高下 田土高下皆應用也 其化豐滿 豐滿萬物非土化不可也 其類土 五行之化土類同 其政安靜 土體厚土德靜故政化亦然 其候溽蒸 溽濕也蒸熱也 其令濕 濕化不絕竭則土令延長 其藏脾 脾氣同 其畏風 風木令也脾性雖四氣兼并然其所主猶畏木也五運行大論云脾其性靜兼又曰風勝濕 其主口 口體包容口主受納 其穀稷 色黃也 新校正云按金匱眞言論作稷藏氣法時論作粳 其果棗 味甘也 其實肉 中有肌肉者 其應長夏 長夏謂夫長養之夏土母土長于中以長而治故云長夏 新校正云按王注藏氣法時論云夏爲長夏者六月也土生於火長在夏中既長而王故云長夏又注六節藏象論云所謂 其蟲倮 無毛羽鱗甲土形同 其畜牛 成彼稼穡土之用也牛之應用其緩而和 其色黃 土同也 其養肉 所養者厚而靜 其病否 土性擁礙 新校正云按金匱眞言論云病在舌本是以知病之在肉也 其味甘 備化氣豐則物味甘厚 其音宮 大而重 其物膚 物稟備化之氣則多肌肉 其數五 生數也正土不虛加故也 審平之紀收而不爭殺而無犯五化宣明

內經二十　十五

犯謂刑犯於物也收而不爭殺而無犯匪審平之德何以能爲是哉 其氣潔 金氣以潔白瑩明爲事 其性剛 性剛故摧缺於物 其用散落 金用則萬物散落 其化堅斂 收斂堅強金之化也 其類金 審平之化金類同 其政勁肅 化急速而整肅也勁銳也 其候清切 清大涼也切急也風聲也 其令燥 燥乾也 其藏肺 肺氣之用同金化也 肺其畏熱 熱火令也肺性涼故畏火熱五運行大論曰肺其性涼 其主鼻 肺藏氣鼻通息也 其穀稻 色白也 新校正云按金匱眞言論作稻藏氣法時論作黃黍 其果桃 味辛也 其實殼 外有堅殼者 其應秋 四時之化秋氣同 其蟲介 外被堅甲者 其畜雞 性善鬬傷象金用也 新校正云按金匱眞言論云其畜馬 其色白 色同也 其養皮毛 堅同也 其病欬 有聲之病金之應也 新校正云按金匱眞言論云病在背是以知病之在皮毛也 其味辛 審平化治則物辛味正 其音商 和利而揚 其物外堅 金化宣行則物體外堅 其數九 成數也 靜順之紀藏而勿害治而善下五化咸整 治化也水之性下所以德全江海所以能爲百谷主者以其善下之也 其氣明 清淨明照水氣所主 其性下 歸流於下 其用沃

衍用非淨事故沫生而流溢沃沫也衍溢也其化凝堅藏氣布化則水物凝堅其類水淨順之化水同類其政流演井泉不竭河流不息則流演之義也其候凝肅凝寒也肅靜也寒來之氣候其令寒水令宣行則寒司物化其藏腎腎藏之用同水化也腎其畏濕濕土氣也腎性凜故畏土濕五運行大論曰腎其性凜其主二陰流注應同新校正云按金匱真言論曰北方黑色入通於腎開竅於二陰其穀豆色黑也新校正云按金匱真言論及藏氣法時論同其果栗味鹹也其實濡中有津液也其應冬四時之化冬氣同其蟲鱗鱗水化生其畜彘善下也彘豕也其色黑色同也其養骨髓氣入也其病厥厥氣逆也凌上也倒行不順也新校正云按金匱真言論云病在谿是以知病之在骨也其味鹹味同也其音羽深而和也其物濡水化豐洽庶物濡潤其數六成數也故生而勿殺長而勿罰化而勿制收而勿害藏而勿抑是謂平氣生氣主歲收氣不能縱其殺長氣主歲藏氣不能縱其罰化氣主歲生氣不能縱其制收氣主歲長氣不能縱其害藏氣主歲化氣不能縱其抑夫如是者皆天氣平地氣正五化之氣不以勝剋為用故謂曰平和氣也

委和之紀是謂勝生丁卯丁丑丁亥丁酉丁未丁巳之歲生氣不政化氣迺揚木少故生氣不政土寬故化氣迺揚長氣自平收令迺早火無忤犯故長氣自平木氣既少故收令迺早涼雨時降風雲並興涼金化也雨濕氣也風木化也雲濕氣也草木晚榮蒼乾凋落金氣有餘木不能勝故也新校正云詳委和之紀木不及而金氣乘之故蒼乾凋落非金氣有餘木不能勝也蓋木不足而金勝之也物秀而實膚肉內充歲生雖晚成者滿實土化氣速故如是也其氣斂收斂兼金氣故其用聚不布散也其動緛戾拘緩緛縮短也戾了戾也拘拘急也緩不收也其發驚駭大屈卒伸驚駭象也其藏肝內應肝其果棗李棗土李木實也新校正云詳李木實也按火土金水不及之果李當作桃王注亦非其實核殼核木殼金土其穀稷稻金土穀也其味酸辛味酸之物熟兼辛也其色白蒼蒼色之物熟兼白也其畜犬雞木從金畜其蟲毛介毛從介其主霧露淒滄金之化也其聲角商角從商其病搖動注恐木受邪也從金化也木不自政故化從金少角與判商同少角木不及故半與商金化同判半也新校正云按火土金水之文判作少則此當云少角與少商同不云少商者蓋少角之運共有六年而丁巳丁亥上角與正角同丁卯丁酉上商與正商同丁未丁丑上宮與正宮同是六年者各有所同與火土金水之少運不同故不云同少商只大約而言半從商化也上角與正角同上見厥陰與敷和歲化同謂丁亥丁巳歲上之所見者也上商與正商同上見陽明則與平金歲化同丁卯丁酉歲其病支廢癰腫瘡瘍金刑木也其甘蟲子在母中邪傷肝也雖化悉與金同然其所傷則歸於肝木也上宮與正宮同土蓋其木與未出等也木未出土與無木同土自用事故與正土運歲化同也上見太陰是謂上宮丁丑丁未歲上見太陰司天化之也蕭飂肅殺則炎赫沸騰蕭飂肅殺金無德也炎赫沸騰火之復也眚於三火為木復故其眚在東三東方也此言金之物勝也新校正云按六元正紀大論云災三宮也所謂復也復報復也其主飛蠹蛆雉飛羽蟲也蠹內生蟲也蛆蠅之生者此則物內自化爾雉鳥耗也迺為雷霆雷謂大聲生於太虛雲暝之中也霆謂迅雷卒如火之爆者即霹靂也



伏明之紀是謂勝長藏氣勝長也謂癸酉癸未癸巳癸卯癸丑癸亥之歲長氣不宣藏氣反布火之長氣不能施化故水之藏氣反布於時也收氣自政化令迺衡金土之義與歲氣素無干犯故金自行其政土自平其氣也寒清數舉暑令迺薄火氣不用故承化物生生而不長火令不振故承化生之物皆不長也成實而稚遇化已老物實成熟苗尚稚短及遇化氣未長極而氣已老矣陽氣屈伏蟄蟲早藏陽不用而陰勝也若上臨癸卯癸酉歲則蟄反不藏新校正云詳癸巳癸亥之歲蟄亦不藏其氣鬱鬱燠不舒暢其用暴速也其動彰伏變易彰明也伏隱也變易謂不常其象見也其發痛痛由心所生其藏心歲運之氣通於心其果栗桃栗水桃金果也其實絡濡絡支脈也濡有汁也其穀豆稻豆水稻金穀也其味苦鹹苦兼鹹也其色玄丹色丹之物熟兼玄也其畜馬彘火從水畜其蟲羽鱗羽從鱗其主冰雪霜寒水之氣也其聲徵羽徵從羽其病昏惑悲忘火之躁動不拘常律陰冒陽火故昏惑不治心氣不足故喜悲善忘從水化也火弱水強故伏明之紀半從水之政化少徵與少羽同火少故半同水化新校正云詳少徵運六年內癸卯癸酉同正商癸巳癸亥同歲會外癸未癸丑二年少徵與少羽同故不云判羽也上商與正商同歲上見陽明則與平金歲化同也癸

（卯及癸酉歲上見陽明　新校正云詳此不言上宮上角者蓋宮角於火無大剋罰故經不備云）邪傷心也（受病者心）凝慘凓冽則暴雨霖霪（凝慘凓冽水無德也暴雨霖霪土之復也）眚於九（九南方也　新校正云按六元正紀大論云災九宮）其主驟注雷霆震驚（天地氣爭而生是變氣交之內害及粢盛及傷鱗類）沉霒淫雨（沉陰淫雨濕變所生也霒音陰）

卑監之紀是謂減化（謂化氣減少己巳己卯己丑己亥己酉己未之歲也）化氣不令生政獨彰（土少而木專其用）長氣整雨迺愆收氣平（不相干犯則平整化氣減故雨愆期）風寒並興草木榮美（風木也寒水也土少故寒氣得行生氣獨彰故草木敷榮而端美）秀而不實成而粃也（榮秀而美氣生於木化氣不滿故物實中空是以粃惡）其氣散（氣不安靜水且乘之從木之風故施散也）其用靜定（雖不能專政於時物然或舉用則終歸土德而靜定）其動瘍涌分潰癰腫（瘍瘡也涌嘔吐也分裂也潰爛也癰腫膿瘡也）其發濡滯（土性也濡濕也）其藏脾（主藏病）其果李栗（李木栗水果也）其實濡核（濡中有汁者核中堅者　新校正云詳前後濡實主水此濡字當作肉王注亦非）其穀豆麻（豆水麻木穀也）其味酸甘（甘味之物熟兼酸也）其色蒼黃（色黃之物外兼蒼也）其畜牛犬（土從木畜）其蟲倮毛（倮從毛）其主飄怒振發（木之氣用也）其聲宮角（宮從角）其病留滿否塞（土氣擁礙故塞）從木化也（不勝故從他化）少宮與少角同（土少故半從木化也　新校正云詳少宮之運六年內除己丑己未與正宮同己巳己亥與正角同外有己卯己酉二年少宮與少角同故不云判角也）上宮與正宮同（上見太陰則與平土運生化同也己丑己未其歲見也）上角與正角同（上見厥陰則恐是敷和之紀也己亥己巳其歲見也）其病飧泄（風之勝也）邪傷脾也（縱諸氣金病卽自傷脾　新校正云詳此不言上商者土與金無相剋罰故經不紀之也又注云縱諸氣金病卽自傷脾也金字疑誤）振拉飄揚則蒼乾散落（振拉飄揚木無德也蒼乾散落金之復也）其眚四維（東南西南東北西北土之位也　新校正云按六元正紀大論云災五宮）其主敗折虎狼（虎狼猴狖豹鹿馬獐麂諸四足之獸害於粢盛及生命也）清氣迺用生政迺辱（金氣行則木氣屈）

從革之紀是謂折收（火折金收之氣也謂乙丑乙亥乙酉乙未乙巳乙卯之歲也）收氣迺後生氣迺揚（後不及時也收氣不能以時而行則生氣自應布揚而用之也）長化合德火政迺宣庶類以蕃（火土之氣同生化也宣行也）其氣揚（順火也）其用躁切（少雖後用用則切急隨火躁也）其動鏗禁瞀厥（鏗欬聲也禁謂二陰禁止也瞀悶也厥謂氣上逆也）其發欬喘（欬金之有聲喘肺藏氣也）其藏肺（主藏病）其果李杏（李木杏火果也）其實殼絡（外有殼內有支絡之實也）其穀麻麥（麻木麥火穀也麥色赤也）其味苦辛（苦味勝辛辛兼苦也）其色白丹（赤加白也）其畜雞羊（金從火土之兼化　新校正云詳火畜馬土畜牛今言羊故王注云從火土之兼化爲羊也或者當去注中之土字甚非）其蟲介羽（介從羽）其主明曜炎爍（火之勝也）其聲商徵（商從徵）其病嚏欬鼽衄（金之病也）從火化也（火氣來勝故屈已以從之）少商與少徵同（金少故半同火化也　新校正云詳少商運六年內除乙卯乙酉同正商乙巳乙亥同正角外乙未乙丑二年爲少商同少徵故不云判徵也）上商與正商同（上見陽明則與平金運生化同乙卯乙酉其歲上見也）上角與正角同（上見厥陰則與平木運生化同乙巳乙亥其歲上見也　新校正云詳金土無相勝剋故經不言上宮與正宮同也）邪傷肺也（有邪之勝則歸肺）炎光赫烈則冰雪霜雹（炎光赫烈火無德也冰雪霜雹水之復也水復之作雹形如半珠　新校正云詳注云雹形如半珠半字疑誤）眚於七（七西方也　新校正云按六元正紀大論云災七宮）其主鱗伏彘鼠（突戾潛伏歲土縱之以傷赤實及羽類也）歲氣早至迺生大寒（水之化也）

涸流之紀是謂反陽（陰氣不及反爲陽氣代之謂辛未辛巳辛卯辛酉辛亥辛丑之歲也）藏令不舉化氣迺昌（少水而土盛）長氣宣布蟄蟲不藏（太陽在泉經文背也厥陰陽明司天乃如經謂也）土潤水泉減草木條茂榮秀滿盛（長化之氣豐而厚也）其氣滯（從土也）其用滲泄（不能流也）其動堅止（謂便寫也水少不濡則乾而堅止藏氣不能固則注下而奔速）其發燥槁（陰少而陽盛故爾）其藏腎（主藏病也）其果棗杏（棗土杏火果也）其實濡肉（濡水肉土化也）其穀黍稷（黍火稷土穀也　新校正云按本論上文麥爲火之穀今言黍者疑麥字誤爲黍也雖金匱眞言論作黍然本論作麥當從本篇之文也）其味甘鹹（甘入於鹹味甘美也）其色黅玄（黃加黑也）其畜彘牛（水從土畜）其蟲鱗倮（鱗從倮）其主埃鬱昏翳（土之勝也）其

聲羽宮羽從宮其病痿厥堅下水土參并故如是從土化也不勝於土故從他化少羽與少宮同水土各半化也　新校正云詳少羽之運六年內除辛丑辛未與正宮同外辛卯辛酉辛巳辛亥四歲為同少宮故不言判宮也上宮與正宮同上見太陰則與平土運生化同辛丑辛未歲上見之　新校正云詳此不言上角上商者蓋水於金木無相剋罰故也其病癃閟癃小便不通閟大便乾澀不利也邪傷腎也邪勝則歸腎埃昏驟雨則振拉摧拔埃昏驟雨上之虐也振拉摧拔木之復也眚於一一北方也諸謂方者國郡州縣境之方也　新校正云按六元正紀大論云災一宮其主毛顯狐貉變化不藏毛顯謂毛蟲麋鹿獐麂猯兔虎狼顯見傷於黃實兼害倮蟲之長也變化謂為魅狐狸當之不藏謂害粢盛鼠猯兔狸貉當之所謂毛顯不藏也故乘危而行不速而至暴虐無德災反及之微者復微甚者復甚氣之常也通言五行氣少而有勝復之大凡也乘彼孤危恃乎強盛不召而往專肆威刑然禍自招又誰咎也假令木弱金氣來乘暴虐苛卒是無德也木被金害火必讎之金受火燔則災及也夫如是者刑甚則復甚刑微則復微氣動之常固其宜也五行之理咸迭然乎　新校正云按五運不及之詳具氣交變大論中



發生之紀是謂啟敕物乘木氣以發生而啟陳其容質也是謂壬申壬午壬辰壬寅壬子壬戌之六歲化也敕古陳字土疏泄蒼氣達生氣上發故土體疏泄木之專政故蒼氣上達達通也出也行也陽和布化陰氣迺隨少陽先生發於萬物之表厥陰次隨營運於萬象之中也生氣淳化萬物以榮歲木有餘金不來勝生令布化故物以舒榮其化生其氣美木化宣行則物容端美其政散布散生榮無所不至其令條舒條直也理也舒啟也端直舒啟萬物隨之發生之化無非順理者也其動掉眩巔疾掉搖動也眩旋轉也巔上首也疾病氣也　新校正云詳王不解其動之義按後敦阜之紀其動濡積并稸王注云動謂變動又堅成之紀其動暴折瘍疰王注云動以生病蓋謂氣既變因動以生病也則木火土金水之動義皆同也又按王注脈要精微論云巔疾上巔疾也又注奇病論云巔謂上巔則頭首也此注云巔上首也疾病氣也氣字為衍其德鳴靡啟坼風氣所生　新校正云按六元正紀大論云其化鳴紊啟拆其變振拉摧拔振謂振怒拉謂中折摧謂仆落拔謂出本　新校正云按六元正紀大論同其穀麻稻木化齊金其畜雞犬齊雞孕也其果李桃李齊桃實也其色青黃白青加於黃白自正也其味酸甘辛酸入於甘辛齊化也其象春如春之氣布散陽和

其經足厥陰少陽厥陰肝脈少陽膽脈其藏肝脾肝勝脾其蟲毛介木餘故毛齊介育其物中堅外堅中堅有核之物齊等於皮殼之類也其病怒木餘故太角與上商同太過之木氣與金化齊等　新校正云按太過五運獨太角言與上商同餘四運並不言者疑此文為衍上徵則其氣逆其病吐利上見少陰少陽則其氣逆行壬子壬午歲上見少陰壬寅壬申歲上見少陽木餘遇火故氣不順　新校正云按五運行大論云氣相得而病者以下臨上不當位也不云上羽者水臨木為相得故也不務其德則收氣復秋氣勁切甚則肅殺清氣大至草木凋零邪迺傷肝恃已太過凌犯於土土氣屯極金為復讎金行殺令故邪傷肝木也



赫曦之紀是謂蕃茂物遇太陽則蕃而茂是謂戊辰戊寅戊子戊戌戊申戊午之歲也　新校正云按或者云注中太陽當作太徵詳木土金水之太過注俱不言角宮商羽等運而水太過注云陰氣大行此火太過是物遇太陽也安得謂之太徵乎陰氣內化陽氣外榮陰陽之氣得其序也炎暑施化物得以昌長氣多故爾其化長其氣高長化行則物容大高氣達則物色明其政動革易其象不常也其令鳴顯火之用而有聲火之燔而有焰象無所隱則其信也顯露也其動炎灼妄擾妄謬也擾撓也其德暄暑鬱蒸熱化所生長於物也　新校正云按六元正紀大論云其化暄囂鬱燠又作暄曜其變炎烈沸騰勝復之有極於是也其穀麥豆火齊水化也其畜羊彘齊孕育也　新校正云按本論上文馬為火之畜今言羊者疑馬字誤為羊金匱真言論及藏氣法時論俱作羊然本論作馬當從本論之文也其果杏栗等實也其色赤白玄赤色加白黑自正也其味苦辛鹹辛物兼苦與鹹化齊成也其象夏如夏氣之熱也其經手少陰太陽少陰心脈太陽小腸脈手厥陰少陽厥陰心包脈少陽三焦脈其藏心肺心勝肺其蟲羽鱗火餘故鱗羽齊化其物脈濡脈火物濡水物水火齊也　新校正云詳脈即絡也文雖殊而義同其病笑瘧瘡瘍血流狂妄目赤火盛故上羽與正徵同其收齊其病痓上見太陽則天氣且制故太過之火反與平火運生化同也戊辰戊戌歲上見之若平火運同則五常之氣無相凌犯故金收之氣生化同等上徵而收氣後也上見少陰少陽則其生化自政金氣不能與之齊化戊子戊午歲上見少陰戊寅戊申歲上見少陽火盛故收氣後化　新校正云按氣交變大論云歲火太

過上臨少陰少陽火燔焫水泉涸物焦槁暴烈其政藏氣迺復時見凝慘甚則雨水霜雹切寒邪傷心也不務其德輕侮致之也　新校正云按氣交變大論云雨水霜寒與此互文也

敦阜之紀是謂廣化土餘故化氣廣被於物也是謂甲子甲戌甲申甲午甲辰甲寅之歲也厚德清靜順長以盈土性順用無與物爭故德厚而不躁順火之長育使萬物化氣盈滿也至陰內實物化充成至陰土精氣也夫萬物所以化成者皆以至陰之靈氣生化於中也煙埃朦鬱見於厚土厚土山也煙埃土氣也大雨時行濕氣迺用燥政迺辟濕氣用則燥政辟自然之理爾其化圓其氣豐化氣豐圓以其清靜故也其政靜靜而能久故政常存其令周備氣緩故周備其動濡積并稸動謂變動其德柔潤重淖靜而柔潤故厚德常存　新校正云按六元正經大論云其化柔潤重澤其變震驚飄驟崩潰震驚雷霆之作也飄驟暴風雨至也大雨暴注則山崩土潰隨水流注其穀稷麻土木齊化其畜牛犬齊孕育也其果棗李土齊木化其色黅玄蒼黃色加黑蒼自正也其味甘鹹酸甘入於鹹酸齊化也其象長夏六月之氣生化同其經足太陰陽明太陰脾脉陽明胃脉其藏脾腎脾勝腎其蟲倮毛土餘故毛倮齊化其物肌核肌土核木化也其病腹滿四支不舉土性靜故病如是　新校正云詳此不云上羽上徵者徵羽不能虧盈於土故無他候也大風迅至邪傷脾也木盛怒故土脾傷

堅成之紀是謂收引引斂也陽氣收陰氣用故萬物收斂謂庚午庚辰庚寅庚子庚戌庚申之歲也天氣潔地氣明秋氣高潔金氣同陽氣隨陰治化陽順陰而生化燥行其政物以司成燥氣行化萬物專司其成熟無遺略也收氣繁布化洽不終收殺氣早土之化不得終其用也　新校正云詳繁字疑誤其化成其氣削減削也其政肅肅清也靜也其令銳切氣用不屈勁而急其動暴折瘍疰動以病生其德霧露蕭飋燥之化也蕭飋風聲也靜為霧露用則風生　新校正云按六元正紀大論德作化其變肅殺凋零隕墜於物其穀稻黍金火齊化也　新校正云按木論上文麥為火之穀當言其穀稻麥其畜雞馬齊孕育也其果桃杏金火齊實其色白青丹白加於青丹自正也其味辛酸苦辛入酸苦齊化其象秋氣爽清潔如秋之化其經手太陰陽明太陰肺脉陽明大腸脉其藏肺肝肺勝肝其蟲介羽金餘故介羽齊育其物殼絡殼金絡火化也其病喘喝胸憑仰息金氣餘故上徵與正商同其生齊其病欬上見少陰少陽則天氣見抑故其生化與平金歲同庚子庚午歲上見少陰庚寅庚申歲上見少陽上火制金故生氣與之齊化火乘金肺故病欬　新校正云詳此不言上羽者水與金非相勝剋故也政暴變則名木不榮柔脆焦首長氣斯救大火流炎爍且至蔓將槁邪傷肺也變謂太甚也政太甚則生氣抑故木不榮草首焦死政暴不已則火氣發怒故火流炎爍至柔條蔓草脆之類皆乾死也火乘金氣故肺傷也

流衍之紀是謂封藏陰氣大行則天地封藏之化也謂丙寅丙子丙戌丙申丙午丙辰之歲寒司物化天地嚴凝陰之氣也藏政以布長令不揚藏氣用則長化止故令不發揚其化凜其氣堅寒氣及物則堅定其政謐謐靜也其令流注水之象也其動漂泄沃涌沃沫也涌溢也其德凝慘寒雰寒之化也　新校正云按六元正紀大論作其化凝慘慄冽其變冰雪霜雹非時而有其穀豆稷水齊土化其畜彘牛齊孕育也其果栗棗水土齊實其色黑丹黅黑加於丹黃自正也其味鹹苦甘鹹入於苦甘化齊焉其象冬氣序凝肅似冬之化其經足少陰太陽少陰腎脉太陽膀胱脉也其藏腎心腎勝心其蟲鱗倮水餘故鱗倮齊育其物濡滿濡水滿土化也　新校正云按土不及作肉土太過作肌此作滿互相成也其病脹水餘也上羽而長氣不化也上見太陽則火不能布化以長養也丙辰丙戌之歲上見天符水運也　新校正云按氣交變大論云上臨太陽則雨冰雪霜不時降濕氣變物不云上徵者運所勝也政過則化氣大舉而埃昬氣交大雨時降邪傷腎也暴寒數舉是謂政過火被水凌土來仇復故天地昬翳土水氣交大雨斯降而邪傷腎也故曰不恒其德則所勝來復政恒其理則所勝同化此之謂也不恒謂恃已有餘凌犯不勝恒謂守常之化不肆威刑如是則剋已之氣歲同治化也　新校正云詳五運太過之說具氣交變大論中

帝曰天不足西北

左寒而右涼地不滿東南右熱而左温其故何也面巽言也岐伯曰陰陽之氣高下之理太少之異也高下謂地形太少謂陰陽之氣盛衰之異今中原地形西北方高東南方下西方涼北方寒東方温南方熱氣化猶然矣東南方陽也陽者其精降於下故右熱而左温陽精下降故地以温而知之於下矣陽氣生於東而盛於南故東方温而南方熱氣之多少明矣西北方陰也陰者其精奉於上故左寒而右涼陰精奉上故地以寒而知之於上矣陰氣生於西而盛於北故西方涼北方寒君面巽而言臣面乾而對也　新校正云詳天地不足陰陽之說亦具陰陽氣象大論中是以地有高下氣有温涼高者氣寒下者氣熱新校正云按六元正紀大論云至高之地冬氣常在至下之地春氣常在故適寒涼者脹之温熱者瘡下之則脹已汗之則瘡已此湊理開閉之常太少之異耳西北東南言其大也夫以氣候驗之中原地形所居者悉以居高則寒處下則熱嘗試觀之高山多雪平川多雨高山多寒平川多熱則高下寒熱可徵見矣中華之地凡有高下之大者東西南北各三分也其一者自漢蜀江南至海也二者自漢江北至平遥縣也三者自平遥北山北至蕃界北海也故南分大熱中分寒熱兼半北分大寒南北分外寒熱尤極大熱之分其寒微大寒之分其熱微然其登涉極高山頂則南面北面寒熱懸殊榮枯倍異也又東西高下之別亦三矣其一者自汧源縣西至沙州二者自開封縣西至汧源縣三者自開封縣東至滄海也故東分大温中分温涼兼半西分大涼大温之分其寒五分之二大涼之分其熱五分之二温涼分外温涼尤極變爲大暄大寒也約其大凡如此然九分之地寒極於東北熱極於西南九分之地其中有高下不同地高處則濕下處則燥此一方之中小異也若大而言之是則高下之有一也何者中原地形西高北高東下南下今百川滿湊東之滄海則東南西北高下可知一爲地形高下故寒熱不同二則陰陽之氣有少有多故表温涼之異爾今以氣候驗之乃春氣西行秋氣東行冬氣南行夏氣北行以中分校之自開封至汧源氣候正與歷候同以東行校之自開封至滄海每一百里秋氣至晚一日春氣發早一日西行校之自汧源縣西至蕃界磧石其以南向及西北東南者每四十里春氣發晚一日秋氣至早一日北向及東北西南者每一十五里春氣發晚一日秋氣至早一日南行校之川形有北向及東北西南者每五百里　新校正云按別本作十五里陽氣行晚一日陰氣行早一日南向及東南西北川每一十五里熱氣至早一日寒氣至晚一日廣平之地則每五十里陽氣發早一日寒氣至晚一日北行校之川形有南向及東南西北者每二十五里陽氣行晚一日陰氣行早一日北向及東北西南川每一十五里寒氣至早一日熱氣至晚一日廣平之地則每二十里熱氣行晚一日寒氣至早一日大率如此然高處峻處冬氣常在平處下處夏氣常在觀其雪零草茂則可知矣然地土固有弓形川蛇行川月形川地勢不同生殺榮枯地爲而天異凡此之類有離向丙向巽向乙向震向處則春氣早至秋氣晚至早晚校十五日有丁向坤向庚向兌向辛向乾向坎向艮向處則秋氣早至春氣晚至早晚亦校二十日是所謂帶山之地也審觀向背氣候可知寒涼之地湊理開少而閉多閉多則陽氣不散故適寒涼腹必脹也濕熱之地湊理開多而閉少開多則陽發散故往温熱皮必瘡也下之則中氣不餘故脹已汗之則陽氣外泄故瘡愈帝曰其於壽夭何如言土地居人之壽夭岐伯曰陰精所奉其人壽陽精所降其人夭陰精所奉高之地也陽精所降下之地也陰方之地陽不妄泄寒氣外持邪不數中而正氣堅守故壽延陽方之地陽氣耗散發泄無度風濕數中真氣傾竭故夭折即事驗之今中原之境西北方衆人壽東南方衆人夭其中猶各有微甚爾此壽夭之大異也方者審之乎帝曰善其病也治之奈何岐伯曰西北之氣散而寒之東南之氣收而温之所謂同病異治也西方北方人皮膚腠理密人皆食熱故宜散宜寒東方南方人皮膚疎腠理開人皆食冷故宜收宜温散謂温浴使中外條達收謂温中不解表也今土俗皆反之依而療之則反甚矣　新校正云詳分方爲治亦具異法方宜論中故曰氣寒氣涼治以寒涼行水漬之氣温氣熱治以温熱強其內守必同其氣可使平也假者反之寒方以寒熱方以熱温方以温涼方以涼是正法也是同氣也行水漬之是湯漫漬也平謂平調也若西方北方有冷病假熱方温方以除之東方南方有熱疾須涼方寒方以療者則反上正法以取之帝曰善一州之氣生化壽夭不同其故何也岐伯曰高下之理地勢使然也崇高則陰氣治之汙下則陽氣治之陽勝者先天陰勝者後天先天謂先天時也後天謂後天時也悉言土地生榮枯落之先後也物既有之人亦如然此地理之常生化之道也帝曰其有壽夭乎岐伯曰高者其氣壽下者其氣夭地之小大異也小者小異大者大異大謂東南西北相遠萬里許也小謂居所高下相近二十三十里或百里許也地形高下懸倍不相計者以近爲小則十里二十里高下平慢氣相接者以遠爲小則三百里二百里地氣不同乃異也故治病者必

明天道地理陰陽更勝氣之先後人之壽天生化之期乃可以知人之形氣矣不明天地之氣又昧陰陽之候則以壽爲天以天爲壽雖盡上聖救生之道畢經脉藥石之妙猶未免世中之誣斥也帝曰善其歲有不病而藏氣不應不用者何也岐伯曰天氣制之氣有所從也從謂從事於彼不及營於私應用之帝曰願卒聞之岐伯曰少陽司天火氣下臨肺氣上從白起金用草木眚火見燔焫革金且耗大暑以行欬嚏鼽衄鼻窒曰瘍寒熱胕腫寅申之歲候也臨謂御於下從謂從事於上起謂價高於市用謂用行刑罰也臨從起用同之革謂皮革亦謂革易也金謂器屬也耗謂費用也火氣燔灼故曰生瘡瘍身瘡也瘍頭瘡也寒熱謂先寒而後熱則瘧疾也肺爲熱害水且救之水守肺中故爲胕腫胕腫謂腫滿按之不起此天氣之所生也　新校正云詳注云故曰生瘡瘍身瘡也瘍頭瘡也今經只言曰瘍疑經脫一瘡字別本曰字作口風行于地塵沙飛揚心痛胃脘痛厥逆鬲不通其主暴速厥陰在泉故風行于地風淫所勝故是病生焉少陽厥陰其化急速故病氣起發疾速而爲故云其主暴速此地氣不順而生是也　新校正云詳厥陰與少陽在泉言其主暴速其發機速故不言甚則某病也陽明司天燥氣下臨肝氣上從蒼起木用而立土迺眚淒滄數至木伐草萎脇痛目赤掉振鼓慄筋痿不能久立卯酉之歲候也木用亦謂木功也淒滄大涼也此病之起天氣生焉暴熱至土迺暑陽氣鬱發小便變寒熱如瘧甚則心痛火行于稿流水不氷蟄蟲迺見少陰在泉熱盛于地而爲是也病之所有地氣生焉太陽司天寒氣下臨心氣上從而火且明新校正云詳火且明三字當作火用二字丹起金迺眚寒清時舉勝則水氷火氣高明心熱煩嗌乾善渴鼽嚏喜悲數欠熱氣妄行寒迺復霜不時降善忘甚則心痛辰戌之歲候也寒清時舉太陽之令也火氣高明謂燔焫於物也不時謂太早及偏害不循時令不普及於物也病之所起天氣生焉土迺潤水豐衍寒客至沉陰化濕氣變物水飲內稸中滿不食皮𤺊肉苛筋脉不利甚則胕腫身後癰太陰在泉濕盛于地而爲是也病之源始地氣生焉　新校正云詳身後癰當作身後難厥陰司天風氣下臨脾氣上從而土且隆黃起水迺眚土用革體重肌肉萎食減口爽風行太虛雲物搖動目轉耳鳴巳亥之歲候也土隆土用革謂土氣有用而革易其體亦謂土功事也云物搖動是謂風高此病所生天之氣也火縱其暴地迺暑大熱消爍赤沃下蟄蟲數見流水不氷少陽在泉火盛于地而爲是也病之宗兆地氣生焉其發機速少陽厥陰之氣變化卒急其爲疾病速若發機故曰其發機速少陰司天熱氣下臨肺氣上從白起金用草木眚喘嘔寒熱嚏鼽衄鼻窒大暑流行子午之歲候也熱司天氣故是病生天氣之作也甚則瘡瘍燔灼金爍石流天之交也地迺燥清淒滄數至脇痛善太息肅殺行草木變變謂變易客質也脇痛太息地氣生也太陰司天濕氣下臨腎氣上從黑起水變新校正云詳前後文此少火迺眚三字埃冒雲雨胸中不利陰痿氣大衰而不起不用新校正云詳不用二字當作水用當其時反腰脽痛動轉不便也丑未之歲候也水變謂甘泉變鹹也埃土霧也冒不分遠也雲雨土化也脽謂臀肉也病之有者天氣生焉厥逆新校正云詳厥逆二字疑當連上文地迺藏陰大寒且至蟄蟲早附心下否痛地裂氷堅少腹痛時害於食乘金則止水增味迺鹹行水減也止水井泉也行水河渠流注者也止水雖長迺變常甘美而爲鹹味也病之有者地氣生焉　新校正云詳太陰司天之化不言甚則病某而云當其時又云乘金則云云者與前條互相發明也帝曰歲有胎孕不育治之不全何氣使然岐伯曰六氣五類有相勝制也同者盛之異者衰之

此天地之道生化之常也故厥陰司天毛蟲靜羽蟲育介蟲不成（謂乙巳丁巳己巳辛巳癸巳乙亥丁亥己亥辛亥癸亥之歲也靜無聲也亦謂靜退不先用事也羽爲火蟲氣同地也火制金化故介蟲不成謂白色有甲之蟲少孕育也）在泉毛蟲育倮蟲耗羽蟲不育（地氣制土黃倮耗損歲乘木運其又甚也羽蟲不育少陽自抑之是則五寅五申歲也凡稱不育不成皆謂少非悉無也）少陰司天羽蟲靜介蟲育毛蟲不成（謂甲子丙子戊子庚子壬子甲午丙午戊午庚午壬午之歲也靜謂胡越鷰百舌鳥之類也是歲黑色毛蟲孕育少成）在泉羽蟲育介蟲耗不育（地氣制金白介蟲不育歲乘火運斯復甚焉是則五卯五酉歲也　新校正云謂介蟲耗以少陰在泉火剋金也介蟲不育以陽明在天自抑之也）太陰司天倮蟲靜鱗蟲育羽蟲不成（謂乙丑丁丑己丑辛丑癸丑乙未丁未己未辛未癸未之歲也倮蟲謂人及蝦蟆之類也羽蟲謂青綠色者則鸚鵡鷩鳥翠碧鳥之類諸青綠色之有羽者也歲乘金運其復甚焉）在泉倮蟲育鱗蟲（新校正云詳此少一耗字）不成（地氣制水介鱗不育歲乘土運而又甚乎是則五辰五戌歲也）少陽司天羽蟲靜毛蟲育倮蟲不成（謂甲寅丙寅戊寅庚寅壬寅甲申丙申戊申庚申壬申之歲也倮蟲謂青綠色者也羽蟲謂黑色諸有羽翼者則越鷰百舌鳥之類是也）在泉羽蟲育介蟲耗毛蟲不育（地氣制金白介耗損歲乘火運其又甚也毛蟲不育天氣制之是則五巳五亥歲也）陽明司天介蟲靜羽蟲育介蟲不成（謂乙卯丁卯己卯辛卯癸卯乙酉丁酉己酉辛酉癸酉歲也羽爲火蟲故蕃育也介蟲諸有赤色甲殼者也亦介不育天氣制之也）在泉介蟲育毛蟲耗羽蟲不成（地氣制木黑毛蟲耗歲乘金運損復甚焉是則五子五午歲也羽蟲不就以上見少陰也）太陽司天鱗蟲靜倮蟲育（謂甲辰丙辰戊辰庚辰壬辰甲戌丙戌戊戌庚戌壬戌之歲也倮蟲育地氣同也鱗蟲靜謂黃鱗不用也是歲雷霆少舉以天氣抑之也　新校正云詳此當云鱗蟲不成）在泉鱗蟲耗倮蟲不育（天氣制勝黃黑鱗耗是則五丑五未歲也　新校正云詳此當爲鱗蟲育羽蟲耗倮蟲不育注中鱗字亦當作羽）諸乘所不成之運則甚也（乘水之運倮蟲不成乘火之運介蟲不成乘土之運鱗蟲不成乘金之運毛蟲不成乘水之運羽蟲不成當是歲者與上文同悉少能孕育也斯並運與氣同者運乘其勝復遇天符及歲會者十孕不全一二也）故氣主有所制歲立有所生地氣制已勝天氣制



勝已天制色地制形（天氣隨已不勝者制之謂制其色也地氣隨已所勝者制之謂制其形也故又曰天制色地制形焉是以天地之間五類生化互有所勝互有所化互有所生互有所制矣）五類衰盛各隨其氣之所宜也（宜則蕃息）故有胎孕不育治之不全此氣之常也（天地之間有生之物凡此五類也五謂毛羽倮鱗介也故曰毛蟲三百六十麟爲之長羽蟲三百六十鳳爲之長倮蟲三百六十人爲之長鱗蟲三百六十龍爲之長介蟲三百六十龜爲之長凡諸有形跂行飛走喘息胎息大小高下青黃赤白黑身被毛羽鱗介者通而言之皆謂之蟲矣不具是四者皆爲倮蟲凡此五物皆有胎生卵生濕生化生也因人致問言及五類也）所謂中根也（生氣之根本發自身形之中中根也非是五類則生氣根系悉因外物以成立去之則生氣絕矣）根于外者亦五（謂五味五色類也然木火土金水之形類悉假外物色藏乃能生化外物既去則生氣離絕故皆是根于外也　新校正云詳注中色藏二字當作已成）故生化之別有五氣五味五色五類五宜也（然是二十五者根中根外悉有之五氣謂臊焦香腥腐也五味謂酸苦辛鹹甘也五色謂青黃赤白黑也五類有二矣其一者謂毛羽倮鱗介其二者謂燥濕液堅耎也夫如是等於萬物之中互有所宜）帝曰何謂也岐伯曰根于中者命曰神機神去則機息根于外者命曰氣立氣止則化絕（諸有形之類根於中者生源繫天其所動靜皆神氣爲機發之主故其所爲也物莫之知是以神捨去則機發動用之道息矣根于外者生源繫地故其所生長化成收藏皆爲造化之氣所成立故其所出也亦物莫之知是以氣止息則生化結成之道絕滅矣其木火土金水燥濕液堅耎雖常性不易及乎外物去生氣離根化絕止則其常體性顏色皆必小變移其舊也　新校正云按六元微旨大論云出入廢則神機化滅升降息則氣立孤危故非出入則無以生長壯老已非升降則無以生長化收藏）故各有制各有勝各有生各有成（根中根外悉如是）故曰不知年之所加氣之同異不足以言生化此之謂也（新校正云按六節藏象論云不知年之所加氣之盛衰虛實之所起不可以爲工矣）帝曰氣始而生化氣散而有形氣布而蕃育氣終而象變其致一也（始謂始發動散謂流散於物中布謂布化於結成之形終謂終極於收藏之用也故始動而生化流散而有形布化而成結終極而萬象皆變也即事驗之天地之間有形之類其生也柔弱其死也堅強凡如此類皆謂變易生死之時形質是謂氣之終極　新校正云按天元紀大論云物生謂之化物極謂之變）

又六微旨大論云物之生從於化物之極由乎變變化相薄成敗之所由也然而五味所資生化有薄厚成熟有少多終始不同其故何也岐伯曰地氣制之也非天不生地不長也天地雖無情於生化而生化之氣自有異同爾何者以地體之中有六入故也氣有同異故有生有化有不生有不化有少生少化有廣生廣化矣故天地之間無必生必化必不生必不化必少生少化也必廣生廣化各隨其氣分所好所惡所異所同也帝曰願聞其道岐伯曰寒熱燥濕不同其化也寒熱燥濕四氣不同則溫清異化可知之矣故少陽在泉寒毒不生其味辛其治苦酸其穀蒼丹巳亥歲氣化也夫毒者皆五行標盛暴烈之氣所為也今火在地中其氣正熱寒毒之物氣與地殊生死不同故生少也火制金氣故味辛者不化也少陽之氣上奉厥陰故其歲化苦與酸也六氣主歲唯此歲通和木火相承故無間氣也苦丹地氣所化酸蒼天氣所生矣餘所生化悉有上下勝剋故皆有間氣矣陽明在泉濕毒不生其味酸其氣濕新校正云詳在泉云唯陽明與太陰在泉之歲云其氣濕其氣熱蓋以濕燥未見寒溫之氣故再云其氣也其治辛苦甘其穀丹素子午歲氣化也燥在地中其氣涼清故濕溫毒藥少生化也金木相制故味酸者少化也陽明之氣上奉少陰故其歲化辛與苦也辛素地氣也苦丹天氣也甘間氣也所以間金火之勝剋故兼治甘太陽在泉熱毒不生其味苦其治淡鹹其穀黅秬丑未歲氣化也寒在地中與熱殊化故其歲物熱毒不生水勝火味故當苦也太陽之氣上奉太陰故其歲化生淡鹹也太陰土氣上主於天氣遠而高故甘之化薄而為淡也味以淡亦屬甘甘之類也淡黅天化也鹹秬地化也黅黃也　新校正云詳注云味故當苦當作故味苦者不化傳寫誤也厥陰在泉清毒不生其味甘其治酸苦其穀蒼赤寅申歲氣化也溫在地中與清殊性故其歲物清毒不生木勝其土故味甘少化也厥陰之氣上合少陽所合之氣既無乖忤故其治化酸與苦也酸蒼地化也苦赤天化也氣無勝剋故不間氣以甘化也其氣專其味正專一其味純正然餘歲悉上下有勝剋之氣故皆有間氣間味矣少陰在泉寒毒不生其味辛其治辛苦甘其穀白丹卯酉歲氣化也熱在地中與寒殊化故其歲藥寒毒甚微火氣爍金故味辛少化也故少陰陽明主天主地故其所治苦與辛甘苦丹為地氣所育辛白為天氣所生甘間氣也所以間止剋伐也太陰在泉燥毒不生其味鹹苦



其氣熱其治甘鹹其穀黅秬辰戌歲氣化也地中有濕與燥不同故乾毒之物不生化也土制於木故味鹹少化也太陰之氣上承太陽故其歲化甘與鹹也甘黅地化也鹹秬天化也寒濕不為大忤故間氣同而氣熱者應之化淳則鹹守氣專則辛化而俱治淳和也化淳謂少陽在泉之歲也火來居水而反能化育是水鹹自守不與火爭化也氣專謂厥陰在泉之氣也木居于水而復下化金不受害故辛復生化與鹹俱王也唯此兩歲上下之氣無剋伐之嫌故辛得與鹹同應王而生化也餘歲皆上下有勝剋之變故其中間甘味兼化以緩其制抑餘苦鹹酸三味不同其生化也故天地之間藥物辛甘者多也故曰補上下者從之治上下者逆之以所在寒熱盛衰而調之上謂司天下謂在泉也司天地氣太過則逆其味以治之司天地氣不及則順其味以和之從順也故曰上取下取內取外取以求其過能毒者以厚藥不勝毒者以薄藥此之謂也上取謂以藥制有過之氣也制而不順則吐之下取謂以迅疾之藥除下病攻之不去則下之內取謂食及以藥內之審其寒熱而調之外取謂藥熨令所病氣調適也當寒反熱以冷調之當熱反寒以溫和之上盛不已吐而脫之下盛不已下而奪之謂求得氣過之道也藥厚薄謂氣味厚薄者也　新校正云按甲乙經云胃厚色黑大骨肉肥者皆勝毒其瘦而薄胃者皆不勝毒又按異法方宜論云西方之民陵居而多風水土剛強不衣而褐薦華食而脂肥故邪不能傷其形體其病生於內其治宜毒藥氣反者病在上取之下病在下取之上病在中傍取之下取謂寒逆於下而熱攻於上不利於下氣盈於上則溫下以調之上取謂寒積於下溫之不去陽藏不足則補其陽也傍取謂氣并於左則藥熨其右氣并於右則熨其左以和之必隨寒熱為適凡是七者皆病無所逃動而必中斯為妙用矣治熱以寒溫而行之治寒以熱涼而行之治溫以清冷而行之治清以溫熱而行之氣性有剛柔形證有輕重方用有大小調制有寒溫盛大則順氣性以取之小耎則逆氣性以伐之氣殊則主必不容力倍則攻之必勝是則謂湯飲調氣之制也　新校正云按至真要大論云熱因寒用寒因熱用熱必代其所主而先其所因其始則同其終則異可使破積可使潰堅可使氣和可使必已者也故消之削之吐之下之補之寫之久新同法量氣盛虛而行其法病之新久無異道也帝曰病在中而不實不堅且聚且散奈何岐伯曰悉乎哉問也無積者求其

藏虛則補之隨病所在命其藏以補之藥以袪之食以隨之食以無毒之藥隨湯丸以迫逐之使其盡也行水漬之和其中外可使畢已中外通和氣無流礙則釋然消散真氣自平帝曰有毒無毒服有約乎岐伯曰病有久新方有大小有毒無毒固宜常制矣大毒治病十去其六下品藥毒毒之大也常毒治病十去其七中品藥毒次於下也小毒治病十去其八上品藥毒毒之小也無毒治病十去其九上品中品下品無毒藥悉謂之平穀肉果菜食養盡之無使過之傷其正也大毒之性烈其爲傷也多少毒之性和其爲傷也少常毒之性減大毒之性一等加小毒之性一等所傷可知也故至約必止之以待來證爾然無毒之藥性雖平和久而多之則氣有偏勝則有偏絕久攻之則藏氣偏弱既弱且困不可長也故十去其九而止服至約已則以五穀五肉五果五菜隨五藏宜者食之已盡其餘病藥食兼行亦通也　新校正云按藏氣法時論云毒藥攻邪五穀爲養五果爲助五畜爲益五菜爲充不盡行復如法法謂前四約也餘病不盡然再行之毒之大小至約而止必無過也必先歲氣無伐天和歲有六氣分主有南面北面之政先知此六氣所在人脉至尺寸應之太陰所在其脉沉少陰所在其脉鉤厥陰所在其脉弦太陽所在其脉大而長陽明所在其脉短而濇少陽所在其脉大而浮如是六脉則謂天和不識不知呼爲寒熱攻寒令熱脉不變而熱疾已生制熱令寒脉如故而寒病又起欲求其適安可得乎夭枉之來率由於此無盛盛無虛虛而遺人天殃不察虛實但思攻擊而盛者轉盛虛者轉虛萬端之病從茲而甚真氣日消病勢日侵殃咎之來苦夭之興難可逃也悲夫無致邪無失正絕人長命所謂代天和也攻虛謂實是則致邪不識藏之虛斯爲失正氣既失則爲死之由矣帝曰其久病者有氣從不康病去而瘠奈何從謂順也岐伯曰昭乎哉聖人之問也化不可代時不可違化謂造化也代大匠斲猶傷其手況造化之氣人能以力代之乎夫生長收藏各應四時之化雖巧智者亦無能先時而致之明非人力所及由是觀之則物之生長收藏化必待其時也物之成敗理亂亦待其時也物既有之人亦宜然或言力必可致而能代造化違四時者妄也夫經絡以通血氣以從復其不足與衆齊同養之和之靜以待時謹守其氣無使傾移其形迺彰生氣以長命曰聖王故大要曰無代化無違時必養必和待其來復此之謂也帝曰善大要上古經法也引古之要旨以明時化之不可違不可以力代也



重廣補注黄帝内經素問卷第二十

氣交變大論　槁苦老切　瞼音撿　睫音接　蠹音妬　鶩音木　璺音問　謐音密

五常政大論　瞤如勻切　凊妻遲切　飋音瑟　黅音今　麂音几　鏗音坑　瞀音冒　拉音蠟　猯他端切　磧妻力切　鴷音列

重廣補注黃帝內經素問卷第二十一

啟玄子次注林億孫奇高保衡等奉敕校正孫兆重改誤

六元正紀大論篇第七十一　刺法論篇第七十二（亡）

本病論篇第七十三（亡）（新校正云：詳此二篇亡在王注之前。按病能論篇末王冰注云：世本既闕第七二篇，謂此二篇也。而今世有素問亡篇及昭明隱旨論，以謂此三篇，仍託名王冰為注，辭理鄙陋，無足取者。舊本此篇名在六元正紀篇後列之，為後人移於此，若以尚書亡篇之名皆在前篇之末，則舊本為得。）

六元正紀大論篇第七十一

黃帝問曰：六化六變，勝復淫治，甘苦辛鹹酸淡先後，余知之矣。夫五運之化，或從五氣（新校正云：詳五氣疑作天氣，則與下文相協。），或逆天氣，或從天氣而逆地氣，或從地氣而逆天氣，或相得，或不相得，余未能明其事。欲通天之紀，從地之理，和其運，調其化，使上下合德，無相奪倫，天地升降，不失其宜，五運宣行，勿乖其政，調之正味，從逆奈何？（氣同謂之從，氣異謂之逆，勝制為不相得，相生為相得。司天地之氣更淫勝復，各有主治法，則欲令平調氣性，不違忤天地之氣，以致清靜和平也。）岐伯稽首再拜對曰：昭乎哉問也！此天地之綱紀，變化之淵源，非聖帝孰能窮其至理歟！臣雖不敏，請陳其道，令終不滅，久而不易。（氣主循環，同於天地，太過不及，氣序常然，不言永定之制，則久而更易，去聖遼遠，何以明之。）帝曰：願夫子推而次之，從其類序，分其部主，別其宗司，昭其氣數，明其正化，可得聞乎？（部主，謂分六氣所部主者也。宗司，謂配五氣運行之位也。氣數，謂天地五運氣更用之正數也。正化，謂歲直氣味所宜酸苦甘辛鹹寒溫冷熱也。）岐伯曰：先立其年，以明其氣，金木水火土運行之數，寒暑燥濕風火臨御之化，則天道可見，民氣可調，陰陽卷舒，近而無惑，數之可數者，請遂言之。（遂，盡也。）帝曰：太陽之政奈何？岐伯曰：辰戌之紀也。



太陽　太角　太陰　壬辰　壬戌　其運風，其化鳴紊啟拆（新校正云：按五常政大論云：其德鳴靡啟坼。），其變振拉摧拔（新校正云：詳此其運其化其變，從太角等運起。），其病眩掉目瞑（新校正云：詳此病證以運加同天地為言。）

太角（初正）　少徵　太宮　少商　太羽（終）

太陽　太徵　太陰　戊辰　戊戌同正徵（新校正云：按五常政大論云：赫曦之紀，上羽與正徵同。）　其運熱，其化暄暑鬱燠（新校正云：按五常政大論燠作蒸。），其變炎烈沸騰，其病熱鬱。

太徵　少宮　太商　少羽（終）　少角（初）

太陽　太宮　太陰　甲辰歲會（同天符）　甲戌歲會（同天符）（新校正云：按天元紀大論云：承歲為歲直。又六微旨大論云：木運臨卯，火運臨午，土運臨四季，金運臨酉，水運臨子，所謂歲會，氣之平也。王冰云：歲直亦曰歲會。此甲為太宮，辰戌為四季，故曰歲會。又云同天符者，按本論下文云：太過而加同天符，是此歲一為歲會，又為同天符也。）　其運陰埃（新校正云：詳太宮三運兩曰陰雨，獨此曰陰埃，埃疑作雨。），其化柔潤重澤（新校正云：按五常政大論澤作淖。），其變震驚飄驟，其病濕下重。

太宮　少商　太羽（終）　太角（初）　少徵

太陽　太商　太陰　庚辰　庚戌　其運涼，其化霧露蕭飋，其變肅殺凋零，其病燥背瞀胸滿

太商　少羽終　少角初　太徵　少宮

太陽　太羽新校正云按五常政大論云上羽而長氣不化太陰　丙辰天符　丙戌天符新校正云按天元紀大論云應天爲天符又六微旨大論云土運之歲上見太陰火運之歲上見少陽少陰金運之歲上見陽明木運之歲上見厥陰水運之歲上見太陽曰天與之會故曰天符又本論下文云五運行同天化者命曰天符又云臨者太過不及皆曰天符　其運寒新校正云詳太羽三運此爲上羽少陽少陰司天爲太徵而少陽司天運言寒肅此與少陰司天運言其運寒者疑此太陽司天運合太羽當言其運寒肅少陽少陰司天運當云其運寒也其化凝慘凓冽新校正云按五常政大論作凝慘寒雰　其變冰雪

霜雹　其病大寒留於谿谷

太羽終　太角初　少徵　太宮　少商

凡此太陽司天之政氣化運行先天六步之氣生長化成收藏皆先天時而應至也餘歲先天同之也天氣肅地氣靜寒臨太虛陽氣不令水土合德上應辰星鎮星明而大也其穀玄黅天地正氣之所生長化成也黅黃也其政肅其令徐寒政大舉澤無陽燄則火發待時寒甚則火鬱待四氣乃發暴爲炎熱也少陽中治時雨迺涯止極雨散還於太陰雲朝北極濕化迺布北極雨府也澤流萬物寒敷于上雷動于下寒濕之氣持於氣交歲氣之大體也民病寒濕發肌肉萎足痿不收濡寫血溢新校正云詳血溢者火發待時所爲之病也初之氣地氣遷氣迺大溫畏火致之草迺早榮民迺厲溫病迺作身熱頭痛嘔吐肌腠瘡瘍赤斑也是爲瘍腠中瘡在皮內也二之氣大涼反至民迺慘草迺遇寒火氣遂抑民病氣鬱中滿寒迺始因涼而反之於寒氣故寒氣始來近人也三之氣天政布寒氣行雨迺降民病寒反熱中癰疽注下

內經二十一　三

心熱瞀悶不治者死當寒反熱是反天常熱起於心則神之危亟不急扶救神必消亡故治者則生不治則死四之氣風濕交爭風化爲雨迺長迺化迺成民病大熱少氣肌肉萎足痿注下赤白五之氣陽復化草迺長迺化迺成民迺舒大火臨御故萬物舒榮終之氣地氣正濕令行陰凝太虛埃昏郊野民迺慘悽寒風以至反者孕迺死故歲宜苦以燥之溫之新校正云詳故歲宜者以燥之溫之九字當在避虛邪以安其正下錯簡在此必折其鬱氣先資其化源化源謂九月迎而取之以補心火　新校正云詳水將勝也先於九月迎取其化源先寫腎之源也蓋以水王十月故先於九月迎而取之寫水所以補火也抑其運氣扶其不勝太角歲脾不勝太徵歲肺不勝太宮歲腎不勝太商歲肝不勝太羽歲心不勝歲之宜也如此然太陽司天五歲之氣通宜先助心後扶腎氣無使暴過而生其疾食歲穀以全其眞避虛邪以安其正木過則脾病生火過則肺病生土過則腎病生金過則肝病生水過則心病生天地之氣過亦然也歲穀謂黃色黑色虛邪謂從衝後來之風也適氣同異多少制之同寒濕者燥熱化異寒濕者燥濕化太宮太商太羽歲同寒濕宜治以燥熱化太角太徵歲異寒濕宜治以燥濕化也故同者多之異者少之多謂燥熱少謂燥濕氣用少多隨其歲也用寒遠寒用涼遠涼用溫遠溫用熱遠熱食宜同法有假者反常反是者病所謂時也時謂春夏秋冬及間氣所在同則遠之卽雖其時若六氣臨御假寒熱溫涼以除疾病者則勿遠之如太陽司天寒爲病者假熱以療則熱用不遠夏餘氣例同故曰有假反常也食同藥法爾若無假反法則爲病之媒非方制養生之道　新校正云按用寒遠寒及有假者反常等事下文備矣帝曰善陽明之政柰何

岐伯曰卯酉之紀也

陽明　少角　少陰　清熱勝復同同正商清勝少角熱復清氣故曰清熱勝復同也餘少運皆同也同正商者上見陽明上商與正商同言歲木不及也餘準此　新校正云按五常政大論云委和之紀上商與正商同丁卯歲會丁酉

內經二十一　四

其運風清熱不及之運常兼勝復之氣言之風運氣也清勝氣也熱復氣也餘少運悉同

少角初正 太徵 少宮 太商 少羽終

陽明 少徵 少陰 寒雨勝復同同正商新校正云按伏明之紀上商與正商同 癸卯同歲會 癸酉同歲會 新校正云按本論下文云不及而加同歲會此運少徵爲不及下加少陰故云同歲會 其運熱寒雨

少徵 太宮 少商 太羽終 太角初

陽明 少宮 少陰 風涼勝復同 己卯 己酉 其運雨風涼

少宮 太商 少羽終 少角初 太徵

陽明 少商 少陰 熱寒勝復同同正商新校正云按五常政大論云從革之紀上商與正商同

乙卯天符 乙酉歲會太一天符新校正云按天元紀大論云三合爲治又六微旨大論云天符歲會曰太一天符王冰云是謂三合一者天會二者歲會三者運會或云此歲三合曰太一天符不當更曰歲會者甚不然也乙酉本爲歲會又爲太一天符歲會之名不可去也或云己丑己未戊午何以不連言歲會而單言太一天符曰舉一隅不以三隅反舉一則三者可知去之則亦太一天符不爲歲會故曰不可去也 正商同 其運涼熱寒

少商 太羽終 太角初 少徵 太宮

陽明 少羽 少陰 雨風勝復同 辛卯少宮同新校正云按五常政大論云五運不及除同正角正商正宮外癸丑癸未當云少徵與少羽同己卯己酉少宮與少角同乙丑乙未少商與少徵同辛卯辛酉辛巳辛亥少羽與少宮同合有十年今此論獨於此言少宮同者蓋以癸丑癸未丑未爲土故不更同少羽己卯己酉爲金故不更同少角辛巳辛亥爲太徵不更同少宮乙丑乙未下見太陽爲水故不更同少徵又除此八年外只少辛卯辛酉二年爲少羽同少宮也

辛酉 辛卯 其運寒雨風

少羽終 少角初 太徵 太宮 太商

凡此陽明司天之政氣化運行後天六步之氣生長化成庶務動靜皆後天時而應餘少歲同



天氣急地氣明陽專其令炎暑大行物燥以堅淳風迺治風燥橫運流於氣交多陽少陰雲趨雨府濕化迺敷雨府太陰之所在也 燥極而澤燥氣欲終則化爲雨澤是謂三氣之分也 其穀白丹天地正氣所化生也 間穀命太者命太者謂前文太角商等氣之化者間氣化生故云間穀也 新校正云按玄珠云歲穀與間穀者何即在泉爲歲穀及在泉之左右間者皆爲歲穀其司天及運間而化者名間穀又別有一名間穀者是也化不及即反有所勝而生者故名間穀即邪氣之化又名並化之穀也亦名間穀與玉注頗異 其耗白甲品羽白色甲蟲多品羽類有羽翼者耗散粢盛蟲鳥甲兵歲爲災以耗竭物類 金火合德上應太白熒惑見大而明 其政切其令暴蟄蟲迺見流水不冰民病欬嗌塞寒熱發暴振凓癃悶清先而勁毛蟲迺死熱後而暴介蟲迺殃其發躁勝復之作擾而大亂金先勝木已承害故毛蟲死火後勝金不勝故介蟲復殃勝而行殺羽者已亡復者後來強者又死非大亂氣其何謂也 清熱之氣持於氣交初之氣地氣遷陰始凝氣始肅水迺冰寒雨化其病中熱脹面目浮腫善眠鼽衄嚏欠嘔小便黃赤甚則淋太陰之化 新校正云詳氣肅水冰并非太陰之化 二之氣陽迺布民迺舒物迺生榮厲大至民善暴死臣位君故爾 三之氣天政布涼迺行燥熱交合燥極而澤民病寒熱寒熱瘧也 四之氣寒雨降病暴仆振慄譫妄少氣嗌乾引飲及爲心痛癰腫瘡瘍瘧寒之疾骨痿血便骨痿無力 五之氣春令反行草迺生榮民氣和終之氣陽氣布候反溫蟄蟲來見流水不冰民迺康平其病溫君之化也 故食歲穀以安其氣食間穀以去其邪歲宜以鹹以苦以辛汗之清之散之

安其運氣無使受邪折其鬱氣資其化源（化源謂六月迎而取之也　新校正云按金王七月故逆於六月寫金氣）以寒熱輕重少多其制同熱者多天化同清者多地化（少角少徵歲同熱用方多以天清之化治之少宮少商少羽歲同清用方多以地熱之化治之火在地故同清者多地化金在天故同熱者多天化）用涼遠涼用熱遠熱用寒遠寒用溫遠溫食宜同法有假者反之此其道也反是者亂天地之經擾陰陽之紀也帝曰善少陽之政奈何岐伯曰寅申之紀也

少陽　太角（新校正云按五常政大論云上徵則其氣逆）　厥陰　壬寅（同天符）　壬申（同天符）　其運風鼓（新校正云詳風火合勢故其運風鼓少陰司天太角運亦同）　其化鳴紊啓坼（新校正云按五常政大論云其德鳴靡啓坼）　其變振拉摧拔　其病掉眩支脅驚駭

太角（初正）　少徵　太宮　少商　太羽（終）



少陽　太徵（新校正云按五常政大論云上徵而收氣後）　厥陰　戊寅天符　戊申天符

其運暑　其化暄囂鬱燠（新校正云按五常政大論作暄暑鬱燠此變暑為鬱者以上臨少陽故也）　其變炎烈沸騰　其病上熱鬱血溢血泄心痛

太徵　少宮　太商　少羽（終）　少角（初）

少陽　太宮　厥陰　甲寅　甲申　其運陰雨　其化柔潤重澤　其變震驚飄驟　其病體重胕腫痞飲

太宮　少商　太羽（終）　太角（初）　少徵

少陽　太商　厥陰　庚寅　庚申　同正商（新校正云按五常政大論云堅成之紀上徵與正商同）　其運涼　其化霧露清切（新校正云按五常政大論云霧露蕭飋又大商三運兩言蕭飋獨此言清切詳此下如厥陰當此蕭飋）　其變肅殺凋零　其病肩背胸中

太商　少羽（終）　少角（初）　太徵　少宮

少陽　太羽　厥陰　丙寅　丙申　其運寒肅（新校正云詳此運不當言寒肅以注太陽司天太羽運中）　其化凝慘凓冽（新校正云按五常政大論云作凝慘寒雰）　其變冰雪霜雹　其病寒浮腫

太羽（終）　太角（初）　少徵　太宮　少商



凡此少陽司天之政氣化運行先天天氣正（新校正云詳少陽司天太陰司地正得天地之正又厥陰少陽司地各云得其正者以地主生榮為言也本或作天氣止者少陽火之性用動躁云止義不通也）地氣擾風迺暴舉木偃沙飛炎火迺流陰行陽化雨迺時應火木同德上應熒惑歲星（見明而大　新校正云詳六氣惟少陽厥陰司天司地為上下通和無相勝剋故言火木同德餘氣皆有勝剋故言合德）其穀丹蒼其政嚴其令擾故風熱參布雲物沸騰太陰橫流寒迺時至涼雨並起民病熱中外發瘡瘍內為泄滿故聖人遇之和而不爭往復之作民病寒熱瘧泄聾瞑嘔吐上怫腫色變初之氣地氣遷風勝迺搖寒迺去候迺大溫草木早榮寒來不殺溫病迺起其病氣怫於上血溢目赤欬逆頭痛血崩（今詳崩字當作崩）脅滿膚腠中瘡（少陰之化）二之氣火反鬱（太陰分故爾）白埃四起雲趨雨府風不勝濕雨迺零民迺康其病熱鬱於上欬逆嘔吐瘡發於中胸嗌不利頭痛身熱昏憒膿瘡三之氣天政布炎暑至少陽臨上雨迺涯民病

熱中聾瞑血溢膿瘡欬嘔鼽衄渴嚏欠喉痺目赤善暴死四之氣涼迺至炎暑間化白露降民氣和平其病滿身重五之氣陽迺去寒迺來雨迺降氣門迺閉新校正云按王注生氣通天論氣門玄府也所以發泄經脈榮衛之氣故謂之氣門剛木早凋民避寒邪君子周密終之氣地氣正風迺至萬物反生霿霧以行其病關閉不禁心痛陽氣不藏而欬抑其運氣贊所不勝必折其鬱氣先取化源化源年之前十二月迎而取之　新校正云詳王注資取化源俱注云取其意有四等太陽司天取九月陽明司天取六月是二者先取在天之氣也少陽司天取年前十二月太陰司天取九月是二者乃先時取在地之氣也少陰司天取年前十二月厥陰司天取四月義不可解按玄珠之說則不然太陽陽明之月與王注合少陽少陰俱取三月太陰取五月厥陰取年前十二月玄珠之義可解王注之月疑有誤也暴過不生苛疾不起苛重也　新校正云詳此不言食歲穀間穀者蓋此歲天地氣正上下通和故不言也故歲宜鹹辛宜酸滲之泄之漬之發之觀氣寒溫以調其過同風熱者多寒化異風熱者少寒化太角太徵歲同風熱以寒化之太宮太商太羽歲異風熱以涼調其過也用熱遠熱用溫遠溫用寒遠寒用涼遠涼食宜同法此其道也有假者反之反是者病之階也帝曰善太陰之政奈何歧伯曰丑未之紀也

太陰　少角　太陽　清熱勝復同　同正宮新校正云按五常政大論云委和之紀太宮與正宮同　丁丑　丁未　其運風清熱

少角初正　太徵　少宮　太商　少羽終

太陰　少徵　太陽　寒雨勝復同　癸丑　癸未　其運熱寒雨

少徵　太宮　少商　太羽終　太角

太陰　少宮　太陽　風清勝復同　同正宮新校正云按五常政大論云卑監之紀上宮與正宮同　己丑太一天符　己未太一天符　其運雨風清

少宮　太商　少羽終　少角初　太徵

太陰　少商　太陽　熱寒勝復同　乙丑　乙未　其運涼熱寒

少商　太羽終　太角初　少徵　太宮

太陰　少羽　太陽　雨風勝復同　同正宮新校正云按五常政大論云涸流之紀上宮與正宮同或以此二歲爲同歲會爲平水運欲去同正宮三字者非也蓋此歲有二義而輒去其一甚不可也

辛丑同歲會　辛未同歲會　其運寒雨風

少羽終　少角初　太徵　少宮　太商

凡此太陰司天之政氣化運行後天萬物生長化成皆後天時而生成也陰專其政陽氣退辟大風時起新校正云詳此太陰之政但以言大風時起蓋厥陰爲初氣居木位春氣正風迺來故言大風時起天氣下降地氣上騰原野昏霿白埃四起雲奔南極寒雨數至物成於差夏南極雨府也差夏謂立秋之後一十日也民病寒濕腹滿身䐜憤胕腫痞逆寒厥拘急濕寒合德黃黑埃昏流行氣交上應鎮星辰星見而大明其政肅其令寂其穀黅玄正氣所生成也故陰凝於上寒積於下寒水勝火則爲冰雹陽光不治殺氣迺行黃黑昏埃是謂殺氣自北及西流行於東及南也故有餘宜高不及宜下有餘宜晚不及宜早土之利氣之化也民氣亦從之間穀命其太也以間氣之大者言其穀也初之氣地氣遷寒迺去春氣正風迺來生布萬物以榮民氣條舒風濕

相薄雨迺後民病血溢筋絡拘強關節不利身重筋
痿二之氣大火正物承化民乃和其病溫厲大行遠
近咸若濕蒸相薄雨迺時降應順天常不愆時候謂之時雨新校正云詳此以少陰居君火之位故言大火正也
三之氣天政布濕氣降地氣騰雨迺時降寒迺
隨之感於寒濕則民病身重胕腫胸腹滿四之氣畏
火臨溽蒸化地氣騰天氣否隔寒風曉暮蒸熱相薄
草木凝煙濕化不流則白露陰布以成秋令萬物得之以成民
病腠理熱血暴溢瘧心腹滿熱臚脹甚則胕腫五之
氣慘令已行寒露下霜迺早降草木黃落寒氣及體
君子周密民病皮腠終之氣寒大舉濕大化霜迺積

內經二十　十一

陰迺凝水堅冰陽光不治感於寒則病人關節禁固
腰脽痛寒濕推於氣交而為疾也必折其鬱氣而取
化源九月化源迺而取之以補益也益其歲氣無使邪勝食歲穀以全其
真食間穀以保其精故歲宜以苦燥之溫之甚者發
之泄之不發不泄則濕氣外溢肉潰皮拆而水血交
流必贊其陽火令禦甚寒冬之分其用五步量氣用之也從氣異同少多
其判也通言歲運之同異也同寒者以熱化同濕者以燥化少宮少商少羽歲同寒少宮歲又同濕濕過故宜燥寒過故宜熱少角少徵歲平和處之也異者少之同者多之用涼遠涼
用寒遠寒用溫遠溫用熱遠熱食宜同法假者反之
此其道也反是者病也帝曰善少陰之政奈何岐伯

曰子午之紀也
少陰　太角新校正云按五常政大論云上徵則其氣逆　陽明　壬子　壬午
其運風鼓　其化鳴紊啟拆新校正云按五常政大論云其德鳴靡啟拆
其變振拉摧拔　其病支滿
太角初正　少徵　太宮　少商　太羽終
少陰　太徵新校正云按五常政大論云上徵而收氣後　陽明　戊子天符　戊午
太一天符　其運炎暑新校正云詳太徵運太陽司天曰熱少陽司天曰暑少陰司天曰炎暑兼司天之氣而言運也　其化暄曜鬱燠新校正云按五常政大論作暄暑鬱燠此變暑為曜者以上臨少陰故也
其變炎烈沸騰　其病上熱血溢
太徵　少宮　太商　少羽終　少角初

內經二十一　十二

少陰　太宮　陽明　甲子　甲午　其運陰雨
其化柔潤時雨新校正云按五常政大論云柔潤重淖又太宮三運兩作柔潤重澤此時雨二字疑誤
其變震驚飄驟　其病中滿身重
太宮　少商　太羽終　太角初　少徵
少陰　太商　陽明　庚子同天符　庚午同天符　同正商新校正云按五常政大論云堅成之紀上徵與正商同
其運涼勁新校正云詳此以運合在泉故去涼勁
其化霧露蕭飋　其變肅殺凋零　其病下清
太商　少羽終　少角初　太徵　少宮
少陰　太羽　陽明　丙子歲會　丙午　其運寒
其化凝慘慄冽新校正云按五常政大論作凝慘寒雰

其變氷雪霜雹 其病寒下

太羽終 太角初 少徵 太宮 少商

凡此少陰司天之政氣化運行先天地氣肅天氣明寒交暑熱加燥 新校正云詳此云寒交暑者謂前歲終之氣少陽今歲初之氣太陽太陽寒交前歲少陽之暑也熱加燥者少陰在上而陽明在下也 雲馳雨府濕化迺行時雨迺降金火合德上應熒惑太白 見而明大 其政明其令切其穀丹白水火寒熱持於氣交而為病始也熱病生於上清病生於下寒熱凌犯而爭於中民病欬喘血溢血泄鼽嚏目赤眥瘍寒厥入胃心痛腰痛腹大嗌乾腫上初之氣地氣遷燥將去 新校正云按陽明在泉之前歲為少陽少陽者暑暑往而陽明在地太陽初之氣故上文寒交暑是暑去而寒始也此燥字乃是暑字之誤也 寒迺始蟄復藏水迺冰霜復降風迺至 新校正云按王注六微旨大論云太陽居木位為寒風切列此風迺至當作風迺列 陽氣鬱民反周密關節禁固腰脽痛炎暑將起中外瘡瘍二之氣陽氣布風迺行春氣以正萬物應榮寒氣時至民迺和其病淋目瞑目赤氣鬱於上而熱三之氣天政布大火行庶類蕃鮮寒氣時至民病氣厥心痛寒熱更作欬喘目赤四之氣溽暑至大雨時行寒熱互至民病寒熱嗌乾黃癉鼽衄飲發五之氣畏火臨暑反至陽迺化萬物迺生迺長榮民迺康其病溫終之氣燥令行餘火內格腫於上欬喘甚則血溢寒氣數舉則霿霧翳病生皮腠內



舍於脇下連少腹而作寒中地將易也 氣終則遷何可長也 必抑其運氣資其歲勝折其鬱發先取化源 先於年前十二月迎而取之 無使暴過而生其病也食歲穀以全真氣食間穀以辟虛邪歲宜鹹以耎之而調其上甚則以苦發之以酸收之而安其下甚則以苦泄之適氣同異而多少之同天氣者以寒清化同地氣者以溫熱化 太角太徵歲同天氣宜以寒清治之太宮太商太羽歲同地氣宜以溫熱治之化治也 用熱遠熱用涼遠涼用溫遠溫用寒遠寒食宜同法有假則反此其道也反是者病作矣帝曰善厥陰之政柰何岐伯曰巳亥之紀也

厥陰 少角 少陽 清熱勝復同 同正角 新校正云按五常政大論云委和之紀上角與正角同 丁巳天符 丁亥天符 其運風清熱

少角初正 太徵 少宮 太商 少羽終

厥陰 少徵 少陽 寒雨勝復同 癸巳同歲會 癸亥同歲會 其運熱寒雨

少徵 太宮 少商 太羽終 太角初

厥陰 少宮 少陽 風清勝復同 同正角 新校正云按五常政大論云卑監之紀上角與正角同 己巳 己亥 其運雨風清

少宮 太商 少羽終 少角初 太徵

厥陰 少商 少陽 熱寒勝復同 同正角 新校正云按五常政大論云從革之紀上角與正角同 乙巳 乙亥 其運涼熱寒

少商　太羽終　太角初　少徵　太宮
厥陰　少羽　少陽　雨風勝復同　辛巳　辛亥　其運寒雨風
少羽終　少角初　太徵　少宮　太商
凡此厥陰司天之政，氣化運行後天，諸同正歲，氣化運行同天，太過歲運化氣行先天時，不及歲化生成後天時，同正歲化生成與天二十四氣遲速同，無先後也。新校正云：詳此注云同王歲與二十四氣同，疑非，恐是與大寒日交同氣候同。天氣擾，地氣正，風生高遠，炎熱從之，雲趨雨府，濕化迺行，風火同德，上應歲星熒惑。其政撓，其令速，其穀蒼丹，間穀言太者，其耗文角品羽。風燥火熱，勝復更作，蟄蟲來見，流水不冰，熱病行於下，風病行於上，風燥勝復形於中。初之氣，寒始肅，殺氣方至，民病寒於右之下。二之氣，寒不去，華雪水冰，殺氣施化，霜迺降，名草上焦，寒雨數至，陽復化，民病熱於中。三之氣，天政布，風迺時舉，民病泣出耳鳴掉眩。四之氣，溽暑濕熱相薄，爭於左之上，民病黃癉而為胕腫。五之氣，燥濕更勝，沉陰迺布，寒氣及體，風雨迺行。終之氣，畏火司令，陽迺大化，蟄蟲出見，流水不冰，地氣大發，草迺生，人迺舒，其病溫厲。必折其鬱氣，資其化源，化源四月也，迎而取之。贊其運氣，無使邪勝，歲宜以辛調上，以鹹調下，畏火之氣，無妄犯之。新校正云：詳此運何以不言適氣同異少多之制者，蓋厥陰之政與少陽之政同，六氣分政，惟厥陰與少陽之政，上下無剋罰之異，治化惟一，故不再言同風熱者多寒化、異風熱者少寒化也。用溫遠溫，



用熱遠熱，用涼遠涼，用寒遠寒，食宜同法，有假反常，此之道也，反是者病。帝曰：善。夫子言可謂悉矣，然何以明其應乎？岐伯曰：昭乎哉問也！夫六氣者，行有次，止有位，故常以正月朔日平旦視之，覩其位而知其所在矣。陰之所在天應以雲，陽之所在天應以清淨，自然分布，象見不差。運有餘，其至先，運不及，其至後，先後皆寅時之先後也，先則丑後，後則卯初。此天之道，氣之常也。天道昭然，當期必應，見無差失。運非有餘非不足，是謂正歲，其至當其時也。當時謂當寅之正也。帝曰：勝復之氣，其常在也，災眚時至，候也柰何？岐伯曰：非氣化者，是謂災也。十二變備矣。帝曰：天地之數，終始柰何？岐伯曰：悉乎哉問也！是明道也。數之始，起於上而終於下，歲半之前，天氣主之，歲半之後，地氣主之，歲半謂立秋之日也。新校正云：詳初氣交司在前歲大寒日，歲半當在立秋前一氣十五日，不得云立秋日也。上下交互，氣交主之，歲紀畢矣。交互互體也，上體下體之中有二互體也。故曰位明，氣月可知乎，所謂氣也。大凡一氣主六十日而有奇，以立位數之位同一氣，則月之節氣中氣可知也。故言天地氣者以上下體，言勝復者以氣交，言橫運者以上下互，皆以節氣準之，候之災眚，變復可期矣。帝曰：余司其事，則而行之，不合其數何也？岐伯曰：氣用有多少，化洽有盛衰，衰盛多少，同其化也。帝曰：願聞同化何如？岐伯曰：風溫春化同，熱曛昏火夏化同，勝與復同，燥清煙露秋化同，雲雨昏暝埃長夏化同，寒氣霜雪冰冬化同，此天地五運六氣之化，更用盛衰之常也。帝曰：五運行同天化者，命曰

天符余知之矣願聞同地化者何謂也歧伯曰太過而同天化者三不及而同天化者亦三太過而同地化者三不及而同地化者亦三此凡二十四歲也（六十年中同天地之化者凡二十四歲餘悉隨己多少）帝曰願聞其所謂也歧伯曰甲辰甲戌太宮下加太陰壬寅壬申太角下加厥陰庚子庚午太商下加陽明如是者三癸巳癸亥少徵下加少陽辛丑辛未少羽下加太陽癸卯癸酉少徵下加少陰如是者三戊子戊午太徵上臨少陰戊寅戊申太徵上臨少陽丙辰丙戌太羽上臨太陽如是者三丁巳丁亥少角上臨厥陰乙卯乙酉少商上臨陽明己



丑己未少宮上臨太陰如是者三除此二十四歲則不加不臨也帝曰加者何謂歧伯曰太過而加同天符不及而加同歲會也帝曰臨者何謂歧伯曰太過不及皆曰天符而變行有多少病形有微甚生死有早晏耳帝曰夫子言用寒遠寒用熱遠熱余未知其然也願聞何謂遠歧伯曰熱無犯熱寒無犯寒從者和逆者病不可不敬畏而遠之所謂時與六位也（四時氣王之月藥及食衣寒熱溫涼同者皆宜避之差四時同犯則以水濟水以火助火病必生也）帝曰溫涼何如（溫涼減於寒熱可輕犯之乎）歧伯曰司氣以熱用熱無犯司氣以寒用寒無犯司氣以涼用涼無犯司氣以溫用溫無犯間氣同其主

無犯異其主則小犯之是謂四畏必謹察之帝曰善其犯者何如（須犯者）歧伯曰天氣反時則可依時（反甚為病則可依時）及勝其主則可犯（夏熱甚則可以熱犯熱寒氣不甚則不可犯之）以平為期而不可過（氣平則止過則病生過而病生與犯同也）是謂邪氣反勝者（氣動有勝是謂邪客勝於主不可不禦也六步之氣於六位中應寒反熱應熱反寒應溫反涼應涼反溫是謂六步之邪勝也差冬反溫差夏反冷差秋反熱差春反涼是謂四時之邪勝也勝則反其氣以平之）故曰無失天信無逆氣宜無翼其勝無贊其復是謂至治（天信謂至時必定翼贊皆佐之謹守天信是謂至真妙理也）帝曰善五運氣行主歲之紀其有常數乎歧伯曰臣請次之

甲子　甲午歲

上少陰火　中太宮土運　下陽明金　熱化二（新校正云詳對化從標成數正化從本生數甲子之年熱化七燥化九甲午之年熱化二燥化四）雨化五（新校正云按本論正文云太過不及其數何始太過者其數成不及者其數生土常以生也甲年太宮土運太過故言雨化五五土數也）燥化四　所謂正化日也（正氣化也）



其化上鹹寒中苦熱下酸熱所謂藥食宜也（新校正云按玄珠云下苦熱又按至真要大論云熱淫所勝平以鹹寒燥淫于內治以苦溫此云下酸熱疑誤也）

乙丑　乙未歲

上太陰土　中少商金運　下太陽水　熱化寒化勝復同所謂邪氣化日也　災七宮（新校正云詳七宮西室兌位天佳司也災之方以運之當方言）濕化五（新校正云詳太陰正司於未對司於丑其化皆五以生數也不以成數者土王四季不得正方又天有九宮不可至十）清化四（新校正云按本論下文云不及者其數生乙年少商金運不及故言清化四四金生數也）寒化六（新校正云詳乙丑寒化六乙未寒化一）所謂正化日也其化上苦熱中酸和下甘熱

所謂藥食宜也新校正云按玄珠云上酸平下甘溫又按至眞要大論云濕淫所勝平以苦熱寒淫于內治以甘熱

丙寅　丙申歲新校正云詳丙申之歲申金生水水化之令轉盛司天相火爲病減半

上少陽相火　中太羽水運　下厥陰木　火化二新校正云詳丙寅火化二丙申火化七　寒化六　風化三新校正云詳丙寅風化八丙申風化三　所謂正化日也

其化上鹹寒中鹹溫下辛溫所謂藥食宜也新校正云按玄珠云下辛涼又按至眞要大論云火淫所勝平以鹹冷風淫于內治以辛涼

丁卯歲會　丁酉歲新校正云詳丁年正月壬寅爲干德符便爲平氣勝復不至運同正角金不勝木木亦不災土又丁卯年得卯木佐之卽上陽明不能災之

上陽明金　中少角木運　下少陰火　清化熱化勝復同

所謂邪氣化日也　災三宮新校正云詳三宮東室震位天衝司　燥化九新校正云詳丁卯燥化九丁酉燥化四　風化三　熱化七新校正云詳丁卯熱化二丁酉熱化十　所謂正化日也

其化上苦小溫中辛和下鹹寒所謂藥食宜也新校正云按至眞要大論云燥淫所勝平以苦溫熱淫于內治以鹹寒又玄珠云上苦熱也

戊辰　戊戌歲

上太陽水　中太徵火運新校正云詳此上見太陽火化減半　下太陰土　寒化六新校正云詳戊辰寒化六戊戌寒化一　熱化七　濕化五　所謂正化日也

其化上苦溫中甘和下甘溫所謂藥食宜也新校正云按至眞要大論云寒淫所勝平以辛熱濕淫于內治以苦熱又玄珠云上甘溫不酸平

己巳　己亥歲

上厥陰木　中少宮土運新校正云詳至九月甲戌月已得甲戌方還正宮　下少陽相火



風化清化勝復同　所謂邪氣化日也　災五宮新校正云按五常政大論云其眚四維又按天元玉冊云中室天禽司非維宮同正宮寄位二宮坤位　風化三新校正云詳己巳風化八己亥風化三

濕化五　火化七新校正云詳己巳熱化七己亥熱化二　所謂正化日也

其化上辛涼中甘和下鹹寒所謂藥食宜也新校正云按至眞要大論云風淫所勝平以辛涼火淫于內治以鹹冷

庚午同天符　庚子歲同天符

上少陰火　中太商金運新校正云詳庚午年金令減半以上見少陰君火年午亦爲火故也庚子年子是水金氣相得與庚午年又異　下陽明金　熱化七新校正云詳庚午年熱化二燥化四庚子年熱化七燥化九

清化九　燥化九　所謂正化日也

其化上鹹寒中辛溫下酸溫所謂藥食宜也新校正云按玄珠云下苦熱又按至眞要大論云燥淫于內治以苦熱

辛未同歲會　辛丑歲同歲會

上太陰土　中少羽水運新校正云詳此至七月丙申月水還正羽　下太陽水

雨化風化勝復同　所謂邪氣化日也　災一宮新校正云詳一宮北室坎位天玄司　雨化五　寒化一新校正云詳此以運與在泉俱水故只言寒化一寒化一者少羽之化氣也若太陽在泉之化則辛未寒化一辛丑寒化六

所謂正化日也

其化上苦熱中苦和下苦熱所謂藥食宜也新校正云按玄珠云上酸和下甘溫又按至眞要大論云濕淫所勝平以苦熱寒淫于內治以甘熱

壬申同天符　壬寅歲同天符

上少陽相火　中太角木運　下厥陰木　火化二新校正云詳壬申熱化七壬寅熱化二

風化八 新校正云詳此以運與在泉俱木故只言風化八風化八乃太角之運化也若厥陰在泉之化則壬申風化三壬寅風化八 所謂正化日也 其化上鹹寒中酸和下辛涼所謂藥食宜也

癸酉同歲會 癸卯歲同歲會

上陽明金 中少徵火運 新校正云詳此五月遇戊午月火還正徵 下少陰火 寒化雨化勝復同 所謂邪氣化日也 災九宮 新校正云詳九宮離位南室天英司也 燥化九 新校正云詳癸酉燥化四癸卯燥化九 熱化二 新校正云詳此以運與在泉俱火故只言熱化二熱化二者少徵之運化也若少陰在泉之化癸酉熱化七癸卯熱化二 所謂正化日也 其化上苦小温中鹹温下鹹寒所謂藥食宜也 新校正云按玄珠云上苦熱

甲戌歲會同天符 甲辰歲歲會同天符

上太陽水 中太宮土運 下太陰土 寒化六 新校正云詳甲戌寒化一甲辰寒化六 濕化五 新校正云詳此以運與在泉俱土故只言濕化五 正化日也



其化上苦熱中苦温下苦温藥食宜也 新校正云按玄珠云上甘温下酸平又按至眞要大論云寒淫所勝平以辛熱濕淫于內治以苦熱

乙亥 乙巳歲

上厥陰木 中少商金運 新校正云詳乙亥年三月得庚辰月早見干德符卽氣還正商火未得王而先平火不勝則水不復又亥是水得力年故火不勝也乙巳歲火來小勝已爲火佐於勝也卽於二月中氣君火時化日火來行勝不待水復遇三月庚辰月乙見庚而氣自全金還正商 下少陽相火 熱化寒化勝復同邪氣化日也 災七宮 風化八 新校正云詳乙亥風化三乙巳風化八 清化四 火化二 新校正云詳乙亥熱化二乙巳熱化七 正化度也 度謂日也 其化上辛涼中酸和下鹹寒藥食宜也

丙子歲會 丙午歲

上少陰火中太羽水運下陽明金 熱化二 新校正云詳丙子歲熱化七金之災得其半以運水太過勝於天令天令減半丙午熱化二午爲火少陰君火司天運雖水一水不能勝二火故異於丙子歲 寒化六 清化四 新校正云詳丙子燥化九丙午燥化四 正化度也 其化上鹹寒中鹹熱下酸温藥食宜也 新校正云按玄珠云下苦熱又按至眞要大論云燥淫于內治以酸温

丁丑 丁未歲

上太陰土 新校正云詳此木運平氣上刑天令減半 中少角木運 新校正云詳丁年正月壬寅爲干德符爲正角 下太陽水 清化熱化勝復同邪氣化度也 災三宮 雨化五 風化三 寒化一 新校正云詳丁丑寒化六丁未寒化一 正化度也

其化上苦温中辛温下甘熱藥食宜也 新校正云按玄珠云上酸平下甘温又按至眞要大論云濕淫所勝平以苦熱寒淫于內治以甘熱



戊寅 戊申歲天符 新校正云詳戊申年與戊寅年小異申爲金佐於肺肺受火刑其氣稍實民病得半

上少陽相火 中太徵火運 下厥陰木 火化七 新校正云詳天符司天與運合故只言火化七火化七者太徵之運氣也若少陽司天之氣則戊寅火化二戊申火化七 風化三 新校正云詳戊寅風化八戊申風化三 正化度也

其化上鹹寒中甘和下辛涼藥食宜也

己卯 新校正云詳己卯金與運土相得子臨父位爲逆 己酉歲

上陽明金中少宮土運 新校正云詳復罷土氣未正後九月甲戌月上還正宮己酉之年木勝火微 下少陰火風化清化勝復同邪氣化度也 災五宮 清化九 新校正云詳己卯燥化九己酉燥化四 雨化五 熱化七 新校正云詳己卯熱化二己酉熱化七 正化度也

其化上苦小温中甘和下鹹寒藥食宜也

庚辰　庚戌歲

上太陽水中太商金運　下太陰土

寒化一 新校正云詳庚辰寒化六庚戌寒化一 清化九　雨化五　正化度也

其化上苦熱中辛温下甘熱藥食宜也 新校正云按玄珠云上甘温下酸平又按至真要大論云寒淫所勝平以辛熱濕淫于內治以苦熱

辛巳　辛亥歲

上厥陰木中少羽水運 新校正云詳辛巳年木復土罷至七月丙申月水還正羽辛亥年爲水平氣以亥爲水相佐爲正羽與辛巳年小異 下少陽相火　雨化風化勝復同

邪氣化度也　災一宮　風化三 新校正云詳辛巳風化八辛亥風化三

寒化一　火化七 新校正云詳辛巳熱化七辛亥熱化二 正化度也

其化上辛涼中苦和下鹹寒藥食宜也



壬午　壬子歲

上少陰火中太角木運　下陽明金　熱化二 新校正云詳壬午熱化二壬子熱化七

風化八　清化四 新校正云詳壬午燥化四壬子燥化九 正化度也

其化上鹹寒中酸涼下酸温藥食宜也 新校正云按玄珠云下苦熱又按至真要大論云燥淫于內治以苦熱

癸未　癸丑歲

上太陰土中少徵火運 新校正云詳癸未癸丑左右二火爲間相佐又五月戊午干德符癸見戊而氣全水未行勝爲正徵 下太陽水　寒化雨化勝復同　邪氣化度也　災九宮

雨化五　火化二　寒化一 新校正云詳癸未寒化一癸丑寒化六 正化度也

其化上苦温中鹹温下甘熱藥食宜也 新校正云按玄珠云上酸和下甘温又按至真要大論云濕淫所勝平以苦熱寒淫于內治以甘熱

甲申　甲寅歲

上少陽相火中太宮土運 新校正云詳甲寅之歲小異於甲申以寅木可刑土氣之平也 下厥陰木　火化二 新校正云詳甲申火化七甲寅火化二 雨化五　風化八 新校正云詳甲申風化三甲寅風化八 正化度也

其化上鹹寒中鹹和下辛涼藥食宜也

乙酉太一天符　乙卯歲天符

上陽明金中少商金運 新校正云按乙酉爲正商以酉金相佐故得平氣乙卯之年二之氣君火分中火來行勝水未行復其氣以平以三月庚辰乙得庚合金運正商其氣乃平 下少陰火　熱化寒化勝復同　邪氣化度也　災七宮　燥化四 新校正云詳乙酉燥化四乙卯燥化九 清化四　熱化二 新校正云詳乙酉熱化七乙卯熱化二 正化度也



其化上苦小温中苦和下鹹寒藥食宜也

丙戌天符　丙辰歲天符

上太陽水中太羽水運　下太陰土

寒化六 新校正云詳此以運與司天俱水運故只言寒化六寒化六者太羽之運化也若太陽司天之化則丙戌寒化一丙辰寒化六 雨化五　正化度也　其化上苦熱中鹹温下甘熱藥食宜也 新校正云按玄珠云上甘温下酸平又按至真要大論云寒淫所勝平以辛熱濕淫于內治以苦熱

丁亥天符　丁巳歲天符

上厥陰木中少角木運 新校正云詳丁年正月壬寅丁得壬合爲干德符爲正角平氣 下少陽相火　清化熱化勝復同　邪氣化度也　災三宮　風化三 新校正云詳此運與司天俱木故只言風化三者少角之運化也若厥陰司天之化則丁亥風化三丁巳風化八 火化七 新校正云詳丁亥熱化二丁巳熱化七 正化度也

其化上辛涼中辛和下鹹寒藥食宜也

戊子天符 戊午歲太一天符

上少陰火中太徵火運下陽明金 熱化七新校正云詳此運與司天俱火故只言熱化七熱化七者太徵之運化也若少陰司天之化則戊子熱化七戊午熱化二 清化九新校正云詳戊子清化九戊午清化四 正化度也 其化上鹹寒中甘寒下酸溫藥食宜也新校正云按玄珠云下苦熱又按至眞要大論云燥淫于內治以苦溫

己丑太一天符 己未歲太一天符

上太陰土中少宮土運新校正云詳是歲木得初氣而來勝脾乃病久土至危金乃來復至九月甲戌月已得甲合土還正宮 下太陽水 風化清化勝復同 邪氣化度也 災五宮 雨化五新校正云詳此運與司天俱土故只言雨化五 寒化一新校正云詳己丑寒化六己未寒化一 正化度也 其化上苦熱中甘和下甘熱藥食宜也新校正云按玄珠云上酸平又按至眞要大論云濕淫所勝平以苦熱

庚寅 庚申歲

上少陽相火中太商金運新校正云詳庚寅歲爲正商得平氣以上見少陽相火下尅於金運不能太過庚申之歲申金佐之乃爲太商 下厥陰木 火化七新校正云詳庚寅熱化七庚申熱化二 清化九 風化三新校正云詳庚寅風化八庚申風化三 正化度也 其化上鹹寒中辛溫下辛涼藥食宜也

辛卯 辛酉歲

上陽明金中少羽水運新校正云詳此歲七月丙申水還正羽 下少陰火 雨化風化勝復同 邪氣化度也 災一宮 清化九新校正云詳辛卯燥化九辛酉燥化四 寒化一 熱化七新校正云詳辛卯熱化二辛酉熱化七 正化度也 其化上苦小溫中苦和下鹹寒藥食宜也

壬辰 壬戌歲

上太陽水中太角木運下太陰土 寒化六新校正云詳壬辰寒化六壬戌寒化一 風化八 雨化五 正化度也 其化上苦溫中酸和下甘溫藥食宜也新校正云按玄珠云上甘溫下酸平又按至眞要大論云寒淫所勝平以辛熱濕淫于內治以苦熱

癸巳同歲會 癸亥同歲會

上厥陰木中少徵火運新校正云詳癸巳正徵火氣平一謂巳爲火亦名歲會二謂水未得化三謂五月戊午月癸得戊合故得平氣癸亥之歲亥爲水水得年力便來行勝至五月戊午火還正徵其氣始平 下少陽相火 寒化雨化勝復同 邪氣化度也 災九宮 風化八新校正云詳癸巳風化八癸亥風化三 火化二新校正云詳此運與在泉俱火故只言火化二火化二者少徵火運之化也若少陽在泉之化則癸巳熱化七癸亥熱化二 正化度也 其化上辛涼中鹹和下鹹寒藥食宜也

凡此定期之紀勝復正化皆有常數不可不察故知其要者一言而終不知其要流散無窮此之謂也 帝曰善五運之氣亦復歲乎復報也先有勝制則後必復也 歧伯曰鬱極迺發待時而作也待謂五及差分位也大溫發於辰巳大熱發於申未大涼發於戌亥大寒發於丑寅上件所勝臨之亦待間氣而發故曰待時也新校正云詳注及字疑作氣 帝曰請問其所謂也 歧伯曰五常之氣太過不及其發異也歲太過其發早歲不及其發晚 帝曰願卒聞之 歧伯曰太過者暴不及者徐暴者爲病甚徐者爲病持持謂相執持也

帝曰太過不及其數何如歧伯曰太過者其數成不及者其數生土常以生也數謂五常化行之數也水數一火數二木數三金數四土數五成數謂水數六火數七木數八金數九土數五也故曰土常以生也數生者各取其生數多少以占數政令德化勝復之休作日及尺寸分毫並以準之此蓋都明諸用者也

帝曰其發也何如歧伯曰土鬱之發巖谷震驚雷殷氣交埃昏黃黑化爲白氣飄驟高深鬱謂鬱抑天氣之甚也故雖天氣亦有涯也分終則衰故雖鬱者怒發也土化不行炎亢無雨水盛過極故鬱怒發焉土性靜定至動也雷雨大作而木土相持之氣乃休解也易曰雷雨作解此之謂也土雖獨怒木尚制之故但震驚於氣交之中而聲尚不能高遠也故曰震驚氣交氣交謂土之上盡山之高也詩云殷其雷也所謂雷雨生於山中者土既鬱抑天木制之平川土薄氣常乾燥故不能先發也山原土厚濕化豐深土厚氣深故先怒發也擊石飛空洪水迺從川流漫衍田牧土駒疾氣驟雨岸落山化大水橫流石迸勢急高山空谷擊石先飛而洪水隨至也洪太也巨川衍溢流漫平陸漂蕩瘞沒於桑盛大水去已石土危然若羣駒散牧於田野凡言土者沙石同也化氣迺敷善爲時雨始生始長始化始成化土化也土被制化氣不敷否極則泰屈極則伸處怫之時化氣因之乃能敷布於庶類以時而雨滋澤草木而成也善謂應時也化氣既少長氣已過故萬物始生始長始化始成言是四始者明萬物化成之晚也故民病心腹脹腸鳴而爲數後甚則心痛脇䐜嘔吐霍亂飲發注下胕腫身重脾熱之生雲奔雨府霞擁朝陽山澤埃昏其迺發也以其四氣雨府太陰之所在也埃白氣似雲而薄也埃固有微甚微者如紗縠之騰甚者如薄雲霧也甚者發近微者發遠四氣謂夏至後三十一日起盡至秋分日也雲橫天山浮游生滅怫之先兆天際雲橫山猶冠帶巖谷叢薄乍滅乍生有土之見怫兆已彰皆平明占之浮游以午前候望也金鬱之發天潔地明風清氣切大涼迺舉草樹浮煙燥氣以行霿霧數起殺氣來至草木蒼乾金迺有聲大涼次寒也舉用事也浮烟燥氣也殺氣霜氣正殺氣者以丑時至辰者亦卯時辰時也其氣之來色黃赤黑雜而至也物不勝殺故草木蒼乾蒼薄青色也故民病欬逆心脇滿引少



腹善暴痛不可反側嗌乾面塵色惡金勝而木病也山澤焦枯土凝霜鹵怫迺發也其氣五夏火炎亢時雨既愆故山澤焦枯土上凝白鹹鹵狀如霜也五氣謂秋分後至立冬後十五日內也夜零白露林莽聲悽怫之兆也夜濡白露曉聽風悽有是乃爲金發微也水鬱之發陽氣迺辟陰氣暴舉大寒迺至川澤嚴凝寒雰結爲霜雪雰音紛寒雰白氣也其狀如霧而不流行墜地如霜雪得日晞也甚則黃黑昏翳流行氣交迺爲霜殺水迺見祥黃黑亦濁惡氣水氣也祥妖祥亦謂泉出平地故民病寒客心痛腰脽痛大關節不利屈伸不便善厥逆痞堅腹滿陰勝陽故陽光不治空積沉陰白埃昏暝而迺發也其氣二火前後陰精與水皆上承火故其發也在君相二火之前後亦猶辰星迎隨日也太虛深玄氣猶麻散微見而隱色黑微黃怫之先兆也深玄言高遠而黯黑也氣似散麻薄微可見之也寅後卯時候之夏月兼辰前之時亦可候也木鬱之發太虛埃昏雲物以擾大風迺至屋發折木木有變屋發謂發鴟吻折木謂大樹摧拔摺落懸竿中拉也變謂土生異木奇狀也故民病胃脘當心而痛上支兩脇鬲咽不通食飲不下甚則耳鳴眩轉目不識人善暴僵仆筋骨強直而不用卒倒而無所知也太虛蒼埃天山一色或氣濁色黃黑鬱若橫雲不起雨而迺發也其氣無常氣如塵如雲或黃黑鬱然猶在太虛之間而特異於常乃其候也長川草偃柔葉呈陰松吟高山虎嘯巖岫怫之先兆也草偃謂無風而自低柔葉謂白楊葉也無風而葉皆背見是謂呈陰如是皆通微甚甚者發速微者發徐也山行之候則以松虎期之原行亦以麻黃爲候秋冬則以梧桐蟬葉候之火鬱之發太虛腫翳大明不彰腫翳謂赤氣也大明日也新校正云詳經注中腫字疑誤炎火行大暑至山澤燔燎材木流津廣厦騰煙土浮霜

鹵止水迺減蔓草焦黃風行惑言濕化迺後太陰太陽在上寒濕流於太虛心火應天鬱抑而莫能彰顯寒濕盛已火迺與行陽氣火光故曰澤燔燎井水減少妄作訛言雨已愆期也濕化迺後謂陽亢主時氣不爭長故先旱而後雨也故民病少氣瘡瘍癰腫脇腹胷背面首四支䐜憤臚脹瘍痱嘔逆瘛瘲骨痛節迺有動注下溫瘧腹中暴痛血溢流注精液迺少目赤心熱甚則瞀悶懊憹善暴死火鬱而怒爲土水相持客主皆然悉無深犯則無咎也但熱已勝寒則爲摧敵而熱從心起是神氣孤危不速救之天真將竭故死火之用速故善暴死刻終大溫汗濡玄府其迺發也其氣四刻終謂晝夜水刻之終盡時也大溫故熱也玄府汗空也汗濡玄府謂早行而身蒸熱也刻盡之時陰盛於此反無涼氣是陰不勝陽熱既已萌故當怒發也　新校正云詳二火俱發四氣者何蓋火有二位爲水發之所又火熱發於申未故火鬱之發在四氣也動復則靜陽極反陰濕令迺化迺成火怒爍金陽極過亢畏火求救土中土救熱金發爲飄驟繼爲時雨氣迺和平故萬物由是迺生長化成壯極則反盛亦何長也華發水凝山川冰雪焰陽午澤怫之先兆也謂君火王時有寒至也故歲君火發亦待時也有怫之應而後報也皆觀其極而迺發也木發無時水隨火也應爲先兆發必後至故先有應而後發也物不可以終壯觀其壯極則怫氣作焉有鬱則發氣之常謹候其時病可與期失時反歲五氣不行生化收藏政無恒也人失其時則候無期準也帝曰水發而雹雪土發而飄驟木發而毀折金發而清明火發而曛昧何氣使然歧伯曰氣有多少發有微甚微者當其氣甚者兼其下徵其下氣而見可知也六氣之下各有承氣也則如火位之下水氣承之水位之下土氣承之土位之下木氣承之木位之下金氣承之金位之下火氣承之君位之下陰精承之各徵其下則象可見矣故發兼其下則與本氣殊異帝曰善五氣之發不當位者何也言不當其正月也歧伯曰命其差謂差四時之正月位也　新校正云按至真要大論云勝復之作動不當位或



後時而至其故何也歧伯曰夫氣之生化與其衰盛異也寒暑溫涼盛衰之用其在四維故陽之動始於溫盛於暑陰之動始於清盛於寒春夏秋冬各差其分故大要曰彼春之暖爲夏之暑彼秋之忿爲冬之怒謹按四維斥候皆歸其終可見其始可知彼論勝復之不當位此論五氣之發不當位所論勝復五發之事則異而命其差之義則同也帝曰差有數乎言日數也歧伯曰後皆三十度而有奇也後謂四時之後也差三十日餘八十七刻半氣猶來去而甚盛也度日也四時之後今常爾　新校正云詳注云八十七刻半當作四十三刻又四十分刻之三十帝曰氣至而先後者何謂未應至而至太早應至而至反太遲之類也正謂氣至在期前後歧伯曰運太過則其至先運不及則其至後此候之常也帝曰當時而至者何也歧伯曰非太過非不及則至當時非是者眚也當時謂應日刻之期也非應先後至而有先後至者皆爲災眚也帝曰善氣有非時而化者何也歧伯曰太過者當其時不及者歸其已勝也冬雨春涼秋熱冬寒之類皆爲歸已勝也帝曰四時之氣至有早晏高下左右其候何如歧伯曰行有逆順至有遲速故太過者化先天不及者化後天氣有餘故化先氣不足故化後帝曰願聞其行何謂也歧伯曰春氣西行夏氣北行秋氣東行冬氣南行觀萬物生長收藏如斯言故春氣始於下秋氣始於上夏氣始於中冬氣始於標春氣始於左秋氣始於右冬氣始於後夏氣始於前此四時正化之常察物以明之可知也故至高之地冬氣常在至下之地春氣常在高山之巔盛夏冰雪汙下川澤嚴冬草生長在之義足明矣　新校正云按五常政大論云地有高下氣有溫涼高者氣寒下者氣暑必謹察之帝曰善天地陰陽視而可見何必思諸冥昧演法推求智極心勞而無所得邪黃帝問曰五運六氣之應見六化之正六變之紀何如歧伯對曰夫六氣

正紀有化有變有勝有復有用有病不同其候帝欲何乎帝曰願盡聞之岐伯曰請遂言之 遂盡也 夫氣之所至也厥陰所至爲和平 初之氣木之化 少陰所至爲暄 二之氣君火也 太陰所至爲埃溽 四之氣土之化 少陽所至爲炎暑 三之氣相火也 陽明所至爲淸勁 五之氣金之化 太陽所至爲寒雰 終之氣水之化 時化之常也 四時氣正化之常候 厥陰所至爲風府爲璺啓 璺微裂也啓開拆也 少陰所至爲火府爲舒榮太陰所至爲雨府爲員盈 物承土化質員盈滿又雨界地縫文見如環爲員化明矣 少陽所至爲熱府爲行出 藏熱者出行也 陽明所至爲司殺府爲庚蒼 庚更也更代也易也 太陽所至爲寒府爲歸藏 物寒故歸藏也 司化之常也厥陰所至爲生爲風搖 木之化也 少陰所至爲榮爲形見 火之化也 太陰所至爲化爲雲雨 土之化也 少陽所至爲長爲蕃鮮 火之化也 陽明所至爲收爲霧露 金之化也 太陽所至爲藏爲周密 水之化也 氣化之常也厥陰所至爲風生終爲肅 風化以生則風生也肅靜也 新校正云按六微旨大論云風位之下金氣承之故厥陰爲風生而終爲肅也 少陰所至爲熱生中爲寒 熱化以生則熱生也陰精承上故中爲寒也 新校正云按六微旨大論云少陰之上熱氣治之中見太陽故爲熱生而中爲寒也又云君位之下陰精承之亦爲寒之義也 太陰所至爲濕生終爲注雨 濕化以生則濕生也太陰在上故終爲注雨 新校正云按六微旨大論云土位之下風氣承之王注云疾風之後雨乃零濕爲風吹化而爲雨故太陰爲濕生而終爲注雨也矣 少陽所至爲火生終爲蒸溽 火化以生則火生也陽在上故終爲蒸溽 新校正云按六微旨大論云相火之下水氣承之故少陽爲火生而終爲蒸溽也矣 陽明所至爲燥生終爲涼 燥化以生則燥生也陰在上故終爲涼 新校正云詳此六氣俱先言本化次言所反之氣而獨陽明之化言燥生終爲涼未見所反之氣再尋上下文義當云陽明所至爲涼生終爲燥方與諸氣之義同貫蓋以金位之下火氣承之故陽明爲淸生而終爲燥也 太陽所至爲寒生中爲溫 寒化以生則寒生也陽在內故中爲溫 新校正云按五運行大論云太陽之上寒氣治之中見少陰故爲寒生而中爲溫 德化之常也 風生毛形熱生翮形濕生倮形火生羽形燥生介形寒生鱗形六化皆爲主歲及間氣所在而各化生常無替也非德化則無能化生也 厥陰所至爲毛化 形之有毛者 少陰所至爲羽化 有羽翼飛行之類也 太陰所至爲倮化 無毛羽鱗甲之類 少陽所至爲羽化 薄明羽翼蜂蟬之類非翮羽之羽也 陽明所至爲介化 有甲之類 太陽所至爲鱗化 身有鱗也 德化之常也厥陰所至爲生化 溫化也 少陰所至爲榮化 暄化也 太陰所至爲濡化 濕化也 少陽所至爲茂化 熱化也 陽明所至爲堅化 涼化也 太陽所至爲藏化 寒化也 布政之常也厥陰所至爲飄怒大涼 飄怒木也大涼下承之金氣也 少陰所至爲大暄寒 大暄君火也寒下承之陰精也 太陰所至爲雷霆驟注烈風 雷霆驟注土也烈風下承之木氣也 少陽所至爲飄風燔燎霜凝 飄風旋轉風也霜凝下承之水氣也 陽明所至爲散落溫 散落金也溫下承之火氣也 太陽所至爲寒雪冰雹白埃 霜雪冰雹水也白埃下承之土氣也 氣變之常也 變謂變常平之氣而爲甚用也用甚不已則下承之氣兼行故皆非本氣也 厥陰所至爲撓動爲迎隨 風之性也 少陰所至爲高明焰爲曛 焰陽焰也曛赤黃色也 太陰所至爲沉陰爲白埃爲晦暝 暗蔽不明也 少陽所至爲光顯爲彤雲爲曛 光顯電也流光也明也彤赤色也少陰氣同 陽明所至爲煙埃爲霜爲勁切爲悽鳴 殺氣也 太陽所至爲剛固爲堅芒爲立 寒化也 令行之常也 令行則庶物無違 厥陽所至爲裏急 筋緩縮故急 少陰所至爲瘍胗身熱 火氣生也 太陰所至爲積飲否隔 土凝也 少陽所至爲嚏嘔爲瘡瘍 火氣生也 陽明所至爲浮虛

浮虛薄腫按之復起也 太陽所至爲屈伸不利病之常也厥陰所至爲支痛 支柱妨也 少陰所至爲驚惑惡寒戰慓譫妄 譫亂言也今詳慓字當作慄字 太陽所至爲稸滿少陽所至爲驚躁瞀昧暴病陽明所至爲鼽尻陰股膝髀腨䯒足病太陽所至爲腰痛病之常也厥陰所至爲緛戾少陰所至爲悲妄衄衊 衊污血亦脂也 太陰所至爲中滿霍亂吐下少陽所至爲喉痺耳鳴嘔涌 涌謂溢食不下也 陽明所至皴揭 身皮皴象 太陽所至爲寑汗痙 寑汗謂睡中汗發於胸嗌頸腋之間也俗誤呼爲盜汗 病之常也厥陰所至爲脇痛嘔泄 泄謂利也 少陰所至爲語笑太陰所至爲重胕腫 胕腫謂肉泥按之不起也 少陽所至爲暴注瞤瘛暴死陽明所至所至爲鼽嚏太陽所至爲流泄禁止病之常也凡此十二變者報德以德報化以化報政以政報令以令氣高則高氣下則下氣後則後氣前則前氣中則中氣外則外位之常也 氣報德報化謂天地氣也高下前後中外謂生病所也手之陰陽其氣高足之陰陽其氣下足太陽氣在身後足陽明氣在身前足太陰少陰厥陰氣在身中足少陽氣在身側各隨所在言之氣變生病象也 故風勝則動 動不寧也 新校正云詳風勝則動至濕勝則濡泄五句與陰陽應象大論文重而兩注不同 熱勝則腫 熱勝氣則爲丹熛勝血則爲癰膿勝骨肉則爲胕腫按之不起 燥勝則乾 乾於外則皮膚皴折乾於內則精血枯涸乾於氣及津液則肉乾而皮著於骨 寒勝則浮 浮謂浮起按之處見也 濕勝則濡泄甚則水閉胕腫 濡泄水利也胕腫肉泥按之陷而不起也水閉則逸於皮中也 隨氣所在以言其變耳帝曰願聞其用也歧伯曰夫六氣之用各歸不勝而爲化 用謂施其化氣 故太陰雨化施於太陽太陽



寒化施於少陰 新校正云詳此當云少陰少陽 少陰熱化施於陽明陽明燥化施於厥陰厥陰風化施於太陰各命其所在以徵之也帝曰自得其位何如歧伯曰自得其位常化也帝曰願聞所在也歧伯曰命其位而方月可知也 隨氣所在以定其方六分占之則日及地分无差矣 帝曰六位之氣盈虛何如歧伯曰太少異也太者之至徐而常少者暴而亡 力強而作不能久長故暴而无也亡無也 帝曰天地之氣盈虛何如歧伯曰天氣不足地氣隨之地氣不足天氣從之運居其中而常先也 運謂木火土金水各主歲者也地氣勝則歲運上升天氣勝則地氣下降上升下降運氣常先迁降也 惡所不勝歸所同和隨運歸從而生其病也 非其位則變生變生則病作 故上勝則天氣降而下下勝則地氣遷而上 勝謂多也上多則自降下多則自遷多少相移氣之常也 新校正云按六微旨大論云升已而降降者謂天降已而升升者謂地天氣下降氣流于地地氣上升氣騰于天故高下相召升降相因而變作矣此亦升降之義也矣 多少而差其分 多則遷降多少則遷降少多少之應有微有甚異之也 微者小差甚者大差甚則位易氣交易則大變生而病作矣大要曰甚紀五分微紀七分其差可見此之謂也 以其五分七分之所以知天地陰陽過差矣 帝曰善論言熱無犯熱寒無犯寒余欲不遠寒不遠熱奈何歧伯曰悉乎哉問也發表不遠熱攻裏不遠寒 汗泄故用熱不遠熱下利故用寒不遠寒皆以其不住於中也如是則夏可用熱冬可用寒不發不泄而無畏忌是謂妄遠法所禁也皆謂不獲已而用之也秋冬亦同 新校正云按至眞要大論云發不遠熱无犯溫涼 帝曰不發不攻而犯寒犯熱何如歧伯曰寒熱內賊其病益甚 以水濟水以火濟火適足以更生病豈唯本病之益甚乎 帝

曰願聞無病者何如岐伯曰無者生之有者甚之無病者犯禁猶能生病況有病者而未輕減不亦難乎帝曰生者何如岐伯曰不遠熱則熱至不遠寒則寒寒至則堅否腹滿痛急下利之病生矣食已不飢吐利腥穢亦寒之疾也熱至則身熱吐下霍亂癰疽瘡瘍瞀鬱注下瞤瘛腫脹嘔鼽衄頭痛骨節變肉痛血溢血泄淋閟之病生矣發㾦胃昧目不識人躁擾狂越妄見妄聞駡詈驚癇亦熱之病帝曰治之奈何岐伯曰時必順之犯者治以勝也春宜涼夏宜寒秋宜溫冬宜熱此時之宜不可不順然犯熱治以寒犯寒治以熱犯春宜用涼犯秋宜用溫是以勝也犯熱治以鹹寒犯寒治以甘熱犯涼治以苦溫犯溫治以辛涼亦勝之道也

黃帝問曰婦人重身毒之何如岐伯曰有故無殞亦無殞也故謂有大堅癥瘕痛甚不堪則治以破積愈癥之藥是謂不救必迺盡死救之蓋存其大也雖服毒不死也上無殞言母必全亦无殞言子亦不死也帝曰願聞其故何謂也岐伯曰大積大聚其可犯也衰其太半而止過者死衰其太半不足以害生故衰太半則止其藥若過禁待盡毒氣內餘无病可攻以當毒藥毒攻不已則敗損中和故過則死新校正云詳此婦人身重一節與上下文義不接疑他卷脫簡於此帝曰善鬱之甚者治之奈何天地五行應運有鬱抑不申甚者也岐伯曰木鬱達之火鬱發之土鬱奪之金鬱泄之水鬱折之然調其氣達謂吐之令其條達也發謂汗之令其疏散也奪謂下之令无擁礙也泄謂滲泄之解表利小便也折謂抑之制其衝逆也通是五法乃氣可平調後乃觀其虛盛而調理之也過者折之以其畏也所謂寫之過太過也太過者以其味寫之以鹹寫腎酸寫肝辛寫肺甘寫脾苦寫心過者畏寫故謂寫為畏也帝曰假者何如岐伯曰有假其氣則無禁也正氣不足臨氣勝之假寒熱溫涼以資四正之氣則可以熱犯熱以寒犯寒以溫犯溫以涼犯涼也所謂主氣不足客氣勝也客氣謂六氣更臨之氣主氣謂五藏應四時正王春夏秋冬也帝曰至哉聖人之道



天地大化運行之節臨御之紀陰陽之政寒暑之令非夫子孰能通之請藏之靈蘭之室署曰六元正紀非齋戒不敢示慎傳也新校正云詳此與氣交變大論末文同

重廣補注黃帝內經素問卷第二十一

六元正紀大論 憒音會 矇音蒙 濃奴董切 融胡革切 痓臣郢切

# 重廣補注黃帝內經素問卷第二十二

啟玄子次注林億孫奇高保衡等奉敕校正孫兆重改誤

## 至真要大論篇第七十四

黃帝問曰：五氣交合，盈虛更作，余知之矣。六氣分治，司天地者，其至何如？五行主歲，歲有少多，故曰盈虛更作也。天元紀大論曰：其始也，有餘而往，不足隨之；不足而往，有餘從之。則其義也。天分六氣，散主太虛，三之氣司天，終之氣監地，天地生化，是為大紀，故言司天地者，餘四可知矣。岐伯再拜對曰：明乎哉問也！天地之大紀，人神之通應也。天地變化，人神運為，中外雖殊，然其通應則一也。帝曰：願聞上合昭昭，下合冥冥奈何？岐伯曰：此道之所主，工之所疑也。不知其要，流散無窮。帝曰：願聞其道也。岐伯曰：厥陰司天，其化以風；飛揚鼓拆，和氣發生，萬物榮枯，皆因而化變成敗也。少陰司天，其化以熱；炎蒸鬱燠，故庶類蕃茂。太陰司天，其化以濕；雲雨潤澤，津液生成。少陽司天，其化以火；炎熾赫烈，以爍寒災。陽明司天，其化以燥；乾化以行，物無濕敗。太陽司天，其化以寒；對陽之化也。新校正云：詳注云對陽之化，陽字疑誤。以所臨藏位，命其病者也。肝木位東方，心火位南方，脾土位中央南方及四維，肺金位西方，腎水位北方，是五藏定位。然六氣御五運，所至氣不相得則病，相得則和，故先以六氣所臨，後言五藏之病也。帝曰：地化奈何？岐伯曰：司天同候，間氣皆然。六氣之本，自有常性，故雖位易而化治皆同。帝曰：間氣何謂？岐伯曰：司左右者，是謂間氣也。六氣分化，常以二氣司天地，為上下吉凶勝復客主之事，歲中悔吝，從而明之，餘四氣散居左右也。故陰陽應象大論曰：天地者，萬物之上下；左右者，陰陽之道路。此之謂也。帝曰：何以異之？岐伯曰：主歲者紀歲，間氣者紀步也。歲三百六十五日四分日之一，步六十日餘八十七刻半也，積步之日而成歲也。帝曰：善。歲主奈何？岐伯曰：厥陰司天為風化，巳亥之歲，風高氣遠，雲飛物揚，風之化也。在泉為酸化，寅申之歲，木司地氣，故物化從酸。司氣為蒼化，木運之氣，丁壬之歲，化蒼青也。間氣為動化。徧主六十日餘八十七刻半也。新校正云：詳丑未之歲厥陰為初之氣，子午之歲為二之氣，辰戌之歲為四之氣，卯酉之歲為五之氣。少陰司天為熱化，子午之歲，陽光熠耀，暄暑流行，熱之化也。在泉為苦化，卯酉之歲，火司地氣，故物以苦生。不司氣化，君不主運。新校正云：按天元紀大論云：君火以名，相火以位。謂君火不主運也。居氣為灼化，六十日餘八十七刻半也。居本位君火為居，不當間之也。新校正云：詳少陰不曰間氣而云居氣者，蓋尊君火無所不居，不當間之也。王注云居本位為居，不當間之，則居他位不為居而可間也。寅申之歲為初之氣，丑未之歲為二之氣，巳亥之歲為四之氣，辰戌之歲為五之氣也。太陰司天為濕化，丑未之歲，埃鬱曚昧，雲雨潤濕之化也。在泉為甘化，辰戌之歲也，土司地氣，故甘化先焉。司氣為黅化，土運之氣，甲己之歲，黅黃也。間氣為柔化，濕化行則庶物柔耎。新校正云：詳太陰卯酉之歲為初之氣，寅申之歲為二之氣，子午之歲為四之氣，巳亥之歲為五之氣也。少陽司天為火化，寅申之歲也，炎光赫烈，燔灼焦然，火之化也。在泉為苦化，巳亥之歲也，火司地氣，故苦化先焉。司氣為丹化，火運之氣，戊癸歲也。間氣為明化，明，炳明也，亦謂霞燒。新校正云：詳少陽辰戌之歲為初之氣，卯酉之歲為二之氣，寅申之歲為四之氣，丑未之歲為五之氣。陽明司天為燥化，卯酉之歲，清切高明，霧露蕭瑟，燥之化也。在泉為辛化，子午之歲也，金司地氣，故辛化先焉。司氣為素化，金運之氣，乙庚歲也。間氣為清化，風生高勁，草木清冷，清之化也。新校正云：詳陽明巳亥之歲為初之氣，辰戌之歲為二之氣，寅申之歲為四之氣，丑未之歲為五之氣。太陽司天為寒化，辰戌之歲，嚴肅峻整，慘慄凝堅，寒之化也。在泉為鹹化，丑未之歲，水司地氣，故化從鹹。司氣為玄化，水運之氣，丙辛歲也。間氣為藏化。陰凝而冷，庶物斂容，歲之化也。新校正云：詳子午之歲太陽為初之氣，巳亥之歲為二之氣，卯酉之歲為四之氣，寅申之歲為五之氣也。故治病者，必明六化分治，五味五色所生，五藏所宜，迺可以言盈虛病生之緒也。學不厭備習也。帝曰：厥陰在泉而酸化先，余知之矣。風化之行也何如？岐伯曰：風行于地，所謂本也，餘氣同法。厥陰在泉，風行于地；少陰在泉，熱行于地；太陰在泉，濕行于地；少陽在泉，火行于地；陽明在泉燥行于地太陽在泉寒行于地故曰餘氣同法也本謂六氣之上元氣也本乎天者天之氣也本乎地者地之氣也化於天者為天氣化於地者為地氣　新校正云按易曰本乎天者親上本乎地者親下此之謂也天地合氣六節分而萬物化生矣萬物居天地之間悉為六氣所生化陰陽之用未嘗有逃生化出陰陽也故曰謹候氣宜無失病機此之謂也病機下文具也帝曰其主病何如言采藥之歲也岐伯曰司歲備物則無遺主矣謹候司天地所生化者則其味正當其歲也故彼藥工專司歲氣所收藥物則一歲二歲其所主用無遺略也　今詳前字當作則帝曰先歲物何也岐伯曰天地之專精也專精之氣藥物肥膿又於使用當其正氣味也　新校正云詳先歲疑作司歲帝曰司氣者何如司運氣也岐伯曰司氣者主歲何然有餘不足也五運主歲者有餘不足比之歲物恐有薄有餘之歲藥專精也帝曰非司歲物何謂也岐伯曰散也非專精則散氣散氣則物不純也故質同而異等也形質雖同力用則異故不尚之氣



味有薄厚性用有躁靜治保有多少力化有淺深此之謂也物與歲不同者何以此爾帝曰歲主藏害何謂岐伯曰以所不勝命之則其要也木不勝金金不勝火之類是也帝曰治之奈何岐伯曰上淫于下所勝平之外淫于內所勝治之淫謂行所不勝已者也上淫于下天之氣也外淫于內地之氣也隨所制勝而以平治之也制勝謂五味寒熱溫涼隨勝用之下文備矣　新校正云詳天氣生歲雖有淫勝但當平調之故不曰治而曰平也帝曰善平氣何如平謂診平和之氣岐伯曰謹察陰陽所在而調之以平為期正者正治反者反治知陰陽所在則知尺寸應與不應不知陰陽所在則以得為失以逆為從故謹察之也陰病陽不病陽病陰不病是為正病則正治之謂以寒治熱以熱治寒也陰位已見陽脉陽位又見陰脉是謂反病則反治之謂以寒治寒以熱治熱也諸方之制咸悉不然故曰反者反治也帝曰夫子言察陰陽所在而調之論言人迎與寸口相應若引繩小大齊等命曰

平新校正云詳論言至曰平本靈樞經之文今出甲乙經云寸口主中人迎主外兩者相應俱往俱來若引繩小大齊等春夏人迎微大秋冬寸口微大者故名曰平也陰之所在寸口何如陰之所在脉沉不應引繩齊等其候頗乖故問以明之岐伯曰視歲南北可知之矣帝曰願卒聞之岐伯曰北政之歲少陰在泉則寸口不應木火金水運面北受氣凡氣之在泉者脉悉不見唯其左右之氣脉可見之在泉之氣善則不見惡者可見病以氣及客主淫勝名之在天之氣其亦然矣厥陰在泉則右不應少陰在右故太陰在泉則左不應少陰在左故南政之歲少陰司天則寸口不應土運之歲面南行令故少陰司天則二手寸口不應也厥陰司天則右不應太陰司天則左不應亦左右義也諸不應者反其診則見矣不應皆為脉沉脉沉下者仰手而沉覆其手則沉為浮細為大也帝曰尺候何如岐伯曰北政之歲三陰在下則寸不應三陰在上則尺不應司天曰上在泉曰下南政之歲三陰在



天則寸不應三陰在泉則尺不應左右同天不應寸左右悉與寸不應義同故曰知其要者一言而終不知其要流散無窮此之謂也要謂知陰陽所在也知則用之不惑不知則尺寸之氣沉浮小大常三歲一差欲求其意猶遶樹問枝雖白首區區尚未知所詣況其旬月而可知乎帝曰善天地之氣內淫而病何如岐伯曰歲厥陰在泉風淫所勝則地氣不明平野昧草迺早秀民病洒洒振寒善伸數欠心痛支滿兩脇裏急飲食不下鬲咽不通食則嘔腹脹善噫得後與氣則快然如衰身體皆重謂甲寅丙寅戊寅庚寅壬寅甲申丙申戊申庚申壬申歲也氣不明謂天圍之際氣色昏暗風行地上故平野皆然昧謂暗也脅謂兩乳之下及胠外也伸謂以欲伸努筋骨也　新校正云按甲乙經洒洒振寒善伸數欠為胃病食則嘔腹脹善噫得後與氣則快然如衰身體皆重為脾病飲食不下鬲咽不通邪在胃脘也蓋厥陰在泉之歲木王而剋脾胃故病如是又按脉解云所謂食則嘔者物盛滿而上溢故嘔也所謂得後與氣則快

然如衰者十二月陰氣下衰而陽氣且出故曰得後與氣則快然如衰也歲少陰在泉熱淫所勝則焰浮川澤陰處反明民病腹中常鳴氣上衝胸喘不能久立寒熱皮膚痛目瞑齒痛䪼腫惡寒發熱如瘧少腹中痛腹大蟄蟲不藏謂乙卯丁卯己卯辛卯癸卯乙酉丁酉己酉辛酉癸酉歲也陰處北方也不能久立足無力也腹大謂心氣不足也金火相薄而為是也　新校正云按甲乙經齒痛䪼腫為大腸病腹中雷鳴氣常衝胸喘不能久立邪在大腸也蓋少陰在泉之歲火剋金故大腸病也歲太陰在泉草乃早榮新校正云詳此四字疑衍濕淫所勝則埃昏巖谷黃反見黑至陰之交民病飲積心痛耳聾渾渾焞焞嗌腫喉痺陰病血見少腹痛腫不得小便病衝頭痛目似脫項似拔腰似折髀不可以回膕如結腨如別謂甲辰丙辰戊辰庚辰壬辰甲戌丙戌戊戌庚戌壬戌歲也太陰為土色見應黃於天中而反見於北方黑處也水土同見故曰至陰之交合其氣色也衝頭痛謂腦後眉間痛也膕謂膝後曲腳之中也腨謂䯒後軟肉處也　新校正云按甲乙經耳聾渾渾焞焞嗌腫喉痺為三焦病為病衝頭痛目似脫項似拔腰似折髀不可以回膕如結腨如列為膀胱足太陽病又少腹腫痛不得小便邪在三焦蓋太陰在泉之歲土正剋太陽故病如是也歲少陽在泉火淫所勝則焰明郊野寒熱更至民病注泄赤白少腹痛溺赤甚則血便少陰同候謂乙巳丁巳己巳辛巳癸巳乙亥丁亥己亥辛亥癸亥歲也處寒之時熱更其氣熱氣既往寒氣後來故云更至也餘候與少陰在泉正同歲陽明在泉燥淫所勝則霿霧清瞑民病喜嘔嘔有苦善大息心脇痛不能反側甚則嗌乾面塵身無膏澤足外反熱謂甲子丙子戊子庚子壬子甲午丙午戊午庚午壬午歲也霿霧謂霧暗不分似霧也有薄寒也言霧起霿暗不辨物形而薄寒也心脇痛謂心之傍脇中痛也面塵謂面上如有觸冒塵土之色也　新校正云按甲乙經病喜嘔嘔有苦善大息心脇痛不能反側甚則面塵身無膏澤足外反熱為膽病嗌乾面塵為肝病蓋陽明在泉之歲金王剋木故病如是又按脈解云少陽所謂心脇痛者言少陽盛也盛者心之所表也九月陽氣盡而陰氣盛故心脇痛所謂不可反側者陰氣



藏物也物藏則不動故不可反側也歲太陽在泉寒淫所勝則凝肅慘慄民病少腹控睪引腰脊上衝心痛血見嗌痛頷腫謂乙丑丁丑己丑辛丑癸丑乙未丁未己未辛未癸未歲也凝肅謂寒氣靄空凝而不動萬物靜肅其儀形也慘慄寒甚也控引也睪陰丸也頷頰車前牙之下也　新校正云按甲乙經嗌痛頷腫為小腸病又少腹控睪引腰脊上衝心痛邪在小腸也蓋太陽在泉之歲水剋火故病如是帝曰善治之奈何岐伯曰諸氣在泉風淫于內治以辛涼佐以苦以甘緩之以辛散之風性喜溫而惡清故治之涼是以勝氣治之也佐以苦隨其所利也木苦急則以甘緩之苦抑則以辛散之藏氣法時論曰肝苦急急食甘以緩之肝欲散急食辛以散之此之謂也食亦音飼已曰食他曰飼也大法正味如此諸為方者不必盡用之但一佐二佐病已則止餘氣皆然熱淫于內治以鹹寒佐以甘苦以酸收之以苦發之熱性惡寒故治以寒也熱之大盛甚於表者以苦發之不盡復寒制之寒制不盡復苦發之以酸收之甚者再方微者一方可使必已時發時止亦以酸收之濕淫于內治以苦熱佐以酸淡以苦燥之以淡泄之濕與燥反故治以苦熱佐以酸淡也燥除濕故以苦燥其濕也淡利竅故以淡滲泄也藏氣法時論曰脾苦濕急食苦以燥之靈樞經曰淡利竅也生氣通天論曰味過於苦脾氣不濡胃氣乃厚明苦燥也　新校正云按天元正紀大論曰下太陰其化下甘溫火淫于內治以鹹冷佐以苦辛以酸收之以苦發之火氣大行心腹心怒之所生也鹹性柔耎故以治之以酸收之大法候其須汗者以辛佐之不必要資苦味令其汗也欲柔耎者以鹹治之藏氣法時論曰心欲耎急食鹹以耎之心苦緩急食酸以收之此之謂也燥淫于內治以苦溫佐以甘辛以苦下之溫利涼性故以苦治之下謂利之使不得也　新校正云按藏氣法時論曰肺苦氣上逆急食苦以泄之用辛寫之酸補之又按下文司天燥淫所勝佐以酸辛此云甘辛者甘字疑當作酸天元正紀大論云下酸熱與苦溫之治又異又云以酸收之而安其下甚則以苦泄之也寒淫于內治以甘熱佐以苦辛以鹹寫之以辛潤之以苦堅之以熱治寒是為摧勝折其氣用令不滋繁也苦辛之佐通事行之　新校正云按藏氣法時論曰腎苦燥急食辛以潤之腎欲堅急食苦以堅之用苦補之鹹寫之舊注引此在濕淫于內之下無義今移於此矣帝曰善天氣之變何如岐伯曰厥陰司天風

淫所勝則太虛埃昏雲物以擾寒生春氣流水不氷民病胃脘當心而痛上支兩脇鬲咽不通欲食不下舌本强食則嘔冷泄腹脹溏泄瘕水閉蟄蟲不去病本于脾謂乙巳丁巳己巳辛巳癸巳乙亥丁亥己亥辛亥癸亥歲也是歲民病集於中也風自天行故太虛埃起風動飄蕩故雲物擾也埃青塵也不分遠物是爲埃昏土之爲病其善泄利若病水則小便閉而不下若大泄利則經水亦多閉絶也　新校正云按甲乙經舌本强食則嘔腹脹溏泄瘕水閉爲脾病又胃病者腹䐜脹胃脘當心而痛上支兩脇膈咽不通食飲不下蓋厥陰司天之歲木勝土故病如是也衝陽絶死不治衝陽在足跗上動脉應手胃之氣也衝陽脉微則食飲減少絶則藥食不入亦下嗌還出也攻之不入養之不生邪氣日强眞氣內絶故其必死不可復也少陰司天熱淫所勝怫熱至火行其政民病胸中煩熱嗌乾右胠滿皮膚痛寒熱欬喘大雨且至唾血血泄鼽衄嚏嘔溺色變甚則瘡瘍胕腫肩背臂臑及缺盆中痛心痛肺䐜腹大滿膨膨而喘欬病本于肺謂甲子丙子戊子庚子壬子甲午丙午戊午庚午壬午歲也怫熱至是火行其政乃爾是歲民病集於右蓋以小腸通心故也病自肺生故曰病本于肺也　新校正云按甲乙經溺色變肩背臂臑及缺盆中痛肺脹滿膨膨而喘欬爲肺病鼽衄爲大腸病蓋少陰司天之歲火剋金故病如是又王注民病集於右以小腸通心故按甲乙經小腸附脊左環回腸附脊在環所說不應得非火勝剋金而大腸病歟尺澤絶死不治尺澤在肘內廉大文中動脉應手肺之氣也火爍於金承天之命金氣內絶故必危亡尺澤不至肺氣已絶榮衛之氣宣行無主眞氣內竭生之何有哉太陰司天濕淫所勝則沈陰且布雨變枯槁胕腫骨痛陰痺陰痺者按之不得腰脊頭項痛時眩大便難陰氣不用飢不欲食欬唾則有血心如懸病本于腎謂乙丑丁丑己丑辛丑癸丑乙未丁未己未辛未癸未歲也沉久也腎氣受邪水無能潤下焦枯涸故大便難也　新校正云按甲乙經飢不用食欬唾則有血心懸如飢狀爲腎病又邪在腎則骨痛陰痺陰痺者按之而不得腹脹腰痛大便難肩背頸項强痛時眩蓋太陰司天之歲土剋水故病如是矣太谿絶死不治太谿在足



內踝後跟骨上動脉應手腎之氣也土邪勝水而腎氣內絶邪甚正微故方無所用矣少陽司天火淫所勝則溫氣流行金政不平民病頭痛發熱惡寒而瘧熱上皮膚痛色變黃赤傳而爲水身面胕腫腹滿仰息泄注赤白瘡瘍欬唾血煩心胸中熱甚則鼽衄病本于肺謂甲寅丙寅戊寅庚寅壬寅甲申丙申戊申庚申壬申歲也火來用事則金氣受邪故曰金政不平也火炎於上金肺受邪客熱內燔水無能救故化生諸病也制火之客則已矣　新校正云按甲乙經邪在肺則皮膚痛發寒熱蓋少陽司天之歲火剋金故病如是也天府絶死不治天府在肘後彼側上掖下同身寸之三寸動脉應手肺之氣也火勝而金脉絶故死陽明司天燥淫所勝則木迺晚榮草迺晚生筋骨內變民病左胠脇痛寒淸于中感而瘧大涼革候欬腹中鳴注泄鶩溏名木斂生菀于下草焦上首心脇暴痛不可反側嗌乾面塵腰痛丈夫㿗疝婦人少腹痛目昧眥瘍瘡痤癰蟄蟲來見病本于肝謂乙卯丁卯己卯辛卯癸卯乙酉丁酉己酉辛酉癸酉歲也金勝故草木晚生榮也配於人身則筋骨內應而不用也大涼之氣變易時候則人寒淸發於中內感寒氣則爲痎瘧也大腸居右肺氣通之今肺氣內淫肝居于左故左胠脇痛如刺割也其歲民自注泄則無淫勝之疾也大涼次寒也大涼且甚陽氣不行故木容收斂草榮悉晚生氣已升陽不布令故閉積生氣而稸於下也在人之應則少腹之內痛氣居之發疾於仲夏瘡瘍之疾猶及秋中瘡痤之類生於上癰腫之患生於下瘡色雖赤中心正白物氣之常也　新校正云按甲乙經腰痛不可以俛仰丈夫㿗疝婦人少腹腫甚則嗌乾面塵爲肝病又胸滿洞泄爲肝病又心脇痛不能反側目銳眥痛缺盆中腫痛腋下腫馬刀挾癭汗出振寒瘧爲膽病蓋陽明司天之歲金剋木故病如是又按脉解云厥陰所謂㿗疝婦人少腹腫者厥陰者辰也三月陽中之陰邪在中故曰㿗疝少腹腫也太衝絶死不治太衝在足大指本節後二寸脉動應手肝之氣也金來伐木肝氣內絶眞不勝邪死其宜也太陽司天寒淫所勝則寒氣反至水且氷血變于中發爲癰瘍民病厥心痛嘔血血泄鼽衄善悲時眩仆運火炎烈雨暴迺雹

胸腹滿手熱肘攣掖衝心澹澹大動胸脇胃脘不安面赤目黃善噫嗌乾甚則色炲渴而欲飲病本于心謂甲辰丙辰戊辰庚辰壬辰甲戌丙戌戊戌庚戌壬戌歲也太陽司天寒氣布化故水且冰而血凝皮膚之間衛氣結聚故爲癰也若乘火運而火熱炎烈與水交戰故暴雨半珠形雹也心氣爲噫故善噫是歲民病集於心脇之中也陽氣內鬱濕氣下蒸故心厥痛而嘔血血泄鼽衄面赤目黃善噫手熱肘攣掖腫嗌乾甚則寒氣勝陽水行凌火火氣內鬱故渴而欲飲也病始心生爲陰凌犯故云病本于心也　新校正云按甲乙經手熱肘攣掖腫甚則胸脇支滿心澹澹大動面赤目黃爲手心主病又邪在心則病心痛善悲時眩仆蓋太陽司天之歲水剋火故病如是神門絕死不治神門在手之掌後銳骨之端動脉應手眞心氣也水行乘火而心氣內結神氣已亡不死何待善知其診故不治也所謂動氣知其藏也所以診視而知死者何以皆是藏之經脉動氣知神藏之存亡爾帝曰善治之奈何謂可攻治者歧伯曰司天之氣風淫所勝平以辛涼佐以苦甘以甘緩之以酸寫之厥陰之氣未爲盛熱故曰涼藥平之夫氣之用也積涼爲寒積溫爲熱以熱少之其則溫也以寒少之其則涼也以溫多之其則熱也以涼多之其則寒也各當其分則寒寒也溫溫也熱熱也涼涼也方書之用可不務乎故寒熱溫涼商降多少善爲方者意必精通餘氣皆然從其制也　新校正云按本論上文云上淫于下所勝平之外淫于內所勝治之故在泉曰治司天曰平也熱淫所勝平以鹹寒佐以苦甘以酸收之熱氣已退時發動者是爲心虛氣散不斂以酸收之既以酸收亦兼寒助乃能殄除其源本矣熱見太甚則以苦發之汗已便涼是邪氣盡勿寒水之汗已猶熱是邪氣未盡則以酸收之已又熱則復汗之已汗復熱是藏虛也則補其心可矣法則合爾諸治熱者亦未必得再三發三治況四變而反覆者乎濕淫所勝平以苦熱佐以酸辛以苦燥之以淡泄之濕氣所淫皆爲腫滿但除其濕腫滿自衰因濕生病不腫不滿者亦爾治之濕氣在上以苦吐之濕氣在下以苦泄之以淡滲之則皆燥也泄謂滲泄以利水道下小便爲法然酸雖熱亦用利小便去伏水也治濕之病不下小便非其法也　新校正云按濕淫于內佐以酸淡此云酸辛者辛疑當作淡濕上甚而熱治以苦溫佐以甘辛以汗爲故而止身半以上濕氣餘火氣復鬱鬱濕相薄則以苦溫甘辛之藥解表流汗而祛之故云以汗爲除病之故而已也火淫所勝平以酸冷佐以苦甘以酸收之以苦發之以酸復之



熱淫同同熱淫義熱亦如此法以酸復其本氣也不復其氣則淫氣空虛招其損燥淫所勝平以苦濕佐以酸辛以苦下之制燥之勝必以苦濕是以火之氣味也宜下必以苦宜補必以酸宜寫必以辛淸甚生寒留而不去則以苦濕下之氣有餘則以辛寫之諸氣同　新校正云按上文燥淫于內治以苦溫此云苦濕者濕當爲溫文注中濕字三並當作溫又按天元正紀大論亦作苦小溫寒淫所勝平以辛熱佐以甘苦以鹹寫之淫散止之不可過也　新校正云按上文寒淫于內治以甘熱佐以苦辛此云平以辛熱佐以甘苦者此文爲誤又按天元正紀大論云太陽之政歲宜苦以燥之也帝曰善邪氣反勝治之奈何不能淫勝於他氣反爲不勝之氣爲邪以勝之歧伯曰風司于地淸反勝之治以酸溫佐以苦甘以辛平之厥陰在泉則風司于地謂五寅五申歲邪氣勝盛故先以酸寫佐以苦甘邪氣退則正氣虛故以辛補養而平之熱司于地寒反勝之治以甘熱佐以苦辛以鹹平之少陰在泉則熱司于地謂五卯五酉之歲也先寫其邪而後平其正氣也濕司于地熱反勝之治以苦冷佐以鹹甘以苦平之太陰在泉則濕司于地謂五辰五戌歲也補寫之義餘氣皆同火司于地寒反勝之治以甘熱佐以苦辛以鹹平之少陽在泉則火司于地謂五巳五亥歲也燥司于地熱反勝之治以平寒佐以苦甘以酸平之以和爲利陽明在泉則燥司于地謂五子五午歲也燥之性惡熱亦畏寒故以冷熱和平爲方制也寒司于地熱反勝之治以鹹冷佐以甘辛以苦平之太陽在泉則寒司于地謂五丑五未歲也此六氣方治與前淫勝法殊貫云治者寫客邪之勝氣也云佐者皆所利所宜也云平者補已弱之正氣也帝曰其司天邪勝何如歧伯曰風化於天淸反勝之治以酸溫佐以甘苦亥巳歲也熱化於天寒反勝之治以甘溫佐以苦酸辛子午歲也濕化於天熱反勝之治以苦寒佐以苦酸丑未歲也火化於天寒反勝之治以甘熱佐以苦辛寅申歲也燥化於天熱反勝之治以辛寒佐以

苦甘（卯酉歲也）寒化於天，熱反勝之，治以鹹冷，佐以苦辛（辰戌歲也）。帝曰：六氣相勝奈何？（先舉其用爲勝）岐伯曰：厥陰之勝，耳鳴頭眩，憒憒欲吐，胃鬲如寒，大風數舉，倮蟲不滋，胠脇氣并，化而爲熱，小便黃赤，胃脘當心而痛，上支兩脇，腸鳴飧泄，少腹痛，注下赤白，甚則嘔吐，鬲咽不通（五巳五亥歲也。心下齊上胃之分，胃鬲謂胃脘之上及大鬲之下，風寒氣生也。氣并謂偏著一邊。鬲咽謂食飲入而復出也。新校正云：按甲乙經胃病者胃脘當心而痛，上支兩脇，鬲咽不通也）。少陰之勝，心下熱善飢，齊下反動，氣遊三焦，炎暑至，木迺津，草迺萎，嘔逆躁煩，腹滿痛，溏泄，傳爲赤沃（五子五午歲也。沃，沫也）。太陰之勝，火氣內鬱，瘡瘍於中，流散於外，病在胠脇，甚則心痛，熱格頭痛，喉痺項強，獨勝則濕



氣內鬱，寒迫下焦，痛留頂，互引眉間，胃滿，雨數至，燥化迺見，少腹滿，腰脽重強，內不便，善注泄，足下溫，頭重足脛胕腫，飲發於中，胕腫於上（五丑五未歲也。濕勝於上則火氣內鬱，勝於中則寒迫下焦，水溢河渠則鱗蟲離水也。脽謂臀肉也。不便謂腹重內強直，屈伸不利也。獨勝謂不兼鬱火也。胕腫於上，謂首面也。足脛腫，是火鬱所生也。新校正云：詳注云水溢河渠則鱗蟲離水也，王作此注，於經文無所解。又按太陰之復云大雨時行，鱗見於陸，則此文於雨數至下脫少鱗見於陸四字，不然則王注無因爲解也）。少陽之勝，熱客於胃，煩心心痛，目赤欲嘔，嘔酸善飢，耳痛溺赤，善驚譫妄，暴熱消爍，草萎水涸，介蟲迺屈，少腹痛，下沃赤白（五寅五申歲也。熱暴甚，故草萎水涸，陰氣消爍。介蟲金化也，火氣大勝，故介蟲屈伏。酸，醋水也）。陽明之勝，清發於中，左胠脇痛，溏泄，內爲嗌塞，外發㿗疝，大涼肅殺，華英改容，毛蟲迺殃，胸中不便，嗌塞而欬（五卯五酉歲也。大涼肅殺，金氣勝木，故草木華英爲殺氣損削，改易形容而焦其上首也。毛蟲木化，氣不宜金，故金政大行而毛蟲死耗也。肝木之氣下主於陰，故大涼行而㿗疝發也。胸中不便，謂呼吸回轉或痛或緩急而不利便也。氣太盛，故嗌塞而欬也。嗌謂喉之下接連胸中肺兩葉之間者也）。太陽之勝，凝溧且至，非時水冰，羽迺後化，痔瘧發，寒厥入胃，則內生心痛，陰中迺瘍，隱曲不利，互引陰股，筋肉拘苛，血脈凝泣，絡滿色變，或爲血泄，皮膚否腫，腹滿食減，熱反上行，頭項顖頂腦戶中痛，目如脫，寒入下焦，傳爲濡寫（五辰五戌歲也。寒氣凌逼，陽不勝之，故非寒時而土水冰結也。水氣大勝，陽火不行，故諸羽蟲生化而後也。拘，急也。苛，重也。絡，絡脈也。太陽之氣標在於巔，故熱反上行於頭也。以其脈起於目內眥，上額交巔上，入絡腦，還出別下項，故顖頂及腦戶中痛，目如欲脫也。濡謂水利也。新校正云：按甲乙經痔瘧，頭項顖頂腦戶中痛，目如脫，爲太陽經病）。帝曰：治之奈何？岐伯曰：厥陰之勝，治以甘清，佐以苦辛，以酸寫之。少陰之勝，



治以辛寒，佐以苦鹹，以甘寫之。太陰之勝，治以鹹熱，佐以辛甘，以苦寫之。少陽之勝，治以辛寒，佐以甘鹹，以甘寫之。陽明之勝，治以酸溫，佐以辛甘，以苦泄之。太陽之勝，治以甘熱，佐以辛酸，以鹹寫之（六勝之至，皆先歸其不勝已者之故，不勝者當先寫之，以通其道，次寫所勝之氣，令其退釋也。治諸勝而不寫遣之，則勝氣浸盛而內生諸病也。新校正云：詳此爲治，皆先寫其不勝而後寫其來勝，獨太陽之勝治以甘熱爲異，疑甘字苦之誤也。若云治以苦熱，則六勝之治皆一貫也）。帝曰：六氣之復何如？（復謂報復，報其勝也。凡先有勝，後必有復。新校正云：按玄珠云：六氣分正化對化，厥陰正司於亥，對化於巳；少陰正司於午，對化於子；太陰正司於未，對化於丑；少陽正司於寅，對化於申；陽明正司於酉，對化於卯；太陽正司於戌，對化於辰。正司化令之實，對司化令之虛。對化勝而有復，正化勝而不復。此注云凡先有勝後必有復，似未然）岐伯曰：悉乎哉問也！厥陰之復，少腹堅滿，裏急暴痛，偃木飛沙，倮蟲不榮，厥心痛，汗發嘔吐，飲

食不入入而復出筋骨掉眩清厥甚則入脾食痹而吐裹腹脇之內也木偃沙飛風之大也風爲木勝故土不榮氣厥謂氣衝胸脇而凌及心也胃受逆氣而上攻心痛也痛甚則汗發泄掉謂肉中動也清厥手足冷也食痹謂食已心下痛陰陰然不可名也不可忍也吐出乃止此爲胃氣逆而不下流也食飲不入入而復出肝乘脾胃故令爾也衝陽絶死不治衝陽胃脈氣也少陰之復燠熱內作煩躁鼽嚏少腹絞痛火見燔焫嗌燥分注時止氣動於左上行於右欬皮膚痛暴瘖心痛鬱冒不知人迺洒淅惡寒振慄譫妄寒已而熱渴而欲飲少氣骨痿隔腸不便外爲浮腫噦噫赤氣後化流水不氷熱氣大行介蟲不復病疿胗瘡瘍癰疽痤痔甚則入肺欬而鼻淵火熱之氣自小腸從齊下之左入大腸上行至左脇甚則上行於右而入肺故動於左上行於右皮膚痛也分注謂大小俱下也骨痿言骨弱而無力也隔腸謂腸如隔絶而不便



也寫也寒熱甚則然陽明先勝故赤氣後化流水不氷少陰之本司於地也在人之應則冬脈不凝若高山窮谷已是至高之處水亦當氷平下川流則如經矣火氣內蒸金氣外拒陽熱內鬱故爲疿胗瘡瘍胗甚亦爲瘡也熱少則外生疿胗熱多則內結癰痤小腸有熱則中外爲痔其復熱之變皆病於身後及外側也瘡瘍疿胗生於上癰疽痤痔生於下反其處者皆爲逆也天府絶死不治天府肺脈氣也新校正云按上文少陰司天熱淫所勝尺澤絶死不治少陽司天火淫所勝天府絶死不治此云少陰之復天府絶死不治下文少陽之復尺澤絶死不治文如相反者蓋尺澤天府俱手太陰脈之所發動故此互文也太陰之復濕變迺舉體重中滿食飲不化陰氣上厥胸中不便飲發於中欬喘有聲大雨時行鱗見於陸頭頂痛重而掉瘛尤甚嘔而密默唾吐清液甚則入腎竅寫無度濕氣內逆寒氣不行太陽上流故爲是病頭頂痛重則腦中掉瘛尤甚腸胃寒濕熱無所行重灼胸府故胸中不便食飲不化嘔而密默欲靜定也喉中惡冷故唾吐冷水也寒氣易位上入肺喉則息道不利故欬喘而喉中有聲也水居平澤則魚遊於市頭頂囟痛女人亦兼痛於眉間也新校正云按上文太陰在泉頭痛頂似拔又太陰司天云頭項痛此云頭頂痛頂疑當作項太谿絶死不治太谿腎脈氣也少陽之復大熱將至枯燥燔爇介蟲迺耗驚瘛欬衄心熱煩躁便數憎風厥氣上行面如浮埃目乃瞤瘛火氣內發上爲口糜嘔逆血溢血泄發而爲瘧惡寒鼓慄寒極反熱嗌絡焦槁渴引水漿色變黃赤少氣脈萎化而爲水傳爲胕腫甚則入肺欬而血泄火氣專暴枯燥草木燔焫自生故燔爇也爇音焫火內燔故驚瘛欬衄心熱煩躁便數憎風也火炎於上則庶物失色故如塵埃浮於面而目瞤動也火爍於內則口舌糜爛嘔逆及爲血溢血泄風火相薄則爲溫瘧氣蒸熱化則爲水病傳爲胕腫胕謂皮肉俱腫按之陷下泥而不起也如是之證皆火氣所生也尺澤絶死不治尺澤肺脈氣也陽明之復清氣大舉森木蒼乾毛蟲迺厲病生胠脇氣歸於左善太息甚則心痛否滿腹脹而泄嘔苦欬噦煩心病在鬲中頭痛甚則入



肝驚駭筋攣殺氣大舉木不勝之故蒼清之葉不及黃而乾燥也厲謂疵厲疾疫死也清甚於內熱鬱於外故也太衝絶死不治太衝肝脈氣也太陽之復厥氣上行水凝雨氷羽蟲迺死心胃生寒胸膈不利心痛否滿頭痛善悲時眩仆食減腰脽反痛屈伸不便地裂氷堅陽光不治少腹控睪引腰脊上衝心唾出清水及爲噦噫甚則入心善忘善悲雨氷謂雹也寒而遇雹死亦其宜寒化於地其上復土故地體分裂水積氷堅久而不釋是陽光之氣不治寒凝之物也太陽之復與不相持上濕下寒火無所往心氣內鬱熱由是生火熱內燔故生斯病新校正云詳注云與不相持不字疑作土神門絶死不治神門真心脈氣帝曰善治之奈何復氣倍勝故先問以治之岐伯曰厥陰之復治以酸寒佐以甘辛以酸寫之以甘緩之不太緩之夏猶不已復重於勝故治以辛寒也新校正云按別本治以酸寒作治以辛寒也少陰之復治以鹹寒佐以苦辛

以甘寫之以酸收之辛苦發之以鹹耎之不大發汗以寒攻之持至仲秋熱內伏結而爲心熱少氣少力而不能起矣熱伏不散歸於骨矣太陰之復治以苦熱佐以酸辛以苦寫之燥之泄之不燥泄之久而爲身腫腹滿關節不利腨及伏兔怫滿內作膝腰脛內側胕腫病少陽之復治以鹹冷佐以苦辛以鹹耎之以酸收之辛苦發之發不遠熱無犯溫涼少陰同法不發汗以奪盛陽則熱內淫於四支而爲解㑊不可名也謂熱不甚謂寒不甚謂强不甚謂弱不甚不可以名言故謂之解㑊粗醫呼爲鬼氣惡病也久久不已則骨熱髓涸齒乾乃爲骨熱病也發汗奪陽故無留熱故發汗者雖熱生病夏月及差亦用熱藥以發之當春秋時縱火熱勝亦不得以熱藥發汗汗不發而藥熱內甚助病爲瘧逆伐神靈故曰無犯溫涼少陰氣熱爲療則同故云與少陰同法也數奪其汗則津竭涸故以酸收以鹹潤也　新校正云按天元正紀大論云發表不遠熱陽明之復治以辛溫佐以苦甘以苦泄之以苦下之以酸補之泄謂滲泄汗及小便湯浴皆是也秋分前後則亦發之春有勝則依勝法或不已亦湯漬和其中外也怒復之後其氣皆虛故補之以安全其氣餘復治同太陽之復治以鹹熱佐以甘辛以苦堅之不堅則寒氣內變止而復發發而復止綿歷年歲生大寒疾治諸勝復寒者熱之熱者寒之溫者清之清者溫之散者收之抑者散之燥者潤之急者緩之堅者耎之脆者堅之衰者補之强者寫之各安其氣必清必靜則病氣衰去歸其所宗此治之大體也太陽氣寒少陰少陽氣熱厥陰氣溫陽明氣清太陰氣濕有勝復則各倍其氣以調之故可使平也宗屬也調不失理則餘之氣自歸其所屬少之氣自安其所居勝復衰已則各補養而平定之必清必靜無妄撓之則六氣循環五神安泰若運氣之寒熱治之平之亦各歸司天地氣也帝曰善氣之上下何謂也岐伯曰身半以上其氣三矣天之分也天氣主之身半以下其氣三矣地之分也地氣主之以名命氣以氣命處而言其病半所謂天樞也



身之半正謂臍中也或以腰爲身半是以居中爲義過天中也中原之人悉如此矣當伸臂指天舒足指地以繩量之中正當臍也故又曰半所謂天樞也天樞正當臍兩傍同身寸之二寸也其氣三者假如少陰司天則上有熱中有太陽兼之三也六氣皆然司天者其氣三司地者其氣三故身半以上三氣身半以下三氣也以名言其氣以氣言其處以氣處寒熱而言其病之形證也則如足厥陰氣居足及股脛之內側上行於少腹循脇足陽明氣在足之上䯒之外股之前上行腹齊之傍循胸乳上面足太陽氣起於目上額絡頭下項背過腰橫過髀樞股後下行入膕貫腨出外踝之後足小指外側足太陰氣循足及股脛之內側上行腹脇之前足少陰同之足少陽氣循脛外側上行腹脇之側循頰耳至目銳眥在首之側此足六氣之部主也手厥陰少陰太陰氣從心胸橫出循臂內側至中指小指大指之端手陽明少陽太陽氣並起手表循臂外側上肩及甲上頭此手六氣之部主也欲知病診當隨氣所在以言之當陰之分冷病歸之當陽之分熱病歸之故勝復之作先言病生寒熱者必依此物理也新校正云按六微旨大論云天樞之上天氣主之天樞之下地氣主之氣交之分人氣從之也故上勝而下俱病者以地名之下勝而上俱病者以天名之彼氣既勝此未能復抑鬱不暢而無所行進則困於讎嫌退則窮於怫塞故上勝至則下與俱病下勝至則上與俱病上勝下病地氣鬱也故從地鬱以名地病下勝上病天氣塞也故從天塞以名天病夫以天名者方順天氣爲制逆地氣而攻之以地名者方從天氣爲制則可假如陽明司天少陰在泉上勝而下俱病者是怫於下而生也天氣正勝天可逆之故順天之氣方同清也少陰等司天上下勝同法　新校正云按六元正紀大論云上勝則天氣降而下下勝則地氣遷而上此之謂也所謂勝至報氣屈伏而未發也復至則不以天地異名皆如復氣爲法也勝至未復而病生以天地異名爲式復氣以發則所生無問上勝下勝悉皆依復氣爲病寒熱之主也帝曰勝復之動時有常乎氣有必乎岐伯曰時有常位而氣無必也雖位有常而發動有無不必定之也帝曰願聞其道也岐伯曰初氣終三氣天氣主之勝之常也四氣盡終氣地氣主之復之常也有勝則復無勝則否帝曰善復已而勝何如岐伯曰勝至則復無常數也衰迺止耳勝微則復微故復已而又勝勝甚則復甚故復已則少有再勝者也假有勝者亦隨微甚而復之爾然勝復之道雖無常數至其衰謝則勝復皆自止也復已而勝不復則害此傷生也有勝無復是復

氣已衰衰不能復是天眞之氣已傷敗甚而生意盡帝曰復而反病何也岐伯曰居非其位不相得也大復其勝則主勝之故反病也捨已宮觀適於他邦已力已衰主不相得怨隨其後唯便是求故力極而復主反襲之反自病者也所謂火燥熱也少陽火也陽明燥也少陰熱也少陰少陽在泉爲火居水位陽明司天爲金居火位金復其勝則火主勝之火復其勝則水主勝之餘氣勝復則無主勝之病氣也故又曰所謂火燥熱也帝曰治之何如岐伯曰夫氣之勝也微者隨之甚者制之氣之復也和者平之暴者奪之皆隨勝氣安其屈伏無問其數以平爲期此其道也隨謂隨之安謂順勝氣以和之也制謂制止平謂平調奪謂奪其盛氣也治此者不以數之多少但以氣平和爲準度爾帝曰善客主之勝復奈何客謂天之六氣主謂五行之位也氣有宜否故各有勝復之者岐伯曰客主之氣勝而無復也客主自有多少以其爲勝與常勝殊帝曰其逆從何如岐伯曰主勝逆客勝從天之道也客承天命部統其方主爲之下固宜祗奉天命不順而勝則天命不行故爲逆也客勝於主承天而行理之道故爲順也帝曰其生病何如岐伯曰厥陰司天客勝則耳鳴掉眩甚則刻主勝則胸脇痛舌難以言五巳五亥歲也少陰司天客勝則鼽嚏頸項強肩背瞀熱頭痛少氣發熱耳聾目瞑甚則胕腫血溢瘡瘍欬喘主勝則心熱煩躁甚則脇痛支滿五子五午歲也太陰司天客勝則首面胕腫呼吸氣喘主勝則胸腹滿食已而瞀五丑五未歲也少陽司天客勝則丹胗外發及爲丹熛瘡瘍嘔逆喉痺頭痛嗌腫耳聾血溢內爲瘛瘲主勝則胸滿欬仰息甚而有血手熱五寅五申歲也陽明司天清復內餘則欬衄嗌塞心鬲中熱欬不止



而白血出者死復謂復舊居也白血謂欬出淺紅色血似肉似肺者五卯五酉歲也　新校正云詳此不言客勝主勝者以金居火位無客勝之理故不言也太陽司天客勝則胸中不利出清涕感寒則欬主勝則喉嗌中鳴五辰五戌歲也厥陰在泉客勝則大關節不利內爲痙強拘瘛外爲不便主勝則筋骨繇併腰腹時痛五寅五申歲也大關節腰膝也少陰在泉客勝則腰痛尻股膝髀腨䯒足病瞀熱以酸胕腫不能久立溲便變主勝則厥氣上行心痛發熱鬲中衆痺皆作發於胠脇魄汗不藏四逆而起五卯五酉歲也太陰在泉客勝則足痿下重便溲不時濕客下焦發而濡寫及爲腫隱曲之疾主勝則寒氣逆滿食飲不下甚則爲疝五辰五戌歲也隱曲之疾謂隱蔽委曲之處病也少陽在泉客勝則腰腹痛而反惡寒甚則下白溺白主勝則熱反上行而客於心心痛發熱格中而嘔少陰同候五巳五亥歲也陽明在泉客勝則清氣動下少腹堅滿而數便寫主勝則腰重腹痛少腹生寒下爲鶩溏則寒厥於腸上衝胸中甚則喘不能久立五子五午歲也鶩鴨也言如鴨之後也太陽在泉寒復內餘則腰尻痛屈伸不利股脛足膝中痛五丑五未歲也　新校正云詳此不言客主勝者蓋太陽以水居水位故不言也帝曰善治之奈何岐伯曰高者抑之下者舉之有餘折之不足補之佐以所利和以所宜必安其主客適其寒溫同者逆之異者從之高者抑之制其勝也下者舉之濟其弱也有餘折之屈其銳也不足補之全其氣也雖制勝扶弱而客主須安一氣失所則矛

肩更作榛棘互興各伺其便不相得志內淫外併而危敗之由作矣同謂寒熱溫清氣相比和者異謂水火金木土不比和者氣相得者則逆所勝之氣以治之不相得者則順所不勝氣亦治之治火勝負欲益者以其味欲寫者亦以其味勝與不勝皆折其氣也何者以其性躁動也治熱亦然帝曰治寒以熱治熱以寒氣相得者逆之不相得者從之余以知之矣其於正味何如岐伯曰木位之主其寫以酸其補以辛木位春分前六十一日初之氣也火位之主其寫以甘其補以鹹君火之位春分之後六十一日二之氣也相火之位夏至前後各三十日三之氣也二火之氣則殊然其氣用則一矣土位之主其寫以苦其補以甘土之位秋分前六十一日四之氣也金位之主其寫以辛其補以酸金之位秋分後六十一日五之氣也水位之主其寫以鹹其補以苦水之位冬至前後各三十日終之氣也厥陰之客以辛補之以酸寫之以甘緩之少陰之客以鹹補之以甘寫之以鹹收之新校正云按藏氣法時論云心苦緩急食酸以收之心欲耎急食鹹以耎之此云以鹹收之者誤也太陰之客以甘補之以苦寫之以甘緩之少陽之客以鹹補之以甘寫之以鹹耎之陽明之客以酸補之以辛寫之以苦泄之太陽之客以苦補之以鹹寫之以苦堅之以辛潤之開發腠理致津液通氣也客之部主各六十一日居無常所隨歲遷移客勝則寫客而補主主勝則寫主而補客應隨當緩當急以治之帝曰善願聞陰陽之三也何謂岐伯曰氣有多少異用也太陰爲正陰太陽爲正陽次少者爲少陰次少者爲少陽又次爲陽明又次爲厥陰厥陰爲盡義具靈樞繫日月論中　新校正云按天元紀大論云何謂氣有多少鬼臾區曰陰陽之氣各有多少故曰三陰三陽也帝曰陽明何謂也岐伯曰兩陽合明也靈樞繫日月論曰辰者三月主左足之陽明巳者四月主右足之陽明兩陽合於前故曰陽明也帝曰厥陰何也岐伯曰兩陰交盡也靈樞繫日月論曰戌者九月主右足之厥陰亥者十月主左足之厥陰兩陰交盡故曰厥陰也帝曰氣有多少病有盛衰新校正云按天元紀大論曰形有盛衰治有緩急方有大小願聞其約奈何岐伯曰氣有高下病有遠近證有中外治有輕重適其至所爲故也藏位有高下府氣有遠近病證有表裏藥用有輕重調其多少和其緊慢令藥氣至病所爲故勿太過與不及也大要曰君一臣二奇之制也君二臣四偶之制也君二臣三奇之制也君二臣六偶之制也奇謂古之單方偶謂古之複方也單複一制皆有小大故奇方云君一臣二君二臣三偶方云君二臣四君二臣六也病有小大氣有遠近治有輕重所宜故云之制也故曰近者奇之遠者偶之汗者不以奇下者不以偶補上治上制以緩補下治下制以急急則氣味厚緩則氣味薄適其至所此之謂也汗藥不以偶方氣不足以外發泄下藥不以奇制藥毒攻而致過治上補上方迅急則止不住而迫下治下補下方緩慢則滋道路而方又微制急方而氣味薄則力與緩等制緩方而氣味厚則勢與急同如是爲緩不能緩急不能急厚而不厚薄而不薄則大小非制輕重無度則虛實寒熱藏府紛撓無由致理豈神靈而可望安哉病所遠而中道氣味之者食而過之無越其制度也假如病在腎而心之氣味飼而冷足仍急過之不飼以氣味腎藥凌心心復益衰餘上下遠近例同是故平氣之道近而奇偶制小其服也遠而奇偶制大其服也大則數少小則數多多則九之少則二之湯丸多少凡如此也近遠謂府藏之位也心肺爲近腎肝爲遠脾胃居中三陽胞䐈膽亦有遠近身三分之上爲近下爲遠也或識見高遠權以合宜方奇而分兩偶方偶而分兩奇如是者近而偶制多數服之遠而奇制少數服之則肺服九心服七脾服五肝服三腎服二爲常制矣故曰小則數多大則數少　新校正云詳注云三陽胞䐈膽一本作三腸胞䐈膽再詳三陽無義三腸亦未爲得腸有大小并䐈腸爲三今已云胞䐈則不得云三腸三當作二奇之不去則偶之是謂重方偶之不去則反佐以取之所謂寒熱溫涼反從其病也方與其重也寧輕與其毒也寧善與其大也寧小是以奇方不去偶方主之偶方病在則反一佐以同病之氣而取之也夫熱與寒背寒與熱

違微小之熱爲寒所折微小之冷爲熱所消甚大寒熱則必能與違性者爭雄能與異氣者相格聲不同不相應氣不同不相合如是則且憚而不敢攻之攻之則病氣與聲氣抗行而自爲寒熱以開閉固守矣是以聖人反其佐以同其氣令聲氣應合復令寒熱參合使其終異始同燥潤而敗堅剛必折柔脆自消爾

帝曰善病生於本余知之矣生於標者治之奈何岐伯曰病反其本得標之病治反其本得標之方言少陰太陽之二氣餘四氣標本同

帝曰善六氣之勝何以候之岐伯曰乘其至也清氣大來燥之勝也風木受邪肝病生焉流於膽也熱氣大來火之勝也金燥受邪肺病生焉流於迴腸大腸　新校正云詳注云迴腸大腸按甲乙經迴腸即大腸寒氣大來水之勝也火熱受邪心病生焉流於三焦小腸濕氣大來土之勝也寒水受邪腎病生焉流於膀胱風氣大來木之勝也土濕受邪脾病生焉流於胃所謂感邪而生病也外有其氣而內惡之中外不喜因而遂病是謂感也乘年之虛則邪甚也年木不足外有清邪年火不足外有寒邪年土不足外有風邪年金不足外有熱邪年水不足外有濕邪是年之虛也歲氣不足外邪湊甚失時之和亦邪甚也六氣臨統與位氣相剋感之而病亦隨所不勝而與內藏相應邪復甚也遇月之空亦邪甚也謂上弦前下弦後月輪中空也重感於邪則病危矣年已不足邪氣大至是一感也年已不足天氣剋之此時感邪是重感也內氣召邪天氣不祐病不危可乎有勝之氣其必來復也天地之氣不能相無故有勝之氣其必來復也

帝曰其脈至何如岐伯曰厥陰之至其脈弦耎虛而滑端直以長是謂弦實而強則病不實而微亦病不端直長亦病不當其位亦病位不能弦亦病少陰之至其脈鉤來盛去衰如偃帶鉤是謂鉤來不盛去反盛則病來盛去盛亦病來不盛去不盛亦病不偃帶鉤亦病不當其位亦病位不能鉤亦病太陰之至其脈沉沉下也按之乃得下諸位脈也沉甚則病不沉亦病不當其位亦病位不能沉亦病少陽之至大而浮浮高也大謂稍大諸位脈也大浮甚則病浮而不大亦病大而不浮亦病不大不浮亦病不當其位亦病位不能大浮亦病陽明之至短而



濇往來不利是謂濇也往來不遠是謂短也短甚則病濇甚則病不短不濇亦病不當其位亦病位不能短濇亦病太陽之至大而長往來遠是謂長大甚則病長甚則病長而不大亦病大而不長亦病不當其位亦病位不能長大亦病至而和則平去太甚則爲平調不弱不強是爲和也至而甚則病弦似張弓弦滑如連珠沉而附骨浮高於皮濇而止住短如麻黍大如帽簪長如引繩皆謂至而太甚也至而反者病應弦反濇應大反細應沉反浮應浮反沉應短濇反長滑應耎虛反強實應細反大是皆爲氣反常平之候有病乃如此見也至而不至者病氣位已至而脈氣不應也未至而至者病按歷占之凡得節氣當年六位之分當如南北之歲脈象改易而應之氣序未移而脈先變易是先天而至故病陰陽易者危不應天常氣見交錯失其恒位更易見之陰位見陽脈陽位見陰脈是易位而見也二氣之亂故氣危　新校正云按大微旨大論云帝曰其有至而至有至而不至有至而太過何也岐伯曰至而至者和至而不至來氣不及也未至而至來氣有餘也帝曰至而不至未至而至何如岐伯曰應則順否則逆逆則變生變生則病帝曰請言其應岐伯曰物生其應也氣脈其應也所謂脈應即此脈應也

帝曰六氣標本所從不同奈何岐伯曰氣有從本者有從標本者有不從標本者也帝曰願卒聞之岐伯曰少陽太陰從本少陰太陽從本從標陽明厥陰不從標本從乎中也少陽之本火太陰之本濕本末同故從本也少陰之本熱其標陰太陽之本寒其標陽本末異故從本從標陽明之中太陽厥陰之中少陽本末與中不同故不從標本從乎中也從本從標從中皆以其爲化主之用也故從本者化生於本從標本者有標本之化從中者以中氣爲化也化謂氣化之元主也有病以元主氣用寒熱治之　新校正云按六微旨大論云少陽之上火氣治之中見厥陰陽明之上燥氣治之中見太陰太陽之上寒氣治之中見少陰厥陰之上風氣治之中見少陽少陰之上熱氣治之中見太陽太陰之上濕氣治之中見陽明所謂本也本之下中之見也見之下氣之標也本標不同氣應異象此之謂也

帝曰脈從而病反者其診何如岐伯曰脈至而從按之不鼓諸陽皆然言病熱而脈數按之不動乃寒盛格陽而致之非熱也帝曰諸陰之反其脈何如岐伯曰脈至而從按之鼓甚而盛也形證是寒按之而脈氣鼓擊於手下盛者此爲熱盛拒陰而生病非寒也是

故百病之起有生於本者有生於標者有生於中氣者有取本而得者有取標而得者有取中氣而得者有取標本而得者有逆取而得者有從取而得者反佐取之是爲逆取奇偶取之是爲從取寒病治以寒熱病治以熱是爲逆取從順也逆正順也若順逆也寒盛格陽治熱以熱熱盛拒陰治寒以寒之類皆時謂之逆外雖用逆中乃順也此逆乃正順也若寒格陽而治以寒熱拒寒而治以熱外則雖順中氣乃逆故方若順是逆也故曰知標與本用之不殆明知逆順正行無問此之謂也不知是者不足以言診足以亂經故大要曰粗工嘻嘻以爲可知言熱未已寒病復始同氣異形迷診亂經此之謂也嘻嘻悅也言心意怡悅以爲知道終盡也六氣之用粗之與工得其半也厥陰之化粗以爲寒其乃是溫太陽之化粗以爲熱其乃是寒由此差互用失其道故其學問識用不達工之道半矣夫太陽少陰各有寒化熱量其標本應用則正反矣何以言之太陽本爲寒標爲熱少陰本爲熱標爲寒方之用亦如是也厥陰陽明中氣亦爾厥陰之中氣爲熱陽明之中氣爲濕此二氣亦反其類太陽少陰也然太陽與少陰有標本用與諸氣不同故曰同氣異形也夫一經之標本寒熱既殊言本當究其標論標合尋其本言氣不窮其標本論病未辨其陰陽雖同一氣而生且阻寒溫之候故心迷正理治益亂經呼曰粗工允膺其稱爾夫標本之道要而博小而大可以言一而知百病之害言標與本易而勿損察本與標氣可令調明知勝復爲萬民式天之道畢矣天地變化尙可盡知況一人之診而云冥昧得經之要持法之宗爲天下師尙卑其道萬民之式豈曰大哉　新校正云按標本病傳論云有其在標而求之於標有其在本而求之於本有其在本而求之於標有其在標而求之於本故治有取標而得者有取本而得者有逆取而得者有從取而得者故知逆與從正行無問知標本者萬舉萬當不知標本是爲妄行夫陰陽逆從標本之爲道也小而大言一而知百病之害少而多淺而博可以言一而知百也以淺而知深察近而知遠言標與本易而勿及治反爲逆治得爲從先病而後逆者治其本先逆而後病者治其本先寒而後生病者治其本先熱而後生病者治其本先熱而後生中滿者治其標先病而後泄者治其本先泄而後生他病者治其本必且調之乃治其他病先病而後生中滿者治其標先中滿而後煩心者治其本人有客氣有同氣小大不利治其標小大利治其本病發而有餘本而標之先治其本後治其標病發而不足標而本之先治其標後治其本謹察間甚以意調之間者并行甚者獨行先小大不利而後生病者治其本此經論標本尤詳



帝曰勝復之變早晏何如岐伯曰夫所勝者勝至已病病已慍慍而復已萌也復心之慍不遠而有夫所復者勝盡而起得位而甚勝有微甚復有少多勝和而和勝虛而虛天之常也帝曰勝復之作動不當位或後時而至其故何也言陽盛於夏陰盛於冬清盛於秋溫盛於春天之常候然其勝復氣用四序不同其何由哉岐伯曰夫氣之生與其化衰盛異也寒暑溫涼盛衰之用其在四維故陽之動始於溫盛於暑陰之動始於清盛於寒春夏秋冬各差其分言春夏秋冬四正之氣在於四維之分也即事驗之春之溫正在辰巳之月夏之暑正在午未之月秋之涼正在戌亥之月冬之寒正在寅丑之月春始於仲春夏始於仲夏秋始於仲秋冬始於仲冬故丑之月陰結層冰於厚地未之月陽焰電掣於天垂戌之月霜淸肅殺而庶物堅辰之月風扇和舒而陳柯榮秀此則氣差其分昭然而不可蔽也然陰陽之氣生發收藏與常法相會徵其氣化及在人之應則四時每差其日數與常法相違從差法乃正當之也故大要曰彼春之暖爲夏之暑彼秋之忿爲冬之怒謹按四維斥候皆歸其終可見其始可知此之謂也言氣之少壯也陽之少爲暖其壯也爲暑陰之少爲忿其壯也爲怒此悉謂少壯之異氣證用之盛衰但立盛衰於四維之位則陰陽終始應用皆可知矣帝曰差有數乎岐伯曰又凡三十度也度者日也　新校正云按六元正紀大論曰差有數乎曰後皆三十度而有奇也此云三十度也者此文爲略帝曰其脉應皆何如岐伯曰差同正法待時而去也脉亦差以隨氣應也待差日足應王氣至而乃去也脉要曰春不沉夏不弦冬不濇秋不數是謂四塞天地四時之氣閉塞而無所運行也沉甚曰病弦甚曰病濇甚曰病數甚曰病但應天和氣是則爲平形見太甚則爲力致以力而致安能久乎故甚皆病參

見曰病復見曰病未去而去曰病去而不去曰病謂參參和諸氣來見復見謂再見已衰已死之氣也去謂王已而去者也日行之度未出於差是爲天氣未出日度過差是謂天氣已去而脈尚在既非得應故曰病也反者死夏見沉秋見數冬見緩春見濇是謂反也犯違天命生其能久乎新校正云詳上文秋不數是謂四塞此注云秋見數是謂反盡以脈差只在仲月差之度盡而數不去謂秋之季月而脈尚數則爲反也故曰氣之相守司也如權衡之不得相失也權衡秤也天地之氣寒暑相對溫清相望如持秤也高者否下者否兩者齊等無相奪倫則清靜而生化各得其分也夫陰陽之氣清靜則生化治動則苛疾起此之謂也動謂變動常平之候而爲災眚也苛重也　新校正云按六微旨大論云成敗倚伏生乎動動而不已則變作矣帝曰幽明何如岐伯曰兩陰交盡故曰幽兩陽合明故曰明幽明之配寒暑之異也兩陰交盡於戌亥兩陽合明於辰巳靈樞繫日月論云亥十月左足之厥陰戌九月右足之厥陰此兩陰交盡故曰厥陰辰三月左足之陽明巳四月右足之陽明此兩陽合於前故曰陽明然陰交則幽陽合則明幽明之象當由是也寒暑位西南東北幽明位西北東南幽明之配寒暑之位誠斯異也　新校正云按太始天元冊文去幽明既位寒暑弛張帝曰分至何如岐伯曰氣至之謂至氣分之謂分至則氣同分則氣異所謂天地之正紀也因幽明之問而形斯義也言冬夏二至是天地氣主歲至其所在也春秋二分是間氣初二四五四氣各分其政於主歲左右也故曰至則氣同分則氣異也所言二至二分之氣配者此所謂是天地氣之正紀也帝曰夫子言春秋氣始于前冬夏氣始于後余已知之矣然六氣往復主歲不常也其補寫奈何以分至明六氣分位則初氣四氣始於立春立秋前各一十五日爲紀法三氣六氣始於立夏立冬後各一十五日爲紀法由是四氣前後之紀則三氣六氣之中正當二至日也故曰春秋氣始于前冬夏氣始于後也然以三百六十五日易一氣一歲已往氣則改新新氣既來舊氣復去所宜之味天地不同補寫之方應知先後故復以問之也岐伯曰上下所主隨其攸利正其味則其要也左右同法大要曰少陽之主先甘後鹹陽明之主先辛後酸太陽之主先



鹹後苦厥陰之主先酸後辛少陰之主先甘後鹹太陰之主先苦後甘佐以所利資以所生是謂得氣謂主主歲得謂得其性用也得其性用則舒卷由人不得性用則動生乖忤豈袪邪之可望乎適足以伐天眞之妙氣爾如是前後之味皆謂有病先寫之而後補之也帝曰善夫百病之生也皆生於風寒暑濕燥火以之化之變也風寒暑濕燥火天之六氣也靜而順者爲化動而變者爲變故曰之化之變也經言盛者寫之虛者補之余錫以方士而方士用之尚未能十全余欲令要道必行桴鼓相應猶拔刺雪汙工巧神聖可得聞乎鍼曰工巧藥曰神聖　新校正云按難經云望而知之謂之神聞而知之謂之聖問而知之謂之工切脈而知之謂之巧以外知之曰聖以內知之曰神岐伯曰審察病機無失氣宜此之謂也得其機要則動小而功大用淺而功深也帝曰願聞病機何如岐伯曰諸風掉眩皆屬於肝風性動木氣同之諸寒收引皆屬於腎收謂斂也引謂急也寒物收縮水氣同也諸氣膹鬱皆屬於肺高秋氣涼霧氣煙集涼至則氣熱復甚則氣殫徵其物象屬可知也膹謂膹滿鬱謂奔迫也氣之爲用金氣同之諸濕腫滿皆屬於脾土薄則水淺土厚則水深土平則乾土高則濕濕氣之有土氣同之諸熱瞀瘛皆屬於火火象徵諸痛痒瘡皆屬於心心寂則痛微心躁則痛甚百端之起皆自心生痛痒瘡瘍生於心也諸厥固泄皆屬於下下謂下焦肝腎氣也夫守司於下腎之氣也門戶束要肝之氣也諸厥固泄皆屬下也厥謂氣逆也固謂禁固也諸有氣逆上行及固不禁出入無度燥濕不恒皆由下焦之主守也諸痿喘嘔皆屬於上上謂上焦心肺氣也炎熱薄爍心之氣也承熱分化肺之氣也熱鬱化上故病屬上焦　新校正云詳痿之爲病似非上病王注不解所以屬上之由使後人疑議今按痿論云五藏使人痿者因肺熱葉焦發爲痿躄故云屬於上也痿又謂肺痿也諸禁鼓慄如喪神守皆屬於火熱之內作諸痙項強皆屬於濕太陽傷濕諸逆衝上皆屬於火炎上之性用也諸脹腹大皆屬於熱熱鬱於內肺脹所生諸躁狂越皆屬於火熱盛於胃及四末也

諸暴強直皆屬於風 陽內鬱而陰行於外 諸病有聲鼓之如鼓皆屬於熱 謂有聲也 諸病胕腫疼酸驚駭皆屬於火 熱氣多也 諸轉反戾水液渾濁皆屬於熱 反戾筋轉也 水液小便也 諸病水液澄澈清冷皆屬於寒 上下所出及吐出溺出也 諸嘔吐酸暴注下迫皆屬於熱 酸酸水及味也 故大要曰謹守病機各司其屬有者求之無者求之盛者責之虛者責之必先五勝疏其血氣令其調達而致和平此之謂也 深乎聖人之言理宜然也有無求之虛盛責之言悉由也夫如大寒而甚熱之不熱是無火也熱來復去晝見夜伏夜發晝止時節而動是無火也當助其心又如大熱而甚寒之不寒是無水也熱動復止倏忽往來時動時止是無水也當助其腎內格嘔逆食不得入是有火也病嘔而吐食久反出是無火也暴速注下食不及化是無水也溏泄而久止發無恒是無水也故心盛則生熱腎盛則生寒腎虛則寒動於中心虛則熱收於內又熱不得寒是無火也寒不得熱是無水也夫寒之不寒責其無水熱之不熱責其無火熱之不久責心之虛寒之不久責腎之少有者寫之無者補之虛者補之盛者寫之居其中間疏者壅塞令上下無礙氣血通調則寒熱自和陰陽調達矣是以方有治熱以寒寒之而水食不入攻寒以熱熱之而昏躁以生此則氣不疏通壅而爲是也紀於水火餘氣可知故曰有者求之無者求之盛者責之虛者責之令氣通調妙之道也五勝謂五行更勝也先以五行寒暑溫涼濕酸鹹甘辛苦相勝爲法也 帝曰善五味陰陽之用何如岐伯曰辛甘發散爲陽酸苦涌泄爲陰鹹味涌泄爲陰淡味滲泄爲陽六者或收或散或緩或急或燥或潤或耎或堅以所利而行之調其氣使其平也 涌吐也泄利也滲泄小便也言水液自迴腸泌別汁滲入膀胱之中自胞氣化之而爲溺以泄出也 新校正云按藏氣法時論云辛散酸收甘緩苦堅鹹耎又云辛酸甘苦鹹者有所利或散或收或緩或急或堅或耎四時五藏病隨五味所宜也 帝曰非調氣而得者治之奈何有毒無毒何先何後願聞其道 夫病生之類其有四焉一者始因氣動而內有所成二者不因氣動而外有所成三者始因氣動而病生於內四者不因氣動而病生於外夫因氣動而內成者謂積聚癥瘕瘤氣癭起結核癲癇之類也外成者謂癰腫瘡瘍痂疥疽痔掉瘛浮腫目赤瘭胗胕腫痛癢之類也不因氣動而病生於內者謂留飲澼食飢飽勞損宿食霍亂悲恐喜怒想慕憂結之類也生於外者謂瘴氣賊魅蟲蛇蠱毒蜚尸鬼擊衝薄墜墮風寒暑濕所射刺割捶仆之類也如是四類有獨治內而愈者有兼治內而愈者有獨治外而愈者有兼治外而愈者有先治內後治外而愈者有先治外後治內而愈者有須齊毒而攻擊者有須無毒而調引者凡此之類方法所施或重或輕或緩或急或收或散或潤或燥或耎或堅方士之用見解不同各擅已心好丹非素故復問之者也 岐伯曰有毒無毒所治爲主適大小爲制也 言但能破積愈疾解急脫死則爲良方非必要言以先毒爲是後毒爲非無毒爲非有毒爲是必量病輕重大小制之者也 帝曰請言其制岐伯曰君一臣二制之小也君一臣三佐五制之中也君一臣三佐九制之大也寒者熱之熱者寒之微者逆之甚者從之 夫病之微小者猶水火也遇草而焫得水而燔可以濕伏可以水滅故逆其性氣以折之攻之病之大甚者猶龍火也得濕而焰遇水而燔不知其性以水濕折之適足以光焰詣天物窮方止矣識其性者反常之理以火逐之則燔灼自消焰光撲滅然逆之謂以寒攻熱以熱攻寒從之謂攻以寒熱雖從其性用不必皆同是以下文曰逆者正治從者反治從少從多觀其事也此之謂乎 新校正云按神農云藥有君臣佐使以相宜攝合和宜用一君二臣三佐五使又可一君二臣九佐使也 堅者削之客者除之勞者溫之結者散之留者攻之燥者濡之急者緩之散者收之損者溫之逸者行之驚者平之上之下之摩之浴之薄之劫之開之發之適事爲故 量病證候適事用之 帝曰何謂逆從岐伯曰逆者正治從者反治從少從多觀其事也 言逆者正治也從者反治也逆病氣而正治則以寒攻熱以熱攻寒雖從順病氣乃反治法也從少謂一同而二異從多謂二同而三異也言盡同者是奇制也 帝曰反治何謂岐伯曰熱因寒用寒因熱用塞因塞用通因通用必伏其所主而先其所因其始則同其終則異可使破積可使潰堅可使氣和可使必已 夫大寒內結稸聚疝瘕以熱攻除除寒格熱反縱反縱之則痛發尤甚攻之則熱不得前方以蜜

煎烏頭佐之以熱蜜多其藥服已便消是則張公從此而以熱因寒用也有火氣動服冷已過熱爲寒格而身冷嘔噦嗌乾口苦惡熱好寒衆議俶同咸呼爲熱冷治則甚其如之何逆其好則拒治順其心則加病若調寒熱逆冷熱必行則熱物冷服下嗌之後冷體既消熱性便發由是病氣隨愈嘔噦皆除情且不違而致大益醇酒冷飲則其類矣是則以熱因寒用也所謂惡熱者凡諸食餘氣主於生者 新校正云詳王字疑悞上見之已嘔也又病熱者寒攻不入惡其寒勝熱乃消除從其氣則熱增寒攻之則不入以豉豆諸冷藥酒漬或溫而服之酒熱氣同固無違忤酒熱既盡寒藥已行從其服食熱便隨散此則寒因熱用也或以諸冷物熱齊和之服之食之熱復圍解是亦寒因熱用也又熱食猪肉及粉葵乳以椒薑橘熱齊和之亦其類也又熱在下焦治亦然假如下氣虛乏中焦氣擁胠脇滿甚食已轉增粗工之見無能斷也欲散滿則恐虛其下補下則滿甚於中散氣則下焦轉虛補虛則中滿滋甚醫病參議言意皆同不救其虛且攻其滿藥入則減藥過依然故中滿下虛其病常在乃不知踈啟其中峻補於下少服則資壅多服則宣通由是而療中滿自除下虛斯實此則塞因塞用也又大熱內結注泄不止熱宜寒療結復須除以寒下之結散利止此則通因通用也又大熱凝內久利溏泄愈而復發綿歷歲年以熱下之寒去利止亦其類也投寒以熱涼而行之投熱以寒溫而行之始同終異斯之謂也諸如此等其徒寔繁略舉宗兆猶是反治之道斯其類也 新校正云按五常政大論云治熱以寒溫而行之治寒以熱涼而行之亦熱因寒用寒因熱用之義也

帝曰善氣調而得者何如岐伯曰逆之從之逆而從之從而逆之疎氣令調則其道也逆謂逆病氣以正治從謂從病氣而反療逆其氣以正治使其從順從其病以反取令彼和調故曰逆從也不疎其氣令道路開通則氣感寒熱而爲變始生化多端也帝曰善病之中外何如岐伯曰從內之外者調其內從外之內者治其外各絕其源從內之外而盛於外者先調其內而後治其外從外之內而盛於內者先治其外而後調其內皆謂先除其根屬後削其枝條也中外不相及則治主病中外不相及自各一病也帝曰善火熱復惡寒發熱有如瘧狀或一日發或間數日發其故何也岐伯曰勝復之氣會遇之時有多少也陰氣多而陽氣少則其發日遠陽氣多而陰氣少則其發日近此勝復相薄盛衰之



節瘧亦同法陰陽齊等則一日之中寒熱相半陽多陰少則一日一發而但熱不寒陽少陰多則隔日發而先寒後熱雖復勝之氣若氣微則一發後六七日乃發時謂之愈而復發或頻三日發而六七日止或隔十日發而四五日止者皆由氣之多少會遇與不會遇也俗見不遠乃謂鬼神暴疾而又祈禱避匿病勢已過旋至其斃病者殞殁自謂其分致令寃魂塞於冥路夭死盈於曠野仁愛鑒茲能不傷楚習俗既久難卒釐革非復可改末如之何悲哉悲哉帝曰論言治寒以熱治熱以寒而方士不能廢繩墨而更其道也有病熱者寒之而熱有病寒者熱之而寒二者皆在新病復起奈何治謂治之而病不衰退反因藥寒熱而隨生寒熱病之新者也亦有止而復發者亦有藥在而除藥去而發者亦有全不息者方士若廢此繩墨則無更新之法欲依標格則病熱不除捨之則阻彼凡情治之則藥無能驗心迷意惑無由通悟不知其道何恃而爲因藥病生新舊相對欲求其愈安可奈何岐伯曰諸寒之而熱者取之陰熱之而寒者取之陽所謂求其屬也言益火之源以消陰翳壯水之主以制陽光故曰求其屬也夫粗工褊淺學未精深以熱攻寒以寒療熱治熱未已而冷疾已生攻寒日深而熱病更起熱起而中寒尚在寒生而外熱不除欲攻寒則懼熱不前欲療熱則思寒又止進退交戰危亟已臻豈知藏府之源有寒熱溫涼之主哉取心者不必齊以熱取腎者不必齊以寒但益心之陽寒亦通行強腎之陰熱之猶可觀斯之故或治熱以熱治寒以寒萬舉萬全孰知其意思方智極理盡辭窮嗚呼人之死者豈謂命不謂方士愚昧而殺之耶帝曰善服寒而反熱服熱而反寒其故何也岐伯曰治其王氣是以反也物體有寒熱氣性有陰陽觸王之氣則強其用也夫肝氣溫和心氣暑熱肺氣清涼腎氣寒冽脾氣兼并之故也春以清治肝而反溫夏以冷治心而反熱秋以溫治肺而反清冬以熱治腎而反寒蓋由補益王氣太甚也補王太甚則藏之寒熱氣自多矣帝曰不治王而然者何也岐伯曰悉乎哉問也不治五味屬也夫五味入胃各歸所喜攻酸先入肝苦先入心甘先入脾辛先入肺鹹先入腎新校正云按宣明五氣篇云五味所入酸入肝辛入肺苦入心鹹入腎甘入脾是謂五入也久而增氣物化之常也氣增而久夭之由也夫入肝爲溫入心爲熱入肺爲清入腎爲寒入脾爲至陰而四氣兼之皆爲增其味而益其氣故各從本藏之

氣用爾故久服黃連苦參而反熱者此其類也餘味皆然但人疎忽不能精候矣故曰久而增氣物化之常也氣增不已益歲年則藏氣偏勝氣有偏勝則有偏絕藏有偏絕則有暴夭者故曰氣增而久夭之由也是以正理觀化藥集商較服餌曰藥不具五味不備四氣而久服之雖且獲勝益久必致暴夭此之謂也絕粒服餌則不暴亡斯何由哉無五穀味資助故也復令食穀其亦夭焉

帝曰善方制君臣何謂也岐伯曰主病之謂君佐君之謂臣應臣之謂使非上下三品之謂也 上藥為君中藥為臣下藥為佐使所以異善惡之名位服餌之道當從此為法治病之道不必皆然以主病者為君佐君者為臣應臣之用者為使皆所以贊成方用也 帝曰三品何謂岐伯曰所以明善惡之殊貫也 三品上中下品此明藥善惡不同性用也 新校正云按神農云上藥為君主養命以應天中藥為臣養性以應人下藥為佐使主治病以應地也 帝曰善病之中外何如 前問病之中外謂調氣之法今此未盡故復問之此下對當次前求其屬也之下應古之錯簡也 岐伯曰調氣之方必別陰陽定其中外各守其鄉內者內治外者外治微者調之其次平之盛者奪之汗者下之寒熱溫涼衰之以屬隨其攸利 病者中外治有表裏在內者以內治法和之在外者以外治法和之氣微不和以調氣法調之其次大者以平氣法平之盛甚不已則奪其氣令甚衰也假如小寒之氣溫以和之大寒之氣熱以取之甚寒之氣則下奪之奪之不已則逆折之折之不盡則求其屬以衰之小熱之氣涼以和之大熱之氣寒以取之甚熱之氣則汗發之發不盡則逆制之制之不盡則求其屬以衰之故曰汗之下之寒熱溫涼衰之以屬隨其攸所也 謹道如法萬舉萬全氣血正平長有天命 守道以行舉無不中故能驅役草石召遣神靈調御陰陽蠲除衆疾血氣保平和之候天眞無耗竭之由夫如是者蓋以舒卷在心去留從意故精神內守壽命靈長 帝曰善



重廣補注黃帝內經素問卷第二十二

至眞要大論 熠 羊入切 焞 七渾切 膨 普盲切 痓 殂禾切 爇 如悅切 熛 匹搖切 膱 之力切 脆 須醉切

重廣補注黃帝內經素問卷第二十三

啓玄子次注林億孫奇高保衡等奉敕校正孫兆重改誤

著至教論　示從容論

疏五過論　徵四失論

著至教論篇第七十五 新校正云按全元起本在四時病類論篇末

黃帝坐明堂召雷公而問之曰子知醫之道乎 明堂布政之宮也八窻四闥上圓下方在國之南故稱明堂夫求民之瘼恤民之隱大聖之用心故召引雷公問拯濟生靈之道也 雷公對曰誦而頗能解解而未能別別而未能明明而未能彰 言所知解但得法守數而已猶未能深盡精微之妙用也 新校正云按楊上善云習道有五一誦二解三別四明五彰 足以治羣僚不足至侯王 公不敢自高其道然則布衣與血食主療亦殊矣 願得受樹天之度四時陰陽合之別星辰與日月光以彰經術後世益明 樹天之度言高遠不極四時陰陽合之言順氣序也別星辰與日月光言別學者二明大小異也 新校正云按太素別作列字 上通神農著至教疑於二皇 公欲其經法明著通於神農使後世見之疑是二皇並行之教 新校正云按全元起本及太素疑作擬 帝曰善無失之此皆陰陽表裏上下雌雄相輸應也而道上知天文下知地理中知人事可以長久以教衆庶亦不疑殆醫道論篇可傳後世可以為寶 以明著故 雷公曰請受道諷誦用解 諷誦亦論也諷論者所以比切近而令解也 帝曰子不聞陰陽傳乎曰不知曰夫三陽天為業 天為業言三陽之氣在人身八所行居上也陰陽傳上古書名也 新校正云按太素天作太 上下無常合而病至偏害陰陽 上下無常言氣乖通不定在上下也合而病至謂手足三陽氣相合而為病至也陽并至則精氣微故偏損害陰陽之用也 雷公曰三陽莫當請

問其解莫當言氣并至而不可當帝曰三陽獨至者是三陽并至并至如風雨上為巔疾下為漏病并至謂手三陽足三陽氣并合而至也足太陽脉起於目內眥上額交巔上其支別者從巔至耳上角其直行者從巔入絡腦還出別下項從肩髆內夾脊抵腰中入循膂絡腎屬膀胱手太陽脉起於手循臂上行交肩上入缺盆絡心循咽下鬲抵胃屬小腸故上為巔疾下為漏病也漏血膿出所謂并至如風雨者言無常準也　新校正云按楊上善云漏病謂膀胱漏泄大小便數不禁守也外無期內無正不中經紀診無上下以書別言三陽并至上下無常外無色氣可期內無正經常術所至之時皆不中經脉綱紀所病之證又復上下無常以書記銓量乃應分別爾雷公曰臣治疎愈說意而已雷公言臣之所治稀得痊愈請言深意而已疑心已止也謂得說則疑心乃止帝曰三陽者至陽也六陽并合故曰至盛之陽也積并則為驚病起疾風至如礔礰九竅皆塞陽氣滂溢乾嗌喉塞積謂重也言六陽重并洪盛莫當陽憤鬱惟盛是為治溢無涯故乾竅塞也并於陰則上下無常薄為腸澼陰謂藏也然陽薄於藏為病亦上下無常定之診若在下為病便數赤白此謂三陽直心坐不得起臥者便身全三陽之病足太陽脉循肩下至腰故坐不得起臥便身全也所以然者起則陽盛鼓故常欲得臥臥則經氣均故身安全　新校正云按甲乙經便身全作身重也且以知天下何以別陰陽應四時合之五行言知未備也雷公曰新校正云按自此至篇末全元起本別為一篇名方盛衰也陽言不別陰言不理請起受解以為至道帝未許為深知故重請也帝曰子若受傳不知合至道以惑師教語子至道之要不知其要流散無窮後世相習去聖久遠而學者各自是其法則惑亂於師氏之教旨矣病傷五藏筋骨以消子言不明不別是世主學盡矣言病之深重尚不明別然輕微者亦何開愈令得徧知耶然由是不知明世主學教之道從斯盡矣腎且絕惋惋日暮從容不出人事不殷舉藏之易知者也然腎脉且絕則心神內爍筋骨脉肉日晚酸空也暮晚也若以此之類諸藏氣俱少不出者當人事萎弱不復殷多所以爾者是則腎不足非傷損故也　新校正云按太素作腎且絕死死日暮也



## 示從容論篇第七十六

新校正云按全元起本在第八卷名從容別白黑

黃帝燕坐召雷公而問之曰汝受術誦書者若能覽觀雜學及於比類通合道理為余言子所長五藏六府膽胃大小腸脾胞膀胱腦髓涕唾哭泣悲哀水所從行此皆人之所生治之過失五藏別論黃帝問曰余聞方士或以髓腦為藏或以腸胃為藏或以為府敢問更相反皆自謂是不知其道願聞其說岐伯曰腦髓骨脉膽女子胞此六者地氣所生也皆藏於陰而象於地故藏而不寫名曰奇恒之府夫胃大腸小腸三焦膀胱此五者天氣之所生也其氣象天寫而不藏此受五藏濁氣故名曰傳化之府是以古之治病者以為過失也子務明之可以十全即不能知為世所怨不能知之動傷生者故人聞議論多有怨咎之心焉雷公曰臣請誦脉經上下篇甚衆多矣別異比類猶未能以十全又安足以明之言臣所請誦脉經兩篇衆多別異比類例猶未能以義而會見十全又何足以心明至理乎安猶何也帝曰子別試通五藏之過六府之所不和鍼石之敗毒藥所宜湯液滋味具言其狀悉言以對請問不知過謂過失所謂不率常候而生病者也毒藥攻邪滋味充養試公之問知與不知爾　新校正云按太素別試作誠別而已雷公曰肝虛腎虛脾虛皆令人體重煩冤當投毒藥刺灸砭石湯液或已或不已願聞其解公以帝問使言五藏之過毒藥湯液滋味故問此病也帝曰公何年之長而問之少余真問以自謬也言問之不相應也以問不相應故言余真發問以自招謬誤之對也吾問子窈冥子言上下篇以對何也窈冥謂不可見者則形氣榮衛也八正神明論岐伯對黃帝曰觀其冥冥者言形氣榮衛之不形於外而工獨知之以日之寒溫月之虛盛四時氣之浮沈參伍相合而調之工常先見之然而不形於外故曰觀於冥冥焉由此帝故曰吾問子窈冥也然肝虛腎虛脾虛則上下篇之旨帝故曰子言上下篇以對何也耳夫脾虛浮似肺腎小浮似脾肝急沉散似腎

此皆工之所時亂也然從容得之 脾虛脉浮候則似肺腎小浮上候則似脾肝急沉散候則似腎者何以然以三藏相近故脉象參差而相類也是以工惑亂之爲治之過失矣雖爾乎猶宜從容安緩審比類之而得三藏之形候矣何以取之然浮而緩曰脾浮而短曰肺小浮而滑曰心急緊而散曰肝搏沉而滑曰腎不能比類則疑亂彌甚 若夫三藏土木水參居此童子之所知問之何也 脾合土肝合木腎合水三藏皆在鬲下居止相近也 雷公曰於此有人頭痛筋攣骨重怯然少氣噦噫腹滿時驚不嗜臥此何藏之發也脉浮而弦切之石堅不知其解復問所以三藏者以知其比類也 脉有浮弦石堅故云問所以三藏者以知其比類也 帝曰夫從容之謂也 言此類也 夫年長則求之於府年少則求之於經年壯則求之於藏 年之長者甚於味年之少者勞於使年之壯者過於內過於內則耗傷精氣勞於使則經中風邪恣於求則傷於府故求之異也 今子所言皆失八風菀熟五藏消爍傳邪相受夫浮而弦者是腎不足也 脉浮爲虛弦爲肝氣以腎氣不足故脉浮弦也 沉而石者是腎氣內著也 石之言堅也著謂腎氣內薄著而不行也 怯然少氣者是水道不行形氣消索也 腎氣不足故水道不行肺藏被衝故形氣消散索盡也 欬嗽煩冤者是腎氣之逆也 腎氣內著上歸於母也 一人之氣病在一藏也若言三藏俱行不在法也 經不然也 雷公曰於此有人四支解墮喘欬血泄而愚診之以爲傷肺切脉浮大而緊愚不敢治粗工下砭石病愈多出血血止身輕此何物也 帝曰子所能治知亦衆多與此病失矣 以爲傷肺而不敢治是乃任見法所失也 譬以鴻飛亦沖於天 鴻飛沖天偶然而得豈其羽翮之所能哉粗工下砭石亦猶是矣 夫聖人之治病循法守度援物比類化之冥冥循上及下何必



守經 經謂經脉非經法也 今夫脉浮大虛者是脾氣之外絶去胃外歸陽明也 足太陽絡支別者入絡腸胃是以脾氣外絶不至胃外歸陽明也 夫二火不勝三水是以脉亂而無常也 二火謂二陽藏三水謂三陰藏二陽藏者心肺也以在鬲上故三陰藏者肝脾腎也以在鬲下故然三陰之氣上勝二陽陽不勝陰故脉亂而無常也 四支解墮此脾精之不行也 土主四支故四支解墮脾精不化故使之然 喘欬者是水氣并陽明也 腎氣逆入於胃故水氣并於陽明 血泄者脉急血無所行也 泄謂泄出也然脉氣數急血溢於中血不入經故爲血泄以脉奔急而血溢故曰血無所行也 若夫以爲傷肺者由失以狂也不引比類是知不明也 言所識不明不能比類以爲傷肺猶失狂言耳 夫傷肺者脾氣不守胃氣不清經氣不爲使眞藏壞決經脉傍絶五藏漏泄不衄則嘔此二者不相類也 肺氣傷則脾外救故云脾氣不守肺藏損則氣不行不行則胃滿故云胃氣不清肺者主行榮衛陰陽故肺傷則經脉不能爲之行使也眞藏謂肺藏也若肺藏損壞皮膜決破經脉傍絶而不流行五藏之氣上溢而漏泄者不衄血則嘔血也何者肺主鼻胃應口也然口鼻者氣之門戶也今肺藏已損胃氣不清不上衄則血下流於胃中故不衄出則嘔出也然傷肺傷脾衄血泄血標出且異本歸亦殊故此二者不相類也 譬如天之無形地之無理白與黑相去遠矣 言傷肺傷脾形證懸別譬天地之相遠如黑白之異象也 是失吾過矣以子知之故不告子 是猶此也言雷公子之此見病脉者是吾不告子比類之道故自謂過也 明引比類從容是以名曰診輕 新校正云按太素輕作經 是謂至道也 明引形證比量類例今從容之旨則輕微之者亦不失矣所以然者何哉以道之至妙而能爾也從容上古經篇名也何以明之陰陽類論雷公曰臣悉盡意受傳經脉頌得從容之道以合從容明古文有從容矣

## 疏五過論篇第七十七 新校正云按全元起本在第八卷名論過失

黃帝曰嗚呼遠哉閔閔乎若視深淵若迎浮雲視深淵尚可測迎浮雲莫知其際 嗚呼遠哉歎至道之不極也閔閔乎言妙用之不窮也深淵清澄見之必

定故可測浮雲漂灣際不守常故莫知新校正云詳此文與六微旨論文重聖人之術爲萬民式論裁志意必有法則循經守數按循醫事爲萬民副故事有五過四德汝知之乎與五過則敬順四時之德氣矣然德者道之用生之主故不可不敬順之也上古天眞論曰所以能年皆度百歲而動作不衰者以其德全不危故也靈樞經曰天之在我者德也由此則天降德氣人賴而生主氣抱神上通於天生氣通天論曰夫自古通天者生之本此之謂也　新校正云按爲萬民副楊上善云副助也雷公避席再拜曰臣年幼小蒙愚以惑不聞五過與四德比類形名虛引其經心無所對經未師受心匪生知功業微薄故卑辭也帝曰凡未診病者必問嘗貴後賤雖不中邪病從內生名曰脫營神屈故也貴之尊榮賤之屈辱心懷眷慕志結憂惶故雖不中邪而病從內生血脈虛減故曰脫營嘗富後貧名曰失精五氣留連病有所并富而從欲貧奪豐財內結憂煎外悲過物然則心從想慕神隨往計榮衛之道閉以遲留氣血不行積并爲病醫工診之不在



藏府不變軀形診之而疑不知病名言病之初也病由想戀所爲故未居藏府事因情念所起故不變軀形醫不悉之故診而疑也身體日減氣虛無精言病之次也氣血相逼形肉消爍故身體日減陰陽應象大論曰氣歸精精食氣今氣虛不化精無所滋故也病深無氣洒洒然時驚言病之深也病氣深穀氣盡陽氣內薄故惡寒而驚洒洒寒貌病深者以其外耗於衛內奪於榮血爲憂煎氣隨悲減故外耗於衛內奪於榮病深者何以此耗奪故爾也　新校正云按太素病深者以其作病深以甚也良工所失不知病情此亦治之一過也失謂失問其所始也凡欲診病者必問飲食居處飲食處居其有不同故問之也異法方宜論曰東方之域天地之所先生魚鹽之地海濱傍水其民食魚而嗜鹹皆安其處美其食西方者金玉之域沙石之處天地之所收引其民陵居而多風水土剛彊其民不衣而褐薦其民華食而脂肥北方者天地所閉藏之域其地高陵居風寒冰列其民樂野處而乳食南方者天地所長養陽之所盛處其地下水土弱霧露之所聚其民嗜酸而食胕中央者其地平以濕天地所以生萬物也衆其民食雜而不勞由此則診病之道當先問焉故聖人雜合以治各得其所宜此之謂矣暴樂暴苦始樂後苦新校正云按太素作始苦皆傷

精氣精氣竭絕形體毀沮喜則氣緩悲則氣消然悲哀動中者竭絕而失生故精氣竭絕形體殘毀心神沮喪矣暴怒傷陰暴喜傷陽怒則氣逆故傷陰喜則氣緩故傷陽厥氣上行滿脈去形厥氣逆也逆氣上行滿於經絡則神氣憚散去離形骸矣愚醫治之不知補寫不知病情精華日脫邪氣乃并此治之二過也不知喜怒哀樂之殊情槩爲補寫而同貫則五藏精華之氣日脫邪氣薄蝕而乃并於正眞之氣矣善爲脈者必以比類奇恒從容知之爲工而不知道此診之不足貴此治之三過也奇恒謂氣候奇異於恒常之候也從容謂分別藏氣虛實脈見高下幾相似也示從容論曰脾虛浮似肺腎小浮似脾肝急沈散似腎此皆工之所時亂然從容分別而得之矣診有三常必問貴賤封君敗傷及欲侯王貴則形樂志樂賤則形苦志苦苦樂殊貫故先問也封君敗傷降君之位封公卿也及欲侯王謂情慕尊貴而妄爲不已也　新校正云按太素欲作公故貴脫勢雖不中邪精神內傷身必敗亡憂惶煎迫怫結所爲始富後貧雖不



傷邪皮焦筋屈痿躄爲攣以五藏氣留連病有所并而爲是也醫不能嚴不能動神外爲柔弱亂至失常病不能移則醫事不行此治之四過也嚴謂戒所以禁非也所以令從命也外爲柔弱言委隨而順從也然戒不足以禁非動不足以從令委隨任物亂失天常病且不移何醫之有凡診者必知終始有知餘緒切脈問名當合男女終始謂氣色也脈要精微論曰知外者終而始之明知五氣色象終而復始也餘緒謂病發端之餘緒也切謂以指按脈也問名謂問病證之名也男子陽氣多而左脈大爲順女子陰氣多而右脈大爲順故宜以候常先合之也離絕菀結憂恐喜怒五藏空虛血氣離守工不能知何術之語離謂離間親愛絕謂絕念所懷菀謂菀積思慮結謂結固餘怨夫間親愛者魂遊絕所懷者意喪積所慮者神勞結餘怨者志苦憂愁者閉塞而不行恐懼者蕩憚而失守盛忿者迷惑而不治喜樂者憚散而不藏由是八者故五藏空虛血氣離守工不思曉又何言哉　新校正云按蕩憚而失守甲乙經作不收嘗富大傷斬筋絕脈身體復行令澤不息斬筋絕脈言非分之過損也身體雖以復舊而行且令津液不爲滋息也何者精氣耗減也澤

者液也故傷敗結留薄歸陽膿積寒炅（陽謂諸陽脉及六府也炅謂熱也言非分傷敗筋脉之氣血氣內結留而不去薄於陽脉則化爲膿久積腹中則外爲寒熱也）粗工治之亟刺陰陽身體解散四支轉筋死日有期（不知寒熱爲膿積所生以爲常熱之疾槩施其法數刺陰陽經脉氣奪病甚故身體解散而不用四支癈運而轉筋如是故知死日有期豈謂命不謂醫耶）醫不能明不問所發唯言死日亦爲粗工此治之五過也（言粗工不必謂解不備學者縱備盡三世經法診不備三常療不慎五過不求餘緒不問特身亦足爲粗略之醫耶）凡此五者皆受術不通人事不明也（言是五者但名受術之徒未足以通悟精微之理人間之事尚猶懵然）故曰聖人之治病也必知天地陰陽四時經紀五藏六府雌雄表裏刺灸砭石毒藥所主從容人事以明經道貴賤貧富各異品理問年少長勇怯之理審於分部知病本始八正九候診必副矣（聖人之備識也如此工宜勉之）治病之道氣內爲寶循求其理求之不得過在表裏（工之治病必在於形氣之內求有過者是爲聖人之寶也求之不得則以藏府之氣陰陽表裏而察之　新校正云按全元起本及太素作氣內爲寶楊上善云天地間氣爲外氣人身中氣爲內氣外氣裁成萬物是爲外寶內氣榮衛裁生故爲內寶治病能求內氣之理是治病之要也）守數據治無失俞理能行此術終身不殆（守數謂血氣多少及刺深淺之數也據治謂據穴俞所治之旨而用之也但守數據治而用之則不失穴俞之理矣殆者危也）不知俞理五藏菀熟癰發六府（菀積也熟熱也五藏積熱六府受之陽熱相薄熱之所過則爲癰矣）診病不審是謂失常（謂失常經術正用之道也）謹守此治與經相明（謂前氣內循求俞謂之理也）上經下經揆度陰陽奇恒五中決以明堂審於終始可以橫行（所謂上經者言氣之通天也下經者言病之變化也言此二經揆度陰陽之氣奇恒五中皆決於明堂之部分也揆度者度病之深淺也奇恒者言奇病也五中者謂五藏之氣色也夫明堂者所以視萬物別白黑審長短故曰決以明堂也審於終始者謂審察五色囚王終而復始也夫道循如是應用不窮目牛無全萬舉萬當由



斯高遠故可以橫行於世間矣）

徵四失論篇第七十八（新校正云按全元起本在第八卷名方論得天明著）

黃帝在明堂雷公侍坐黃帝曰夫子所通書受事衆多矣試言得失之意所以得之所以失之雷公對曰循經受業皆言十全其時有過失者請聞其事解也（言循學經師受傳事業皆謂十全於人庶及乎施用正術宜行至道或得失之於世中故請聞其解說也）帝曰子年少智未及邪將言以雜合耶（言謂年少智未及而不得十全耶爲復且以言而雜合衆人之用耶帝疑先知而反問也）夫經脉十二絡脉三百六十五此皆人之所明知工之所循用也（謂循學而用也）所以不十全者精神不專志意不理外內相失故時疑殆（外謂色內謂脉也然精神不專於循用志意不從於條理所謂粗略揆度失常故色脉相失而時自疑殆也）診不知陰陽逆從之理此治之一失矣（脉要精微論曰冬至四十五日陽氣微上陰氣微下夏至四十五日陰氣微上陽氣微下陰陽有時與脉爲期又曰微妙在脉不可不察察之有紀從陰陽始由此故診不知陰陽逆從之理爲一失矣）受師不卒妄作雜術謬言爲道更名自功（新校正云按太素功作巧）妄用砭石後遺身咎此治之二失也（不終師術惟妄是爲易古變常自功循己遺身之咎不亦宜乎故爲失二也老子曰无遺身殃是謂襲常蓋嫌其妄也）不適貧富貴賤之居坐之薄厚形之寒温不適飲食之宜不別人之勇怯不知比類足以自亂不足以自明此治之三失也（貧賤者勞富貴者佚佚則邪不能傷易傷以勞勞則易傷以邪其於勞也則富者處貴者之半其於邪也則貧者居賤者之半例率如此然世祿之家或此殊矣夫勇者難感怯者易傷二者不同蓋以其神氣有壯弱也觀其貧賤富貴之義則坐之薄厚形之寒温飲食之宜理可知矣不知比類用必乖衰則適足以汩亂心緒豈通明之可妄乎故爲失三也）診病不問其始憂患飲食之失節起居之過度或

傷於毒不先言此卒持寸口何病能中妄言作名爲粗所窮此治之四失也憂謂憂懼也患謂患難也飲食失節言甚飽也起居過度言潰耗也或傷於毒謂病不可拘於藏府相乘之法而爲療也卒持寸口謂不先持寸口之脈和平與不和平也然工巧備識四術猶疑故診不能中病之形名言不能合經而妄作粗略醫者尚能窮妄謬之違背況深明者見而不謂非乎故爲失四也是以世人之語者馳千里之外不明尺寸之論診無人事言工之得失毀譽在世人之言語皆可至千里之外然其不明尺寸之診論當以何事知見於人耶治數之道從容之葆治王也葆平也言診數當王之氣皆以氣高下而爲比類之原本也故下文曰坐持寸口診不中五脈百病所起始以自怨遺師其咎自不能深學道術而致診差違始上申怨謗之詞遺過咎於師氏者未之有也是故治不能循理棄術於市妄治時愈愚心自得不能修學至理乃衒賣於市廛人不信之謂乎虛謬故云棄術於市也然愚者百慮而一得何自功之有耶　新校正云按全元起本自作巧太素作自功嗚呼窈窈冥冥孰知其道今詳熟當作孰道之大者擬於天地配於四海汝不知道之諭受以明爲晦嗚呼歎也窈窈冥冥言玄遠也至道玄遠誰得知之孰誰也擬於天地言高下之不可量也配於四海言深廣之不可測也然不能曉諭於道則授明道而成暗昧也晦暗也



重廣補注黃帝內經素問卷第二十三

著至教論　恤音戌

示從容論　砭方驗切

疏五過論　沮七余反

徵四失論　徇　憚音但　佚音逸　葆音葆

# 重廣補注黃帝內經素問卷第二十四

啓玄子次注林億孫奇高保衡等奉敕校正孫兆重改誤

陰陽類論　方盛衰論

解精微論

## 陰陽類論篇第七十九新校正云按全元起本在第八卷

孟春始至黃帝燕坐臨觀八極正八風之氣而問雷公曰陰陽之類經脈之道五中所主何藏最貴孟春始至謂立春之日也燕安也觀八極謂視八方遠際之色正八風謂候八方所至之風朝會於太一者也五中謂五藏　新校正云詳八風朝太一具天元玉冊中又按楊上善云夫天爲陽地爲陰人爲和陰無其陽衰殺無已陽無其陰生長不止生長不止則傷於陰陰傷則陰災起衰殺不已則傷於陽陽傷則陽禍生矣故須聖人在天地間和陰陽氣令萬物生也和氣之道謂先脩身爲德則陰陽氣和陰陽氣和則八節風調八節風調則八虛風止於是疵癘不起嘉祥竟集此亦不知所以然而然也故黃帝問身之經脈貴賤依之調攝修德於身以正八風之氣雷公對曰春甲乙青中主肝治七十二日是脈之主時臣以其藏最貴東方甲乙春氣主之自然青色內通肝也金匱眞言論曰東方青色入通於肝故曰青中主肝也然五行之氣各王七十二日五積而乘之則終一歲之數三百六十日故云治七十二日也夫四時之氣以春爲始五藏之應肝藏合之公故以其藏爲最貴藏或爲道非也帝曰却念上下經陰陽從容子所言貴最其下也從容謂安緩比類也帝念脈經上下篇陰陽比類形氣不以肝藏爲貴故謂公之所貴最其下也雷公致齋七日旦復侍坐悟非故齋以洗心願益故坐而復請帝曰三陽爲經二陽爲維一陽爲游部經謂經綸所以濟成務維謂維持所以繫天眞游謂游行部謂身形部分也故主氣者濟成務化穀者繫天眞主色者散布精微游行諸部也　新校正云按楊上善云三陽足太陽脈也從目內眥上頭分爲四道下項并正別脈上下六道以行於背與身爲經二陽足陽明脈也從鼻而起下咽分爲四道并正別脈六道上下行腹綱維於身一陽足少陽脈也起目外眥絡頭分爲四道下缺盆并正別脈六道上下生經營百節流氣三部故曰游部此知五藏終始觀其經綸維繫游部之義則五

藏之終始可謂知矣三陽爲表二陰爲裏三陽太陽二陰少陰也少陰與太陽爲表裏故曰三陽爲表二陰爲裏一陰至絶作朔晦却具合以正其理一陰厥陰也厥猶盡也靈樞經曰亥爲左足之厥陰戌爲右足之厥陰兩陰俱盡故曰厥陰夫陰盡爲晦陰生爲朔厥陰者以陰盡爲義也徵其氣王則朔適言其氣盡則晦既見其朔又當其晦故曰一陰至絶作朔晦也然徵彼俱盡之陰合此發生之木以正應五行之理而無替循環故云却具合以正其理也　新校正云按注言陰盡爲晦陰生爲朔疑是陽生爲朔雷公曰受業未能明言未明氣候之應見帝曰所謂三陽者太陽爲經陽氣盛大故曰太陽三陽脉至手太陰弦浮而不沉決以度察以心合之陰陽之論太陰爲寸口也寸口者手太陰也脉氣之所行故脉皆至於寸口也太陽之脉洪大以長今弦浮不沉則當約以四時高下之度而斷決之察以五藏異同之候而參合之以應陰陽之論知其臧否耳所謂二陽者陽明也靈樞經曰辰爲左足之陽明巳爲右足之陽明兩陽合明故曰二陽者陽明也至手太陰弦而沉急不鼓炅至以病皆死鼓謂鼓動炅熱也陽明之脉浮大而短今弦而沉急不鼓者是陰氣勝陽木來乘土也然陰氣勝陽木來乘土而反熱病至者是陽氣之衰敗也猶燈之焰欲滅反明故皆死也一陽者少陽也陽氣未大故曰少陽至手太陰上連人迎弦急懸不絶此少陽之病也人迎謂結喉兩傍同身寸之一寸五分脉動應手者也弦爲少陽之脉今急懸不絶是經氣不足故曰少陽之病也懸者謂如懸物之動揺也專陰則死專獨也言其獨有陰氣而無陽氣則死三陰者六經之所主也三陰者太陰也言所以諸脉皆至手太陰者何耶以是六經之主故也六經謂三陰三陽之經脉也所以至手太陰者何以肺朝百脉之氣皆交會於氣口也故下文曰交於太陰此正發明肺朝百脉之義也經脉別論曰肺朝百脉伏鼓不浮上空志心脉伏鼓擊而不上浮者是心氣不足故上控引於心而爲病也志心謂小心也刺禁論曰七節之傍中有小心此之謂也　新校正云按楊上善云肺脉浮濇此爲平也今見伏鼓是腎脉也足少陰脉貫脊屬腎上入肺中從肺出絡心肺氣下入腎志上入心神也王氏謂志心爲小心義未通二陰至肺其氣歸膀胱外連脾胃二陰謂足少陰腎之脉少陰之脉別行者入跟中以上至股內後廉貫脊屬腎絡膀胱其直行者從腎上貫肝鬲入肺中故上至於肺其氣歸於膀胱外連於脾胃一陰獨至經絶氣浮不鼓鈎而滑若一陰獨至肺經氣內絶則氣浮不鼓於手若經不內絶則鈎而滑　新校正云按楊上善云一陰厥陰也此六脉者乍陰乍陽交屬相并繆通五藏合於陰陽或陰見陽脉陽見陰脉故云乍陰乍陽也所以然者以氣交會故爾當審比類以知陰陽也先至爲主後至爲客脉氣乍陰見陽乍陽見陰何以別之當以先至爲主後至爲容也至謂至寸口也雷公曰臣悉盡意受傳經脉頌得從容之道以合從容不知陰陽不知雌雄頌今爲誦也公言臣所頌誦今從容之妙道以合上古從容而比類形名猶不知陰陽尊卑之次不知雌雄殊目之義請言其旨以明著至教陰陽雌雄相輸應也帝曰三陽爲父父所以督濟羣小言高尊也二陽爲衛衛所以却禦諸邪言扶生也一陽爲紀紀所以綱紀形氣言其平也三陰爲母母所以育養諸子言滋生也二陰爲雌雌者陰之目也一陰爲獨使一陰之藏外合三焦三焦主謁導諸氣名爲使者故云獨使也二陽一陰陽明主病不勝一陰耎而動九竅皆沉一陰厥陰肝木氣也二陽陽明胃土氣也木土相薄故陽明主病也木伐其土土不勝木故云不勝一陰脉耎而動者耎爲胃氣動謂木形土木相持則胃氣不轉故九竅沉滯而不通利也三陽一陰太陽脉勝一陰不能止內亂五藏外爲驚駭三陽足太陽之氣故曰太陽勝也木生火今盛陽燔木木復受之陽氣洪盛內爲狂熱故內亂五藏也肝主驚駭故外形驚駭之狀也二陰二陽病在肺少陰脉沉勝肺傷脾外傷四支二陰謂手少陰心之脉也二陽亦胃脉也心胃合病邪上下并故內傷脾外勝肺也所以然者胃爲脾府心火勝金故爾脾主四支故脾傷則外傷於四支矣少陰脉謂手掌後同身寸之五分當小指神門之脉也　新校正云詳此二陽乃手陽明大腸肺之府也少陰心火勝金之府故云病在肺王氏以二陽爲胃義未甚通況又以見胃病腎之說此乃是心病肺也又全元起本及甲乙經太素等並云二陰一陽二陰二陽皆交至病在腎罵詈妄行巔疾爲狂二陰爲腎水之藏也二陽爲胃土之府也土氣刑水故交至而病在腎也以水腎不勝故胃盛而顛爲狂二陰一陽病出於腎陰氣客遊於心脘下空竅堤閉塞不通四支別離一陽謂手少陽三焦心主火之府也水上干火故火病出於腎陰氣客游於心也何者腎之脉從腎上貫肝鬲入肺中其支別者從肺中出絡心注胸中故如是也然空竅陰客上游胃不能制胃不能制是土氣衰故脘下空竅皆不通也言堤者謂如堤堰不容泄漏胃脉循足心脉絡

手故四支如別離而不用也　新校正云按王氏云胃脉循足按此二陰一陽病出於腎胃當作腎　一陰一陽代絶此陰氣至心上下無常出入不知喉咽乾燥病在土脾　一陰厥陰脉一陽少陽脉並木之氣也代絶者動而中止也以其代絶故爲病也木氣生火故病生而陰氣至心也夫肝膽之氣上至頭首下至腰足中主腹脇故病發上下無常處也若受納不知其味竅寫不知其度而喉咽乾燥者喉嚨之後屬咽爲膽之使故病則咽喉乾燥雖病在脾土之中蓋由肝膽之所爲爾　二陽三陰至陰皆在陰不過陽陽氣不能止陰陰陽並絶浮爲血瘕沉爲膿胕　二陽陽明三陰手太陰至陰脾也故曰至陰皆在也然陰氣不能過越於陽陽氣不能制心今陰陽相薄故脉並絶斷而不相連續也脉浮爲陽氣薄陰故爲血瘕脉沉爲陰氣薄陽故爲膿聚而胕爛也　陰陽皆壯下至陰陽　若陰陽皆壯而相薄不已者漸下至於陰陽之內爲大病矣陰陽者男子爲陽道女子爲陰器者以其能盛受故而爲患也　上合昭昭下合冥冥　昭昭謂陽明之上冥冥謂至陰之內幽暗之所也　診決死生之期遂合歲首　謂下短期之旨　雷公曰請問短期黃帝不應　欲其復問而寶之也



雷公復問黃帝曰在經論中　上古經之中也　新校正云按全元起本自雷公已下別爲一篇名四時病類　雷公曰請聞短期黃帝曰冬三月之病病合於陽者至春正月脉有死徵皆歸出春　病合於陽謂前陰合陽而爲病者也雖正月脉有死徵陽已發生至王不死故出春三月而至夏初也　冬三月之病在理已盡草與柳葉皆殺　裏謂二陰腎之氣也然腎病而正月脉有死徵者以枯草盡靑柳葉生出而皆死也理裏也已以也古用同　春陰陽皆絶期在孟春　立春之後而脉陰陽皆懸絶者期死不出正月　新校正云太素無春字　春三月之病曰陽殺　陽病不謂傷寒溫熱之病謂非時病熱脉洪盛數也然春三月中陽氣尙少未當全盛而反病熱脉應夏氣者經云脉不再見夏脉當洪數無陽外應故必死於夏至也以死於夏至陽氣殺物之時故云陽殺也　陰陽皆絶期在草乾　若不陽病但陰陽之脉皆懸絶者死在於霜降草乾之時也　夏三月之病至陰不過十日　謂熱病也脾熱病則五藏危土成數十故不過十日也　陰陽交期在溓水　評熱病論曰溫病而汗出輒復熱而脉躁疾不爲汗衰狂言不能食者病名曰陰陽交六月病暑陰陽復交二氣

相持故乃死於立秋之候也　新校正云按全元起本云溓水者七月也建申水生於申陰陽逆也楊上善云溓廉檢反水靜也七月水生時也　秋三月之病三陽俱起不治自已　秋陽氣衰陰氣漸出陽不勝陰故自已也　陰陽交合者立不能坐坐不能起　以氣不由其正用故爾　三陽獨至期在石水　有陽無陰故云獨至也著至教論曰三陽獨至者是三陽并至由此則但有陽而無陰也石水者謂冬月水冰如石之時故云石水也火墓於戌冬陽氣微故石水而死也　新校正云詳石水之解本全元起之說王氏取之　二陰獨至期在盛水　亦所謂并至而無陽也盛水謂雨雪皆解爲水之時則止謂正月中氣也　新校正云按全元起本二陰作三陰

## 方盛衰論篇第八十

新校正云按全元起本在第八卷

雷公請問氣之多少何者爲逆何者爲從黃帝荅曰陽從左陰從右　陽氣之多少皆從左陰氣之多少皆從右從者爲順反者爲逆陰陽應象大論曰左右者陰陽之道路也　老從上少從下　老者穀衰故從上爲順少者欲甚故從下爲順　是以春夏歸陽爲生歸秋



冬爲死　歸秋冬謂反歸陰也歸陰則順殺伐之氣故也　反之則歸秋冬爲生　反之謂秋冬秋冬則歸陰爲生也　是以氣多少逆皆爲厥　陽氣之多少反從右陰氣之多少反從左是爲不順故曰氣少多逆也如是從左從右之不順者皆爲厥厥謂氣逆故曰皆爲厥也　問曰有餘者厥耶　言少之不順者爲逆有餘者則成厥逆之病乎　荅曰一上不下寒厥到膝少者秋冬死老者秋冬生　一經之氣厥逆上而陽氣不下者何以別之寒厥到膝是也四支者諸陽之本當溫而反寒上故曰寒厥也秋冬謂歸陰歸陰則從右發生其病也少者以陽氣用事故秋冬死老者以陰氣用事故秋冬生　新校正云按楊上善云虛者厥也陽氣一上於頭不下於足足脛虛故寒厥至膝　氣上不下頭痛巔疾　巔謂身之上巔疾則頭首之疾也　求陽不得求陰不審五部隔無徵若居曠野若伏空室緜緜乎屬不滿日　謂之陽乃脉似陰盛謂之陰又脉似陽盛故曰求陽不得求陰不審也五部謂五藏之部隔謂隔遠无徵无徵猶无可信驗也然求陽不得其熱求陰不審是寒五藏部分又隔遠而无可信驗故曰求陽不得求陰不審五部隔无徵也夫如是者乃從氣久逆所作非由陰陽寒熱之氣所爲也若居曠野言心神散越若伏空室謂志意沉潛散越以氣逆而痛甚未

止沉潛以痛定而復恐再來也緜緜乎謂動息微也身雖緜緜乎且存然其心所屬望將不得終其盡日也故曰緜緜乎屬不滿日也 新校正云按太素云若伏空室為陰陽之有此五字疑此脫漏是以少氣之厥令人妄夢其極至迷氣之少有厥逆則令人妄為夢寐其厥之盛極則令人夢至迷亂三陽絕三陰微是為少氣三陽之脈懸絕三陰之診細微是為少氣之候也 新校正云按太素云至陽絕陰是為少氣是以肺氣虛則使人夢見白物見人斬血藉藉白物是象金之色也斬者金之用也藉藉夢死狀也得其時則夢見兵戰得時謂秋三月也金為兵革故夢見兵戰也腎氣虛則使人夢見舟船溺人舟船溺人皆水之用腎象水故夢形之得其時則夢伏水中若有畏恐冬三月也肝氣虛則夢見菌香生草菌香草生草木之類也肝合草木故夢見之 新校正云按全元起本云菌香是桂得其時則夢伏樹下不敢起春三月也心氣虛則夢救火陽物心合火故夢之陽物亦火之類得其時則夢燔灼夏三月也脾氣虛則夢飲食不足脾納水穀故夢飲食不足得其時則夢築垣蓋屋得其時謂辰戌丑未之月各王十八日築垣蓋屋皆土之用也此皆五藏氣虛陽氣有餘陰氣不足府者陽氣藏者陰氣合之五診調之陰陽以在經脈靈樞經備有調陰陽合五診故引之曰以在經脈也經脈則靈樞之篇目也診有十度度人脈度藏度肉度筋度俞度度各有其二故二五為十度也陰陽氣盡人病自具診備盡陰陽虛盛之理則人病自具知之脈動無常散陰頗陽脈脫不具診無常行診必上下度民君卿脈動無常數者是陰散而陽頗調理也若脈診脫略而不具備者無以常行之診也察候之則當度量民及君卿三者調養之殊異爾何者憂樂苦分不同其秩故也受師不卒使術不明不察逆從是為妄行持雌失雄棄陰附陽不知并合診故不明皆謂學不該備傳之後世反論自章章露也以不明而授與人反古之迹自然章露也至陰虛天氣絕至陽盛地氣不足至陰虛天氣絕而不降至陽盛地氣微而不升是所謂不交通也至謂至盛也陰陽並交至人之所行交謂交通也唯至人乃能調理使行也陰陽並交者陽氣先至陰氣後至陰陽之氣並行而交通於一處者則當陽氣先至陰氣後至何者陽速而陰遲也靈樞經曰所謂交通者並行一數也由此則二氣亦交會於一處也是以聖人持診之道先後陰陽而持之奇恒之勢乃六十首診合微之事追陰陽之變章五中之情其中之論取虛實之要定五度之事知此乃足以診奇恒勢六十首今世不傳是以切陰不得陽診消亡得陽不得陰守學不湛知左不知右知右不知左知上不知下知先不知後故治不久知醜知善知病知不病知高知下知坐知起知行知止用之有紀診道乃具萬世不殆聖人持診之明誠也起所有餘知所不足寶命全形論曰內外相得無以形先言起已身之有餘則當知病人之不足也度事上下脈事因格度事上下之宜脈事因而至於微妙矣格至也是以形弱氣虛死中外俱不足也形氣有餘脈氣不足死藏衰故脈不足也脈氣有餘形氣不足生藏盛故脈氣有餘是以診有大方坐起有常坐起有常則息力調適故診之方法必先用之出入有行以轉神明言所以貴坐起有常者何以出入行運皆神明隨轉也必清必淨上觀下觀司八正邪別五中部按脈動靜上觀謂氣色下觀謂形氣也八正謂八節之正候五中謂五藏之部分然後按寸尺之動靜而定死生矣循尺滑濇寒溫之意視其大小合之病能逆從以得復知病名診可十全不失人情故診之或視息視意故不失條理數息之長短候脈之至數故診之法或視喘息也知息合脈病處必知聖人察候條理斯皆合也道甚明察故能長久不知此道失經絕

理亡言妄期此謂失道 謂失精微至妙之道也

解精微論篇第八十一 新校正云按全元起本在第八卷名方論解

黃帝在明堂雷公請曰臣授業傳之行教以經論從容形法陰陽刺灸湯藥所滋行治有賢不肖未必能十全 言所自授用可十全然傳所教習未能必爾也賢謂心明智遠不肖謂擁造不法 若先言悲哀喜怒燥濕寒暑陰陽婦女請問其所以然者卑賤富貴人之形體所從羣下通使臨事以適道術謹聞命矣 皆以先聞聖旨猶未究其意端 請問有毚愚仆漏之問不在經者欲聞其狀 言不智狡見頓問多也漏脫漏也謂經有所未解者也毚狡也愚不智見也仆猶頓也猶不漸也 新校正云按全元起本仆作朴 帝曰大矣 人之所大要也 公請問哭泣而淚不出者若出而少涕其故何也 言何藏之所爲而致是乎 帝曰在經有也 靈樞經有悲哀涕泣之義 復問不知水所從生涕所從出也 復問謂重問也欲知水涕所生之由也 帝曰若問此者無益於治也工之所知道之所生也 言涕水者皆道氣之所生問之何也 夫心者五藏之專精也 專任也言五藏精氣任心之所使以爲神明之府是故能焉 目者其竅也 神內守明外鑒故目其竅也 華色者其榮也 華色其神明之外飾 是以人有德也則氣和於目有亡憂知於色 德者道之用人之生也老子曰道生之德畜之氣者生之主神之舍也天布德地化氣故人因之以生也氣和則神安神安則外鑒明矣氣不和則神不守神不守則外榮滅矣故曰人有德也氣和於目有亡也憂知於色也 新校正云按太素德作得 是以悲哀則泣下泣下水所由生水宗者積水也 新校正云按甲乙經水宗作眾精 積水者至陰也至陰者腎之精也宗精之水所以不出者是精持之也輔之裹之故水不行也夫水之精爲志火之精爲神水火相感神志俱悲是以目之水生也 目爲上液之道故水火相感神志俱悲水液上行方生於目 故諺言曰心悲名曰志悲志與心精共湊於目也 水火相感故曰心悲名曰志悲神志俱升故志與心神共奔湊於目 是以俱悲則神氣傳於心精上不傳於志而志獨悲故泣出也泣涕者腦也腦者陰也 五藏別論以腦爲地氣所生皆藏於陰而象於地故言腦者陰陽上鑠也鑠則消也 新校正云按全元起本及甲乙經太素陰作陽 髓者骨之充也 充滿也言髓塡於骨充而滿也 故腦滲爲涕 鼻竅通腦故腦滲爲涕流於鼻中矣 志者骨之主也是以水流而涕從之者其行類也 類謂同類 夫涕之與泣者譬如人之兄弟急則俱死生則俱生 同源故生死俱 新校正云按太素生則俱生作出則俱亡 其志以早悲是以涕泣俱出而橫行也 行恐當爲流 夫人涕泣俱出而相從者所屬之類也 所屬謂於腦也何者上文云涕泣者腦也 雷公曰大矣請問人哭泣而淚不出者若出而少涕不從之何也 性其所屬同而行出異也 帝曰夫泣不出者哭不悲也不泣者神不慈也神不慈則志不悲陰陽相持泣安能獨來 泣不出者謂淚也不泣者泣謂哭也水之精爲志火之精爲神水爲陰火爲陽故曰陰陽相持安能獨來也 夫志悲者惋惋則沖陰沖陰則志去目志去則神不守精精神去目涕泣出也 惋謂內爍也沖猶升也神志相感泣由是生故內爍則陽氣升於陰也陰腦也去目謂陰陽不守目也志去於目故神亦浮游夫志去目則光無內照神失守則精不外明故曰精神去目涕泣出也 且子獨不誦不念夫經言乎厥則目無所見夫人厥則陽氣并於上陰氣并於下 并謂各并於本位也 陽并於上則火獨光也陰并於下則

足寒足寒則脹也夫一水不勝五火故目眥盲（眥視也一水目也五火謂五藏之厥陽也新校正云按甲乙經無盲字）是以衝風泣下而不止夫風之中目也陽氣內守於精是火氣燔目故見風則泣下也（風迫陽伏不發故內燔也）有以比之夫火疾風生乃能雨此之類也（故陽并則火獨光盛於上不明於下是故目者陽之所生系於藏故陰陽和則精明也陽厥則光不上陰厥則足冷而脹也言一水不可勝五火者是手足之陽爲五火下一陰者肝之氣也衝風泣下而不止者言風之中於目也是陽氣內守於精故陽氣盛而火氣燔於目風與熱交故泣下是故火疾而風生乃能雨以陽火之熱而風生於泣以此譬之類也　新校正云按甲乙經無火字太素云天之疾風乃能雨無生字）

重廣補注黃帝內經素問卷第二十四

內經二十四　十

釋音

陰陽類論　溓（音廉）

方盛衰論　菌（祛倫切）

解精微論　毚（士銜切）

湊（麄勾切）

重摹古本

# 内經鍼刺

後附素問遺編

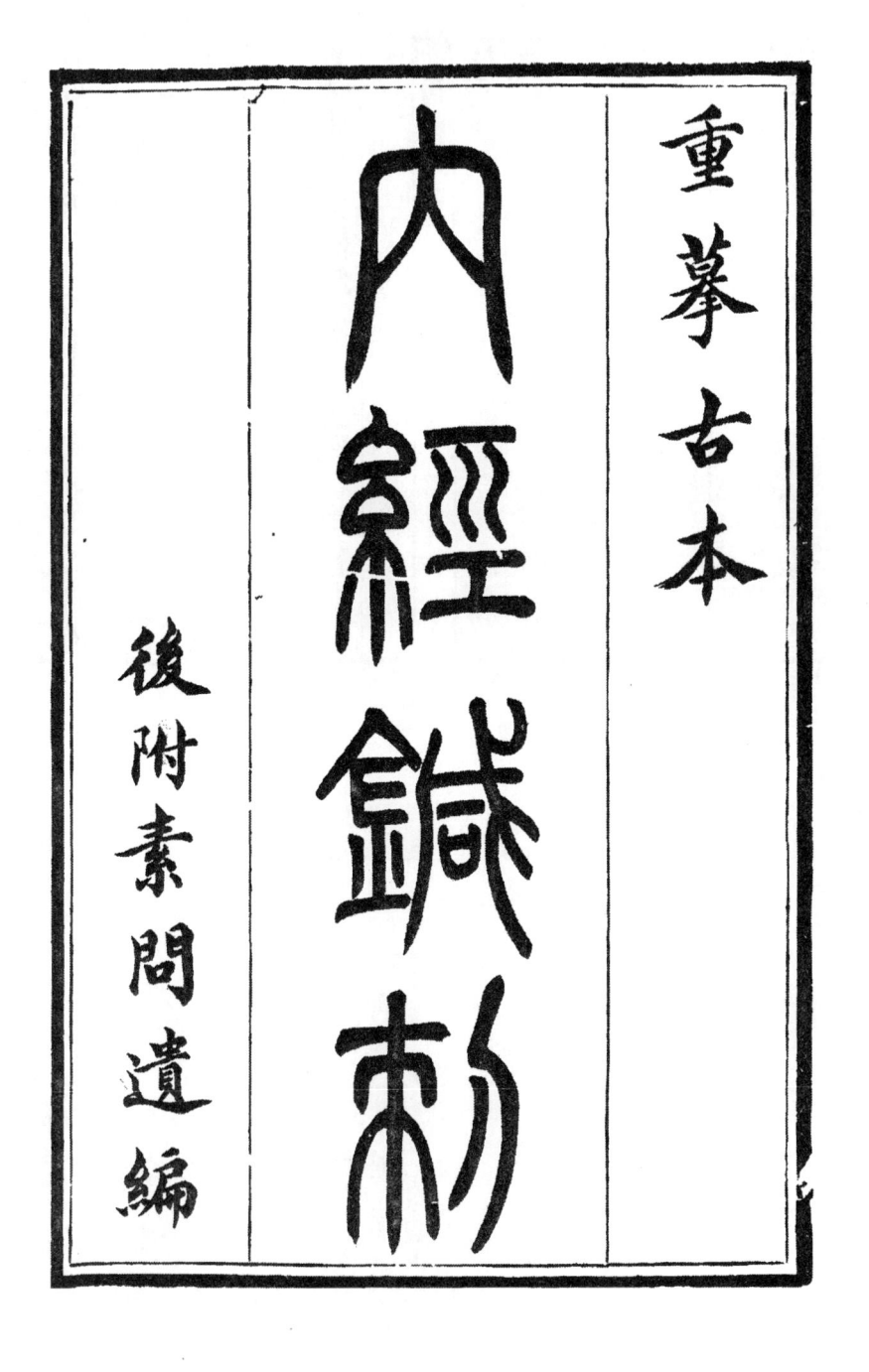

內經誠千古醫書之祖而太僕之註較
之各家尤為至當不易至鍼刺法程後
世有鍼灸大成要知內經靈樞已開其
先且有素問遺編更足補其闕畧古人
云一册之書珍於拱璧豈不信然

光緒甲申仲龝月

枵腹子李若愚跋

# 黃帝內經靈樞目錄

黃帝內經靈樞目録終

# 黃帝內經靈樞卷一

## 九鍼十二原第一　法天

黃帝問於歧伯曰余子萬民養百姓而收租稅余哀其不給而屬有疾病余欲勿使被毒藥無用砭石欲以微鍼通其經脈調其血氣營其逆順出入之會令可傳於後世必明爲之法令終而不滅久而不絕易用難忘爲之經紀異其章別其表裏爲之終始令各有形先立鍼經願聞其情歧伯荅曰臣請推而次之令有綱紀始於一終於九焉請言其道小鍼之要易陳而難入麤守形上守神神乎神客在門未覩其疾



惡知其原刺之微在速遲麤守關上守機機之動不離其空空中之機淸靜而微其來不可逢其往不可追知機之道者不可掛以髮不知機道叩之不發知其往來要與之期麤之闇乎妙哉工獨有之往者爲逆來者爲順明知逆順正行無問逆而奪之惡得無虛追而濟之惡得無實迎之隨之以意和之鍼道畢矣凡用鍼者虛則實之滿則泄之宛音鬱又藴陳則除之邪勝則虛之大要曰徐而疾則實疾而徐則虛言實與虛若有若無察後與先若存若亡爲虛與實若得若失虛實之要九鍼最妙補寫之時以鍼爲之寫曰

必持內之放而出之排陽得鍼邪氣得泄按而引鍼是謂內溫血不得散氣不得出也補曰隨之隨之意若妄之若行若按如蟲蝱止如留如還去如絃絕令左屬右其氣故止外門已閉中氣乃實必無留血急取誅之持鍼之道堅者爲寶正指直刺無鍼左右神在秋毫屬意病者審視血脈者刺之無殆方刺之時必在懸陽及與兩衛神屬勿去知病存亡血脈者在腧春遇切橫居視之獨澄切之獨堅九鍼之名各不同形一曰鑱鉏切鍼長一寸六分二曰員鍼長一寸六分三曰鍉音低鍼長三寸半四曰鋒鍼長一寸六分五



曰鈹鍼長四寸廣二分半六曰員利鍼長一寸六分七曰毫鍼長三寸六分八曰長鍼長七寸九曰大鍼長四寸鑱鍼者頭大末銳去寫陽氣員鍼者鍼如卵形揩摩分閒不得傷肌肉以寫分氣鍉鍼者鋒如黍粟之銳主按脈勿陷以致其氣鋒鍼者刃三隅以發痼疾鈹鍼者末如劍鋒以取大膿員利鍼者大如氂音毫且員且銳中身微大以取暴氣毫鍼者尖如蟲蝱喙靜以徐往微以久留之而養以取痛痺長鍼者鋒利身薄可以取遠痺大鍼者尖如挺其鋒微員以寫機關之水也九鍼畢矣夫氣之在脈也邪氣在上濁

氣在中淸氣在下故鍼陷脈則邪氣出鍼中脈則濁氣出鍼大深則邪氣反沈病益故曰皮肉筋脈各有所處病各有所宜各不同形各以任其所宜無實無虛損不足而益有餘是謂甚病病益甚取五脈者死取三脈者恇奪陰者死奪陽者狂鍼害畢矣刺之而氣不至無問其數刺之而氣至乃去之勿復鍼鍼各有所宜各不同形各任其所爲刺之要氣至而有效效之信若風之吹雲明乎若見蒼天刺之道畢矣黃帝曰願聞五藏六府所出之處岐伯曰五藏五腧五五二十五腧六府六腧六六三十六腧經脈十二絡



脈十五凡二十七氣以上下所出爲井所溜爲滎所注爲腧所行爲經所入爲合二十七氣所行皆在五腧也節之交三百六十五會知其要者一言而終不知其要流散無窮所言節者神氣之所遊行出入也非皮肉筋骨也覩其色察其目知其散復一其形聽其動靜知其邪正右主推之左持而禦之氣至而去之凡將用鍼必先診脈視氣之劇易乃可以治也五藏之氣已絕於內而用鍼者反實其外是謂重竭重竭必死其死也靜治之者輒反其氣取腋與膺五藏之氣已絕於外而用鍼者反實其內是謂逆厥逆厥

則必死其死也躁治之者反取四末刺之害中而不去則精泄害中而去則致氣精泄則病益甚而恇致氣則生爲癰瘍五藏有六府六府有十二原十二原出於四關四關主治五藏五藏有疾當取之十二原十二原者五藏之所以稟三百六十五節氣味也五藏有疾也應出十二原十二原各有所出明知其原覩其應而知五藏之害矣陽中之少陰肺也其原出於大淵大淵二陽中之太陽心也其原出於大陵大陵二陰中之少陽肝也其原出於大衝大衝二陰中之至陰脾也其原出於太白太白二陰中之太陰腎



也其原出於太谿太谿二膏之原出於鳩尾鳩尾一肓之原出於脖(蒲沒切)胦(於桑切)脖胦一凡此十二原者主治五藏六府之有疾者也脹取三陽飧泄取三陰今夫五藏之有疾也譬猶刺也猶汙也猶結也猶閉也刺雖久猶可拔也汙雖久猶可雪也結雖久猶可解也閉雖久猶可決也或言久疾之不可取者非其說也夫善用鍼者取其疾也猶拔刺也猶雪汙也猶解結也猶決閉也疾雖久猶可畢也言不可治者未得其術也刺諸熱者如以手探湯刺寒清者如人不欲行陰有陽疾者取之下陵三里正往無殆氣下乃止不下復始也疾高而內者取之陰之陵泉疾高而外者取之陽之陵泉也

本輸第二(法地)

黃帝問於岐伯曰凡刺之道必通十二經絡之所終始絡脈之所別處五輸之所留六府之所與合四時之所出入五藏之所溜處闊數之度淺深之狀高下所至願聞其解岐伯曰請言其次也肺出於少商少商者手大指端內側也爲井木溜于魚際魚際者手魚也爲滎(音營絕小水)注于大淵大淵魚後一寸陷者中也爲腧行於經渠經渠寸口中也動而不居爲經入



于尺澤尺澤肘中之動脈也爲合手太陰經也心出於中衝中衝手中指之端也爲井木溜於勞宮勞宮掌中中指本節之內間也爲滎注于大陵大陵掌後兩骨之間方下者也爲腧行於間使間使之道兩筋之間三寸之中也有過則至無過則止爲經入于曲澤曲澤肘內廉下陷者之中也屈而得之爲合手少陰也肝出於大敦大敦者足大指之端及三毛之中也爲井木溜于行間行間足大指間也爲滎注于大衝大衝行間上二寸陷者之中也爲腧行於中封中封內踝之前一寸半陷者之中使逆則宛使和則通

搖足而得之爲經入于曲泉曲泉輔骨之下大筋之上也屈膝而得之爲合足厥陰也脾出於隱白隱白者足大指之端內側也爲井木溜於大都大都本節之後下陷者之中也爲滎注于太白太白腕骨之下也爲腧行於商丘商丘內踝之下陷者之中也爲經入于陰之陵泉陰之陵泉輔骨之下陷者之中也伸而得之爲合足太陰也腎出於湧泉湧泉者足心也爲井木溜于然谷然谷然骨之下者也爲滎注于大谿大谿內踝之後跟骨之上陷中者也爲腧行于復留復留上內踝二寸動而不休爲經入于陰谷陰谷



輔骨之後大筋之下小筋之上者按之應手屈膝而得之爲合足少陰經也膀胱出於至陰至陰者足小指之端也爲井金溜于通谷通谷本節之前外側也爲滎注于束骨束骨本節之後陷者中也爲腧過于京骨京骨足外側大骨之下爲原行於崑崙崑崙在外踝之後跟骨之上爲經入於委中委中膕中央爲合委而取之足太陽也膽出於竅陰竅陰者足小指次指之端也爲井金溜于俠谿俠谿足小指次指之間也爲滎注于臨泣臨泣上行一寸半陷者中也爲腧過于丘墟丘墟外踝之前下陷者中也爲原行於

陽輔陽輔外踝之上輔骨之前及絕骨之端也爲經入於陽之陵泉陽之陵泉在膝外陷者中也爲合伸而得之足少陽也胃出于厲兌厲兌者足大指內次指之端也爲井金溜于內庭內庭次指外間也爲滎注于陷谷陷谷者上中指內間上行二寸陷者中也爲腧過于衝陽衝陽足跗上五寸陷者中也爲原搖足而得之行於解谿解谿上衝陽一寸半陷者中也爲經入于下陵下陵膝下三寸胻骨外三里也爲合復下三里三寸爲巨虛上廉復下上廉三寸爲巨虛下廉也大腸屬上小腸屬下足陽明胃脈也大腸小



腸皆屬于胃是足陽明也三焦者上合手少陽出于關衝關衝者手小指次指之端也爲井金溜于液門液門小指次指之間也爲滎注于中渚中渚本節之後陷中者也爲腧過于陽池陽池在腕上陷者之中也爲原行于支溝支溝上腕三寸兩骨之間陷者中也爲經入于天井天井在肘外大骨之上陷者中也爲合屈肘乃得之三焦下腧在于足大指之前少陽之後出于膕中外廉名曰委陽是太陽絡也手少陽經也三焦者足少陽太陰（一本作陽）之所將太陽之別也上踝五寸別入貫腨（時兗切）腸出于委陽並太陽之正

入絡膀胱約下焦實則閉癃虛則遺溺遺溺則補之閉癃則寫之手太陽小腸者上合於太陽出於少澤少澤小指之端也爲井金溜於前谷前谷在手外廉本節前陷者中也爲榮注于後谿後谿者在手外側本節之後也爲腧過于腕骨腕骨在手外側腕骨之前爲原行于陽谷陽谷在銳骨之下陷者中也爲經入於小海小海在肘內大骨之外去端半寸陷者中也伸臂而得之爲合手太陽經也大腸上合手陽明出於商陽商陽大指次指之端也爲井金溜于本節之前二間爲榮注于本節之後三間爲腧過于合谷合谷在大指歧骨之間爲原行于陽谿陽谿在兩筋間陷者中也爲經入于曲池在肘外輔骨陷者中也屈臂而得之爲合手陽明也是謂五藏六府之腧五五二十五腧六六三十六腧也六府皆出足之三陽上合于手者也缺盆之中任脈也名曰天突一次任脈側之動脈足陽明也名曰人迎二次脈手陽明也名曰扶突三次脈手太陽也名曰天窻四次脈足少陽也名曰天容五次脈手少陽也名曰天牖六次脈足太陽也名曰天柱七次脈頸中央之脈督脈也名曰風府腋內動脈手太陰也名曰天府腋下三寸手



心主也名曰天池刺上關者呿（祛遮切）不能欠刺下關者欠不能呿刺犢鼻者屈不能伸刺兩關者伸不能屈足陽明挾喉之動脈也其腧在膺中手陽明次在其腧外不至曲頰一寸手太陽當曲頰足少陽在耳下曲頰之後手少陽出耳後上加完骨之上足太陽挾項大筋之中髮際陰尺動脈在五里五腧之禁也肺合大腸大腸者傳道之府心合小腸小腸者受盛之府肝合膽膽者中精之府脾合胃胃者五穀之府腎合膀胱膀胱者津液之府也少陽屬腎腎上連肺故將兩藏三焦者中瀆之府也水道出焉屬膀胱是孤之府也是六府之所與合者春取絡脈諸滎大經分肉之間甚者深取之間者淺取之夏取諸腧孫絡肌肉皮膚之上秋取諸合餘如春法冬取諸井諸腧之分欲深而留之此四時之序氣之所處病之所舍藏之所宜轉筋者立而取之可令遂已痿厥者張而刺之可令立快也

## 小鍼解第三 法人

所謂易陳者易言也難入者難著于人也麤守形者守刺法也上守神者守人之血氣有餘不足可補寫也神客者正邪其會也神者正氣也客者邪氣也在

門者邪循正氣之所出入也未覩其疾者先知邪正何經之疾也惡知其原者先知何經之病所取之處也刺之微在數遲者徐疾之意也麤守關者守四肢而不知血氣正邪之往來也上守機者知守氣也機之動不離其空中者知氣之虛實用鍼之徐疾也空中之機淸淨以微者鍼以得氣密意守氣勿失也其來不可逢者氣盛不可補也其往不可追者氣虛不可寫也不可掛以髮者言氣易失也扣之不發者言不知補寫之意也血氣已盡而氣不下也知其往來者知氣之逆順盛虛也要與之期者知氣之可取之



時也麤之闇者冥冥不知氣之微密也妙哉工獨有之者盡知鍼意也往者爲逆者言氣之虛而小小者逆也來者爲順者言形氣之平平者順也明知逆順正行無問者言知所取之處也迎而奪之者寫也追而濟之者補也所謂虛則實之者氣口虛而當補之也滿則泄之者氣口盛而當寫之也宛陳則除之者去血脈也邪勝則虛之者言諸經有盛者皆寫其邪也徐而疾則實者言徐內而疾出也疾而徐則虛者言疾內而徐出也言實與虛若有若無者言實者有氣虛者無氣也察後與先若亡若存者言氣之虛實補寫之先後也察其氣之已下與常存也爲虛與實若得若失者言補者佖(音必 滿兒)然若有得也寫則怳(呼往切 狂兒)然若有失也夫氣之在脈也邪氣在上者言邪氣之中人也高故邪氣在上也濁氣在中者言水穀皆入于胃其精氣上注于肺濁溜于腸胃言寒溫不適飲食不節而病生于腸胃故命曰濁氣在中也清氣在下者言清溼地氣之中人也必從足始故曰清氣在下也鍼陷脈則邪氣出者起之上鍼中脈則邪氣出者取之陽明合也鍼大深則邪氣反沈者言淺浮之病不欲深刺也深則邪氣從之入故曰反沈也



皮肉筋脈各有所處者言經絡各有所主也取五脈者死言病在中氣不足但用鍼盡大寫其諸陰之脈也取三陽之脈者唯言盡寫三陽之氣令病人恇然不復也奪陰者死言取尺之五里五往者也奪陽者狂正言也覩其色察其目知其散復一其形聽其動靜者言上工知相五色于目有知調尺寸小大緩急滑濇以言所病也知其邪正者知論虛邪與正邪之風也右主推之左持而御之者言持鍼而出入也氣至而去之者言補寫氣調而去之也調氣在于終始一者持心也節之交三百六十五會者絡脈之滲灌

諸節者也所謂五藏之氣已絕于內者脈口氣內絕不至反取其外之病處與陽經之合有留鍼以致陽氣陽氣至則內重竭重竭則死矣其死也無氣以動故靜所謂五藏之氣已絕于外者脈口氣外絕不至反取其四末之輸有留鍼以致其陰氣陰氣至則陽氣反入入則逆逆則死矣其死也陰氣有餘故躁所以察其目者五藏使五色循明循明則聲章聲章者則言聲與平生異也

## 邪氣藏府病形第四 法時

黃帝問於岐伯曰邪氣之中人也柰何岐伯答曰邪氣之中人高也黃帝曰高下有度乎岐伯曰身半已上者邪中之也身半以下者溼中之也故曰邪之中人也無有常中于陰則溜于府中于陽則溜于經黃帝曰陰之與陽也異名同類上下相會經絡之相貫如環無端邪之中人或中于陰或中于陽上下左右無有恆常其故何也岐伯曰諸陽之會皆在于面中人也方乘虛時及新用力若飲食汗出湊理開而中于邪中于面則下陽明中于項則下太陽中于頰則下少陽其中于膺（一作肩）背兩脅亦中（一作下）其經黃帝曰其中于陰柰何岐伯答曰中于陰者常從臂胻始



夫臂與胻其陰皮薄其肉淖澤故俱受于風獨傷其陰黃帝曰此故傷其藏乎岐伯答曰身之中于風也不必動藏故邪入于陰經則藏氣實邪氣入而不能客（一作容）故還之於府故中陽則溜于經中陰則溜于府黃帝曰邪之中人藏柰何岐伯曰愁憂恐懼則傷心形寒寒飲則傷肺以其兩寒相感中外皆傷故氣逆而上行有所墮墜惡血留內有所大怒氣上而不下積于脅下則傷肝有所擊仆若醉入房汗出當風則傷脾有所用力舉重若入房過度汗出浴水則傷腎黃帝曰五藏之中風柰何岐伯曰陰陽俱感邪乃得往黃帝曰善哉黃帝問於岐伯曰首面與身形也屬骨連筋同血合於氣耳天寒則裂地凌冰其卒寒或手足懈惰然而其面不衣何也岐伯荅曰十二經脈三百六十五絡其血氣皆上於面而走空竅其精陽氣上走於目而爲睛其別氣走於耳而爲聽其宗氣上出於鼻而爲臭其濁氣出於胃走脣舌而爲味其氣之津液皆上燻于面而皮又厚其肉堅故天熱甚寒不能勝之也黃帝曰邪之中人其病形何如岐伯曰虛邪之中身也洒淅動形正邪之中人也微先見于色不知于身若有若無若亡若存有形無形莫

知其情黄帝曰善哉黄帝問於岐伯曰余聞之見其色知其病命曰明按其脈知其病命曰神問其病知其處命曰工余願聞見而知之按而得之問而極之爲之柰何岐伯答曰夫色脈與尺之相應也如桴鼓影響之相應也不得相失也此亦本末根葉之出候也故根死則葉枯矣色脈形肉不得相失也故知一則爲工知二則爲神知三則神且明矣黄帝曰願卒聞之岐伯答曰色青者其脈弦也赤者其脈鉤也黄者其脈代也白者其脈毛黑者其脈石見其色而不得其脈反得其相勝之脈則死矣得其相生之脈則



病已矣黄帝問於岐伯曰五藏之所生變化之病形何如岐伯答曰先定其五色五脈之應其病乃可別也黄帝曰色脈已定別之柰何岐伯曰調其脈之緩急小大滑濇而病變定矣黄帝曰調之柰何岐伯答曰脈急者尺之皮膚亦急脈緩者尺之皮膚亦緩脈小者尺之皮膚亦減而少氣脈大者尺之皮膚亦賁而起脈滑者尺之皮膚亦滑脈濇者尺之皮膚亦濇凡此變者有微有甚故善調尺者不待於寸善調脈者不待於色能參合而行之者可以爲上工上工十全九行二者爲中工中工十全七行一者爲下工十全六黄帝曰請問脈之緩急小大滑濇之病形何如岐伯曰臣請言五藏之病變也心脈急甚者爲瘛瘲微急爲心痛引背食不下緩甚爲狂笑微緩爲伏梁在心下上下行時唾血大甚爲喉吤（音戒）微大爲心痹引背善淚出小甚爲善噦微小爲消癉滑甚爲善渴微滑爲心疝引臍小腹鳴濇甚爲瘖微濇爲血溢維（經絡有陽維陰維）厥耳鳴顛疾肺脈急甚爲顛疾微急爲肺寒熱怠惰欬唾血引腰背胷若鼻息肉不通緩甚爲多汗微緩爲痿瘻偏風頭以下汗出不可止大甚爲脛腫微大爲肺痹引胷背起惡日光小甚爲泄微小



爲消癉滑甚爲息賁上氣微滑爲上下出血濇甚爲嘔血微濇爲鼠瘻在頸支腋之間下不勝其上其應善痠（音酸）矣肝脈急甚者爲惡言微急爲肥氣在脅下若覆杯緩甚爲善嘔微緩爲水瘕（音賈）痹也大甚爲內癰善嘔衄微大爲肝痹陰縮欬引小腹小甚爲多飲微小爲消癉滑甚爲㿗疝微滑爲遺溺濇甚爲溢飲微濇爲瘛（音治）攣筋痹脾脈急甚爲瘛瘲（音縱）微急爲膈中食飲入而還出後沃沫緩甚爲痿厥微緩爲風痿四肢不用心慧然若無病大甚爲擊仆微大爲疝氣腹裏大膿血在腸胃之外小甚爲寒熱微小爲消癉

滑甚爲㿉癃微滑爲蟲毒蛕（胡恢切腹中長蟲）蝎（胡葛切蠹蟲）腹熱濇甚爲腸㿉微濇爲內㿉多下膿血腎脈急甚爲骨癲疾微急爲沉厥奔豚足不收不得前後緩甚爲折脊微緩爲洞洞者食不化下嗌還出大甚爲陰痿微大爲石水起臍已下至小腹腄（竹垂切）腄然上至胃脘死不治小甚爲洞泄微小爲消癉滑甚爲癃㿉微滑爲骨痿坐不能起起則目無所見濇甚爲大癰微濇爲不月沉痔黃帝曰病之六變者刺之柰何歧伯答曰諸急者多寒緩者多熱大者多氣少血小者血氣皆少滑者陽氣盛微有熱濇者多血少氣微有寒



是故刺急者深內而久留之刺緩者淺內而疾發鍼以去其熱刺大者微寫其氣無出其血刺滑者疾發鍼而淺內之以寫其陽氣而去其熱刺濇者必中其脈隨其逆順而久留之必先按而循之已發鍼疾按其痏（榮美切）無令其血出以和其脈諸小者陰陽形氣俱不足勿取以鍼而調以甘藥也黃帝曰余聞五藏六府之氣滎輸所入爲合令何道從入入安連過願聞其故歧伯答曰此陽脈之別入于內屬於府者也黃帝曰滎輸與合各有名乎歧伯答曰滎輸治外經合治內府黃帝曰治內府柰何歧伯曰取之于合黃帝曰合各有名乎歧伯答曰胃合於三里大腸合入于巨虛上廉小腸合入于巨虛下廉三焦合入于委陽膀胱合入于委中央膽合入于陽陵泉黃帝曰取之柰何歧伯答曰取之三里者低跗取之巨虛者舉足取之委陽者屈伸而索之委中者屈而取之陽陵泉者正豎膝予之齊下至委陽之陽取之取諸外經者揄申而從之黃帝曰願聞六府之病歧伯答曰面熱者足陽明病魚絡血者手陽明病兩跗之上脈豎陷者足陽明病此胃脈也大腸病者腸中切痛而鳴濯濯冬日重感于寒卽泄當臍而痛不能久立與胃同候取巨虛上廉胃病者腹䐜脹胃脘當心而痛上



肢兩脅膈咽不通食飲不下取之三里也小腸病者小腹痛腰脊控睾（音高）而痛時窘之後當耳前熱若寒甚若獨肩上熱甚及手小指次指之間熱若脈陷者此其候也手太陽病也取之巨虛下廉三焦病者腹氣滿小腹尤堅不得小便窘急溢則水留卽爲脹候在足太陽之外大絡大絡在太陽少陽之間亦見于脈取委陽膀胱病者小腹偏腫而痛以手按之卽欲小便而不得肩上熱若脈陷及足小指外廉及脛踝後皆熱若脈陷取委中央膽病者善太息口苦嘔宿

汁心下澹澹恐人將捕之嗌中吤吤然數唾在足少陽之本末亦視其脈之陷下者灸之其寒熱者取陽陵泉黃帝曰刺之有道乎歧伯答曰刺此者必中氣穴無中肉節中氣穴則鍼染（一作遊）于巷中肉節卽皮膚痛補寫反則病益篤中筋則筋緩邪氣不出與其眞相搏亂而不去反還內著用鍼不審以順爲逆也

黃帝內經靈樞卷一



總校黃以周　分校馮一梅　吳鳳喈　校

# 黃帝內經靈樞卷二

## 根結第五（法音）

歧伯曰天地相感寒暖相移陰陽之道孰少孰多陰道偶陽道奇發于春夏陰氣少陽氣多陰陽不調何補何寫發于秋冬陽氣少陰氣多陰氣盛而陽氣衰故莖葉枯槁溼雨下歸陰陽相移何寫何補奇邪離經不可勝數不知根結五藏六府折關敗樞開闔而走陰陽大失不可復取九鍼之玄要在終始故能知終始一言而畢不知終始鍼道咸絕太陽根于至陰結于命門命門者目也陽明根于厲兌結于顙大顙



大者鉗耳也少陽根于竅陰結于窻籠窻籠者耳中也太陽爲開陽明爲闔少陽爲樞故開折則肉節瀆而暴病起矣故暴病者取之太陽視有餘不足瀆者皮肉宛膲（音焦）而弱也闔折則氣無所止息而痿疾起矣故痿疾者取之陽明視有餘不足無所止息者眞氣稽留邪氣居之也樞折卽骨繇（音搖）而不安於地故骨繇者取之少陽視有餘不足骨繇者節緩而不收也所謂骨繇者搖故也當窮其本也太陰根于隱白結于大倉少陰根于湧泉結于廉泉厥陰根于大敦結于玉英絡于膻中太陰爲開厥陰爲闔少陰爲樞

故開折則倉廩無所輸膈洞膈洞者取之太陰視有餘不足故開折者氣不足而生病也闔折卽氣絶而喜悲悲者取之厥陰視有餘不足樞折則脈有所結而不通不通者取之少陰視有餘不足有結者皆取之不足足太陽根于至陰溜于京骨注于崑崙入于天柱飛揚也足少陽根于竅陰溜于丘墟注于陽輔入于天容光明也足陽明根于厲兌溜于衝陽注于下陵入于人迎豐隆也手太陽根于少澤溜于陽谷注于少海入于天窻支正也手少陽根于關衝溜于陽池注于支溝入于天牖外關也手陽明根于商陽



溜于合谷注于陽谿入于扶突偏歷也此所謂十二經者盛絡皆當取之一日一夜五十營以營五藏之精不應數者名曰狂生所謂五十營者五藏皆受氣持其脈口數其至也五十動而不一代者五藏皆受氣四十動一代者一藏無氣三十動一代者二藏無氣二十動一代者三藏無氣十動一代者四藏無氣不滿十動一代者五藏無氣予之短期要在終始所謂五十動而不一代者以爲常也以知五藏之期予之短期者乍數乍疏也黃帝曰逆順五體者言人骨節之小大肉之堅脆皮之厚薄血之清濁氣之滑濇

脈之長短血之多少經絡之數余已知之矣此皆布衣匹夫之士也夫王公大人血食之君身體柔脆肌肉軟弱血氣慓悍滑利其刺之徐疾淺深多少可得同之乎歧伯荅曰膏粱菽藿之味何可同也氣滑卽出疾其氣濇則出遲氣悍則鍼小而入淺氣濇則鍼大而入深深則欲留淺則欲疾以此觀之刺布衣者深以留之刺大人者微以徐之此皆因氣慓悍滑利也黃帝曰形氣之逆順柰何歧伯曰形氣不足病氣有餘是邪勝也急寫之形氣有餘病氣不足急補之形氣不足病氣不足此陰陽氣俱不足也不可刺之



刺之則重不足重不足則陰陽俱竭血氣皆盡五藏空虛筋骨髓枯老者絶滅壯者不復矣形氣有餘病氣有餘此謂陰陽俱有餘也急寫其邪調其虛實故曰有餘者寫之不足者補之此之謂也故曰刺不知逆順眞邪相搏滿而補之則陰陽四溢腸胃充郭肝肺內䐜(充人反)陰陽相錯虛而寫之則經脈空虛血氣竭枯腸胃㒸辟皮膚薄著毛腠夭膲予之死期故曰用鍼之要在于知調陰與陽調陰與陽精氣乃光合形與氣使神內藏故曰上工平氣中工亂脈下工絶氣危生故曰下工不可不愼也必審五藏變化之病

五脈之應經絡之實虛皮之柔麤而後取之也

壽夭剛柔第六法律

黃帝問於少師曰余聞人之生也有剛有柔有弱有強有短有長有陰有陽願聞其方少師答曰陰中有陰陽中有陽審知陰陽刺之有方得病所始刺之有理謹度病端與時相應內合于五藏六府外合于筋骨皮膚是故內有陰陽外亦有陰陽在內者五藏為陰六府為陽在外者筋骨為陰皮膚為陽故曰病在陰之陰者刺陰之滎輸病在陽之陽者刺陽之合病在陽之陰者刺陰之經病在陰之陽者刺絡脈故曰



病在陽者命曰風病在陰者命曰痹陰陽俱病命曰風痹病有形而不痛者陽之類也無形而痛者陰之類也無形而痛者其陽完而陰傷之也急治其陰無攻其陽有形而不痛者其陰完而陽傷之也急治其陽無攻其陰陰陽俱動乍有形乍無形加以煩心命曰陰勝其陽此謂不表不裏其形不久黃帝問於伯高曰余聞形氣病之先後外內之應柰何伯高答曰風寒傷形憂恐忿怒傷氣氣傷藏乃病藏寒傷形乃應形風傷筋脈筋脈乃應此形氣外內之相應也黃帝曰刺之柰何伯高答曰病九日者三刺而已病一月者十刺而已多少遠近以此衰之久痹不去身者視其血絡盡出其血黃帝曰外內之病難易之治柰何伯高答曰形先病而未入藏者刺之半其日藏先病而形乃應者刺之倍其日此外內難易之應也黃帝問於伯高曰余聞形有緩急氣有盛衰骨有大小肉有堅脆皮有厚薄其以立壽夭柰何伯高曰形與氣相任則壽不相任則夭皮與肉相果則壽不相果則夭血氣經絡勝形則壽不勝形則夭黃帝曰何謂形之緩急伯高答曰形充而皮膚緩者則壽形充而皮膚急者則夭形充而脈堅大者順也形充而脈小



以弱者氣衰衰則危矣若形充而顴不起者骨小骨小而夭矣形充而大肉䐃（渠永切 腹腸脂）堅而有分者肉堅肉堅則壽矣形充而大肉無分理不堅者肉脆肉脆則夭矣此天之生命所以立形定氣而視壽夭者必明乎此立形定氣而後以臨病人決死生黃帝曰余聞壽夭無以度之伯高答曰牆基卑高不及其地者不滿三十而死其有因加疾者不及二十而死也黃帝曰形氣之相勝以立壽夭柰何伯高答曰平人而氣勝形者壽病而形肉脫氣勝形者死形勝氣者危矣黃帝曰余聞刺有三變何謂三變伯高曰有刺營

者有刺衛者有刺寒痹之留經者黃帝曰刺三變者柰何伯高荅曰余聞者出血刺衛者出氣刺寒痹者內熱黃帝曰營衛寒痹之爲病柰何伯高荅曰營之生病也寒熱少氣血上下行衛之生病也氣通時來時去怫愾賁響風寒客于腸胃之中寒痹之爲病也留而不去時痛而皮不仁黃帝曰刺寒痹內熱柰何伯高荅曰刺布衣者以火焠之刺大人者以藥熨之黃帝曰藥熨柰何伯高荅曰用淳酒二十斤蜀椒一升乾薑一斤桂心一斤凡四種皆㕮咀漬酒中用綿絮一斤細白布四丈并內酒中置酒馬矢熅中蓋封



塗勿使泄五日五夜出布綿絮曝乾之乾復漬以盡其汁每漬必晬音醉其日乃出乾乾并用滓與綿絮複布爲複巾長六七尺爲六七巾則用之生桑炭炙巾以熨寒痹所刺之處令熱入至于病所寒復炙巾以熨之三十遍而止汗出以巾拭身亦三十遍止起步內中無見風每刺必熨如此病已矣此所謂內熱也

## 官鍼第七法星

凡刺之要官鍼最妙九鍼之宜各有所爲長短大小各有所施也不得其用病弗能移疾淺鍼深內傷良肉皮膚爲癰病深鍼淺病氣不寫支爲大膿病小鍼大氣寫太甚疾必爲害病大鍼小氣不寫泄亦復爲敗失鍼之宜大者寫小者不移已言其過請言其所施病在皮膚無常處者取以鑱鍼于病所膚白勿取病在分肉閒取以員鍼于病所病在經絡痼痹者取以鋒鍼病在脈氣少當補之者取之鍉鍼于井滎分輸病爲大膿者取以鈹鍼病痹氣暴發者取以員利鍼病痹氣痛而不去者取以毫鍼病在中者取以長鍼病水腫不能通關節者取以大鍼病在五藏固居者取以鋒鍼寫于井滎分輸取以四時凡刺有九日應九變一曰輸刺輸刺者刺諸經滎輸藏腧也二曰



遠道刺遠道刺者病在上取之下刺府腧也三曰經刺經刺者刺大經之結絡經分也四曰絡刺絡刺者刺小絡之血脈也五曰分刺分刺者刺分肉之閒也六曰大寫刺大寫刺者刺大膿以鈹鍼也七曰毛刺毛刺者刺浮痹皮膚也八曰巨刺巨刺者左取右右取左九曰焠刺焠刺者刺燔鍼則取痹也凡刺有十二節以應十二經一曰偶刺偶刺者以手直心若背直痛所一刺前一刺後以治心痹刺此者傍鍼之也二曰報刺報刺者刺痛無常處也上下行者直內無拔鍼以左手隨病所按之乃出鍼復刺之也三曰恢

一作怪刺恢刺直刺傍之舉之前後恢筋急以治筋痹也四曰齊刺齊刺者直入一傍入二以治寒氣小深者或曰三刺三刺者治痹氣小深者也五曰揚刺揚刺者正內一傍內四而浮之以治寒氣之博大者也六曰直鍼刺直鍼刺者引皮乃刺之以治寒氣之淺者也七曰輸刺輸刺者直入直出稀發鍼而深之以治氣盛而熱者也八曰短刺短刺者刺骨痹稍搖而深之致鍼骨所以上下摩骨也九曰浮刺浮刺者傍入而浮之以治肌急而寒者也十曰陰刺陰刺者左右率刺之以治寒厥中寒厥足踝後少陰也十一曰



傍鍼刺傍鍼刺者直刺傍刺各一以治留痹久居者也十二曰贊刺贊刺者直入直出數發鍼而淺之出血是謂治癰腫也脈之所居深不見者刺之微內鍼而久留之以致其空脈氣也脈淺者勿刺按絕其脈乃刺之無令精出獨出其邪氣耳所謂三刺則穀氣出者先淺刺絕皮以出陽邪再刺則陰邪出者少益深絕皮致肌肉未入分肉閒也已入分肉之閒則穀氣出故刺法曰始刺淺之以逐邪氣而來血氣後刺深之以致陰氣之邪最後刺極深之以下穀氣此之謂也故用鍼者不知年之所加氣之盛衰虛實之所

起不可以爲工也凡刺有五以應五藏一曰半刺半刺者淺內而疾發鍼無鍼傷肉如拔毛狀取皮氣此肺之應也二曰豹文刺豹文刺者左右前後鍼之中脈爲故以取經絡之血者此心之應也三曰關刺關刺者直刺左右盡筋上以取筋痹愼無出血此肝之應也或曰淵刺一曰豈刺四曰合谷刺合谷刺者左右雞足鍼于分肉之閒以取肌痹此脾之應也五曰輸刺輸刺者直入直出深內之至骨以取骨痹此腎之應也

## 本神第八　法風



黄帝問於歧伯曰凡刺之法先必本于神血脈營氣精神此五藏之所藏也至其淫泆離藏則精失魂魄飛揚志意恍亂智慮去身者何因而然乎天之罪與人之過乎何謂德氣生精神魂魄心意志思智慮請問其故歧伯荅曰天之在我者德也地之在我者氣也德流氣薄而生者也故生之來謂之精兩精相搏謂之神隨神往來者謂之魂並精而出入者謂之魄所以任物者謂之心心有所憶謂之意意之所存謂之志因志而存變謂之思因思而遠慕謂之慮因慮而處物謂之智故智者之養生也必順四時而適寒

暑和喜怒而安居處節陰陽而調剛柔如是則僻邪不至長生久視是故怵惕思慮者則傷神神傷則恐懼流淫而不止因悲哀動中者竭絶而失生喜樂者神憚散而不藏愁憂者氣閉塞而不行盛怒者迷惑而不治恐懼者神蕩憚而不收心怵惕思慮則傷神神傷則恐懼自失破䐃脫肉毛悴色夭死於冬脾愁憂而不解則傷意意傷則悗音悶亂四支不舉毛悴色夭死於春肝悲哀動中則傷魂魂傷則狂忘不精不精則不正當人陰縮而攣筋兩脅骨不舉毛悴色夭死于秋肺喜樂無極則傷魄魄傷則狂狂者意不存



人皮革焦毛悴色夭死于夏腎盛怒而不止則傷志志傷則喜忘其前言腰脊不可以俛仰屈伸毛悴色夭死于季夏恐懼而不解則傷精精傷則骨痠痿厥精時自下是故五藏主藏精者也不可傷傷則失守而陰虛陰虛則無氣無氣則死矣是故用鍼者察觀病人之態以知精神魂魄之存亡得失之意五者以傷鍼不可以治之也肝藏血血舍魂肝氣虛則恐實則怒脾藏營營舍意脾氣虛則四肢不用五藏不安實則腹脹經溲不利心藏脈脈舍神心氣虛則悲實則笑不休肺藏氣氣舍魄肺氣虛則鼻塞不利少氣實則喘喝胷盈仰息腎藏精精舍志腎氣虛則厥實則脹五藏不安必審五藏之病形以知其氣之虛實謹而調之也

## 終始第九 法野

凡刺之道畢于終始明知終始五藏為紀陰陽定矣陰者主藏陽者主府陽受氣于四末陰受氣于五藏故寫者迎之補者隨之知迎知隨氣可令和和氣之方必通陰陽五藏為陰六府為陽傳之後世以血為盟敬之者昌慢之者亡無道行私必得天殃謹奉天道請言終始終始者經脈為紀持其脈口人迎以知



陰陽有餘不足平與不平天道畢矣所謂平人者不病不病者脈口人迎應四時也上下相應而俱往來也六經之脈不結動也本末之寒溫之相守司也形肉血氣必相稱也是謂平人少氣者脈口人迎俱少而不稱尺寸也如是者則陰陽俱不足補陽則陰竭寫陰則陽脫如是者可將以甘藥不可飲以至劑如此者弗灸不已者因而寫之則五藏氣壞矣人迎一盛病在足少陽一盛而躁病在手少陽人迎二盛病在足太陽二盛而躁病在手太陽人迎三盛病左足陽明三盛而躁病在手陽明人迎四盛且大且數名

曰溢陽溢陽爲外格脈口一盛病在足厥陰厥陰一盛而躁在手心主脈口二盛病在足少陰二盛而躁在手少陰脈口三盛病在足太陰三盛而躁在手太陰脈口四盛且大且數者名曰溢陰溢陰爲內關內關不通死不治人迎與太陰脈口俱盛四倍以上命曰關格關格者與之短期人迎一盛寫足少陽而補足厥陰二寫一補日一取之必切而驗之疏取之上氣和乃止人迎二盛寫足太陽補足少陰二寫一補二日一取之必切而驗之疏取之上氣和乃止人迎三盛寫足陽明而補足太陰二寫一補日二取之必



切而驗之疏取之上氣和乃止脈口一盛寫足厥陰而補足少陽二補一寫日一取之必切而驗之疏而取上氣和乃止脈口二盛寫足少陰而補足太陽二補一寫二日一取之必切而驗之疏取之上氣和乃止脈口三盛寫足太陰而補足陽明二補一寫日二取之必切而驗之疏而取之上氣和乃止所以日二取之者陽明主胃大富于穀氣故可日二取之也人迎與脈口俱盛三倍巳上命曰陰陽俱溢如是者不開則血脈閉塞氣無所行流淫于中五藏內傷如此者因而灸之則變易而爲他病矣凡刺之道氣調而

止補陰寫陽音氣益彰耳目聰明反此者血氣不行所謂氣至而有効者寫則益虛虛者脈大如其故而不堅也堅如其故者適雖言故病未去也補則益實實者脈大如其故而益堅也夫如其故而不堅者適雖言快病未去也故補則實寫則虛痛雖不隨鍼病必衰去必先通十二經脈之所生病而後可得傳于終始矣故陰陽不相移虛實不相傾取之其經凡刺之屬三刺至穀氣邪僻妄合陰陽易居逆順相反沉浮異處四時不得稽留淫泆須鍼而去故一刺則陽邪出再刺則陰邪出三刺則穀氣至穀氣至而止所



謂穀氣至者巳補而實巳寫而虛故以知穀氣至也邪氣獨去者陰與陽未能調而病知愈也故曰補則實寫則虛痛雖不隨鍼病必衰去矣陰盛而陽虛先補其陽後寫其陰而和之陰虛而陽盛先補其陰後寫其陽而和之三脈動于足大指之間必審其實虛虛而寫之是謂重虛重虛病益甚凡刺此者以指按之脈動而實且疾者疾寫之虛而徐者則補之反此者病益甚其動也陽明在上厥陰在中少陰在下膺腧中膺背腧中背肩髆虛者取之上重舌刺舌柱以鈹鍼也手屈而不伸者其病在筋伸而不屈者其病

在骨在骨守骨在筋守筋補須一方實深取之稀按其痏以極出其邪氣一方虛淺刺之以養其脈疾按其痏無使邪氣得入邪氣來也緊而疾穀氣來也徐而和脈實者深刺之以泄其氣脈虛者淺刺之使精氣無得出以養其脈獨出其邪氣刺諸痛者其脈皆實故曰從腰以上者手太陰陽明皆主之從腰以下者足太陰陽明皆主之病在上者下取之病在下者高取之病在頭者取之足病在腰者取之膕病生于頭者頭重生於手者臂重生于足者足重治病者先刺其病所從生者也春氣在毛夏氣在皮膚秋氣在



分肉冬氣在筋骨刺此病者各以其時為齊故刺肥人者以秋冬之齊刺瘦人者以春夏之齊病痛者陰也痛而以手按之不得者陰也深刺之病在上者陽也病在下者陰也癢者陽也淺刺之病先起陰者先治其陰而後治其陽病先起陽者先治其陽而後治其陰刺熱厥者留鍼反為寒刺寒厥者留鍼反為熱刺熱厥者二陰一陽刺寒厥者二陽一陰所謂二陰者二刺陰也一陽者一刺陽也久病者邪氣入深刺此病者深內而久留之閒日而復刺之必先調其左右去其血脈刺道畢矣凡刺之法必察其形氣形肉

未脫少氣而脈又躁躁厥者必為繆刺之散氣可收聚氣可布深居靜處占神往來閉戶塞牖魂魄不散專意一神精氣之分毋聞人聲以收其精必一其神令志在鍼淺而留之微而浮之以移其神氣至乃休男內女外（有作男外女內）堅拒勿出謹守勿內是謂得氣凡刺之禁新內勿刺新刺勿內已醉勿刺已刺勿醉新怒勿刺已刺勿怒新勞勿刺已刺勿勞已飽勿刺已刺勿飽已饑勿刺已刺勿饑已渴勿刺已刺勿渴大驚大恐必定其氣乃刺之乘車來者臥而休之如食頃乃刺之出行來者坐而休之如行十里頃乃刺之



凡此十二禁者其脈亂氣散逆其營衛經氣不足因而刺之則陽病入於陰陰病出為陽則邪氣復生麤工勿察是謂伐身形體淫泆乃消腦髓津液不化脫其五味是謂失氣也太陽之脈其終也戴眼反折瘛瘲其色白絕皮乃絕汗絕汗則終矣少陽終者耳聾百節盡縱目系絕目系絕一日半則死矣其死也色青白乃死陽明終者口目動作喜驚妄言色黃其上下之經盛而不行則終矣少陰終者面黑齒長而垢腹脹閉塞上下不通而終矣厥陰終者中熱嗌乾喜溺心煩甚則舌卷卵上縮而終矣太陰終者腹脹閉

不得息氣噫善嘔嘔則逆逆則面赤不逆則上下不
通上下不通則面黑皮毛燋而終矣

黃帝內經靈樞卷二



總校黃以周　分校馮一梅　吳鳳喈　校

# 黃帝內經靈樞卷三

## 經脈第十

雷公問於黃帝曰禁脈之言凡刺之理經脈爲始營
其所行制其度量內次五藏外別六府願盡聞其道
黃帝曰人始生先成精精成而腦髓生骨爲幹脈爲
營筋爲剛肉爲牆皮膚堅而毛髮長穀入于胃脈道
以通血氣乃行雷公曰願卒聞經脈之始生黃帝曰
經脈者所以能決死生處百病調虛實不可不通肺
手太陰之脈起于中焦下絡大腸還循胃口上膈屬
肺從肺系橫出腋下下循臑內行少陰心主之前下



肘中循臂內上骨下廉入寸口上魚循魚際出大指
之端其支者從腕後直出次指內廉出其端是動則
病肺脹滿膨膨而喘欬上盆中痛甚則交兩手而瞀
此爲臂厥是主肺所生病者欬上氣喘渴煩心胸滿
臑臂內前廉痛厥掌中熱氣盛有餘則肩背痛風寒
汗出中風小便數而欠氣虛則肩背痛寒少氣不足
以息溺色變爲此諸病盛則寫之虛則補之熱則疾
之寒則留之陷下則灸之不盛不虛以經取之盛者
寸口大三倍于人迎虛者則寸口反小于人迎也大
腸手陽明之脈起于大指次指之端循指上廉出合

谷兩骨之間上入兩筋之中循臂上廉入肘外廉上臑外前廉上肩出髃音隅骨之前廉上出于柱骨之會上下入缺盆絡肺下膈屬大腸其支者從缺盆上頸貫頰入下齒中還出挾口交人中左之右右之左上挾鼻孔是動則病齒痛頸腫是主津液所生病者目黃口乾鼽衄喉痹肩前臑痛大指次指痛不用氣有餘則當脈所過者熱腫虛則寒慄不復為此諸病盛則寫之虛則補之熱則疾之寒則留之陷下則灸之不盛不虛以經取之盛者人迎大三倍于寸口虛者人迎反小於寸口也胃足陽明之脈起於鼻之交頞



中旁納太陽之脈下循鼻外入上齒中還出挾口環脣下交承漿却循頤後下廉出大迎循頰車上耳前過客主人循髮際至額顱其支者從大迎前下人迎循喉嚨入缺盆下膈屬胃絡脾其直者從缺盆下乳內廉下挾臍入氣街中其支者起于胃口下循腹裏下至氣街中而合以下髀關抵伏兔下膝臏中下循脛外廉下足跗入中指內間其支者下廉三寸而別下入中指外間其支者別跗上入大指間出其端是動則病洒洒振寒善呻數欠顏黑病至則惡人與火聞木聲則惕然而驚心欲動獨閉戶塞牖而處甚則

欲上高而歌棄衣而走賁響腹脹是謂骭厥是主血所生病者狂瘧溫淫汗出鼽衄口喎脣胗頸腫喉痹大腹水腫膝臏腫痛循膺乳氣街股伏兔骭外廉足跗上皆痛中指不用氣盛則身以前皆熱其有餘于胃則消穀善饑溺色黃氣不足則身以前皆寒慄胃中寒則脹滿為此諸病盛則寫之虛則補之熱則疾之寒則留之陷下則灸之不盛不虛以經取之盛者人迎大三倍于寸口虛者人迎反小於寸口也脾足太陰之脈起于大指之端循指內側白肉際過核骨後上內踝前廉上踹內循脛骨後交出厥陰之前上



膝股內前廉入腹屬脾絡胃上膈挾咽連舌本散舌下其支者復從胃別上膈注心中是動則病舌本強食則嘔胃脘痛腹脹善噫得後與氣則快然如衰身體皆重是主脾所生病者舌本痛體不能動搖食不下煩心心下急痛溏瘕音加泄水閉黃疸不能臥強立股膝內腫厥足大指不用為此諸病盛則寫之虛則補之熱則疾之寒則留之陷下則灸之不盛不虛以經取之盛者寸口大三倍于人迎虛者寸口反小于人迎也心手少陰之脈起于心中出屬心系下膈絡小腸其支者從心系上挾咽繫目系其直者復從心

系却上肺下出腋下循臑內後廉行手太陰心主之後下肘內循臂內後廉抵掌後銳骨之端入掌內後廉循小指之內出其端是動則病嗌乾心痛渴而欲飲是為臂厥是主心所生病者目黃脅痛臑臂內後廉痛厥掌中熱痛為此諸病盛則寫之虛則補之熱則疾之寒則留之陷下則灸之不盛不虛以經取之盛者寸口大再倍于人迎虛者寸口反小于人迎也

小腸手太陽之脈起于小指之端循手外側上腕出踝中直上循臂骨下廉出肘內側兩筋之間上循臑外後廉出肩解繞肩胛交肩上入缺盆絡心循咽下



膈抵胃屬小腸其支者從缺盆循頸上頰至目銳眥却入耳中其支者別頰上䪼(音拙 面骨也)抵鼻至目內眥斜絡于顴是動則病嗌痛頷腫不可以顧肩似拔臑似折是主液所生病者耳聾目黃頰腫頸頷肩臑肘臂外後廉痛為此諸病盛則寫之虛則補之熱則疾之寒則留之陷下則灸之不盛不虛以經取之盛者人迎大再倍于寸口虛者人迎反小于寸口也

膀胱足太陽之脈起于目內眥上額交巔其支者從巔至耳上角其直者從巔入絡腦還出別下項循肩髆內挾脊抵腰中入循膂絡腎屬膀胱其支者從腰中下挾脊貫臀入膕中其支者從髆內左右別下貫胛挾脊內過髀樞循髀外從後廉下合膕中以下貫踹(都玩切 足跟也)內出外踝之後循京骨至小指外側是動則病衝頭痛目似脫項如拔脊痛腰似折髀不可以曲膕如結踹如裂是為踝厥是主筋所生病者痔瘧狂癲疾頭顖(音信 頂門也)項痛目黃淚出鼽衄項背腰尻膕踹腳皆痛小指不用為此諸病盛則寫之虛則補之熱則疾之寒則留之陷下則灸之不盛不虛以經取之盛者人迎大再倍于寸口虛者人迎反小于寸口也

腎足少陰之脈起于小指之下邪走足心出于然谷



之下循內踝之後別入跟中以上踹內出膕內廉上股內後廉貫脊屬腎絡膀胱其直者從腎上貫肝膈入肺中循喉嚨挾舌本其支者從肺出絡心注胸中是動則病饑不欲食面如漆柴欬唾則有血喝喝而喘坐而欲起目𥆨𥆨(音荒)如無所見心如懸若饑狀氣不足則善恐心惕惕如人將捕之是為骨厥是主腎所生病者口熱舌乾咽腫上氣嗌乾及痛煩心心痛黃疸腸澼脊股內後廉痛痿厥嗜臥足下熱而痛為此諸病盛則寫之虛則補之熱則疾之寒則留之陷下則灸之不盛不虛以經取之灸則強食生肉緩帶

被髮大杖重履而步盛者寸口大再倍于人迎虛者寸口反小于人迎也心主手厥陰心包絡之脈起于胷中出屬心包絡下膈歷絡三焦其支者循胷出脅下腋三寸上抵腋下循臑內行太陰少陰之閒入肘中下臂行兩筋之閒入掌中循中指出其端其支者別掌中循小指次指出其端是動則病手心熱臂肘攣急腋腫甚則胷脅支滿心中憺憺（徒濫切又音淡）大動面赤目黃喜笑不休是主脈所生病者煩心心痛掌中熱為此諸病盛則寫之虛則補之熱則疾之寒則留之陷下則灸之不盛不虛以經取之盛者寸口大一



倍于人迎虛者寸口反小于人迎也三焦手少陽之脈起于小指次指之端上出兩指之閒循手表腕出臂外兩骨之閒上貫肘循臑外上肩而交出足少陽之後入缺盆布膻中散落心包下膈循屬三焦其支者從膻中上出缺盆上項繫耳後直上出耳上角以屈下頰至䪼其支者從耳後入耳中出走耳前過客主人前交頰至目銳眥是動則病耳聾渾渾焞焞（上渾切）嗌腫喉痹是主氣所生病者汗出目銳眥痛頰痛耳後肩臑肘臂外皆痛小指次指不用為此諸病盛則寫之虛則補之熱則疾之寒則留之陷下則灸之

不盛不虛以經取之盛者人迎大一倍于寸口虛者人迎反小于寸口也膽足少陽之脈起于目銳眥上抵頭角下耳後循頸行手少陽之前至肩上卻交出手少陽之後入缺盆其支者從耳後入耳中出走耳前至目銳眥後其支者別銳眥下大迎合于手少陽抵于䪼下加頰車下頸合缺盆以下胷中貫膈絡肝屬膽循脅裏出氣街繞毛際橫入髀厭中其直者從缺盆下腋循胷過季脅下合髀厭中以下循髀陽出膝外廉下外輔骨之前直下抵絕骨之端下出外踝之前循足跗上入小指次指之閒其支者別跗上入



大指之閒循大指歧骨內出其端還貫爪甲出三毛是動則病口苦善太息心脅痛不能轉側甚則面微有塵體無膏澤足外反熱是為陽厥是主骨所生病者頭痛頷痛目銳眥痛缺盆中腫痛腋下腫馬刀俠癭汗出振寒瘧胷脅肋髀膝外至脛絕骨外踝前及諸節皆痛小指次指不用為此諸病盛則寫之虛則補之熱則疾之寒則留之陷下則灸之不盛不虛以經取之盛者人迎大一倍于寸口虛者人迎反小于寸口也肝足厥陰之脈起于大指叢毛之際上循足跗上廉去內踝一寸上踝八寸交出太陰之後上膕

內廉循股陰入毛中過陰器抵小腹挾胃屬肝絡膽上貫膈布脅肋循喉嚨之後上入頏顙連目系上出額與督脈會于巔其支者從目系下頰裏環唇內其支復從肝別貫膈上注肺是動則病腰痛不可以俛仰丈夫㿗疝婦人少腹腫甚則嗌乾面塵脫色是肝所生病者胷滿嘔逆飧泄狐疝遺溺閉癃為此諸病盛則寫之虛則補之熱則疾之寒則留之陷下則灸之不盛不虛以經取之盛者寸口大一倍于人迎虛者寸口反小于人迎也手太陰氣絕則皮毛焦太陰者行氣溫于皮毛者也故氣不榮則皮毛焦皮毛焦



則津液去皮節津液去皮節者則爪枯毛折毛折者則毛先死丙篤丁死火勝金也手少陰氣絕則脈不通脈不通則血不流血不流則髦色不澤故其面黑如漆柴者血先死壬篤癸死水勝火也足太陰氣絕者則脈不榮肌肉唇舌者肌肉之本也脈不榮則肌肉軟肌肉軟則舌萎人中滿人中滿則唇反唇反者肉先死甲篤乙死木勝土也足少陰氣絕則骨枯少陰者冬脈也伏行而濡骨髓者也故骨不濡則肉不能著也骨肉不相親則肉軟卻肉軟卻故齒長而垢髮無澤髮無澤者骨先死戊篤己死土勝水也足厥

陰氣絕則筋絕厥陰者肝脈也肝者筋之合也筋者聚于陰氣而脈絡于舌本也故脈弗榮則筋急筋急則引舌與卵故唇青舌卷卵縮則筋先死庚篤辛死金勝木也五陰氣俱絕則目系轉轉則目運目運者為志先死志先死則遠一日半死矣六陽氣絕則陰與陽相離離則腠理發泄絕汗乃出故旦占夕死夕占旦死經脈十二者伏行分肉之間深而不見其常見者足太陰過于外踝之上無所隱故也諸脈之浮而常見者皆絡脈也六經絡手陽明少陽之大絡起于五指閒上合肘中飲酒者衛氣先行皮膚先充絡



脈絡脈先盛故衛氣已平營氣乃滿而經脈大盛脈之卒然動者皆邪氣居之留于本末不動則熱不堅則陷且空不與衆同是以知其何脈之動也雷公曰何以知經脈之與絡脈異也黃帝曰經脈者常不可見也其虛實也以氣口知之脈之見者皆絡脈也雷公曰細子無以明其然也黃帝曰諸絡脈皆不能經大節之閒必行絕道而出入復合于皮中其會皆見于外故諸刺絡脈者必刺其結上甚血者雖無結急取之以寫其邪而出其血留之發為痹也凡診絡脈脈色青則寒且痛赤則有熱胃中寒手魚之絡多青

矣胃中有熱魚際絡赤其暴黑者留久痹也其有赤有黑有青者寒熱氣也其青短者少氣也凡刺寒熱者皆多血絡必間日而一取之血盡乃止乃調其虛實其小而短者少氣甚者寫之則悶悶甚則仆不得言悶則急坐之也手太陰之別名曰列缺起于腕上分間並太陰之經直入掌中散入于魚際其病實則手銳掌熱虛則欠㰦音去開口也小便遺數取之去腕半寸別走陽明也手少陰之別名曰通里去腕一寸半別而上行循經入于心中繫舌本屬目系其實則支膈虛則不能言取之掌後一寸別走太陽也手心主



之別名曰內關去腕二寸出于兩筋之間循經以上繫于心包絡心系實則心痛虛則為頭強取之兩筋間也手太陽之別名曰支正上腕五寸內注少陰其別者上走肘絡肩髃實則節弛肘廢虛則生肬音由小者如指痂疥取之所別也手陽明之別名曰偏歷去腕三寸別入太陰其別者上循臂乘肩髃上曲頰偏齒其別者入耳合于宗脉實則齲聾虛則齒寒痹隔取之所別也手少陽之別名曰外關去腕二寸外繞臂注胷中合心主病實則肘攣虛則不收取之所別也足太陽之別名曰飛陽去踝七寸別走少陰實則

鼽窒頭背痛虛則鼽衄取之所別也足少陽之別名曰光明去踝五寸別走厥陰下絡足跗實則厥虛則痿躄坐不能起取之所別也足陽明之別名曰豐隆去踝八寸別走太陰其別者循脛骨外廉上絡頭項合諸經之氣下絡喉嗌其病氣逆則喉痹瘁瘖實則狂顛虛則足不收脛枯取之所別也足太陰之別名曰公孫去本節之後一寸別走陽明其別者入絡腸胃厥氣上逆則霍亂實則腸中切痛虛則鼓脹取之所別也足少陰之別名曰大鍾當踝後繞跟別走太陽其別者并經上走于心包下外貫腰脊其病氣逆



則煩悶實則閉癃虛則腰痛取之所別者也足厥陰之別名曰蠡溝去內踝五寸別走少陽其別者經脛上睪音高結于莖其病氣逆則睪腫卒疝實則挺長虛則暴癢取之所別也任脉之別名曰尾翳下鳩尾散于腹實則腹皮痛虛則癢搔取之所別也督脉之別名曰長強挾膂上項散頭上下當肩胛左右別走太陽入貫膂實則脊強虛則頭重高搖之挾脊之有過者取之所別也脾之大絡名曰大包出淵腋下三寸布胷脅實則身盡痛虛則百節盡皆縱此脉若羅絡之血者皆取之脾之大絡脈也凡此十五絡者實則

必見虛則必下視之不見求之上下人經不同絡脈異所別也

經別第十一

黃帝問于歧伯曰余聞人之合于天道也內有五藏以應五音五色五時五味五位也外有六府以應六律六律建陰陽諸經而合之十二月十二辰十二節十二經水十二時十二經脈者此五藏六府之所以應天道夫十二經脈者人之所以生病之所以成人之所以治病之所以起學之所始工之所止也麤之所易上之所難也請問其離合出入柰何歧伯稽首



再拜曰明乎哉問也此麤之所過上之所息也請卒言之足太陽之正別入于膕中其一道下尻五寸別入于肛屬于膀胱散之腎循膂當心入散直者從膂上出于項復屬于太陽此為一經也足少陰之正至膕中別走太陽而合上至腎當十四顀（音椎脊上高骨）出屬帶脈直者繫舌本復出于項合于太陽此為一合成以諸陰之別皆為正也足少陽之正繞髀入毛際合于厥陰別者入季脅之閒循胷裏屬膽散之上肝貫心以上挾咽出頤頷中散于面繫目系合少陽于外眥也足厥陰之正別跗上上至毛際合于少陽與別俱行此為二合也足陽明之正上至髀入于腹裏屬胃散之脾上通于心上循咽出于口上頞䪼還繫目系合于陽明也足太陰之正上至髀合于陽明與別俱行上結于咽貫舌中此為三合也手太陽之正指地別于肩解入腋走心繫小腸也手少陰之正別入于淵腋兩筋之閒屬于心上走喉嚨出于面合目內眥此為四合也手少陽之正指天別于巔入缺盆下走三焦散于胷中也手心主之正別下淵腋三寸入胷中別屬三焦出循喉嚨出耳後合少陽完骨之下此為五合也手陽明之正從手循膺乳別于肩髃入



柱骨下走大腸屬于肺上循喉嚨出缺盆合于陽明也手太陰之正別入淵腋少陰之前入走肺散之太陽上出缺盆循喉嚨復合陽明此六合也

經水第十二

黃帝問于歧伯曰經脈十二者外合于十二經水而內屬于五藏六府夫十二經水者其有大小深淺廣狹遠近各不同五藏六府之高下小大受穀之多少亦不等相應柰何夫經水者受水而行之五藏者合神氣魂魄而藏之六府者受穀而行之受氣而揚之經脈者受血而營之合而以治柰何刺之深淺灸之

壯數可得聞乎岐伯答曰善哉問也天至高不可度
地至廣不可量此之謂也且夫人生于天地之間六
合之內此天之高地之廣也非人力之所度量而至
也若夫八尺之士皮肉在此外可度量切循而得之
其死可解剖而視之其藏之堅脆府之大小穀之多
少脈之長短血之清濁氣之多少十二經之多血少
氣與其少血多氣與其皆多血氣與其皆少血氣皆
有大數其治以鍼艾各調其經氣固其常有合乎黃
帝曰余聞之快于耳不解于心願卒聞之岐伯答曰
此人之所以參天地而應陰陽也不可不察足太陽



外合于清水內屬于膀胱而通水道焉足少陽外合
于渭水內屬于膽足陽明外合于海水內屬于胃足
太陰外合于湖水內屬于脾足少陰外合于汝水內
屬于腎足厥陰外合于澠水內屬于肝手太陽外合
于淮水內屬于小腸而水道出焉手少陽外合于漯
水內屬于三焦手陽明外合于江水內屬于大腸手
太陰外合于河水內屬于肺手少陰外合于濟水內
屬于心手心主外合于漳水內屬于心包凡此五藏
六府十二經水者外有源泉而內有所稟此皆內外
相貫如環無端人經亦然故天為陽地為陰腰以上

為天腰以下為地故海以北者為陰湖以北者為陰
中之陰漳以南者為陽河以北至漳者為陽中之陰
漯以南至江者為陽中之太陽此一隅之陰陽也所
以人與天地相參也黃帝曰夫經水之應經脈也其
遠近淺深水血之多少各不同合而以刺之奈何岐
伯答曰足陽明五藏六府之海也其脈大血多氣盛
熱壯刺此者不深弗散不留不寫也足陽明刺深六
分留十呼足太陽深五分留七呼足少陽深四分留
五呼足太陰深三分留四呼足少陰深二分留三呼
足厥陰深一分留二呼手之陰陽其受氣之道近其



氣之來疾其刺深者皆無過二分其留皆無過一呼
其少長大小肥瘦以心（一本作意）撩（一本作料）之命曰法天之
常灸之亦然灸而過此者得惡火則骨枯脈濇刺而
過此者則脫氣黃帝曰夫經脈之小大血之多少膚
之厚薄肉之堅脆及膕之大小可為量度乎岐伯答
曰其可為量度者取其中度也不甚脫肉而血氣不
衰也若夫度之人痟（音消瘦病）瘦而形肉脫者惡可以度
量刺乎審切循捫按視其寒溫盛衰而調之是謂因
適而為之真也

黃帝內經靈樞卷三　總校黃以周　分校（馮一梅　吳鳳揩）校

# 黄帝内經靈樞卷四

## 經筋第十三

足太陽之筋起于足小指上結于踝邪上結于膝其下循足外側結于踵上循跟結于膕其別者結于踹外上膕中内廉與膕中并上結于臀上挾脊上項其支者別入結于舌本其直者結于枕骨上頭下顔結于鼻其支者爲目上網下結于頄音求其支者從腋後外廉結于肩髃其支者入腋下上出缺盆上結于完骨其支者出缺盆邪上出于頄其病小指支跟腫痛膕攣脊反折項筋急肩不舉腋支缺盆中紐痛不可左右搖治在燔鍼刼刺以知爲數以痛爲輸名曰仲春痺也足少陽之筋起于小指次指上結外踝上循脛外廉結于膝外廉其支者別起外輔骨上走髀前者結于伏兎之上後者結于尻其直者上乘䏚季脅上走腋前廉繫于膺乳結于缺盆直者上出腋貫缺盆出太陽之前循耳後上額角交巓上下走頷上結于頄支者結于目眥爲外維其病小指次指支轉筋引膝外轉筋膝不可屈伸膕筋急前引髀後引尻即上乘䏚季脅痛上引缺盆膺乳頸維筋急從左之右右目不開上過右角並蹻脈而行左絡于右故傷左



角右足不用命曰維筋相交治在燔鍼刼刺以知爲數以痛爲輸名曰孟春痺也足陽明之筋起于中三指結于跗上邪外上加于輔骨上結于膝外廉直上結于髀樞上循脅屬脊其直者上循骭結于缺其支者結于外輔骨合少陽其直者上循伏兎上結于髀聚于陰器上腹而布至缺盆而結上頸上挾口合于頄下結于鼻上合于太陽太陽爲目上網陽明爲目下網其支者從頰結于耳前其病足中指支脛轉筋脚跳堅伏兎轉筋髀前腫㿉疝腹筋急引缺盆及頰卒口僻急者目不合熱則筋縱目不開頰筋有寒則急引頰移口有熱則筋弛縱緩不勝收故僻治之以馬膏膏其急者以白酒和桂以塗其緩者以桑鉤鉤之卽以生桑灰置之坎中高下以坐等以膏熨急頰且飲美酒噉美炙肉不飲酒者自强也爲之三拊而已治在燔鍼刼刺以知爲數以痛爲輸名曰季春痺也足太陰之筋起于大指之端内側上結于内踝其直者絡于膝内輔骨上循陰股結于髀聚于陰器上腹結于臍循腹裏結于肋散于胸中其内者著于脊其病足大指支内踝痛轉筋痛膝内輔骨痛陰股引髀而痛陰器紐痛下引臍兩脅痛引膺中脊内痛治

在燔鍼劫刺以知為數以痛為輸命曰孟秋痹也足少陰之筋起于小指之下竝足太陰之筋邪走內踝之下結于踵與太陽之筋合而上結于內輔之下竝太陰之筋而上循陰股結于陰器循脊內挾膂上至項結于枕骨與足太陽之筋合其病足下轉筋及所過而結者皆痛及轉筋病在此者主癇瘛及痙在外者不能俛在內者不能仰故陽病者腰反折不能俛陰病者不能仰治在燔鍼劫刺以知為數以痛為輸在內者熨引飲藥此筋折紐紐發數甚者死不治名曰仲秋痹也足厥陰之筋起于大指之上上結于內



踝之前上循脛上結內輔之下上循陰股結于陰器結諸筋其病足大指支內踝之前痛內輔痛陰股痛轉筋陰器不用傷於內則不起傷於寒則陰縮入傷於熱則縱挺不收治在行水清陰氣其病轉筋者治在燔鍼劫刺以知為數以痛為輸命曰季秋痹也手太陽之筋起于小指之上結于腕上循臂內廉結于肘內銳骨之後彈之應小指之上入結于腋下其支者後走腋後廉上繞肩胛循頸出走太陽之前結于耳後完骨其支者入耳中直者出耳上下結于頷上屬目外眥其病小指支肘內銳骨後廉痛循臂陰入

腋下腋下痛腋後廉痛繞肩胛引頸而痛應耳中鳴痛引頷目瞑良久乃得視頸筋急則為筋瘻頸腫寒熱在頸者治在燔鍼劫刺之以知為數以痛為輸其為腫者復而銳之本支者上曲牙循耳前屬目外眥上頷結于角其痛當所過者支轉筋治在燔鍼劫刺以知為數以痛為輸名曰仲夏痹也手少陽之筋起于小指次指之端結于腕上循臂結于肘上繞臑外廉上肩走頸合手太陽其支者當曲頰入繫舌本其支者上曲牙循耳前屬目外眥上乘頷結于角其病當所過者即支轉筋舌卷治在燔鍼劫刺以知為數



以痛為輸名曰季夏痹也手陽明之筋起于大指次指之端結于腕上循臂上結于肘外上臑結于髃其支者繞肩胛挾脊直者從肩髃上頸其支者上頰結于頄直者上出手太陽之前上左角絡頭下右頷其病當所過者支痛及轉筋肩不舉頸不可左右視治在燔鍼劫刺以知為數以痛為輸名曰孟夏痹也手太陰之筋起于大指之上循指上行結于魚後行寸口外側上循臂結肘中上臑內廉入腋下出缺盆結肩前髃上結缺盆下結胸裏散貫賁合賁下抵季脅其病當所過者支轉筋痛甚成息賁脅急吐血治在

燔鍼刦刺以知爲數以痛爲輸名曰仲冬痺也手心主之筋起于中指與太陰之筋並行結于肘內廉上臂陰結腋下下散前後挾脅其支者入腋散胸中結于臂其病當所過者支轉筋前及胸痛息賁治在燔鍼刦刺以知爲數以痛爲輸名曰孟冬痺也手少陰之筋起于小指之內側結于鋭骨上結肘內廉上入腋交太陰挾乳裏結于胸中循臂下繫于臍其病內急心承伏梁下爲肘網其病當所過者支轉筋筋痛治在燔鍼刦刺以知爲數以痛爲輸其成伏梁唾血膿者死不治經筋之病寒則反折筋急熱則筋弛縱



不收陰痿不用陽急則反折陰急則俛不伸焠刺者刺寒急也熱則筋縱不收無用燔鍼名曰季冬痺也足之陽明手之太陽筋急則口目爲噼眥急不能卒視治皆如右方也

## 骨度第十四

黄帝問于伯高曰脈度言經脈之長短何以立之伯高曰先度其骨節之大小廣狹長短而脈度定矣黄帝曰願聞衆人之度人長七尺五寸者其骨節之大小長短各幾何伯高曰頭之大骨圍二尺六寸胸圍四尺五寸腰圍四尺二寸髮所覆者顱至項尺二寸髮以下至頤長一尺君子終折結喉以下至缺盆中長四寸缺盆以下至䯏骬音曷于肩骨也長九寸過則肺大不滿則肺小䯏骬以下至天樞長八寸過則胃大不及則胃小天樞以下至横骨長六寸半過則迴腸廣長不滿則狹短横骨長六寸半横骨上廉以下以至內輔之上廉長一尺八寸內輔之上廉以下至下廉長三寸半內輔下廉下至內踝長一尺三寸內踝以下至地長三寸膝膕以下至跗屬長一尺六寸跗屬以下至地長三寸故骨圍大則太過小則不及角以下至柱骨長一尺行腋中不見者長四寸腋以下至



季脅長一尺二寸季脅以下至髀樞長六寸髀樞以下至膝中長一尺九寸膝以下至外踝長一尺六寸外踝以下至京骨長三寸京骨以下至地長一寸耳後當完骨者廣九寸耳前當耳門者廣一尺三寸兩顴之間相去七寸兩乳之間廣九寸半兩髀之間廣六寸半足長一尺二寸廣四寸半肩至肘長一尺七寸肘至腕長一尺二寸半腕至中指本節長四寸本節至其末長四寸半項髮以下至背骨長二寸半膂骨以下至尾骶二十一節長三尺上節長一寸四分分之一奇分在下故上七節至于膂骨九寸八分分

之七此衆人骨之度也所以立經脈之長短也是故視其經脈之在于身也其見浮而堅其見明而大者多血細而沈者多氣也

## 五十營第十五

黃帝曰余願聞五十營奈何岐伯荅曰天周二十八宿宿三十六分人氣行一周千八分日行二十八宿人經脈上下左右前後二十八脈周身十六丈二尺以應二十八宿漏水下百刻以分晝夜故人一呼脈再動氣行三寸一吸脈亦再動氣行三寸呼吸定息氣行六寸十息氣行六尺日行二分二百七十息氣行十六丈二尺氣行交通于中一周于身下水二刻日行二十五分五百四十息氣行再周于身下水四刻日行四十分二千七百息氣行十周于身下水二十刻日行五宿二十分一萬三千五百息氣行五十營于身水下百刻日行二十八宿漏水皆盡脈終矣所謂交通者并行一數也故五十營備得盡天地之壽矣凡行八百一十丈也



## 營氣第十六

黃帝曰營氣之道內穀爲寶穀入于胃乃傳之肺流溢于中布散于外精專者行于經隧常營無已終而復始是謂天地之紀故氣從太陰出注手陽明上行注足陽明下行至跗上注大指間與太陰合上行抵髀從脾注心中循手少陰出腋下臂注小指合手太陽上行乘腋出䪼內注目內眥上巔下項合足太陽循脊下尻下行注小指之端循足心注足少陰上行注腎從腎注心外散于胷中循心主脈出腋下臂出兩筋之間入掌中出中指之端還注小指次指之端合手少陽上行注膻中散于三焦從三焦注膽出脅注足少陽下行至跗上復從跗注大指間合足厥陰上行至肝從肝上注肺上循喉嚨入頏顙之竅究于畜門其支別者上額循巔下項中循脊入骶是督脈也絡陰器上過毛中入臍中上循腹裏入缺盆下注肺中復出太陰此營氣之所行也逆順之常也



## 脈度第十七

黃帝曰願聞脈度岐伯荅曰手之六陽從手至頭長五尺五六三丈手之六陰從手至胷中三尺五寸三六一丈八尺五六三尺合二丈一尺足之六陽從足上至頭八尺六八四丈八尺足之六陰從足至胷中六尺五寸六六三丈六尺五六三尺合三丈九尺蹻脈從足至目七尺五寸二七一丈四尺二五一尺合

一丈五尺督脈任脈各四尺五寸二四八尺二五一尺合九尺凡都合一十六丈二尺此氣之大經隧也經脈爲裏支而横者爲絡絡之别者爲孫盛而血者疾誅之盛者寫之虚者飲藥以補之五藏常内閲于上七竅也故肺氣通於鼻肺和則鼻能知臭香矣心氣通于舌心和則舌能知五味矣肝氣通于目肝和則目能辨五色矣脾氣通于口脾和則口能知五穀矣腎氣通于耳腎和則耳能聞五音矣五藏不和則七竅不通六府不和則留爲癰故邪在府則陽脈不和陽脈不和則氣留之氣留之則陽氣盛矣陽氣太



盛則陰不利陰脈不利則血留之血留之則陰氣盛矣陰氣太盛則陽氣不能榮也故曰關陽氣太盛則陰氣弗能榮也故曰格陰陽俱盛不得相榮故曰關格關格者不得盡期而死也黄帝曰蹻脈安起安止何氣榮水歧伯答曰蹻脈者少陰之别起于然骨之後上内踝之上直上循陰股入陰上循胷裏入缺盆上出人迎之前入鼽屬目内眥合于太陽陽蹻而上行氣并相還則爲濡目氣不榮則目不合黄帝曰氣獨行五藏不榮六府何也歧伯答曰氣之不得無行也如水之流如日月之行不休故陰脈榮其藏陽脈榮其府如環之無端莫知其紀終而復始其流溢之氣内溉藏府外濡腠理黄帝曰蹻脈有陰陽何脈當其數歧伯答曰男子數其陽女子數其陰當數者爲經其不當數者爲絡也

## 營衛生會第十八

黄帝問于歧伯曰人焉受氣陰陽焉會何氣爲營何氣爲衛營安從生衛于焉會老壯不同氣陰陽異位願聞其會歧伯答曰人受氣于穀穀入于胃以傳與肺五藏六府皆以受氣其清者爲營濁者爲衛營在脈中衛在脈外營周不休五十而復大會陰陽相貫



如環無端衛氣行于陰二十五度行于陽二十五度分爲晝夜故氣至陽而起至陰而止故曰日中而陽隴爲重陽夜半而陰隴爲重陰故太陰主内太陽主外各行二十五度分爲晝夜夜半爲陰隴夜半後而爲陰衰平旦陰盡而陽受氣矣日中而陽隴日西而陽衰日入陽盡而陰受氣矣夜半而大會萬民皆臥命曰合陰平旦陰盡而陽受氣如是無已與天地同紀黄帝曰老人之不夜瞑者何氣使然少壯之人不晝瞑者何氣使然歧伯答曰壯者之氣血盛其肌肉滑氣道通營衛之行不失其常故晝精而夜瞑老者

之氣血衰其肌肉枯氣道濇五藏之氣相搏其營氣衰少而衛氣內伐故晝不精夜不瞑黃帝曰願聞營衛之所行皆何道從來歧伯答曰營出于中焦衛出于下焦黃帝曰願聞三焦之所出歧伯答曰上焦出于胃上口竝咽以上貫膈而布胷中走腋循太陰之分而行還至陽明上至舌下足陽明常與營俱行于陽二十五度行于陰亦二十五度一周也故五十度而復大會于手太陰矣黃帝曰人有熱飲食下胃其氣未定汗則出或出于面或出于背或出于身半其不循衛氣之道而出何也歧伯曰此外傷于風內開



腠理毛蒸理泄衛氣走之固不得循其道此氣慓悍滑疾見開而出故不得從其道故命曰漏泄黃帝曰願聞中焦之所出歧伯答曰中焦亦並胃中出上焦之後此所受氣者泌糟粕蒸津液化其精微上注于肺脈乃化而為血以奉生身莫貴于此故獨得行于經隧命曰營氣黃帝曰夫血之與氣異名同類何謂也歧伯答曰營衛者精氣也血者神氣也故血之與氣異名同類焉故奪血者無汗奪汗者無血故人生有兩死而無兩生黃帝曰願聞下焦之所出歧伯答曰下焦者別迴腸注于膀胱而滲入焉故水穀者常并居于胃中成糟粕而俱下于大腸而成下焦滲而俱下濟泌別汁循下焦而滲入膀胱焉黃帝曰人飲酒酒亦入胃穀未熟而小便獨先下何也歧伯答曰酒者熟穀之液也其氣悍以清故後穀而入先穀而液出焉黃帝曰善余聞上焦如霧中焦如漚下焦如瀆此之謂也

## 四時氣第十九

黃帝問于歧伯曰夫四時之氣各不同形百病之起皆有所生灸刺之道何者為定（一本作貴）歧伯答曰四時之氣各有所在灸刺之道得氣穴為定故春取經血



脈分肉之間甚者深刺之間者淺刺之夏取盛經孫絡取分間絕皮膚秋取經腧邪在府取之合冬取井榮必深以留之溫瘧汗不出為五十九痏風㽷（音水病貌）膚脹為五十七痏取皮膚之血者盡取之飧泄補三陰之上補陰陵泉皆久留之熱行乃止轉筋于陽治其陽轉筋于陰治其陰皆卒刺之徒㽷先取環谷下三寸以鈹鍼之已刺而筩之而內之入而復之以盡其㽷必堅來緩則煩悗來急則安靜間日一刺之㽷盡乃止飲閉藥方刺之時徒飲之方飲無食方食無飲無食他食百三十五日著（直略切）痺不去久寒不

巳卒取其三里骨爲幹腸中不便取三里盛寫之虛補之癘風者素刺其腫上已刺以銳鍼鍼其處按出其惡氣腫盡乃止常食方食無食他食腹中常鳴氣上衝胷喘不能久立邪在大腸刺肓之原巨虛上廉三里小腹控睪引腰脊上衝心邪在小腸者連睪系屬于脊貫肝肺絡心系氣盛則厥逆上衝腸胃燻肝散于肓結于臍故取之肓原以散之刺太陰以予之取厥陰以下之取巨虛下廉以去之按其所過之經以調之善嘔嘔有苦長太息心中憺憺恐人將捕之邪在膽逆在胃膽液泄則口苦胃氣逆則嘔苦故曰



嘔膽取三里以下胃氣逆則刺少陽血絡以閉膽逆卻調其虛實以去其邪飲食不下膈塞不通邪在胃脘在上脘則刺抑而下之在下脘則散而去之小腹痛腫不得小便邪在三焦約取之太陽大絡視其絡脈與厥陰小絡結而血者腫上及胃脘取三里覩其色察其以知其散復者覩其目色以知病之存亡也一其形聽其動靜者持氣口人迎以視其脈堅且盛且滑者病日進脈軟者病將下諸經實者病三日已氣口候陰人迎候陽也

黃帝內經靈樞卷四　總校黃以周　分校陳銛 朱昌壽校

# 黃帝內經靈樞卷五

## 五邪第二十

邪在肺則病皮膚痛寒熱上氣喘汗出欬動肩背取之膺中外腧背三節五藏一本作五顀又五節之傍以手疾按之快然乃刺之取之缺盆中以越之邪在肝則兩脅中痛寒中惡血在內行善掣節時腳腫取之行間以引脅下補三里以溫胃中取血脈以散惡血取耳間青脈以去其掣邪在脾胃則病肌肉痛陽氣有餘陰氣不足則熱中善饑陽氣不足陰氣有餘則寒中腸鳴腹痛陰陽俱有餘若俱不足則有寒有熱皆調于



三里邪在腎則病骨痛陰痹陰痹者按之而不得腹脹腰痛大便難肩背頸項痛時眩取之湧泉崑崙視有血者盡取之邪在心則病心痛喜悲時眩仆視有餘不足而調之其輸也

## 寒熱病第二十一

皮寒熱者不可附席毛髮焦鼻槁腊不得汗取三陽之絡以補手太陰肌寒熱者肌痛毛髮焦而唇槁腊不得汗取三陽于下以去其血者補足太陰以出其汗骨寒熱者病無所安汗注不休齒未槁取其少陰于陰股之絡齒已槁死不治骨厥亦然骨痹舉節不

用而痛汗注煩心取三陰一本作三陽之經補之身有所傷血出多及中風寒若有所墮墜四支懈惰不收名曰體情取其小腹臍下三結交三結交者陽明太陰也臍下三寸關元也厥痹者厥氣上及腹取陰陽之絡視主病也寫陽補陰經也頸側之動脈人迎人迎足陽明也在嬰筋之前嬰筋之後手陽明也名曰扶突次脈足少陽脈也名曰天牖次脈足太陽也名曰天柱腋下動脈臂太陰也名曰天府陽迎頭痛胷滿不得息取之人迎暴瘖氣鞕硬同取扶突與舌本出血暴聾氣蒙耳目不明取天牖暴攣癇眩足不任身取



天柱暴癉內逆肝肺相搏血溢鼻口取天府此爲天牖五部臂陽明有入鳩偏齒者名曰大迎下齒齲取之臂惡寒補之不惡寒寫之足太陽有入鳩偏齒者多曰角孫上齒齲取之在鼻與鳩前方病之時其脈盛盛則寫之虛則補之一曰取之出鼻外足陽明有挾鼻入于面者名曰懸顱屬口對入繫目本視有過者取之損有餘益不足反者益其足太陽有通項入于腦者正屬目本名曰眼系頭目苦痛取之在項中兩筋間入腦乃別陰蹻陽蹻陰陽相交陽入陰陰出陽交于目銳眥陽氣盛則瞋目陰氣盛則瞑目熱厥

取足太陰少陽皆留之寒厥取足陽明少陰于足皆留之舌縱涎下煩悗音悶取足少陰振寒洒洒鼓頷不得汗出腹脹煩悗取手太陰刺虛者刺其去也刺實者刺其來也春取絡脈夏取分腠秋取氣口冬取經輸凡此四時各以時爲齊絡脈治皮膚分腠治肌肉氣口治筋脈經輸治骨髓五藏身有五部伏兔一腓二腓者腨也背三五藏之腧四項五此五部有癰疽者死病始手臂者先取手陽明太陰而汗出病始頭首者先取項太陽而汗出病始足脛者先取足陽明而汗出臂太陰可汗出足陽明可汗出故取陰而汗



出甚者止之于陽取陽而汗出甚者止之于陰凡刺之害中而不去則精泄不中而去則致氣精泄則病甚而恇致氣則生爲癰疽也

## 癲狂第二十二

目眥外決于面者爲銳眥在內近鼻者爲內眥上爲外眥下爲內眥癲疾始生先不樂頭重痛視舉目赤甚作極已而煩心候之于顏取手太陽陽明太陰血變而止癲疾始作而引口啼呼喘悸者候之手陽明太陽左强者攻其右右强者攻其左血變而止癲疾始作先反僵因而脊痛候之足太陽陽明太陰手太

陰血變而止治癲疾者常與之居察其所當取之處
病至視之有過者寫之置其血于瓠壺之中至其發
時血獨動矣不動灸窮骨二十壯窮骨者骶骨也骨
癲疾者顑(音坎)面黃齒諸腧分肉皆滿而骨居汗出煩悗
嘔多沃沫氣下泄不治筋癲疾者身倦攣急大刺項
大經之大杼脈嘔多沃沫氣下泄不治脈癲疾者暴
仆四肢之脈皆脹而縱脈滿盡刺之出血不滿灸之
挾項太陽灸帶脈于腰相去三寸諸分肉本輸嘔多
沃沫氣下泄不治癲疾者病發如狂者死不治狂始
生先自悲也喜忘苦怒善恐者得之憂饑治之取手



太陰陽明血變而止及取足太陽陽明狂始發少臥
不飢自高賢也自辯智也自尊貴也善罵詈日夜不
休治之取手陽明太陽太陰舌下少陰視之盛者皆
取之不盛釋之也狂言驚善笑好歌樂妄行不者皆
得之大恐治之取手陽明太陽太陰狂目妄見耳妄
聞善呼者少氣之所生也治之取手太陽太陰陽明
足太陰頭兩顑狂者多食善見鬼神善笑而不發于
外者得之有所大喜治之取足太陰太陽陽明後取
手太陰太陽陽明狂而新發未應如此者先取曲泉
左右動脈及盛者見血有頃已不已以法取之灸骨

骶二十壯風逆暴四肢腫身漯漯唏然時寒饑則煩
飽則善變取手太陰表裏足少陰陽明之經肉清取
滎骨清取井經也厥逆爲病也足暴清胸若將裂腸
若將以刀切之煩而不能食脈大小皆濇煖取足少
陰清取足陽明清則補之溫則寫之厥逆腹脹滿腸
鳴胸滿不得息取之下胸二脅欬而動手者與背腧
以手按之立快者是也內閉不得溲刺足少陰太陽
與骶上以長鍼氣逆則取其太陰陽明厥陰甚取少
陰陽明動者之經也少氣身漯漯也言吸吸也骨痠
體重懈惰不能動補足少陰短氣息短不屬動作氣
索補足少陰去血絡也



熱病第二十三

偏枯身偏不用而痛言不變志不亂病在分腠之間
巨鍼取之益其不足損其有餘乃可復也痱(音肥)之爲
病也身無痛者四肢不收智亂不甚其言微知可治
甚則不能言不可治也病先起于陽後入于陰者先
取其陽後取其陰浮而取之熱病三日而氣口靜人
迎躁者取之諸陽五十九刺以寫其熱而出其汗實
其陰以補其不足者身熱甚陰陽皆靜者勿刺也其
可刺者急取之不汗出則泄所謂勿刺者有死徵也

熱病七日八日脈口動喘而短者急刺之汗且自出淺刺手大指間熱病七日八日脈微小病者溲血口中乾一日半而死脈代者一日死熱病已得汗出而脈尚躁喘且復熱勿刺膚喘甚者死熱病七日八日脈不躁躁不散數後三日中有汗三日不汗四日死未曾汗者勿腠刺之熱病先膚痛窒鼻充面取之皮以第一鍼五十九苛軫鼻索皮于肺不得索之火火者心也熱病先身濇倚而熱煩悗乾脣口嗌取之皮以第一鍼五十九膚脹口乾寒汗出索脈于心不得索之水水者腎也熱病嗌乾多飲善驚臥不能起取之膚肉以第六鍼五十九目眥青索肉于脾不得索之木木者肝也熱病面青腦痛手足躁取之筋間以第四鍼于四逆筋躄目浸索筋于肝不得索之金金者肺也熱病數驚瘛(音掣)瘲(音縱)而狂取之脈以第四鍼急寫有餘者癲疾毛髮去索血于心不得索之水水者腎也熱病身重骨痛耳聾而好瞑取之骨以第四鍼五十九刺骨肉不食齧齒耳青索骨于腎不得索之土土者脾也熱病不知所痛耳聾不能自收口乾陽熱甚陰頗有寒者熱在髓死不可治熱病頭痛顳(音而涉切)顬(音儒)目瘈(音掣)脈痛善衄厥熱病也取之以第三



鍼視有餘不足寒熱痔熱病體重腸中熱取之以第四鍼於其腧及下諸指間索氣于胃胳得氣也熱病挾臍急痛胷脅滿取之湧泉與陰陵泉取以第四鍼鍼嗌裏熱病而汗且出及脈順可汗者取之魚際大淵大都大白寫之則熱去補之則汗出汗出大甚取內踝上橫脈以止之熱病已得汗而脈尚躁盛此陰脈之極也死其得汗而脈靜者生熱病脈尚盛躁而不得汗者此陽脈之極也死脈盛躁得汗靜者生熱病不可刺者有九一曰汗不出大顴發赤噦者死二曰泄而腹滿甚者死三曰目不明熱不已者死四曰老人嬰兒熱而腹滿者死五曰汗不出嘔下血者死六曰舌本爛熱不已者死七曰欬而衄汗不出出不至足者死八曰髓熱者死九曰熱而痙(巨郢切)者死腰折瘛瘲齒噤齘(音介)也凡此九者不可刺也所謂五十九刺者兩手外內側各三凡十二痏五指間各一凡八痏足亦如是頭入髮一寸傍三分各三凡六痏更入髮三寸邊五凡十痏耳前後口下者各一項中一凡六痏巔上一顖會一髮際一廉泉一風池二天柱二氣滿胷中喘息取足太陰大指之端去爪甲如薤葉寒則留之熱則疾之氣下乃止心疝暴痛取足太

陰厥陰盡刺去其血絡喉痺舌卷口中乾煩心心痛臂內廉通不可及頭取手小指次指爪甲下去端如韭葉目中赤痛從內眥始取之陰蹻風痙身反折先取足太陽及膕中及血絡出血中有寒取三里癃取之陰蹻及三毛上及血絡出血男子如蠱女子如怚身體腰脊如解不欲飲食先取湧泉見血視跗上盛者盡見血也

厥病第二十四

厥頭痛面若腫起而煩心取之足陽明太陰厥頭痛頭脈痛心悲善泣視頭動脈反盛者刺盡去血後調足厥陰厥頭痛貞貞頭重而痛寫頭上五行行五先取手少陰後取足少陰厥頭痛意善忘按之不得取頭面左右動脈後取足太陰厥頭痛項先痛腰脊爲應先取天柱後取足太陽厥頭痛頭痛甚耳前後脈湧有熱寫出其血後取足少陽眞頭痛頭痛甚腦盡痛手足寒至節死不治頭痛不可取于腧者有所擊墮惡血在于內若肉傷痛未已可則刺不可遠取也頭痛不可刺者大痺爲惡日作者可令少愈不可已頭半寒痛先取手少陽陽明後取足少陽陽明厥心痛與背相控善瘛如從後觸其心傴僂者腎心痛也



先取京骨崑崙發鍼不已取然谷厥心痛腹脹胷滿心尤痛甚胃心痛也取之大都大白厥心痛痛如以錐鍼刺其心心痛甚者脾心痛也取之然谷大谿厥心痛色蒼蒼如死狀終日不得太息肝心痛也取之行閒大衝厥心痛臥若徒居心痛閒動作痛益甚色不變肺心痛也取之魚際大淵眞心痛手足凊至節心痛甚旦發夕死夕發旦死心痛不可刺者中有盛聚不可取于腧腸中有蟲瘕及蛟蛕皆不可取以小鍼心腸痛憹（音懊）作痛腫聚往來上下行痛有休止腹熱喜渴涎出者是蛟蛕也以手聚按而堅持之無令得移以大鍼刺之久持之蟲不動乃出鍼也恷（音蒿）腹憹痛形中上者耳聾無聞取耳中耳鳴取耳前動脈耳痛不可刺者耳中有膿若有乾耵（音頂）聹（乃頂切）耳無聞也耳聾取手小指次指爪甲上與肉交者先取手後取足耳鳴取手中指爪甲上左取右右取左先取手後取足足髀不可舉側而取之在樞合中以員利鍼大鍼不可刺病注下血取曲泉風痺淫濼病不可已者足如履冰時如入湯中股脛淫濼煩心頭痛時嘔時悗眩已汗出久則目眩悲以喜恐短氣不出三年死也

病本第二十五

先病而後逆者治其本先逆而後病者治其本先寒而後生病者治其本先病而後生寒者治其本先熱而後生病者治其本先泄而後生他病者治其本必且調之乃治其他病先病而後中滿者治其標先病後泄者治其本先中滿而後煩心者治其本有客氣有同氣大小便不利治其標大小便利治其本病發而有餘本而標之先治其本後治其標病發而不足標而本之先治其標後治其本謹詳察間甚以意調之間者并行甚爲獨行先小大便不利而後生他病者治其本也



雜病第二十六

厥挾脊而痛者至頂頭沈沈然目䀮䀮然腰脊强取足太陽膕中血絡厥胷滿面腫脣漯漯暴言難甚則不能言取足陽明厥氣走喉而不能言手足凊大便不利取足少陰厥而腹嚮嚮然多寒氣腹中穀穀便溲難取足太陰嗌乾口中熱如膠取足少陰膝中痛取犢鼻以員利鍼發而間之鍼大如氂刺膝無疑喉痺不能言取足陽明能言取手陽明瘧不渴間日而作取足陽明渴而日作取手陽明齒痛不惡凊飲取足陽明惡凊飲取手陽明聾而不痛者取足少陽聾而痛者取手陽明衄而不止衃血流取足太陽衃血取手太陽不已刺宛骨下不已刺膕中出血腰痛痛上寒取足太陽陽明痛上熱取足厥陰不可以俛仰取足少陽中熱而喘取足少陰膕中血絡喜怒而不欲食言益小刺足太陰怒而多言刺足少陽顑痛刺手陽明與顑之盛脈出血項痛不可俛仰刺足太陽不可以顧刺手太陽也小腹滿大上走胃至心淅淅身時寒熱小便不利取足厥陰腹滿大便不利腹大亦上走胷嗌喘息喝喝然取足少陰腹滿食不化腹嚮嚮然不能大便取足太陰心痛引腰脊欲嘔取足少陰心痛腹脹嗇嗇然大便不利取足太陰心痛引背不得息刺足少陰不已取手少陽心痛引小腹滿上下無常處便溲難刺足厥陰心痛但短氣不足以息刺手太陰心痛當九節刺之按已刺按之立已不已上下求之得之立已顑痛刺足陽明曲周動脈見血立已不已按人迎于經立已氣逆上刺膺中陷者與下胷動脈腹痛刺臍左右動脈已刺按之立已不已刺氣街已刺按之立已痿厥爲四末束悗乃疾解之日二不仁者十日而知無休病已止歲以草刺鼻

噎噎而已無息而疾迎引之立已大驚之亦可已

周痺第二十七

黃帝問于歧伯曰周痺之在身也上下移徙隨脈其上下左右相應間不容空願聞此痛在血脈之中邪將在分肉之間乎何以致是其痛之移也間不及下鍼其慉痛之時不及定治而痛已止矣何道使然願聞其故歧伯荅曰此衆痺也非周痺也黃帝曰願聞衆痺歧伯對曰此各在其處更發更止更居更起以右應左以左應右非能周也更發更休也黃帝曰善刺之柰何歧伯對曰刺之者痛雖已止必刺其處勿令復起帝曰善願聞周痺何如歧伯對曰周痺者在于血脈之中隨脈以上隨脈以下不能左右各當其所黃帝曰刺之柰何歧伯對曰痛從上下者先刺其下以過過一作遏之後刺其上以脫之痛從下上者先刺其上以過之後刺其下以脫之黃帝曰善此痛安生何因而有名歧伯對曰風寒溼氣客于外分肉之間迫切而爲沫沫得寒則聚聚則排分肉而分裂也分裂則痛痛則神歸之神歸之則熱熱則痛解痛解則厥厥則他痺發發則如是帝曰善余已得其意矣此內不在藏而外未發于皮獨居分肉之間眞氣不能



周故命曰周痺故刺痺者必先切循其下之六經視其虛實及大絡之血結而不通及虛而脈陷空者而調之熨而通之其瘛堅轉引而行之黃帝曰善余已得其意矣亦得其事也九者經巽之理十二經脈陰陽之病也

口問第二十八

黃帝閒居辟左右而問于歧伯曰余已聞九鍼之經論陰陽逆順六經已畢願得口問歧伯避席再拜曰善乎哉問也此先師之所口傳也黃帝曰願聞口傳歧伯荅曰夫百病之始生也皆生于風雨寒暑陰陽喜怒飲食居處大驚卒恐則血氣分離陰陽破散經絡厥絕脈道不通陰陽相逆衞氣稽留經脈虛空血氣不次乃失其常論不在經者請道其方黃帝曰人之欠者何氣使然歧伯荅曰衞氣晝日行於陽夜半則行於陰陰者主夜夜者臥陽者主上陰者主下故陰氣積于下陽氣未盡陽引而上陰引而下陰陽相引故數欠陽氣盡陰氣盛則目瞑陰氣盡而陽氣盛則寤矣寫足少陰補足太陽黃帝曰人之噦者何氣使然歧伯曰穀入于胃胃氣上注于肺今有故寒氣與新谷氣俱還入于胃新故相亂眞邪相攻氣并相

逆復出于胃故爲噦補手太陰寫足少陰黃帝曰人之唏（音喜）者何氣使然岐伯曰此陰氣盛而陽氣虛陰氣疾而陽氣徐陰氣盛而陽氣絕故爲唏補足太陽寫足少陰黃帝曰人之振寒者何氣使然岐伯曰寒氣客于皮膚陰氣盛陽氣虛故爲振寒寒慄補諸陽黃帝曰人之噫者何氣使然岐伯曰寒氣客于胃厥逆從下上散復出于胃故爲噫補足太陰陽明一曰補眉本也黃帝曰人之嚏者何氣使然岐伯曰陽氣和利滿于心出于鼻故爲嚏補足太陽滎眉本一曰眉上也黃帝曰人之嚲（音妥）者何氣使然岐伯曰胃不



實則諸脈虛諸脈虛則筋脈懈惰筋脈懈惰則行陰用力氣不能復故爲嚲因其所在補分肉間黃帝曰人之哀而泣涕出者何氣使然岐伯曰心者五藏六府之主也目者宗脈之所聚也上液之道也口鼻者氣之門戶也故悲哀愁憂則心動心動則五藏六府皆搖搖則宗脈感宗脈感則液道開液道開故泣涕出焉液者所以灌精濡空竅者也故上液之道開則泣泣不止則液竭液竭則精不灌精不灌則目無所見矣故命曰奪精補天柱經俠頸黃帝曰人之太息者何氣使然岐伯曰憂思則心系急心系急則氣道約約則不利故太息以伸出之補手少陰心主足少陽留之也黃帝曰人之涎下者何氣使然岐伯曰飲食者皆入于胃胃中有熱則蟲動蟲動則胃緩胃緩則廉泉開故涎下補足少陰黃帝曰人之耳中鳴者何氣使然岐伯曰耳者宗脈之所聚也故胃中空則宗脈虛虛則下溜脈有所竭者故耳鳴補客主人手大指爪甲上與肉交者也黃帝曰人之自齧舌者何氣使然此厥逆走上脈氣輩（輩疑誤）至也少陰氣至則齧舌少陽氣至則齧頰陽明氣至則齧脣矣視主病者則補之凡此十二邪者皆奇邪之走空竅者也故



邪之所在皆爲不足故上氣不足腦爲之不滿耳爲之苦鳴頭爲之苦傾目爲之眩中氣不足溲便爲之變腸爲之苦鳴下氣不足則乃爲痿厥心悗補足外踝下留之黃帝曰治之柰何岐伯曰腎主爲欠取足少陰肺主爲噦取手太陰足少陰唏者陰與陽絕故補足太陽寫足少陰振寒者補諸陽噫者補足太陰陽明嚏者補足太陽眉本嚲因其所在補分肉間泣出補天柱經俠頸俠頸者頭中分也太息補手少陰心主足少陽留之涎下補足少陰耳鳴補客主人手大指爪甲上與肉交者自齧舌視主病者則補之目

眩頭傾補足外踝下留之痿厥心悗刺足大指間上二寸留之一曰足外踝下留之

黃帝內經靈樞卷五　總校黃以周　分校陳鉅　朱昌壽校



# 黃帝內經靈樞卷六

## 師傳第二十九

黃帝曰余聞先師有所心藏弗著于方余願聞而藏之則而行之上以治民下以治身使百姓無病上下和親德澤下流子孫無憂傳于後世無有終時可得聞乎岐伯曰遠乎哉問也夫治民與自治治彼與治此治小與治大治國與治家未有逆而能治之也夫惟順而已矣順者非獨陰陽脈論氣之逆順也百姓人民皆欲順其志也黃帝曰順之柰何岐伯曰入國問俗入家問諱上堂問禮臨病人問所便（平聲下同）黃帝曰便病人柰何岐伯曰夫中熱消癉則便寒寒中之屬則便熱胃中熱則消穀令人懸心善饑臍以上皮熱腸中熱則出黃如糜臍以下皮寒胃中寒則腹脹腸中寒則腸鳴飧泄胃中寒腸中熱則脹而且泄胃中熱腸中寒則疾饑小腹痛脹黃帝曰胃欲寒飲腸欲熱飲兩者相逆便之柰何且夫王公大人血食之君驕恣從欲輕人而無能禁之禁之則逆其志順之則加其病便之柰何治之何先岐伯曰人之情莫不惡死而樂生告之以其敗語之以其善導之以其所便開之以其所苦雖有無道之人惡有不聽者乎黃

帝曰治之柰何岐伯曰春夏先治其標後治其本秋冬先治其本後治其標黃帝曰便其相逆者柰何岐伯曰便此者食飲衣服亦欲適寒溫寒無悽愴暑無出汗食飲者熱無灼灼寒無滄滄寒溫中適故氣將持乃不致邪僻也黃帝曰本藏以身形支節䐃肉候五藏六府之小大焉今夫王公大人臨朝即位之君而問焉誰可捫循之而後荅乎岐伯曰身形支節者藏府之蓋也非面部之閱也黃帝曰五藏之氣閱于面者余已知之矣以肢節知而閱之柰何岐伯曰五藏六府者肺爲之蓋巨肩陷咽候見其外黃帝曰善



岐伯曰五藏六府心爲之主缺盆爲之道䯏骨有餘以候髑骬黃帝曰善岐伯曰肝者主爲將使之候外欲知堅固視目小大黃帝曰善岐伯曰脾者主爲衛使之迎糧視脣舌好惡以知吉凶黃帝曰善岐伯曰腎者主爲外使之遠聽視耳好惡以知其性黃帝曰善願聞六府之候岐伯曰六府者胃爲之海廣骸大頸張胷五穀乃容鼻隧以長以候大腸脣厚人中長以候小腸目下果大其膽乃橫鼻孔在外膀胱漏泄鼻柱中央起三焦乃約此所以候六府者也上下三等藏安且良矣

## 決氣第三十

黃帝曰余聞人有精氣津液血脈余意以爲一氣耳今乃辨爲六名余不知其所以然岐伯曰兩神相搏合而成形常先身生是謂精何謂氣岐伯曰上焦開發宣五穀味熏膚充身澤毛若霧露之溉是謂氣何謂津岐伯曰腠理發泄汗出溱溱是謂津何謂液岐伯曰穀入氣滿淖(音鬧)澤注于骨骨屬屈伸洩澤補益腦髓皮膚潤澤是謂液何謂血岐伯曰中焦受氣取汁變化而赤是謂血何謂脈岐伯曰壅遏營氣令無所避是謂脈黃帝曰六氣者有餘不足氣之多少腦



髓之虛實血脈之淸濁何以知之岐伯曰精脫者耳聾氣脫者目不明津脫者腠理開汗大泄液脫者骨屬屈伸不利色夭腦髓消脛痠(音酸)耳數鳴血脫者色白夭然不澤其脈空虛此其候也黃帝曰六氣者貴賤何如岐伯曰六氣者各有部主也其貴賤善惡可爲常主然五穀與胃爲大海也

## 腸胃第三十一

黃帝問于伯高曰余願聞六府傳穀者腸胃之小大長短受穀之多少柰何伯高曰請盡言之穀所從出入淺深遠近長短之度脣至齒長九分口廣二寸半

齒以後至會厭深三寸半大容五合舌重十兩長七寸廣二寸半咽門重十兩廣一寸半至胃長一尺六寸胃紆曲屈伸之長二尺六寸大一尺五寸徑五寸大容二斗五升小腸後附脊左環迴周疊積其注于迴腸者外附于臍上迴運環十六曲大二寸半徑八分分之少半長三丈三尺迴腸當臍左環迴周葉積而下迴運環反十六曲大四寸徑一寸寸之少半長二丈一尺廣腸傳脊以受迴腸左環葉脊上下辟大八寸徑二寸寸之大半長二尺八寸腸胃所入至所出長六丈四寸四分迴曲環反三十二曲也



## 平人絕穀第三十二

黃帝曰願聞人之不食七日而死何也伯高曰臣請言其故胃大一尺五寸徑五寸長二尺六寸橫屈受水穀三斗五升其中之穀常留二斗水一斗五升而滿上焦泄氣出其精微慓悍滑疾下焦下漑諸腸小腸大二寸半徑八分分之少半長三丈二尺受穀二斗四升水六升三合合之大半迴腸大四寸徑一寸寸之少半長二丈一尺受穀一斗水七升半廣腸大八寸徑二寸寸之大半長二尺八寸受穀九升三合八分合之一腸胃之長凡五丈八尺四寸受水穀九斗二升一合合之大半此腸胃所受水穀之數也平人則不然胃滿則腸虛腸滿則胃虛更虛更滿故氣得上下五藏安定血脈和利精神乃居故神者水穀之精氣也故腸胃之中當留穀二斗水一斗五升故平人日再後後二升半一日中五升七日五七三斗五升而留水穀盡矣故平人不食飲七日而死者水穀精氣津液皆盡故也

## 海論第三十三

黃帝問於岐伯曰余聞刺法于夫子夫子之所言不離于營衛血氣夫十二經脈者內屬于府藏外絡于



肢節夫子乃合之于四海乎岐伯答曰人亦有四海十二經水經水者皆注于海海有東西南北命曰四海黃帝曰以人應之奈何岐伯曰人有髓海有血海有氣海有水穀之海凡此四者以應四海也黃帝曰遠乎哉夫子之合人天地四海也願聞應之奈何岐伯答曰必先明知陰陽表裏滎輸所在四海定矣黃帝曰定之奈何岐伯曰胃者水穀之海其輸上在氣街下至三里衝脈者爲十二經之海其輸上在于大杼下出于巨虛之上下廉膻中者爲氣之海其輸上在于柱骨之上下前在于人迎腦爲髓之海其輸上

在于其蓋下在風府黄帝曰凡此四海者何利何害何生何敗岐伯曰得順者生得逆者敗知調者利不知調者害黄帝曰四海之逆順柰何岐伯曰氣海有餘者氣滿胷中悗息面赤氣海不足則氣少不足以言血海有餘則常想其身大怫然不知其所病血海不足亦常想其身小狹然不知其所病水穀之海有餘則腹滿水穀之海不足則饑不受穀食髓海有餘則輕勁多力自過其度髓海不足則腦轉耳鳴脛痠眩冒目無所見懈怠安臥黄帝曰余已聞逆順調之柰何岐伯曰審守其輸而調其虛實無犯其害順者



得復逆者必敗黄帝曰善

## 五亂第三十四

黄帝曰經脈十二者別爲五行分爲四時何失而亂何得而治岐伯曰五行有序四時有分相順則治相逆則亂黄帝曰何謂相順岐伯曰經脈十二者以應十二月十二月者分爲四時四時者春秋冬夏其氣各異營衛相隨陰陽已和清濁不相干如是則順之而治黄帝曰何謂逆而亂岐伯曰清氣在陰濁氣在陽營氣順脈衛氣逆行清濁相干亂于胷中是謂大悗故氣亂于心則煩心密嘿俛首靜伏亂于肺則俛仰喘喝接手以呼亂于腸胃則爲霍亂亂于臂脛則爲四厥亂于頭則爲厥逆頭重眩仆黄帝曰五亂者刺之有道乎岐伯曰有道以來有道以去審知其道是謂身寶黄帝曰善願聞其道岐伯曰氣在于心者取之手少陰心主之輸氣在于肺者取之手太陰榮足少陰輸氣在于腸胃者取之足太陰陽明不下者取之三里氣在于頭者取之天柱大杼不知取足太陽榮輸氣在于臂足取之先去血脈後取其陽明少陽之榮輸黄帝曰補寫柰何岐伯曰徐入徐出謂之導氣補寫無形謂之同精是非有餘不足也亂氣之



相逆也黄帝曰允乎哉道明乎哉論請著之玉版命曰治亂也

## 脹論第三十五

黄帝曰脈之應于寸口如何而脹岐伯曰其脈大堅以濇者脹也黄帝曰何以知藏府之脹也岐伯曰陰爲藏陽爲府黄帝曰夫氣之令人脹也在於血脈之中耶藏府之內乎岐伯曰三[二作]者皆存焉然非脹之舍也黄帝曰願聞脹之舍岐伯曰夫脹者皆在于藏府之外排藏府而郭胷脅脹皮膚故命曰脹黄帝曰藏府之在胷脅腹裏之內也若匣匱之藏禁器也

各有次舍異名而同處一域之中其氣各異願聞其故黃帝曰未解其意再問岐伯曰夫胷腹藏府之郭也膻中者心主之宮城也胃者太倉也咽喉小腸者傳送也胃之五竅者閭里門戶也廉泉玉英者津液之道也故五藏六府者各有畔界其病各有形狀營氣循脈衛氣逆爲脈脹衛氣並脈循分爲膚脹三里而寫近者一下遠者三下無問虛實工在疾寫黃帝曰願聞脹形岐伯曰夫心脹者煩心短氣臥不安肺脹者虛滿而喘欬肝脹者脅下滿而痛引小腹脾脹者善噦四肢煩悗體重不能勝衣臥不安腎脹者腹



滿引背央央然腰髀痛六府脹胃脹者腹滿胃脘痛鼻聞焦臭妨于食大便難大腸脹者腸鳴而痛濯濯冬日重感于寒則飧泄不化小腸脹者少腹䐜脹引腰而痛膀胱脹者小腹滿而氣癃三焦脹者氣滿于皮膚中輕輕然而不堅膽脹者脅下痛脹口中苦善太息凡此諸脹者其道在一明知逆順鍼數不失寫虛補實神去其室致邪失正眞不可定麤之所敗謂之天命補虛寫實神歸其室久塞其空謂之良工黃帝曰脹者焉生何因而有岐伯曰衛氣之在身也常然並脈循分肉行有逆順陰陽相隨乃得天和五藏更始四時循序五穀乃化然後厥氣在下營衛留止寒氣逆上眞邪相攻兩氣相搏乃合爲脹也黃帝曰善何以解惑岐伯曰合之于眞三合而得帝曰善黃帝問于岐伯曰脹論言無問虛實工在疾寫近者一下遠者三下今有其三而不下者其過焉在岐伯對曰此言陷于肉肓而中氣穴者也不中氣穴則氣內閉鍼不陷肓則氣不行上越中肉則衛氣相亂陰陽相逐其于脹也當寫不寫氣故不下三而不下必更其道氣下乃止不下復始可以萬全烏有殆者乎其于脹也必審其胗音軫當寫則寫當補則補如鼓應桴



惡有不下者乎

## 五癃津液別第三十六

黃帝問于岐伯曰水穀入于口輸于腸胃其液別爲五天寒衣薄則爲溺與氣天熱衣厚則爲汗悲哀氣并則爲泣中熱胃緩則爲唾邪氣內逆則氣爲之閉塞而不行不行則爲水脹余知其然也不知其何由生願聞其道岐伯曰水穀皆入于口其味有五各注其海津液各走其道故三焦出氣以溫肌肉充皮膚爲其津其流而不行者爲液天暑衣厚則腠理開故汗出寒留于分肉之間聚沫則爲痛天寒則腠理閉

氣溼不行水下留于膀胱則爲溺與氣五藏六府心爲之主耳爲之聽目爲之候肺爲之相肝爲之將脾爲之衛腎爲之主外故五藏六府之津液盡上滲于目心悲氣幷則心系急心系急則肺舉肺舉則液上溢夫心系與肺不能常舉乍上乍下故欬而泣出矣中熱則胃中消穀消穀則蟲上下作腸胃充郭故胃緩胃緩則氣逆故唾出五穀之津液和合而爲膏者內滲入于骨空補益腦髓而下流于陰股陰陽不和則使液溢而下流于陰髓液皆減而下下過度則虛虛故腰背痛而脛痠陰陽氣道不通四海塞閉三焦



不寫津液不化水穀幷行腸胃之中別于迴腸留于下焦不得滲膀胱則下焦脹水溢則爲水脹此津液五別之逆順也

五閱五使第三十七

黃帝問于歧伯曰余聞刺有五官五閱以觀五氣五氣者五藏之使也五時之副也願聞其五使當安出歧伯曰五官者五藏之閱也黃帝曰願聞其所出令可爲常歧伯曰脈出于氣口色見于明堂五色更出以應五時各如其常經氣入藏必當治裏帝曰善五色獨決于明堂乎歧伯曰五官以辨闕庭必張乃立明堂明堂廣大蕃蔽見外方壁高其引垂居外五色乃治平博廣大壽中百歲見此者刺之必已如是之人者血氣有餘肌肉堅緻故可苦以鍼黃帝曰願聞五官歧伯曰鼻者肺之官也目者肝之官也口脣者脾之官也舌者心之官也耳者腎之官也黃帝曰以官何候歧伯曰以候五藏故肺病者喘息鼻張肝病者眥青脾病者脣黃心病者舌卷短顴赤腎病者顴與顏黑黃帝曰五脈安出五色安見其常色殆者如何歧伯曰五官不辨闕庭不張小其明堂蕃蔽不見又埤其墻墻下無基垂角去外如是者雖平常殆況



加疾哉黃帝曰五色之見于明堂以觀五藏之氣左右高下各有形乎歧伯曰府藏之在中也各以次舍左右上下各如其度也

逆順肥瘦第三十八

黃帝問于歧伯曰余聞鍼道于夫子衆多畢悉矣夫子之道應若失而據未有堅然者也夫子之問學熟乎將審察于物而心生之乎歧伯曰聖人之爲道者上合于天下合于地中合于人事必有明法以起度數法式檢押乃後可傳焉故匠人不能釋尺寸而意短長廢繩墨而起平水也工人不能置規而爲員去

矩而為方知用此者固自然之物易用之教逆順之常也黃帝曰願聞自然柰何岐伯曰臨深決水不用功力而水可竭也循掘決衝而經可通也此言氣之滑濇血之清濁行之逆順也黃帝曰願聞人之白黑肥瘦小長各有數乎岐伯曰年質壯大血氣充盈膚革堅固因加以邪刺此者深而留之此肥人也廣肩腋項肉薄厚皮而黑色脣臨臨然其血黑以濁其氣濇以遲其為人也貪于取與刺此者深而留之多益其數也黃帝曰刺瘦人柰何岐伯曰瘦人者皮薄色少肉廉廉然薄脣輕言其血清氣滑易脫于氣易損



于血刺此者淺而疾之黃帝曰刺常人柰何岐伯曰視其白黑各為調之其端正敦厚者其血氣和調刺此者無失常數也黃帝曰刺壯士眞骨者柰何岐伯曰刺壯士眞骨堅肉緩節監監然此人重則氣濇血濁刺此者深而留之多益其數勁則氣滑血清刺此者淺而疾之黃帝曰刺嬰兒柰何岐伯曰嬰兒者其肉脆血少氣弱刺此者以豪鍼淺刺而疾發鍼日再可也黃帝曰臨深決水柰何岐伯曰血清氣濁疾寫之則氣竭焉黃帝曰循掘決衝柰何岐伯曰血濁氣濇疾寫之則經可通也黃帝曰脈行之逆順柰何岐伯曰手之三陰從藏走手手之三陽從手走頭足之三陽從頭走足足之三陰從足走腹黃帝曰少陰之脈獨下行何也岐伯曰不然夫衝脈者五藏六府之海也五藏六府皆稟焉其上者出於頏顙滲諸陽灌諸精其下者注少陰之大絡出于氣街循陰股內廉入膕中伏行骭骨內下至內踝之後屬而別其下者並于少陰之經滲三陰其前者伏行出跗屬下循跗入大指間滲諸絡而溫肌肉故別絡結則跗上不動不動則厥厥則寒矣黃帝曰何以明之岐伯曰五官導之切而驗之其非必動然後乃可明逆順之行也



黃帝曰窘乎哉聖人之為道也明于日月微于毫釐其非夫子孰能道之也

## 血絡論第二十九

黃帝曰願聞其奇邪而不在經者岐伯曰血絡是也黃帝曰刺血絡而仆者何也血出而射者何也血少黑而濁者何也血出清而半為汁者何也發鍼而腫者何也血出若多若少而面色蒼蒼者何也發鍼而面色不變而煩悗者何也多出血而不動搖者何也願聞其故岐伯曰脈氣甚而血虛者刺之則脫氣脫氣則仆血氣俱盛而陰氣多者其血滑刺之則射陽

氣畜積久留而不寫者其血黑以濁故不能射新飲而液滲于絡而未合和于血也故血出而汁別焉其不新飲者身中有水久則為腫陰氣積于陽其氣因于絡故刺之血未出而氣先行故腫陰陽之氣其新相得而未和合因而寫之則陰陽俱脫表裏相離故脫色而蒼蒼然刺之血出多色不變而煩悗者刺絡而虛經虛經之屬于陰者陰脫故煩悗陰陽相得而合為痹者此為內溢于經外注于絡如是者陰陽俱有餘雖多出血而弗能虛也黃帝曰相之柰何岐伯曰血脈者盛堅橫以赤上下無常處小者如鍼大者



如筯則而寫之萬全也故無失數矣失數而反各如其度黃帝曰鍼入而肉著者何也岐伯曰熱氣因于鍼則鍼熱熱則肉著于鍼故堅焉

## 陰陽清濁第四十

黃帝曰余聞十二經脈以應十二經水者其五色各異清濁不同人之血氣若一應之柰何岐伯曰人之血氣苟能若一則天下為一矣惡有亂者乎黃帝曰余聞一人非問天下之眾岐伯曰夫一人者亦有亂氣天下之眾亦有亂人其合為一耳黃帝曰願聞人氣之清濁岐伯曰受穀者濁受氣者清清者注陰濁者注陽濁而清者上出于咽清而濁者則下行清濁相干命曰亂氣黃帝曰夫陰清而陽濁濁者有清清者有濁清濁別之柰何岐伯曰氣之大別清者上注於肺濁者下走於胃胃之清氣上出于口肺之濁氣下注于經內積于海黃帝曰諸陽皆濁何陽濁甚乎岐伯曰手太陽獨受陽之濁手太陰獨受陰之清其清者上走空竅其濁者下行諸經諸陰皆清足太陰獨受其濁黃帝曰治之柰何岐伯曰清者其氣滑濁者其氣濇此氣之常也故刺陰者深而留之刺陽者淺而疾之清濁相干者以數調之也



黃帝內經靈樞卷六　總校黃以周　分校陳鈷　朱昌壽　校

黃帝內經靈樞卷七

陰陽繫日月第四十一

黃帝曰余聞天爲陽地爲陰日爲陽月爲陰其合之于人柰何歧伯曰腰以上爲天腰以下爲地故天爲陽地爲陰故足之十二經脈以應十二月月生於水故在下者爲陰手之十指以應十日日主火故在上者爲陽黃帝曰合之于脈柰何歧伯曰寅者正月之生陽也主左足之少陽未者六月主右足之少陽卯者二月主左足之太陽午者五月主右足之太陽辰者三月主左足之陽明巳者四月主右足之陽明此兩陽合于前故曰陽明申者七月之生陰也主右足



之少陰丑者十二月主左足之少陰酉者八月主右足之太陰子者十一月主左足之大陰戌者九月主右足之厥陰亥者十月主左足之厥陰此兩陰交盡故曰厥陰甲主左手之少陽己主右手之少陽乙主左手之太陽戊主右手之太陽丙主左手之陽明丁主右手之陽明此兩火并合故爲陽明庚主右手之少陰癸主右手之少陰辛主右手之太陰壬主左手之太陰故足之陽者陰中之少陽也足之陰者陰中之太陰也手之陽者陽中之太陽也手之陰者陽中之少陰也腰以上者爲陽腰以下者爲陰其於五藏也心爲陽中之太陽肺爲陽中之少陰肝爲陰中之少陽脾爲陰中之至陰腎爲陰中之太陰黃帝曰以治柰何歧伯曰正月二月三月人氣在左無刺左足之陽四月五月六月人氣在右無刺右足之陽七月八月九月人氣在右無刺右足之陰十月十一月十二月人氣在左無刺左足之陰黃帝曰五行以東方甲乙木王春春者蒼色主肝肝者足厥陰也今乃以甲爲左手之少陽不合于數何也歧伯曰此天地之陰陽也非四時五行之以次行也且夫陰陽者有名而無形故數之可十離之可百散之可千推之可萬



此之謂也

病傳第四十二

黃帝曰余受九鍼于夫子而私覽於諸方或有導引行氣喬摩灸熨刺焫飲藥之一者可獨守耶將盡行之乎歧伯曰諸方者衆人之方也非一人之所盡行也黃帝曰此乃所謂守一勿失萬物畢者也今余已聞陰陽之要虛實之理傾移之過可治之屬願聞病之變化淫傳絕敗而不可治者可得聞乎歧伯曰要乎哉問道昭乎其如日醒窘乎其如夜瞑能被而服

之神與俱成畢將服之神自得之生神之理可著于竹帛不可傳于子孫黃帝曰何謂日醒岐伯曰明於陰陽如惑之解如醉之醒黃帝曰何謂夜瞑岐伯曰瘖乎其無聲漠乎其無形折毛發理正氣橫傾淫邪泮衍血脈傳溜大氣入藏腹痛下淫可以致死不可以致生黃帝曰大氣入藏柰何岐伯曰病先發于心一日而之肺三日而之肝五日而之脾三日不已死冬夜半夏日中病先發于肺三日而之肝一日而之脾五日而之胃十日不已死冬日入夏日出病先發于肝三日而之脾五日而之胃三日而之腎三日不



已死冬日入夏蚤食病先發于脾一日而之胃二日而之腎三日而之膂膀胱十日不已死冬人定夏晏食病先發于胃五日而之腎三日而之膂膀胱五日而上之心二日不已死冬夜半夏日昳病先發于腎三日而之膂膀胱三日而上之心三日而之小腸三日不已死冬大晨夏早晡病先發于膀胱五日而之腎一日而之小腸一日而之心二日不已死冬雞鳴夏下晡諸病以次相傳如是者皆有死期不可刺也間一藏及二三四藏者乃可刺

## 淫邪發夢第四十三

黃帝曰願聞淫邪泮衍柰何岐伯曰正邪從外襲內而未有定舍反淫于藏不得定處與營衛俱行而與魂魄飛揚使人臥不得安而喜夢氣淫于府則有餘于外不足于內氣淫于藏則有餘于內不足于外黃帝曰有餘不足有形乎岐伯曰陰氣盛則夢涉大水而恐懼陽氣盛則夢大火而燔焫陰陽俱盛則夢相殺上盛則夢飛下盛則夢墮甚饑則夢取甚飽則夢予肝氣盛則夢怒肺氣盛則夢恐懼哭泣飛揚心氣盛則夢善笑恐畏脾氣盛則夢歌樂身體重不舉腎氣盛則夢腰脊兩解不屬凡此十二盛者至而寫之



立已厥氣客于心則夢見邱山煙火客于肺則夢飛揚見金鐵之奇物客于肝則夢山林樹木客于脾則夢見邱陵大澤壞屋風雨客于腎則夢臨淵沒居水中客于膀胱則夢遊行客于胃則夢飲食客于大腸則夢田野客于小腸則夢聚邑衝衢客于膽則夢鬬訟自刳客于陰器則夢接內客于項則夢斬首客于脛則夢行走而不能前及居深地窌力交切苑中客于股肱則夢禮節拜起客于胞䐈則夢溲便凡此十五不足者至而補之立已也

## 順氣一日分為四時第四十四

黃帝曰夫百病之所始生者必起于燥溼寒暑風雨陰陽喜怒飲食居處氣合而有形得藏而有名余知其然也夫百病者多以旦慧晝安夕加夜甚何也歧伯曰四時之氣使然黃帝曰願聞四時之氣歧伯曰春生夏長秋收冬藏是氣之常也人亦應之以一日分爲四時朝則爲春日中爲夏日入爲秋夜半爲冬朝則人氣始生病氣衰故旦慧日中人氣長長則勝邪故安夕則人氣始衰邪氣始生故加夜半人氣入藏邪氣獨居於身故甚也黃帝曰其時有反者何也歧伯曰是不應四時之氣藏獨主其病者是必以藏



氣之所不勝時者甚以其所勝時者起也黃帝曰治之柰何歧伯曰順天之時而病可與期順者爲工逆者爲粗黃帝曰善余聞刺有五變以主五輸願聞其數歧伯曰人有五藏五藏有五變五變有五輸故五五二十五輸以應五時黃帝曰願聞五變歧伯曰肝爲牡藏其色靑其時春其音角其味酸其日甲乙心爲牡藏其色赤其時夏其日丙丁其音徵其味苦脾爲牝藏其色黃其時長夏其日戊己其音宮其味甘肺爲牝藏其色白其音商其時秋其日庚辛其味辛腎爲牝藏其色黑其時冬其日壬癸其音羽其味鹹是爲五變黃帝曰以主五輸柰何藏主冬冬刺井色主春春刺滎時主夏夏刺輸音主長夏長夏刺經味主秋秋刺合是謂五變以主五輸黃帝曰諸原安合以致六輸歧伯曰原獨不應五時以經合之以應其數故六六三十六輸黃帝曰何謂藏主冬時主夏音主長夏味主秋色主春願聞其故歧伯曰病在藏者取之井病變于色者取之滎病時閒時甚者取之輸病變于音者取之經經滿而血者病在胃及以飲食不節得病者取之於合故命曰味主合是謂五變也

## 外揣第四十五



黃帝曰余聞九鍼九篇余親授其調頗得其意夫九鍼者始于一而終於九然未得其要道也夫九鍼者小之則無內大之則無外深不可爲下高不可爲蓋恍惚無窮流溢無極余知其合于天道人事四時之變也然余願雜之毫毛渾束爲一可乎歧伯曰明乎哉問也非獨鍼道焉夫治國亦然黃帝曰余願聞鍼道非國事也歧伯曰夫治國者夫惟道焉非道何可小大深淺雜合爲一乎黃帝曰願卒聞之歧伯曰日與月焉水與鏡焉鼓與響焉夫日月之明不失其影水鏡之察不失其形鼓響之應不後其聲動搖則應

和盡得其情黃帝曰窘乎哉昭昭之明不可蔽其不可蔽不失陰陽也合而察之切而驗之見而得之若清水明鏡之不失其形也五音不彰五色不明五藏波蕩若是則外內相襲若鼓之應桴響之應聲影之似形故遠者司外揣內近者司內揣外是謂陰陽之極天地之蓋請藏之靈蘭之室弗敢使泄也

## 五變第四十六

黃帝問於少俞曰余聞百疾之始期也必生於風雨寒暑循毫毛而入腠理或復還或留止或為風腫汗出或為消癉或為寒熱或為留痹或為積聚奇邪淫



溢不可勝數願聞其故夫同時得病或病此或病彼意者天之為人生風乎何其異也少俞曰夫天之風者非以私百姓也其行公平正直犯者得之避者得無殆非求人而人自犯之黃帝曰一時遇風同時得病其病各異願聞其故少俞曰善乎哉問請論以比匠人匠人磨斧斤礪刀削斲材木木之陰陽尚有堅脆堅者不入脆者皮弛至其交節而缺斤斧焉夫一木之中堅脆不同堅者則剛脆者易傷況其材木之不同皮之厚薄汁之多少而各異耶夫木之蚤花先生葉者遇春霜烈風則花落而葉萎久曝大旱則脆木薄皮者枝條汁少而葉萎久陰淫雨則薄皮多汁者皮潰而漉卒風暴起則剛脆之木枝折杌傷秋霜疾風則剛脆之木根搖而葉落凡此五者各有所傷況於人乎黃帝曰以人應木奈何少俞答曰木之所傷也皆傷其枝枝之剛脆而堅未成傷也人之有常病也亦因其骨節皮膚腠理之不堅固者邪之所舍也故常為病也黃帝曰人之善病風厥漉汗者何以候之少俞答曰肉不堅腠理疏則善病風黃帝曰何以候肉之不堅也少俞答曰䐃肉不堅而無分理理者粗理粗理而皮不緻者腠理疏此言其渾然者黃



帝曰人之善病消癉者何以候之少俞答曰五藏皆柔弱者善病消癉黃帝曰何以知五藏之柔弱也少俞答曰夫柔弱者必有剛強剛強多怒柔者易傷也黃帝曰何以候柔弱之與剛強少俞答曰此人薄皮膚而目堅固以深者長衡直揚其心剛剛則多怒怒則氣上逆胸中畜積血氣逆留臗皮充肌血脈不行轉而為熱熱則消肌膚故為消癉此言其人暴剛而肌肉弱者也黃帝曰人之善病寒熱者何以候之少俞答曰小骨弱肉者善病寒熱黃帝曰何以候骨之小大肉之堅脆色之不一也少俞答曰顴骨者骨之

本也顴大則骨大顴小則骨小皮膚薄而其肉無䐃其臂懦懦然其地色殆然不與其天同色污然獨異此其候也然後臂薄者其髓不滿故善病寒熱也黃帝曰何以候人之善病痹者少俞答曰粗理而肉不堅者善病痹黃帝曰痹之高下有處乎少俞答曰欲知其高下者各視其部黃帝曰人之善病腸中積聚者何以候之少俞答曰皮膚薄而不澤肉不堅而淖音閙澤如此腸胃惡惡則邪氣留止積聚乃傷脾胃之閒寒溫不次邪氣稍至稸積留止大聚乃起黃帝曰余聞病形已知之矣願聞其時少俞答曰先立其年以知其時時高則起時下則殆雖不陷下當年有衝通其病必起是謂因形而生病五變之紀也



## 本藏第四十七

黃帝問於岐伯曰人之血氣精神者所以奉生而周于性命者也經脈者所以行血氣而營陰陽濡筋骨利關節者也衛氣者所以溫分肉充皮膚肥腠理司關闔者也志意者所以御精神收魂魄適寒溫和喜怒者也是故血和則經脈流行營覆陰陽筋骨勁強關節清利矣衛氣和則分肉解利皮膚調柔腠理緻密矣志意和則精神專直魂魄不散悔怒不起五藏不受邪矣寒溫和則六府化穀風痹不作經脈通利肢節得安矣此人之常平也五藏者所以藏精神血氣魂魄者也六府者所以化水穀而行津液者也此人之所以具受于天也無愚智賢不肖無以相倚也然有其獨盡天壽而無邪僻之病百年不衰雖犯風雨卒寒大暑猶有弗能害也有其不離屏蔽室內無怵惕之恐然猶不免於病何也願聞其故岐伯曰窘乎哉問也五藏者所以參天地副陰陽而連四時化五節者也五藏者故有小大高下堅脆端正偏傾者六府亦有小大長短厚薄結直緩急凡此二十五者各不同或善或惡或吉或凶請言其方心小則安邪弗能傷易傷以憂心大則憂不能傷易傷于邪心高則滿于肺中悗而善忘難開以言心下則藏外易傷于寒易恐以言心堅則藏安守固心脆則善病消癉熱中心端正則和利難傷心偏傾則操持不一無守司也肺小則少飲不病喘喝肺大則多飲善病胸痹喉痹逆氣肺高則上氣肩息欬肺下則居賁迫肺善脅下痛肺堅則不病欬上氣肺脆則苦病消癉易傷肺端正則和利難傷肺偏傾則胸偏痛也肝小則藏安無脅下之病肝大則逼胃迫咽則苦膈中且脅下

痛肝高則上支賁切脅悗為息賁肝下則逼胃脅下空脅下空則易受邪肝堅則藏安難傷肝脆則善病消癉易傷肝端正則和利難傷肝偏傾則脅下痛也脾小則藏安難傷於邪也脾大則苦湊䏚而痛不能疾行脾高則䏚引季脅而痛脾下則下加于大腸下加于大腸則藏苦受邪脾堅則藏安難傷脾脆則善病消癉易傷脾端正則和利難傷脾偏傾則善滿善脹也腎小則藏安難傷腎大則善病腰痛不可以俛仰易傷以邪腎高則苦背膂痛不可以俛仰腎下則腰尻痛不可以俛仰為狐疝腎堅則不病腰背痛腎脆則苦病消癉易傷腎端正則和利難傷腎偏傾則苦腰尻痛也凡此二十五變者人之所苦常病黃帝曰何以知其然也岐伯曰赤色小理者心小粗理者心大無髑音結骬音于者心高髑骬小短舉者心下髑骬長者心下堅髑骬弱小以薄者心脆髑骬直下不舉者心端正髑骬倚一方者心偏傾也白色小理者肺小粗理者肺大巨肩反膺陷喉者肺高合腋張脅者肺下好肩背厚者肺堅肩背薄者肺脆背膺厚者肺端正脅偏疎者肺偏傾也青色小理者肝小粗理者肝大廣胷反骹音敲者肝高合脅兔骹者肝下胷脅好



者肝堅脅骨弱者肝脆膺腹好相得者肝端正脅骨偏舉者肝偏傾也黃色小理者脾小粗理者脾大揭脣者脾高脣下縱者脾下脣堅者脾堅脣大而不堅者脾脆脣上下好者脾端正脣偏舉者脾偏傾也黑色小理者腎小粗理者腎大高耳者腎高耳後陷者腎下耳堅者腎堅耳薄不堅者腎脆耳好前居牙車者腎端正耳偏高者腎偏傾也凡此諸變者持則安減則病也帝曰善然非余之所問也願聞人之有不可病者至盡天壽雖有深憂大恐怵惕之志猶不能減也甚寒大熱不能傷也其有不離屏蔽室內又無怵惕之恐然不免於病者何也願聞其故岐伯曰五藏六府邪之舍也請言其故五藏皆小者少病苦燋心大愁憂五藏皆大者緩于事難使以憂五藏皆高者好高舉措五藏皆下者好出人下五藏皆堅者無病五藏皆脆者不離于病五藏皆端正者和利得人心五藏皆偏傾者邪心而善盜不可以為人平反覆言語也黃帝曰願聞六府之應岐伯荅曰肺合大腸大腸者皮其應心合小腸小腸者脈其應肝合膽膽者筋其應脾合胃胃者肉其應腎合三焦膀胱三焦膀胱者腠理毫毛其應黃帝曰應之柰何岐伯曰肺

應皮皮厚者大腸厚皮薄者大腸薄皮緩腹裏大者大腸大而長皮急者大腸急而短皮滑者大腸直皮肉不相離者大腸結心應脈皮厚者脈厚脈厚者小腸厚皮薄者脈薄脈薄者小腸薄皮緩者脈緩脈緩者小腸大而長皮薄而脈沖小者小腸小而短諸陽經脈皆多紆屈者小腸結脾應肉肉䐃（渠永反）堅大者胃厚肉䐃麼者胃薄肉䐃小而麼者胃不堅肉䐃不稱身者胃下胃下者下管約不利肉䐃不堅者胃緩肉䐃無小裏累者胃急肉䐃多少裏累者胃結胃結者上管約不利也肝應爪爪厚色黄者膽厚爪薄色



紅者膽薄爪堅色青者膽急爪濡色赤者膽緩爪直色白無約者膽直爪惡色黑多紋者膽結也腎應骨密理厚皮者三焦膀胱厚粗理薄皮者三焦膀胱薄疏腠理者三焦膀胱緩皮急而無毫毛者三焦膀胱急毫毛美而粗者三焦膀胱直稀毫毛者三焦膀胱結也黄帝曰厚薄美惡皆有形願聞其所病歧伯答曰視其外應以知其內藏則知所病矣

黄帝內經靈樞卷七　總校黄以周　分校宋昌壽 馮一梅 校

黃帝內經靈樞卷八

禁服第四十八

雷公問於黃帝曰細子得受業通於九鍼六十篇旦暮勤服之近者編絶久者簡垢然尚諷誦弗置未盡解於意矣外揣言渾束爲一未知所謂也夫大則無外小則無內大小無極高下無度束之柰何士之才力或有厚薄智慮褊淺不能博大深奧自强于學若細子細子恐其散于後世絶于子孫敢問約之柰何黃帝曰善乎哉問也此先師之所禁坐私傳之也割臂歃血之盟也子若欲得之何不齋乎雷公再拜而



起曰請聞命于是也乃齋宿三日而請曰敢問今日正陽細子願以受盟黃帝乃與俱入齋室割臂歃血黃帝親祝曰今日正陽歃血傳方有敢背此言者反受其殃雷公再拜曰細子受之黃帝乃左握其手右授之書曰愼之愼之吾爲子言之凡刺之理經脈爲始營其所行知其度量內刺五藏外刺六府審察衛氣爲百病母調諸虛實虛實乃止寫其血絡血盡不殆矣雷公曰此皆細子之所以通未知其所約也黃帝曰夫約方者猶約囊也囊滿而弗約則輸泄方成弗約則神與弗俱雷公曰願爲下材者勿滿而約之

黃帝曰未滿而知約之以爲工不可以爲天下師雷公曰願聞爲工黃帝曰寸口主中人迎主外兩者相應俱往俱來若引繩大小齊等春夏人迎微大秋冬寸口微大如是者名曰平人人迎大一倍于寸口病在足少陽一倍而躁在手少陽人迎二倍病在足太陽二倍而躁病在手太陽人迎三倍病在足陽明三倍而躁病在手陽明盛則爲熱虛則爲寒緊則爲痛痹代則乍甚乍間盛則寫之虛則補之緊痛則取之分肉代則取血絡且飲藥陷下則灸之不盛不虛以經取之名曰經刺人迎四倍者且大且數名曰溢陽



溢陽爲外格死不治必審按其本末察其寒熱以驗其藏府之病寸口大于人迎一倍病在足厥陰一倍而躁在手心主寸口二倍病在足少陰二倍而躁在手少陰寸口三倍病在足太陰三倍而躁在手太陰盛則脹滿寒中食不化虛則熱中出糜少氣溺色變緊則痛痹代則乍痛乍止盛則寫之虛則補之緊則先刺而後灸之代則取血絡而後調之陷下則徒灸之陷下者脈血結于中中有著血血寒故宜灸之不盛不虛以經取之寸口四倍者名曰內關內關者且大且數死不治必審察其本末之寒溫以驗其藏府

之病通其營輸乃可傳于大數大數曰盛則徒寫之虛則徒補之緊則灸刺且飲藥陷下則徒灸之不盛不虛以經取之所謂經治者飲藥亦曰灸刺脈急則引脈大以弱則欲安靜用力無勞也

五色第四十九

雷公問於黃帝曰五色獨決于明堂乎小子未知其所謂也黃帝曰明堂者鼻也闕者眉間也庭者顔也蕃者頰側也蔽者耳門也其間欲方大去之十步皆見于外如是者壽必中百歲雷公曰五官之辨柰何黃帝曰明堂骨高以起平以直五藏次于中央六府



挾其兩側首面上于闕庭王宮在于下極五藏安于胷中眞色以致病色不見明堂潤澤以淸五官惡得無辨乎雷公曰其不辨者可得聞乎黃帝曰五色之見也各出其色部部骨陷者必不免於病矣其色部乘襲者雖病甚不死矣雷公曰官五色柰何黃帝曰靑黑爲痛黃赤爲熱白爲寒是謂五官雷公曰病之益甚與其方衰如何黃帝曰外內皆在焉切其脈口滑小緊以沈者病益甚在中人迎氣大緊以浮者其病益甚在外其脈口浮滑者病日進人迎沈而滑者病日損其脈口滑以沈者病日進在內其人迎脈滑

盛以浮者其病日進在外脈之浮沈及人迎與寸口氣小大等者病難已病之在藏沈而大者易已小爲逆病在府浮而大者其病易已人迎盛堅者傷於寒氣口甚堅者傷於食雷公曰以色言病之間甚柰何黃帝曰其色麤以明沈夭者爲甚其色上行者病益甚其色下行如雲徹散者病方已五色各有藏部有外部有內部也色從外部走內部者其病從外走內其色從內走外者其病從內走外病生於內者先治其陰後治其陽反者益甚其病生於陽者先治其外後治其內反者益甚其脈滑大以代而長者病從外



來目有所見志有所惡此陽氣之并也可變而已雷公曰小子聞風者百病之始也厥逆者寒溼之起也別之柰何黃帝曰常候闕中薄澤爲風沖濁爲痹在地爲厥此其常也各以其色言其病雷公曰人不病卒死何以知之黃帝曰大氣入于藏府者不病而卒死矣雷公曰病小愈而卒死者何以知之黃帝曰赤色出兩顴大如母指者病雖小愈必卒死黑色出於庭大如母指必不病而卒死雷公再拜曰善哉其死有期乎黃帝曰察色以言其時雷公曰善乎願卒聞之黃帝曰庭者首面也闕上者咽喉也闕中者肺也

下極者心也直下者肝也肝左者膽也下者脾也方上者胃也中央者大腸也挾大腸者腎也當腎者臍也面王以上者小腸也面王以下者膀胱子處也顴（疑有落字）者肩也顴後者臂也臂下者手也目內眥上者膺乳也挾繩而上者背也循牙車以下者股也中央者膝也膝以下者脛也當脛以下者足也巨分者股裏也巨屈者膝臏也此五藏六府肢節之部也各有部分有部分用陰和陽用陽和陰當明部分萬舉萬當能別左右是謂大道男女異位故曰陰陽審察澤夭謂之良工沈濁為內浮澤為外黃赤為風青黑為



痛白為寒黃而膏潤為膿赤甚者為血痛甚為攣寒甚為皮不仁五色各見其部察其浮沈以知淺深察其澤夭以觀成敗察其散摶以知遠近視色上下以知病處積神於心以知往今故相氣不微不知是非屬意勿去乃知新故色明不麤沈夭為甚不明不澤其病不甚其色散駒駒然未有聚其病散而氣痛聚未成也腎乘心心先病腎為應色皆如是男子色在于面王為小腹痛下為卵痛其圜直為莖痛高為本下為首狐疝㿉陰之屬也女子在于面王為膀胱子處之病散為痛摶為聚方員左右各如其色形其隨而下至胝為淫有潤如膏狀為暴食不潔左為左右為右其色有邪聚散而不端面色所指者也色者青黑赤白黃皆端滿有別鄉別鄉赤者其色亦大如榆莢在面王為不日其色上銳首空上向下銳下向在左右如法以五色命藏青為肝赤為心白為肺黃為脾黑為腎肝合筋心合脈肺合皮脾合肉腎合骨也

## 論勇第五十

黃帝問於少俞曰有人於此並行並立其年之長少等也衣之厚薄均也卒然遇烈風暴雨或病或不病或皆病或皆不病其故何也少俞曰帝問何急黃帝



曰願盡聞之少俞曰春青風夏陽風秋涼風冬寒風凡此四時之風者其所病各不同形黃帝曰四時之風病人如何少俞曰黃色薄皮弱肉者不勝春之虛風白色薄皮弱肉者不勝夏之虛風青色薄皮弱肉不勝秋之虛風赤色薄皮弱肉不勝冬之虛風也黃帝曰黑色不病乎少俞曰黑色而皮厚肉堅固不傷於四時之風其皮薄而肉不堅色不一者長夏至而有虛風者病矣其皮厚而肌肉堅者長夏至而有虛風不病矣其皮厚而肌肉堅者必重感于寒外內皆然乃病黃帝曰善黃帝曰夫人之忍痛與不忍痛者

非勇怯之分也夫勇士之不忍痛者見難則前見痛則止夫怯士之忍痛者聞難則恐遇痛不動夫勇士之忍痛者見難不恐遇痛不動夫怯士之不忍痛者見難與痛目轉面盻恐不能言失氣驚顏色變化乍死乍生余見其然也不知其何由願聞其故少俞曰夫忍痛與不忍痛者皮膚之薄厚肌肉之堅脆緩急之分也非勇怯之謂也黃帝曰願聞勇怯之所由然少俞曰勇士者目深以固長衡直揚三焦理橫其心端直其肝大以堅其膽滿以傍怒則氣盛而胷張肝舉而膽橫眥裂而目揚毛起而面蒼此勇士之由然



者也黃帝曰願聞怯士之所由然少俞曰怯士者目大而不減陰陽相失其焦理縱䯏骭短而小肝系緩其膽不滿而縱腸胃挻脅下空雖方大怒氣不能滿其胷肝肺雖舉氣衰復下故不能久怒此怯士之所由然者也黃帝曰怯士之得酒怒不避勇士者何藏使然少俞曰酒者水穀之精熟穀之液也其氣慓悍其入于胃中則胃脹氣上逆滿於胷中肝浮膽橫當是之時固比于勇士氣衰則悔與勇士同類不知避之名曰酒悖也

背腧第五十一

黃帝問於歧伯曰願聞五藏之腧出於背者歧伯曰胷中大腧在杼骨之端肺腧在三焦之間心腧在五焦之間膈腧在七焦之間肝腧在九焦之間脾腧在十一焦之間腎腧在十四焦之間皆挾脊相去三寸所則欲得而驗之按其處應在中而痛解乃其腧也灸之則可刺之則不可氣盛則寫之虛則補之以火補者毋吹其火須自滅也以火寫者疾吹其火傳其艾須其火滅也

衛氣第五十二

黃帝曰五藏者所以藏精神魂魄者也六府者所以



受水穀而化行物者也其氣內干五藏而外絡肢節其浮氣之不循經者爲衛氣其精氣之行于經者爲營氣陰陽相隨外內相貫如環之無端亭亭淳淳乎孰能窮之然其分別陰陽皆有標本虛實所離之處能別陰陽十二經者知病之所生候虛實之所在者能得病之高下知六府之氣街者能知解結契紹于門戶能知虛石之堅軟者知補寫之所在能知六經之標本者可以無惑于天下歧伯曰博哉聖帝之論臣請盡意悉言之足太陽之本在跟以上五寸中標在兩絡命門命門者目也足少陽之本在竅陰之間

標在窻籠之前窻籠者耳也足少陰之本在內踝下上三寸中標在背腧與舌下兩脈也足厥陰之本在行間上五寸所標在背腧也足陽明之本在厲兌標在人迎頰挾頏顙也足太陰之本在中封前上四寸之中標在背腧與舌本也手太陽之本在外踝之後標在命門之上一寸也手少陽之本在小指次指之間上二寸標在耳後上角下外眥也手陽明之本在肘骨中上至別陽標在顔下合鉗上也手太陰之本在寸口之中標在腋內動也手少陰之本在鋭骨之端標在背腧也手心主之本在掌後兩筋之間二寸中標在腋下下三寸也凡候此者下虛則厥下盛則熱上虛則眩上盛則熱痛故石者絶而止之虛者引而起之請言氣街胷氣有街腹氣有街頭氣有街脛氣有街故氣在頭者止之于腦氣在胷者止之膺與背腧氣在腹者止之背腧與衝脈于臍左右之動脈者氣在脛者止之于氣街與承山踝上以下取此者用毫鍼必先按而在久應於手乃刺而予之所治者頭痛眩仆腹痛中滿暴脹及有新積痛可移者易已也積不痛難已也



論痛第五十三

黃帝問於少俞曰筋骨之強弱肌肉之堅脆皮膚之厚薄腠理之疏密各不同其于鍼石火焫之痛何如腸胃之厚薄堅脆亦不等其於毒藥何如願盡聞之少俞曰人之骨強筋弱肉緩皮膚厚者耐痛其于鍼石之痛火焫亦然黃帝曰其耐火焫者何以知之少俞答曰加以黑色而美骨者耐火焫黃帝曰其不耐鍼石之痛者何以知之少俞曰堅肉薄皮者不耐鍼石之痛于火焫亦然黃帝曰人之病或同時而傷或易已或難已其故何如少俞曰同時而傷其身多熱者易已多寒者難已黃帝曰人之勝毒何以知之少俞曰胃厚色黑大骨及肥者皆勝毒故其瘦而薄胃者皆不勝毒也



天年第五十四

黃帝問於歧伯曰願聞人之始生何氣築爲基何立而爲楯何失而死何得而生歧伯曰以母爲基以父爲楯失神者死得神者生也黃帝曰何者爲神歧伯曰血氣已和榮衞已通五藏已成神氣舍心魂魄畢具乃成爲人黃帝曰人之壽夭各不同或夭壽或卒死或病久願聞其道歧伯曰五藏堅固血脈和調肌肉解利皮膚緻密營衞之行不失其常呼吸微徐氣

以度行六府化穀津液布揚各如其常故能長久黃帝曰人之壽百歲而死何以致之岐伯曰使道隧以長基牆高以方通調營衛三部三里起骨高肉滿百歲乃得終黃帝曰其氣之盛衰以至其死可得聞乎岐伯曰人生十歲五藏始定血氣已通其氣在下故好走二十歲血氣始盛肌肉方長故好趨三十歲五藏大定肌肉堅固血脈盛滿故好步四十歲五藏六府十二經脈皆大盛以平定腠理始疏榮華頹落髮頗斑白平盛不搖故好坐五十歲肝氣始衰肝葉始薄膽汁始滅目始不明六十歲心氣始衰苦憂悲血



氣懈惰故好臥七十歲脾氣虛皮膚枯八十歲肺氣衰魄離故言善悞九十歲腎氣焦四藏經脈空虛百歲五藏皆虛神氣皆去形骸獨居而終矣黃帝曰其不能終壽而死者何如岐伯曰其五藏皆不堅使道不長空外以張喘息暴疾又卑基牆薄脈少血其肉不石數中風寒血氣虛脈不通眞邪相攻亂而相引故中壽而盡也

逆順第五十五

黃帝問於伯高曰余聞氣有逆順脈有盛衰刺有大約可得聞乎伯高曰氣之逆順者所以應天地陰陽四時五行也脈之盛衰者所以候血氣之虛實有餘不足刺之大約者必明知病之可刺與其未可刺與其已不可刺也黃帝曰候之柰何伯高曰兵法曰無迎逢逢之氣無擊堂堂之陳刺法曰無刺熇熇呼木切之熱無刺漉漉之汗無刺渾渾之脈無刺病與脈相逆者黃帝曰候其可刺柰何伯高曰上工刺其未生者也其次刺其未盛者也其次刺其已衰者也下工刺其方襲者也與其形之盛者也與其病之與脈相逆者也故曰方其盛也勿敢毀傷刺其已衰事必大昌故曰上工治未病不治已病此之謂也



五味第五十六

黃帝曰願聞穀氣有五味其入五藏分別柰何伯高曰胃者五藏六府之海也水穀皆入于胃五藏六府皆稟氣于胃五味各走其所喜穀味酸先走肝穀味苦先走心穀味甘先走脾穀味辛先走肺穀味鹹先走腎穀氣津液已行營衛大通乃化糟粕以次傳下黃帝曰營衛之行柰何伯高曰穀始入于胃其精微者先出于胃之兩焦以溉五藏別出兩行營衛之道其大氣之摶而不行者積于胷中命曰氣海出於肺循喉咽故呼則出吸則入天地之精氣其大數常出

三入一故穀不入半日則氣衰一日則氣少矣黃帝曰穀之五味可得聞乎伯高曰請盡言之五穀秔音庚米甘麻酸大豆鹹麥苦黃黍辛五果棗甘李酸栗鹹杏苦桃辛五畜牛甘犬酸豬鹹羊苦雞辛五菜葵甘韭酸藿鹹薤苦蔥辛五色黃色宜甘青色宜酸黑色宜鹹赤色宜苦白色宜辛凡此五者各有所宜五宜所言五色者脾病者宜食秔米飯牛肉棗葵心病者宜食麥羊肉杏薤腎病者宜食大豆黃卷豬肉栗藿肝病者宜食麻犬肉李韭肺病者宜食黃黍雞肉桃蔥五禁肝病禁辛心病禁鹹脾病禁酸腎病禁甘肺



病禁苦肝色青宜食甘秔米飯牛肉棗葵皆甘心色赤宜食酸犬肉麻李韭皆酸脾色黃宜食鹹大豆豕肉栗藿皆鹹肺色白宜食苦麥羊肉杏薤皆苦腎色黑宜食辛黃黍雞肉桃蔥皆辛

黃帝內經靈樞卷八　總校黃以周　分校朱昌壽 馮一梅 校

# 黃帝內經靈樞卷九

## 水脹第五十七

黃帝問於歧伯曰水與膚脹鼓脹腸覃石瘕石水何以別之歧伯荅曰水始起也目窠上微腫如新臥起之狀其頸脈動時欬陰股間寒足脛瘇腹乃大其水已成矣以手按其腹隨手而起如裹水之狀此其候也黃帝曰膚脹何以候之歧伯曰膚脹者寒氣客于皮膚之間鼕鼕音空然不堅腹大身盡腫皮厚按其腹窅而不起腹色不變此其候也鼓脹何如歧伯曰腹脹身皆大大與膚脹等也色蒼黃腹筋起此其候也



腸覃何如歧伯曰寒氣客于腸外與衛氣相搏氣不得營因有所繫癖而內著惡氣乃起瘜肉乃生其始生也大如雞卵稍以益大至其成如懷子之狀久者離歲按之則堅推之則移月事以時下此其候也石瘕何如歧伯曰石瘕生于胞中寒氣客于子門子門閉塞氣不得通惡血當寫不寫衃音坏以留止日以益大狀如懷子月事不以時下皆生于女子可導而下黃帝曰膚脹鼓脹可刺邪歧伯曰先寫其脹之血絡後調其經刺去其血絡也

## 賊風第五十八

黃帝曰夫子言賊風邪氣之傷人也令人病焉今有其不離屏蔽不出室穴之中卒然病者非不離賊風邪氣其故何也歧伯曰此皆嘗有所傷于溼氣藏于血脈之中分肉之間久留而不去若有所墮墜惡血在內而不去卒然喜怒不節飲食不適寒溫不時腠理閉而不通其開而遇風寒則血氣凝結與故邪相襲則為寒痹其有熱則汗出汗出則受風雖不遇賊風邪氣必有因加而發焉黃帝曰今夫子之所言者皆病人之所自知也其毋所遇邪氣又毋怵惕之所志卒然而病者其故何也唯有因鬼神之事乎歧伯



曰此亦有故邪留而未發因而志有所惡及有所慕血氣內亂兩氣相搏其所從來者微視之不見聽而不聞故似鬼神黃帝曰其祝音呪而已者其故何也歧伯曰先巫者因知百病之勝先知其病之所從生者可祝而已也

衛氣失常第五十九

黃帝曰衛氣之留於腹中稸積不行苑蘊不得常所使人肢脅胃中滿喘呼逆息者何以去之伯高曰其氣積于胷中者上取之積于腹中者下取之上下皆滿者傍取之黃帝曰取之奈何伯高對曰積于上寫大迎天突喉中積于下者寫三里與氣街上下皆滿者上下取之與季脅之下一寸一本云季脅之下深一寸重者雞足取之診視其脈大而弦急及絕不至者及腹皮急甚者不可刺也黃帝曰善黃帝問於伯高曰何以知皮肉氣血筋骨之病也伯高曰色起兩眉薄澤者病在皮脣色青黃赤白黑者病在肌肉營氣霈然者病在血氣目色青黃赤白黑者病在筋耳焦枯受塵垢病在骨黃帝曰病形何如取之奈何伯高曰夫百病變化不可勝數然皮有部肉有柱血氣有輸骨有屬黃帝曰願聞其故伯高曰皮之部輸于四末肉之柱



在臂脛諸陽分肉之間與足少陰分間血氣之輸輸于諸絡氣血留居則盛而起筋部無陰無陽無左無右候病所在骨之屬者骨空之所以受益而益腦髓者也黃帝曰取之奈何伯高曰夫病變化浮沈深淺不可勝窮各在其處病間者淺之甚者深之間者小之甚者衆之隨變而調氣故曰上工黃帝問于伯高曰人之肥瘦大小寒溫有老壯少小別之奈何伯高對曰人年五十已上為老二十已上為壯十八已上為少六歲已上為小黃帝曰何以度知其肥瘦伯高曰人有肥有膏有肉黃帝曰別此奈何伯高曰膕肉

堅（一本云䐃肉）皮滿者肥䐃肉不堅皮緩者膏皮肉不相離者肉黄帝曰身之寒溫何如伯高曰膏者其肉淖而粗理者身寒細理者身熱脂者其肉堅細理者熱粗理者寒黄帝曰其肥瘦大小柰何伯高曰膏者多氣而皮縱緩故能縱腹垂腴肉者身體容大脂者其身收小黄帝曰三者之氣血多少何如伯高曰膏者多氣多氣者熱熱者耐寒肉者多血則充形充形則平脂者其血清氣滑少故不能大此別于衆人者也黄帝曰衆人柰何伯高曰衆人皮肉脂膏不相加也血與氣不能相多故其形不小不大各自稱其身命



曰衆人黄帝曰善治之柰何伯高曰必先別其三形血之多少氣之清濁而後調之治無失常經是故膏人縱腹垂腴肉人者上下容大脂人者雖脂不能大者

## 玉版第六十

黄帝曰余以小鍼爲細物也夫子乃言上合之于天下合之于地中合之于人余以爲過鍼之意矣願聞其故岐伯曰何物大於天乎夫大于鍼者惟五兵者焉五兵者死之備也非生之具且夫人者天地之鎮也其不可不參乎夫治民者亦唯鍼焉夫鍼之與五兵其孰小乎黄帝曰病之生時有喜怒不測飲食不節陰氣不足陽氣有餘營氣不行乃發爲癰疽陰陽不通而熱相搏乃化爲膿小鍼能取之乎岐伯曰聖人不能使化者爲之邪不可留也故兩軍相當旗幟相望白刃陳于中野者此非一日之謀也能使其民令行禁止士卒無白刃之難者非一日之教也須臾之得也夫至使身被癰疽之病膿血之聚者不亦離道遠乎夫癰疽之生膿血之成也不從天下不從地出積微之所生也故聖人自治于未有形也愚者遭其已成也黄帝曰其已形不予遭膿已成不予見爲



之柰何岐伯曰膿已成十死一生故聖人弗使已成而明爲良方著之竹帛使能者踵而傳之後世無有終時者爲其不予遭也黄帝曰其已有膿血而後遭乎不導之以小鍼治乎岐伯曰以小治小者其功小以大治大者多害故其已成膿血者其唯砭石鈹（音披）（大鍼也）鋒之所取也黄帝曰多害者其不可全乎岐伯曰其在逆順焉黄帝曰願聞逆順岐伯曰以爲傷者其白眼青黑眼小是一逆也內藥而嘔者是二逆也腹痛渴甚是三逆也肩項中不便是四逆也音嘶色脫是五逆也除此五者爲順矣黄帝曰諸病皆有逆

順可得聞乎岐伯曰腹脹身熱脈大是一逆也腹鳴
而滿四肢清泄其脈大是二逆也衄而不止脈大是
三逆也咳且溲血脫形其脈小勁是四逆也欬脫形
身熱脈小以疾是謂五逆也如是者不過十五日而
死矣其腹大脹四末清脫形泄甚是一逆也腹脹便
血其脈大時絕是二逆也欬溲血形肉脫脈搏是
三逆也嘔血胷滿引背脈小而疾是四逆也欬嘔腹
脹且飧泄其脈絕是五逆也如是者不及一時而死
矣工不察此者而刺之是謂逆治黃帝曰夫子之言
鍼甚駿以配天地上數天文下度地紀內別五藏外



次六府經脈二十八會盡有周紀能殺生人不能起
死者子能反之乎岐伯曰能殺生人不能起死者也
黃帝曰余聞之則爲不仁然願聞其道弗行於人岐
伯曰是明道也其必然也其如刀劍之可以殺人如
飲酒使人醉也雖勿診猶可知矣黃帝曰願卒聞之
岐伯曰人之所受氣者穀也穀之所注者胃也胃者
水穀氣血之海也海之所行雲氣者天下也胃之所
出氣血者經隧也經隧者五藏六府之大絡也迎而
奪之而已矣黃帝曰上下有數乎岐伯曰迎之五里
中道而止五至而已五往而藏之氣盡矣故五五二

十五而竭其輸矣此所謂奪其天氣者也非能絕其
命而傾其壽者也黃帝曰願卒聞之岐伯曰闚門而
刺之者死于家中入門而刺之者死于堂上黃帝曰
善乎方明哉道請著之玉版以爲重寶傳之後世以
爲刺禁令民勿敢犯也

## 五禁第六十一

黃帝問于岐伯曰余聞刺有五禁何謂五禁岐伯曰
禁其不可刺也黃帝曰余聞刺有五奪岐伯曰無寫
其不可奪者也黃帝曰余聞刺有五過岐伯曰補寫
無過其度黃帝曰余聞刺有五逆岐伯曰病與脈相
逆命曰五逆黃帝曰余聞刺有九宜岐伯曰明知九



鍼之論是謂九宜黃帝曰何謂五禁願聞其不可刺
之時岐伯曰甲乙日自乘無刺頭無發矇于耳內丙
丁日自乘無振埃于肩喉廉泉戊己日自乘四季無
刺腹去爪寫水庚辛日自乘無刺關節于股膝壬癸
日自乘無刺足脛是謂五禁黃帝曰何謂五奪岐伯
曰形肉已奪是一奪也大奪血之後是二奪也大汗
出之後是三奪也大泄之後是四奪也新產及大血
之後是五奪也此皆不可寫黃帝曰何謂五逆岐伯
曰熱病脈靜汗已出脈盛躁是一逆也病泄脈洪大

是二逆也著痹不移䐃肉破身熱脈偏絶是三逆也淫而奪形身熱色夭然白及後下之衃血衃篤重是謂四逆也寒熱奪形脈堅搏是謂五逆也

## 動腧第六十二

黃帝曰經脈十二而手太陰足少陰陽明獨動不休何也岐伯曰是明胃脉也胃爲五藏六府之海其淸氣上注于肺肺氣從太陰而行之其行也以息往來故人一呼脈再動一吸脈亦再動呼吸不已故動而不止黃帝曰氣之過于寸口也上十焉息下八焉伏何道從還不知其極岐伯曰氣之離藏也卒然如弓弩之發如水之下岸上于魚以反衰其餘氣衰散以逆上故其行微黃帝曰足之陽明何因而動岐伯曰胃氣上注于肺其悍氣上衝頭者循咽上走空竅循眼系入絡腦出顑下客主人循牙車合陽明幷下人迎此胃氣別走于陽明者也故陰陽上下其動也若一故陽病而陽脈小者爲逆陰病而陰脈大者爲逆故陰陽俱靜俱動若引繩相傾者病黃帝曰足少陰何因而動岐伯曰衝脉者十二經之海也與少陰之大絡起于腎下出于氣街循陰股內廉邪入膕中循脛骨內廉並少陰之經下入內踝之後入足下其別



者邪入踝出屬跗上入大指之間注諸絡以溫足脛此脈之常動者也黃帝曰營衞之行也上下相貫如環之無端今有其卒然遇邪氣及逢大寒手足懈惰其脈陰陽之道相輸之會行相失也氣何由還岐伯曰夫四末陰陽之會者此氣之大絡也四街者氣之徑路也故絡絶則徑通四末解則氣從合相輸如環黃帝曰善此所謂如環無端莫知其紀終而復始此之謂也

## 五味論第六十三

黃帝問于少俞曰五味入于口也各有所走各有所病酸走筋多食之令人癃鹹走血多食之令人渴辛走氣多食之令人洞心苦走骨多食之令人變嘔甘走肉多食之令人悗心余知其然也不知其何由願聞其故少俞答曰酸入于胃其氣澀以收上之兩焦弗能出入也不出卽留于胃中胃中和溫則下注膀胱膀胱之胞薄以懦得酸則縮綣約而不通水道不行故癃陰者積筋之所終也故酸入而走筋矣黃帝曰鹹走血多食之令人渴何也少俞曰鹹入于胃其氣上走中焦注于脈則血氣走之血與鹹相得則凝凝則胃中汁注之注之則胃中竭竭則咽路焦故舌

本乾而善渴血脈者中焦之道也故鹹入而走血矣黄帝曰辛走氣多食之令人洞心何也少俞曰辛入于胃其氣走于上焦上焦者受氣而營諸陽者也薑韭之氣薰之營衛之氣不時受之久留心下故洞心辛與氣俱行故辛入而與汗俱出黄帝曰苦走骨多食之令人變嘔何也少俞曰苦入于胃五穀之氣皆不能勝苦苦入下脘三焦之道皆閉而不通故變嘔齒者骨之所終也故苦入而走骨故入而復出知其走骨也黄帝曰甘走肉多食之令人悗心何也少俞曰甘入于胃其氣弱小不能上至于上焦而與穀留



于胃中者令人柔潤者也胃柔則緩緩則蟲動蟲動則令人悗心其氣外通於肉故甘走肉

## 陰陽二十五人第六十四

黄帝曰余聞陰陽之人何如伯高曰天地之間六合之內不離于五人亦應之故五五二十五人之政而陰陽之人不與焉其態又不合于眾者五余已知之矣願聞二十五人之形血氣之所生別而以候從外知內何如岐伯曰悉乎哉問也此先師之祕也雖伯高猶不能明之也黄帝避席遵循而卻曰余聞之得其人弗教是謂重失得而洩之天將厭之余願得而明之金匱藏之不敢揚之岐伯曰先立五形金木水火土別其五色異其五形之人而二十五人具矣黄帝曰願卒聞之岐伯曰慎之慎之臣請言之木形之人比於上角似於蒼帝其為人蒼色小頭長面大肩背直身小手足好有才勞心少力多憂勞於事能（音耐下同）春夏不能秋冬感而病生足厥陰佗佗然大角之人比於左足少陽少陽之上遺遺然左角之人比於右足少陽少陽之下隨隨然（一曰少角）鈦（音第）角之人比於右足少陽少陽之上推推然（一曰右角）判角之人比於左足少陽少陽之下括括然火形之人比於上徵似於



赤帝其為人赤色廣䏘（音引）脫面小頭好肩背髀腹小手足行安地疾心行搖肩背肉滿有氣輕財少信多慮見事明好顏急心不壽暴死能春夏不能秋冬秋冬感而病生手少陰核核然質徵之人比於左手太陽太陽之上肌肌然（一曰質之人一曰大徵）少徵之人比於右手太陽太陽之下慆慆然右徵之人比於右手太陽太陽之上鮫鮫然（一曰熊熊然）質判之人比於左手太陽太陽之下支支頤頤然（一曰質徵）土形之人比於上宮似於上古黄帝其為人黄色圓面大頭美肩背大腹美股脛小手足多肉上下相稱行安地舉足浮安心好

利人不喜權勢善附人也能秋冬不能春夏春夏感而病生足太陰敦敦然大宮之人比於左足陽明陽明之上婉婉然加宮之人比於左足陽明陽明之下坎坎然（一曰衆之人）少宮之人比於右足陽明陽明之上樞樞然左宮之人比於右足陽明陽明之下兀兀然（一曰衆之人一曰陽明之上）金形之人比於上商似於白帝其爲人方面白色小頭小肩背小腹小手足如骨發踵外骨輕身清廉急心靜悍善爲吏能秋冬不能春夏春夏感而病生手太陰敦敦然釱商之人比於左手陽明陽明之上廉廉然右商之人比於左手陽明陽明之下脫脫然左商之人比於右手陽明陽明之上監監然少商之人比於右手陽明陽明之下嚴嚴然水形之人比於上羽似於黑帝其爲人黑色面不平大頭廉頤小肩大腹動手足發行搖身下尻長背延延然不敬畏善欺紿人戮死能秋冬不能春夏春夏感而病生足少陰汗汗然大羽之人比於右足太陽太陽之上頰頰然小羽之人比於左足太陽太陽之下紆紆然衆之爲人比於右足太陽太陽之下絜絜然（一曰加之人）桎之爲人比於左足太陽太陽之上安安然是故五形之人二十五變者衆之所以相欺者是也



黃帝曰得其形不得其色何如岐伯曰形勝色色勝形者至其勝時年加感則病行失則憂矣形色相得者富貴大樂黃帝曰其形色相勝之時年加可知乎岐伯曰凡年忌下上之人大忌常加七歲十六歲二十五歲三十四歲四十三歲五十二歲六十一歲皆人之大忌不可不自安也感則病行失則憂矣當此之時無爲姦事是謂年忌黃帝曰夫子之言脈之上下血氣之候以知形氣柰何岐伯曰足陽明之上血氣盛則髯美長血少氣多則髯短故氣少血多則髯少血氣皆少則無髯兩吻多畫足陽明之下血氣盛則下毛美長至胸血多氣少則下毛美短至臍行則善高舉足足指少肉足善寒血少氣多則肉而善瘃（音竹手足寒）血氣皆少則無毛有則稀枯悴善痿厥足痹足少陽之上氣血盛則通髯美長血多氣少則通髯美短血少氣多則少髯血氣皆少則無鬚感於寒溼則善痹骨痛爪枯也足少陽之下血氣盛則脛毛美長外踝肥血多氣少則脛毛美短外踝皮堅而厚血少氣多則胻（音杭又下孟切脛也）毛少外踝皮薄而軟血氣皆少則無毛外踝瘦無肉足太陽之上血氣盛則美眉眉有毫毛血多氣少則惡眉面多少理血少氣多則

面多肉血氣和則美色足太陽之下血氣盛則跟肉滿踵堅氣少血多則瘦跟空血氣皆少則喜轉筋踵下痛手陽明之上血氣盛則髭美血少氣多則髭惡血氣皆少則無髭手陽明之下血氣盛則掖下毛美手魚肉以溫氣血皆少則手瘦以寒手少陽之上血氣盛則眉美以長耳色美血氣皆少則耳焦惡色手少陽之下血氣盛則手捲多肉以溫血氣皆少則寒以瘦氣少血多則瘦以多脈手太陽之上血氣盛則口多鬚面多肉以平血氣皆少則面瘦惡色手太陽之下血氣盛則掌肉充滿血氣皆少則掌瘦以寒黄



帝曰二十五人者刺之有約乎岐伯曰美眉者足太陽之脈氣血多惡眉者血氣少其肥而澤者血氣有餘肥而不澤者氣有餘血不足瘦而無澤者氣血俱不足審察其形氣有餘不足而調之可以知逆順矣

黄帝曰刺其諸陰陽柰何岐伯曰按其寸口人迎以調陰陽切循其經絡之凝濇結而不通者此於身皆爲痛痹甚則不行故凝濇凝濇者致氣以溫之血和乃止其結絡者脈結血不和決之乃行故曰氣有餘於上者導而下之氣不足於上者推而休之其稽留不至者因而迎之必明於經隧乃能持之寒與熱爭者導而行之其宛陳血不結者則而予之必先明知二十五人則血氣之所在左右上下刺約畢也

黄帝內經靈樞卷九　　總校黄以周　分校朱昌壽 馮一梅 校

# 黃帝內經靈樞卷十

## 五音五味第六十五

右徵與少徵調右手太陽上左商與左徵調左手陽明上少徵與大宮調左手陽明上右角與大角調右足少陽下大徵與少徵調左手太陽上衆羽與少羽調右足太陽下少商與右商調右手太陽下桎羽與衆羽調右足太陽下少宮與大宮調右足陽明下判角與少角調右足少陽下釱商與上商調右足陽明下釱商與上角調左足太陽下上徵與右徵同穀麥畜羊果杏手少陰藏心色赤味苦時夏上羽與大羽



同穀大豆畜彘果栗足少陰藏腎色黑味鹹時冬上宮與大宮同穀稷畜牛果棗足太陰藏脾色黃味甘時季夏上商與右商同穀黍畜雞果桃手太陰藏肺色白味辛時秋上角與大角同穀麻畜犬果李足厥陰藏肝色青味酸時春大宮與上角同右足陽明上左角與大角同左足陽明上少羽與大羽同右足太陽下左商與右商同左手陽明上加宮與大宮同左足少陽上質判與大宮同左手太陽下判角與大角同左足少陽下大羽與大角同右足太陽上太角與大宮同右足少陽上右徵少徵質徵上徵判徵右角釱角上角大角判角右商少商釱商上商左商少宮上宮大宮加宮左宮衆羽桎羽上羽大羽少羽　黃帝曰婦人無鬚者無血氣乎歧伯曰衝脈任脈皆起於胞中上循背裏爲經絡之海其浮而外者循腹右上行會於咽喉別而絡脣口血氣盛則充膚熱肉血獨盛則澹滲皮膚生毫毛今婦人之生有餘於氣不足於血以其數脫血也衝任之脈不榮口脣故鬚不生焉黃帝曰士人有傷於陰陰氣絶而不起陰不用然其鬚不去其故何也宦者獨去何也願聞其故歧伯曰宦者去其宗筋傷其衝脈血寫不復皮膚內結



脣口不榮故鬚不生黃帝曰其有天宦者未嘗被傷不脫於血然其鬚不生其故何也歧伯曰此天之所不足也其任衝不盛宗筋不成有氣無血脣口不榮故鬚不生黃帝曰善乎哉聖人之通萬物也若日月之光影音聲鼓響聞其聲而知其形其非夫子孰能明萬物之精是故聖人視其顏色黃赤者多熱氣靑白者少熱氣黑色者多血少氣美眉者太陽多血通髯極鬚者少陽多血美鬚者陽明多血此其時然也夫人之常數太陽常多血少氣少陽常多氣少血陽明常多血多氣厥陰常多氣少血少陰常多血少氣

太陰常多血少氣此天之常數也

## 百病始生第六十六

黃帝問於岐伯曰夫百病之始生也皆生於風雨寒暑清溼喜怒喜怒不節則傷藏風雨則傷上清溼則傷下三部之氣所傷異類願聞其會岐伯曰三部之氣各不同或起於陰或起於陽請言其方喜怒不節則傷藏藏傷則病起於陰也清溼襲虛則病起於下風雨襲虛則病起於上是謂三部至於其淫泆不可勝數黃帝曰余固不能數故問先師願卒聞其道岐伯曰風雨寒熱不得虛邪不能獨傷人卒然逢疾風



暴雨而不病者蓋無虛故邪不能獨傷人此必因虛邪之風與其身形兩虛相得乃客其形兩實相逢衆人肉堅其中於虛邪也因於天時與其身形參以虛實大病乃成氣有定舍因處爲名上下中外分爲三員是故虛邪之中人也始於皮膚皮膚緩則腠理開開則邪從毛髮入入則抵深深則毛髮立毛髮立則淅然故皮膚痛留而不去則傳舍於絡脈在絡之時痛於肌肉其痛之時息大經乃代留而不去傳舍於經在經之時洒淅喜驚留而不去傳舍於輸在輸之時六經不通四肢則肢節痛腰脊乃强留而不去傳舍於伏衝之脈在伏衝之時體重身痛留而不去傳舍於腸胃在腸胃之時賁響腹脹多寒則腸鳴飧泄食不化多熱則溏出麋留而不去傳舍於腸胃之外募原之間留著於脈稽留而不去息而成積或著孫脈或著絡脈或著經脈或著輸脈或著於伏衝之脈或著於膂筋或著於腸胃之募原上連於緩筋邪氣淫泆不可勝論黃帝曰願盡聞其所由然岐伯曰其著孫絡之脈而成積者其積往來上下臂手孫絡之居也浮而緩不能句積而止之故往來移行腸胃之間水湊滲注灌濯濯有音有寒則䐜滿雷引故時切



痛其著於陽明之經則挾臍而居飽食則益大饑則益小其著於緩筋也似陽明之積飽食則痛饑則安其著於腸胃之募原也痛而外連於緩筋飽食則安饑則痛其著於伏衝之脈者揣之應手而動發手則熱氣下於兩股如湯沃之狀其著於膂筋在腸後者饑則積見飽則積不見按之不得其著於輸之脈者閉塞不通津液不下孔竅乾壅此邪氣之從外入內從上下也黃帝曰積之始生至其已成柰何岐伯曰積之始生得寒乃生厥乃成積也黃帝曰其成積柰何岐伯曰厥氣生足悗悗生脛寒脛寒則血脈凝澀

血脈凝濇則寒氣上入於腸胃入於腸胃則䐜脹䐜脹則腸外之汁沫迫聚不得散日以成積卒然多食飲則腸滿起居不節用力過度則絡脈傷陽絡傷則血外溢血外溢則衄血陰絡傷則血內溢血內溢則後血腸胃之絡傷則血溢於腸外腸外有寒汁沫與血相摶則并合凝聚不得散而積成矣卒然外中於寒若內傷於憂怒則氣上逆氣上逆則六輸不通溫氣不行凝血蘊裹而不散津液濇滲著而不去而積皆成矣黃帝曰其生於陰者奈何岐伯曰憂思傷心重寒傷肺忿怒傷肝醉以入房汗出當風傷脾用力過度若入房汗出浴則傷腎此內外三部之所生病者也黃帝曰善治之奈何岐伯答曰察其所痛以知其應有餘不足當補則補當寫則寫毋逆天時是謂至治



行鍼第六十七

黃帝問於岐伯曰余聞九鍼於夫子而行之於百姓百姓之血氣各不同形或神動而氣先鍼行或氣與鍼相逢或鍼已出氣獨行或數刺乃知或發鍼而氣逆或數刺病益劇凡此六者各不同形願聞其方岐伯曰重陽之人其神易動其氣易往也黃帝曰何謂重陽之人岐伯曰重陽之人熇熇高高言語善疾舉足善高心肺之藏氣有餘陽氣滑盛而揚故神動而氣先行黃帝曰重陽之人而神不先行者何也岐伯曰此人頗有陰者也黃帝曰何以知其頗有陰也岐伯曰多陽者多喜多陰者多怒數怒者易解故曰頗有陰其陰陽之離合難故其神不能先行也黃帝曰其氣與鍼相逢奈何岐伯曰陰陽和調而血氣淖澤滑利故鍼入而氣出疾而相逢也黃帝曰鍼已出而氣獨行者何氣使然岐伯曰其陰氣多而陽氣少陰氣沈而陽氣浮者內藏故鍼已出氣乃隨其後故獨行也黃帝曰數刺乃知何氣使然岐伯曰此人之多陰而少陽其氣沈而氣往難故數刺乃知也黃帝曰鍼入而氣逆者何氣使然岐伯曰其氣逆與其數刺病益甚者非陰陽之氣浮沈之勢也此皆粗之所敗工之所失其形氣無過焉



上膈第六十八

黃帝曰氣為上膈者食飲入而還出余已知之矣蟲為下膈下膈者食晬時乃出余未得其意願卒聞之岐伯曰喜怒不適食飲不節寒溫不時則寒汁流於腸中流於腸中則蟲寒蟲寒則積聚守於下管則腸

胃充郭衛氣不營邪氣居之人食則蟲上食蟲上食則下管虛下管虛則邪氣勝之積聚已留留則癰成癰成則下管約其癰在管內者卽而痛深其癰在外者則癰外而痛浮癰上皮熱黄帝曰刺之柰何岐伯曰微按其癰視氣所行先淺刺其傍稍內益深還而刺之無過三行察其沈浮以為深淺已刺必熨令熱入中日使熱內邪氣益衰大癰乃潰伍以參禁以除其內恬憺無為乃能行氣後以鹹苦化穀乃下矣

憂恚無言第六十九

黄帝問於少師曰人之卒然憂恚而言無音者何道



之塞何氣出行使音不彰願聞其方少師荅曰咽喉者水穀之道也喉嚨者氣之所以上下者也會厭平聲者音聲之戸也口脣者音聲之扇也舌者音聲之機也懸雍垂者音聲之關也頏顙者分氣之所泄也横骨者神氣所使主發舌者也故人之鼻洞涕出不收者頏顙不開分氣失也是故厭小而疾薄則發氣疾其開闔利其出氣易其厭大而厚則開闔難其氣出遲故重言也人卒然無音者寒氣客于厭則厭不能發發不能下至其開闔不致故無音黄帝曰刺之柰何岐伯曰足之少陰上繫於舌絡於横骨終於會厭兩寫其血脈濁氣乃辟會厭之脈上絡任脈取之天突其厭乃發也

寒熱第七十

黄帝問于岐伯曰寒熱瘰癧在于頸腋者皆何氣使生岐伯曰此皆鼠瘻寒熱之毒氣也留於脈而不去者也黄帝曰去之柰何岐伯曰鼠瘻之本皆在於藏其末上出於頸腋之間其浮於脈中而未內著於肌肉而外為膿血者易去也黄帝曰去之柰何岐伯曰請從其本引其末可使衰去而絶其寒熱審按其道以予之徐往徐來以去之其小如麥者一刺知三刺而已黄帝曰決其生死柰何岐伯曰反其目視之其



中有赤脈上下貫瞳子見一脈一歲死見一脈半一歲半死見二脈二歲死見二脈半二歲半死見三脈三歲而死見赤脈不下貫瞳子可治也

邪客第七十一

黄帝問於伯高曰夫邪氣之客人也或令人目不瞑不卧出者何氣使然伯高曰五穀入于胃也其糟粕津液宗氣分為三隧故宗氣積于胷中出于喉嚨以貫心脈而行呼吸焉營氣者泌其津液注之于脈化以為血以榮四末內注五藏六府以應刻數焉衛氣

者出其悍氣之慓疾而先行於四末分肉皮膚之間而不休者也晝日行於陽夜行於陰常從足少陰之分間行於五藏六府今厥氣客于五藏六府則衛氣獨衛其外行於陽不得入於陰行於陽則陽氣盛陽氣盛則陽蹻陷不得入於陰陰虛故目不瞑黃帝曰善治之柰何伯高曰補其不足寫其有餘調其虛實以通其道而去其邪飲以半夏湯一劑陰陽已通其臥立至黃帝曰善此所謂決瀆壅塞經絡大通陰陽和得者也願聞其方伯高曰其湯方以流水千里以外者八升揚之萬遍取其清五升煑之炊以葦薪火



沸置秫米一升治半夏五合徐炊令竭爲一升半去其滓飲汁一小杯日三稍益以知爲度故其病新發者覆杯則臥汗出則已矣久者三飲而已也黃帝問於伯高曰願聞人之肢節以應天地柰何伯高答曰天圓地方人頭圓足方以應之天有日月人有兩目地有九州人有九竅天有風雨人有喜怒天有雷電人有音聲天有四時人有四肢天有五音人有五藏天有六律人有六府天有冬夏人有寒熱天有十日人有手十指辰有十二人有足十指莖垂以應之女子不足二節以抱人形天有陰陽人有夫妻歲有三百六十五日人有三百六十節地有高山人有肩膝地有深谷人有腋膕地有十二經水人有十二經脈地有泉脈人有衛氣地有草蓂人有毫毛天有晝夜人有臥起天有列星人有牙齒地有小山人有小節地有山石人有高骨地有林木人有募筋地有聚邑人有䐃肉歲有十二月人有十二節地有四時不生草人有無子此人與天地相應者也黃帝問于岐伯曰余願聞持鍼之數內鍼之理縱舍之意扞皮開腠理柰何脈之屈折出入之處焉至而出焉至而止焉至而徐焉至而疾焉至而入六府之輸於身者余願



盡聞少序別離之處離而入陰別而入陽此何道而從行願盡聞其方岐伯曰帝之所問鍼道畢矣黃帝曰願卒聞之岐伯曰手太陰之脈出於大指之端內屈循白肉際至本節之後大淵留以澹外屈上於本節下內屈與陰諸絡會於魚際數脈并注其氣滑利伏行壅骨之下外屈出於寸口而行上至於肘內廉入於大筋之下內屈上行臑（音儒臂節也）陰入腋下內屈走肺此順行逆數之屈折也心主之脈出於中指之端內屈循中指內廉以上留於掌中伏行兩骨之間外屈出兩筋之間骨肉之際其氣滑利上二寸外屈

出行兩筋之間上至肘內廉入於小筋之下留兩骨之會上入於胷中內絡於心脈黃帝曰手少陰之脈獨無腧（音庶）何也歧伯曰少陰心脈也心者五藏六府之大主也精神之所舍也其藏堅固邪弗能容也容之則心傷心傷則神去神去則死矣故諸邪之在於心者皆在於心之包絡包絡者心主之脈也故獨無腧焉黃帝曰少陰獨無腧者不病乎歧伯曰其外經病而藏不病故獨取其經於掌後銳骨之端其餘脈出入屈折其行之徐疾皆如手少陰心主之脈行也故本腧者皆因其氣之虛實疾徐以取之是謂因衝



而寫因衰而補如是者邪氣得去眞氣堅固是謂因天之序黃帝曰持鍼縱舍奈何歧伯曰必先明知十二經脈之本末皮膚之寒熱脈之盛衰滑濇其脈滑而盛者病日進虛而細者久以持大以濇者為痛痹陰陽如一者病難治其本末尙熱者病尙在其熱已衰者其病亦去矣持其尺察其肉之堅脆小大滑濇寒溫燥溼因視目之五色以知五藏而決死生視其血脈察其色以知其寒熱痛痹黃帝曰持鍼縱舍余未得其意也歧伯曰持鍼之道欲端以正安以靜先知虛實而行疾徐左手執骨右手循之無與肉果寫欲端以正補必閉膚輔鍼導氣邪得淫泆眞氣得居黃帝曰扞皮開腠理奈何歧伯曰因其分肉左別其膚微內而徐端之適神不散邪氣得去黃帝問於歧伯曰人有八虛各何以候歧伯答曰以候五藏黃帝曰候之奈何歧伯曰肺心有邪其氣留於兩肘肝有邪其氣留于兩腋脾有邪其氣留于兩髀腎有邪其氣留于兩膕凡此八虛者皆機關之室眞氣之所過血絡之所遊邪氣惡血固不得住留住留則傷筋絡骨節機關不得屈伸故病攣也

## 通天第七十二



黃帝問于少師曰余嘗聞人有陰陽何謂陰人何謂陽人少師曰天地之間六合之內不離於五人亦應之非徒一陰一陽而已也而略言耳口弗能徧明也黃帝曰願略聞其意有賢人聖人心能備而行之乎少師曰蓋有太陰之人少陰之人太陽之人少陽之人陰陽和平之人凡五人者其態不同其筋骨氣血各不等黃帝曰其不等者可得聞乎少師曰太陰之人貪而不仁下齊湛湛好內而惡出心和而不發不務於時動而後之此太陰之人也少陰之人小貪而賊心見人有亡常若有得好傷好害見人有榮乃反

慍怒心疾而無恩此少陰之人也太陽之人居處于
于好言大事無能而虛說志發于四野舉措不顧是
非為事如常自用事雖敗而常無悔此太陽之人也
少陽之人諟諦好自貴有小小官則高自宜好為外
交而不內附此少陽之人也陰陽和平之人居處安
靜無為懼懼無為欣欣婉然從物或與不爭與時變
化尊則謙謙譚而不治是謂至治古之善用鍼艾者
視人五態乃治之盛者寫之虛者補之黃帝曰治人
之五態柰何少師曰太陰之人多陰而無陽其陰血
濁其衛氣濇陰陽不和緩筋而厚皮不之疾寫不能



移之少陰之人多陰少陽小胃而大腸六府不調其
陽明脈小而太陽脈大必審調之其血易脫其氣易
敗也太陽之人多陽而少陰必謹調之無脫其陰而
寫其陽陽重脫者易狂陰陽皆脫者暴死不知人也
少陽之人多陽少陰經小而絡大血在中而氣外實
陰而虛陽獨寫其絡脈則強氣脫而疾中氣不足病
不起也陰陽和平之人其陰陽之氣和血脈調謹診
其陰陽視其邪正安容儀審有餘不足盛則寫之虛
則補之不盛不虛以經取之此所以調陰陽別五態
之人者也黃帝曰夫五態之人者相與無故卒然新

會未知其行也何以別之少師答曰眾人之屬不如
五態之人者故五五二十五人而五態之人不與焉
五態之人尤不合於眾者也黃帝曰別五態之人柰
何少師曰太陰之人其狀黮黮然黑色念然下意臨
臨然長大膕然未僂此太陰之人也少陰之人其狀
清然竊然固以陰賊立而躁嶮行而似伏此少陰之
人也太陽之人其狀軒軒儲儲反身折膕此太陽之
人也少陽之人其狀立則好仰行則好搖其兩臂兩
肘則常出於背此少陽之人也陰陽和平之人其狀
委委然隨隨然顒顒然愉愉然暶暶（音旋）然豆豆然眾
人皆曰君子此陰陽和平之人也



黃帝內經靈樞卷十　總校黃以周分校馮一梅孫瑛校

黃帝內經靈樞卷十一

官能第七十三

黃帝問于歧伯曰余聞九鍼於夫子衆多矣不可勝數余推而論之以爲一紀余司誦之子聽其理非則語余請正其道令可久傳後世無患得其人乃傳非其人勿言歧伯稽首再拜曰請聽聖王之道黃帝曰用鍼之理必知形氣之所在左右上下陰陽表裏血氣多少行之逆順出入之合（一作會）謀伐有過知解結知補虛寫實上下氣門明通於四海審其所在寒熱淋露以輸異處審於調氣明於經隧左右肢絡盡知其會寒與熱爭能合而調之虛與實鄰知決而通之左右不調把（一作犯）而行之明於逆順乃知可治陰陽不奇故知起時審於本末察其寒熱得邪所在萬刺不殆知官九鍼刺道畢矣明於五輸徐疾所在屈伸出入皆有條理言陰與陽合於五行五藏六府亦有所藏四時八風盡有陰陽各得其位合於明堂各處色部五藏六府察其所痛左右上下知其寒溫何經所在審皮膚之寒溫滑濇知其所苦膈有上下知其氣所在先得其道稀而疏之稍深以留故能徐入之大熱在上推而下之從下上者引而去之視前痛者



常先取之大寒在外留而補之入於中者從合寫之鍼所不爲灸之所宜上氣不足推而揚之下氣不足積而從之陰陽皆虛火自當之厥而寒甚骨廉陷下寒過於膝下陵三里陰絡所過得之留止寒入於中推而行之經陷下者火則當之結絡堅緊火所治之不知所苦兩蹻之下男陰女陽良工所禁鍼論畢矣用鍼之服必有法則上視天光下司八正以辟奇邪而觀百姓審於虛實無犯其邪是得天之露遇歲之虛救而不勝反受其殃故曰必知天忌乃言鍼意法於往古驗於來今觀於窈冥（一本窈冥作冥冥）通於無窮麤之所不見良工之所貴莫知其形若神髣髴邪氣之中人也洒淅動形正邪之中人也微先見於色不知於其身若有若無若亡若存有形無形莫知其情是故上工之取氣乃救其萌芽下工守其已成因敗其形是故工之用鍼也知氣之所在而守其門戶明於調氣補寫所在徐疾之意所取之處寫必用員切而轉之其氣乃行疾而徐出邪氣乃出伸而迎之遙大其穴氣出乃疾補必用方外引其皮令當其門左引其樞右推其膚微旋而徐推之必端以正安以靜堅心無解欲微以留氣下而疾出之推其皮蓋其外門

眞氣乃存用鍼之要無忘其神雷公問於黃帝曰鍼論曰得其人乃傳非其人勿言何以知其可傳黃帝曰各得其人任之其能故能明其事雷公曰願聞官能柰何黃帝曰明目者可使視色聰耳者可使聽音捷疾辭語者可使傳論語徐而安靜手巧而心審諦者可使行鍼艾理血氣而調諸逆順察陰陽而兼諸方緩節柔筋而心和調者可使導引行氣疾毒言語輕人者可使唾癰呪病爪苦手毒爲事善傷者可使按積抑痹各得其能方乃可行其名乃彰不得其人其功不成其師無名故曰得其人乃言非其人勿傳此之謂也手毒者可使試按龜置龜於器下而按其上五十日而死矣手甘者復生如故也



## 論疾診尺第七十四

黃帝問于歧伯曰余欲無視色持脈獨調其尺以言其病從外知內爲之柰何歧伯曰審其尺之緩急小大滑濇肉之堅脆而病形定矣視人之目窠上微癰如新臥起狀其頸脈動時欬按其手足上窅而不起者風水膚脹也尺膚滑其淖澤者風也尺肉弱者解㑊安臥脫肉者寒熱不治尺膚滑而澤脂者風也尺膚濇者風痹也尺膚麤如枯魚之鱗者水泆飲也尺膚熱甚脈盛躁者病溫也其脈盛而滑者病且出也尺膚寒其脈小者泄少氣尺膚炬然先熱後寒者寒熱也尺膚先寒久大之而熱者亦寒熱也肘所獨熱者腰以上熱手所獨熱者腰以下熱肘前獨熱者膺前熱肘後獨熱者肩背熱臂中獨熱者腰腹熱肘後麤以下三四寸熱者腸中有蟲掌中熱者腹中熱掌中寒者腹中寒魚上白肉有青血脈者胃中有寒尺炬然熱人迎大者當奪血尺堅大脈小甚少氣悗有加立死目赤色者病在心白在肺青在肝黃在脾黑在腎黃色不可名者病在胷中診目痛赤脈從上下者太陽病從下上者陽明病從外走內者少陽病診寒熱赤脈上下瞳子見一脈一歲死見一脈半一歲半死見二脈二歲死見二脈半二歲半死見三脈三歲死診齲齒痛按其陽之來有過者獨熱在左左熱在右右熱在上上熱在下下熱診血脈者多赤多熱多青多痛多黑爲久痹多赤多黑多青皆見者寒熱身痛而色微黃齒垢黃爪甲上黃黃疸也安臥小便黃赤脈小而濇者不嗜食人病其寸口之脈與人迎之脈小大等及其浮沈等者病難已也女子手少陰脈動甚者姙子嬰兒病其頭毛皆逆上者必死耳

問青脈起者掣痛大便赤辦飧泄脈小者手足寒難已飧泄脈小手足溫泄易已四時之變寒暑之勝重陰必陽重陽必陰故陰主寒陽主熱故寒甚則熱熱甚則寒故曰寒生熱熱生寒此陰陽之變也故曰冬傷於寒春生癉熱春傷於風夏生飧泄腸澼夏傷於暑秋生痎(音皆)瘧秋傷於溼冬生咳嗽是謂四時之序也

## 刺節眞邪第七十五

黃帝問于歧伯曰余聞刺有五節柰何歧伯曰固有五節一曰振埃二曰發矇三曰去爪四曰徹衣五曰解惑黃帝曰夫子言五節余未知其意歧伯曰振埃者刺外去陽病也發矇者刺府輸去府病也去爪者刺關節肢絡也徹衣者盡刺諸陽之奇輸也解惑者盡知調陰陽補寫有餘不足相傾移也黃帝曰刺節言振埃夫子乃言刺外經去陽病余不知其所謂也願卒聞之歧伯曰振埃者陽氣大逆上滿於胷中憤瞋肩息大氣逆上喘喝坐伏病惡埃煙餲(音噎)不得息請言振埃尙疾於振埃黃帝曰善取之何如歧伯曰取之天容黃帝曰其欬上氣窮詘胷痛者取之柰何歧伯曰取之廉泉黃帝曰取之有數乎歧伯曰取天



容者無過一里取廉泉者血變而止帝曰善哉黃帝曰刺節言發矇余不得其意夫發矇者耳無所聞目無所見夫子乃言刺府輸去府病何輸使然願聞其故歧伯曰妙乎哉問也此刺之大約鍼之極也神明之類也口說書卷猶不能及也請言發矇耳尙疾於發矇也黃帝曰善願卒聞之歧伯曰刺此者必於日中刺其聽宮中其眸子聲聞於耳此其輸也黃帝曰善何謂聲聞於耳歧伯曰刺邪以手堅按其兩鼻竅而疾偃其聲必應於鍼也黃帝曰善此所謂弗見爲之而無目視見而取之神明相得者也黃帝曰刺節言去爪夫子乃言刺關節肢絡願卒聞之歧伯曰腰脊者身之大關節也肢脛者人之管以趨翔也莖垂者身中之機陰精之候津液之道也故飲食不節喜怒不時津液內溢乃下留於睪血道不通日大不休俛仰不便趨翔不能此病滎然有水不上不下鈹石所取形不可匿常不得蔽故命曰去爪帝曰善黃帝曰刺節言徹衣夫子乃言盡刺諸陽之奇輸未有常處也願卒聞之歧伯曰是陽氣有餘而陰氣不足陰氣不足則內熱陽氣有餘則外熱內熱相搏熱於懷炭外畏綿帛近不可近身又不可近席腠理閉塞則

汗不出舌焦脣槁腊乾嗌燥飲食不讓美惡黃帝曰善取之柰何歧伯曰或之於其天府大杼三痏又刺中膂以去其熱補足手太陰以去其汗熱去汗稀疾於徹衣黃帝曰善黃帝曰刺節言解惑夫子乃言盡知調陰陽補寫有餘不足相傾移也惑何以解之歧伯曰大風在身血脈偏虛虛者不足實者有餘輕重不得傾側宛伏不知東西不知南北乍上乍下乍反乍覆顛倒無常甚於迷惑黃帝曰善取之柰何歧伯曰寫其有餘補其不足陰陽平復用鍼若此疾於解惑黃帝曰善請藏之靈蘭之室不敢妄出也黃帝曰



余聞刺有五邪何謂五邪歧伯曰病有持癰者有容大者有狹小者有熱者有寒者是謂五邪黃帝曰刺五邪柰何歧伯曰凡刺五邪之方不過五章痹熱消滅腫聚散亾寒痹益溫小者益陽大者必去請道其方凡刺癰邪無迎隴易俗移性不得膿脆道更行去其鄉不安處所乃散亾諸陰陽過癰者取之其輸寫之凡刺大邪日以小泄奪其有餘乃益虛剽其通鍼其邪肌肉親視之毋有反其眞刺諸陽分肉間凡刺小邪日以大補其不足乃無害視其所在迎之界遠近盡至其不得外侵而行之乃自費刺分肉間凡刺

熱邪起而蒼出遊不歸乃無病爲開通辟門戶使邪得出病乃已凡刺寒邪日以溫徐往徐來致其神門戶已閉氣不分虛實得調其氣存也黃帝曰官鍼柰何歧伯曰刺癰者用鈹鍼刺大者用鋒鍼刺小者用員利鍼刺熱者用鑱鍼刺寒者用毫鍼也請言解論與天地相應與四時相副人參天地故可爲解下有漸洳上生葦蒲此所以知形氣之多少也陰陽者寒暑也熱則滋雨而在上根荄少汁人氣在外皮膚緩腠理開血氣減汗大泄皮淖澤寒則地凍水冰人氣在中皮膚緻腠理閉汗不出血氣强肉堅濇當是之



時善行水者不能往冰善穿地者不能鑿凍善用鍼者亦不能取四厥血脈凝結堅搏不往來者亦未可卽柔故行水者必待天溫冰釋凍解而水可行地可穿也人脈猶是也治厥者必先熨調和其經掌與腋肘與脚項與脊以調之火氣已通血脈乃行然後視其病脈淖澤者刺而平之堅緊者破而散之氣下乃止此所謂以解結者也用鍼之類在於調氣氣積於胃以通營衞各行其道宗氣留於海其下者注於氣街其上者走於息道故厥在於足宗氣不下脈中之血凝而留止弗之火調弗能取之用鍼者必先察其

經絡之實虛切而循之按而彈之視其應動者乃後取之而下之六經調者謂之不病雖病謂之自已也一經上實下虛而不通者此必有橫絡盛加于大經令之不通視而寫之此所謂解結也上寒下熱先刺其項太陽久留之已刺則熨項與肩胛令熱下合乃止此所謂推而上之者也上熱下寒視其虛脈而陷之於經絡者取之氣下乃止此所謂引而下之者也大熱偏身狂而妄見妄聞妄言視足陽明及大絡取之虛者補之血而實者寫之因其偃臥居其頭前以兩手四指挾按頸動脈久持之卷而切推下至缺盆



中而復止如前熱去乃止此所謂推而散之者也黃帝曰有一脈生數十病者或痛或癰或熱或寒或痒或痹或不仁變化無窮其故何也岐伯曰此皆邪氣之所生也黃帝曰余聞氣者有眞氣有正氣有邪氣何謂眞氣岐伯曰眞氣者所受於天與穀氣并而充身也正氣者正風也從一方來非實風又非虛風也邪氣者虛風之賊傷人也其中人也深不能自去正風者其中人也淺合而自去其氣來柔弱不能勝眞氣故自去虛邪之中人也洒淅動形起毫毛而發腠理其入深內搏於骨則爲骨痹搏於筋則爲筋攣搏於脈中則爲血閉不通則爲癰搏於肉與衛氣相搏陽勝者則爲熱陰勝者則爲寒寒則眞氣去去則虛虛則寒搏於皮膚之間其氣外發腠理開毫毛搖氣往來行則爲痒留而不去則痹衛氣不行則爲不仁虛邪偏容於身半其入深內居營衛營衛稍衰則眞氣去邪氣獨留發爲偏枯其邪氣淺者脈偏痛虛邪之入於身也深寒與熱相搏久留而內著寒勝其熱則骨疼肉枯熱勝其寒則爛肉腐肌爲膿內傷骨內傷骨爲骨蝕有所疾前筋筋屈不得伸邪氣居其間而不反發於筋溜有所結氣歸之衛氣留之不得反



津液久留合而爲腸溜久者數歲乃成以手按之柔已有所結氣歸之津液留之邪氣中之凝結日以易甚連以聚居爲昔瘤以手按之堅有所結深中骨氣因於骨骨與氣并日以益大則爲骨疽有所結中於肉宗氣歸之邪留而不去有熱則化而爲膿無熱則爲肉疽凡此數氣者其發無常處而有常名也

## 衛氣行第七十六

黃帝問於岐伯曰願聞衛氣之行出入之合何如伯高曰歲有十二月日有十二辰子午爲經卯酉爲緯天周二十八宿而一面七星四七二十八星房昴爲

緯虛張爲經是故房至畢爲陽昴至心爲陰陽主晝陰主夜故衛氣之行一日一夜五十周於身晝日行於陽二十五周夜行於陰二十五周周於五藏是故平旦陰盡陽氣出於目目張則氣上行於頭循項下足太陽循背下至小指之端其散者別於目銳眥下手太陽下至手小指之間外側其散者別於目銳眥下足少陽注小指次指之間以上循手少陽之分側下至小指之間別者以上至耳前合於頷脈注足陽明以下行至跗上入五指之間其散者從耳下下手陽明入大指之間入掌中其至於足也入足心出內



踝下行陰分復合於目故爲一周是故日行一舍人氣行一周與十分身之八日行二舍人氣行三周於身與十分身之六日行三舍人氣行於身五周與十分身之四日行四舍人氣行於身七周與十分身之二日行五舍人氣行於身九周日行六舍人氣行於身十周與十分身之八日行七舍人氣行於身十二周在身與十分身之六日行十四舍人氣二十五周於身有奇分與十分身之二陽盡於陰陰受氣矣其始入於陰常從足少陰注於腎腎注於心心注於肺肺注於肝肝注於脾脾復注于腎爲周是故夜行一舍人氣行於陰藏一周與十分藏之八亦如陽行之二十五周而復合於目陰陽一日一夜合有奇分十分身之二與十分藏之二是故人之所以臥起之時有早晏者奇分不盡故也黃帝曰衛氣之在於身也上下往來不以期候氣而刺之柰何伯高曰分有多少日有長短春秋冬夏各有分理然後常以平旦爲紀以夜盡爲始是故一日一夜水下百刻二十五刻者半日之度也常如是毋已日入而止隨日之長短各以爲紀而刺之謹候其時病可與期失時反候者百病不治故曰刺實者刺其來也刺虛者刺其去也



此言氣存亡之時以候虛實而刺之是故謹候氣之所在而刺之是謂逢時在於三陽必候其氣在於陽而刺之病在於三陰必候其氣在陰分而刺之水下一刻人氣在太陽水下二刻人氣在少陽水下三刻人氣在陽明水下四刻人氣在陰分水下五刻人氣在太陽水下六刻人氣在少陽水下七刻人氣在陽明水下八刻人氣在陰分水下九刻人氣在太陽水下十刻人氣在少陽水下十一刻人氣在陽明水下十二刻人氣在陰分水下十三刻人氣在太陽水下十四刻人氣在少陽水下十五刻人氣在陽明水下

十六刻人氣在陰分水下十七刻人氣在太陽水下十八刻人氣在少陽水下十九刻人氣在陽明水下二十刻人氣在陰分水下二十一刻人氣在太陽水下二十二刻人氣在少陽水下二十三刻人氣在陽明水下二十四刻人氣在陰分水下二十五刻人氣在太陽此半日之度也從房至畢一十四舍水下五十刻日行半度迴行一舍水下三刻與七分刻之四大要曰常以日之加於宿上也人氣在太陽是故日行一舍人氣行三陽行與陰分常如是無已天與地同紀紛紛盼盼（普巴切）終而復始一日一夜水下百刻而盡矣



## 九宮八風第七十七

合八風虛實邪正

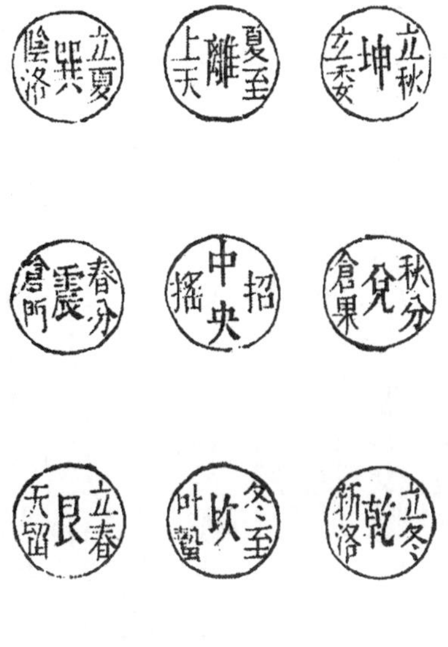


立秋二玄委西南方　秋分七倉果西方　立冬六新洛西北方

夏至九上天南方　招搖中央　冬至一叶蟄北方

立夏四陰洛東南方　春分三倉門東方　立春八天留東北方

太一常以冬至之日居叶蟄之宮四十六日明日居天留四十六日明日居倉門四十六日明日居陰洛四十五日明日居天宮四十六日明日居玄委四十六日明日居倉果四十六日明日居新洛四十五日明日復居叶蟄之宮曰冬至矣太一日游以冬至之日居叶蟄之宮數所在日從一處至九日復反於一常如是無已終而復始太一移日天必應之以風雨



以其日風雨則吉歲美民安少病矣先之則多雨後之則多汗太一在冬至之日有變占在君太一在春分之日有變占在相太一在中宮之日有變占在吏太一在秋分之日有變占在將太一在夏至之日有變占在百姓所謂有變者太一居五宮之日病風折樹木揚沙石各以其所主占貴賤因視風所來而占之風從其所居之鄉來為實風主生長養萬物從其衝後來為虛風傷人者也主殺主害者謹候虛風而避之故聖人日避虛邪之道如避矢石然邪弗能害此之謂也是故太一入徙立於中宮乃朝八風以占

吉凶也風從南方來名曰大弱風其傷人也內舍於心外在於脈氣主熱風從西南方來名曰謀風其傷人也內舍於脾外在於肌其氣主爲弱風從西方來名曰剛風其傷人也內舍於肺外在於皮膚其氣主爲燥風從西北方來名曰折風其傷人也內舍於小腸外在於手太陽脈脈絶則溢脈閉則結不通善暴死風從北方來名曰大剛風其傷人也內舍於腎外在於骨與肩背之膂筋其氣主爲寒也風從東北方來名曰凶風其傷人也內舍於大腸外在於兩脅腋骨下及肢節風從東方來名曰嬰兒風其傷人也內



舍於肝外在於筋紐其氣主爲身溼風從東南方來名曰弱風其傷人也內舍於胃外在肌肉其氣主體重此八風皆從其虛之鄉來乃能病人三虛相搏則爲暴病卒死兩實一虛病則爲淋露寒熱犯其兩溼之地則爲痿故聖人避風如避矢石焉其有三虛而偏中於邪風則爲擊骨偏枯矣

黃帝內經靈樞卷十一　總校黃以周　分校馮一梅 孫瑛 校

# 黃帝內經靈樞卷十二

## 九鍼論第七十八

黃帝曰余聞九鍼於夫子眾多博大矣余猶不能寤敢問九鍼焉生何因而有名岐伯曰九鍼者天地之大數也始於一而終於九故曰一以法天二以法地三以法人四以法時五以法音六以法律七以法星八以法風九以法野黃帝曰以鍼應九之數柰何岐伯曰夫聖人之起天地之數也一而九之故以立九野九而九之九九八十一以起黃鍾數焉以鍼應數也一者天也天者陽也五藏之應天者肺肺者五藏



六府之蓋也皮者肺之合也人之陽也故爲之治鍼必以大其頭而銳其末令無得深入而陽氣出二者地也人之所以應土者肉也故爲之治鍼必筩（音同）其身而員其末令無得傷肉分傷則氣得竭三者人也人之所以成生者血脈也故爲之治鍼必大其身而員其末令可以按脈勿陷以致其氣令邪氣獨出四者時也時者四時八風之客于經絡之中爲瘤病者也故爲之治鍼必筩其身而銳其末令可以寫熱出血而痼病竭五者音也音者冬夏之分分於子午陰與陽別寒與熱爭兩氣相搏合爲癰膿者也故爲之

治鍼必令其末如劍鋒可以取大膿六者律也律者調陰陽四時而合十二經脈虛邪客於經絡而爲暴痹者也故爲之治鍼必令尖如氂且員且銳中身微大以取暴氣七者星也星者人之七竅邪之所客於經而爲痛痹舍於經絡者也故爲之治鍼令尖如蚊蝱喙靜以徐往微以久留正氣因之眞邪俱往出鍼而養者也八者風也風者人之股肱八節也八正之虛風八風傷人內舍於骨解腰脊節腠理之間爲深痹也故爲之治鍼必長其身鋒其末可以取深邪遠痹九者野也野者人之節解皮膚之間也淫邪流溢



於身如風水之狀而溜不能過於機關大節者也故爲之治鍼令小大如挺其鋒微員以取大氣之不能過於關節者也黃帝曰鍼之長短有數乎岐伯曰一曰鑱鍼者取法於巾（巾一作布）鍼去末寸半卒銳之長一寸六分主熱在頭身也二曰員鍼取法於絮鍼筩其身而卵其鋒長一寸六分主治分肉間氣三曰鍉（音低）鍼取法於黍粟之銳長三寸半主按脈取氣令邪出四曰鋒鍼取法於絮鍼筩其身鋒其末長一寸六分主癰熱出血五曰鈹鍼取法於劍鋒廣二分半長四寸主大癰膿兩熱爭者也六曰員利鍼取法於氂鍼

微大其末反小其身令可深內也長一寸六分主取癰痹者也七曰毫鍼取法於毫毛長一寸六分主寒熱痛痹在絡者也八曰長鍼取法於綦鍼長七寸主取深邪遠痹者也九曰大鍼取法於鋒鍼其鋒微員長四寸主取大氣不出關節者也鍼形畢矣此九鍼大小長短法也黃帝曰願聞身形應九野柰何岐伯曰請言身形之應九野也左足應立春其日戊寅己丑左脅應春分其日乙卯左手應立夏其日戊辰己巳膺喉首頭應夏至其日丙午右手應立秋其日戊申己未右脅應秋分其日辛酉右足應立冬其日戊



戌己亥腰尻下竅應冬至其日壬子六府膈下三藏應中州其大禁大禁太乙所在之日及諸戊己凡此九者善候八正所在之處所主左右上下身體有癰腫者欲治之無以其所直之日潰治之是謂天忌日也形樂志苦病生於脈治之以灸刺形苦志樂病生於筋治之以熨引形樂志樂病生於肉治之以鍼石形苦志苦病生於咽喝治之以甘藥形數驚恐筋脈不通病生於不仁治之以按摩醪藥是謂形五藏氣心主噫肺主欬肝主語脾主吞腎主欠六府氣膽爲怒胃爲氣逆噦大腸小腸爲泄膀胱不約爲遺溺下

焦溢為水五味酸入肝辛入肺苦入心甘入脾鹹入腎淡入胃是謂五味五并精氣并肝則憂并心則喜并肺則悲并腎則恐并脾則畏是謂五精之氣并於藏也五惡肝惡風心惡熱肺惡寒腎惡燥脾惡溼此五藏氣所惡也五液心主汗肝主泣肺主涕腎主唾脾主涎此五液所出也五勞久視傷血久臥傷氣久坐傷肉久立傷骨久行傷筋此五久勞所病也五走酸走筋辛走氣苦走血鹹走骨甘走肉是謂五走音湊也五裁一本作五禁病在筋無食酸病在氣無食辛病在骨無食鹹病在血無食苦病在肉無食甘口嗜而欲食之不可多矣必自裁也命曰五裁五發陰病發於骨陽病發於血陰病發於肉陽病發於冬陰病發於夏五邪邪入于陽則為狂邪入于陰則為血痹邪入于陽轉則為癲疾邪入于陰轉則為瘖陽入之于陰病靜陰出之于陽病喜怒五藏心藏神肺藏魄肝藏魂脾藏意腎藏精志也五主心主脈肺主皮肝主筋脾主肌腎主骨陽明多血多氣太陽多血少氣少陽多氣少血太陰多血少氣厥陰多血少氣少陰多氣少血故曰刺陽明出血氣刺太陽出血惡氣刺少陽出氣惡血刺太陰出血惡氣刺厥陰出血惡氣刺少



陰出氣惡血也足陽明太陰為表裏少陽厥陰為表裏太陽少陰為表裏是謂足之陰陽也手陽明太陽為表裏少陽心主為表裏太陽少陰為表裏是謂手之陰陽也

## 歲露論第七十九

黃帝問於岐伯曰經言夏日傷暑秋病瘧瘧之發以時其故何也岐伯對曰邪客于風府病循膂而下衛氣一日一夜常大會于風府其明日日下一節故其日作晏此其先客于脊背也故每至於風府則腠理開腠理開則邪氣入邪氣入則病作此所以日作尚晏也衛氣之行風府日下一節二十一日下至尾底二十二日入脊內注于伏衝之脉其行九日出于缺盆之中其氣上行故其病稍益至其內搏於五藏橫連募原其道遠其氣深其行遲不能日作故次日乃畜積而作焉黃帝曰衛氣每至於風府腠理乃發發則邪入焉其衛氣日下一節則不當風府奈何岐伯曰風府無常衛氣之所應必開其腠理氣之所舍節則其府也黃帝曰善夫風之與瘧也相與同類而風常在而瘧特以時休何也岐伯曰風氣留其處瘧氣隨經絡沈以內搏故衛氣應乃作也帝曰善黃帝問

於少師曰余聞四時八風之中人也故有寒暑寒則皮膚急而腠理閉暑則皮膚緩而腠理開賊風邪氣因得以入乎將必須八正虛邪乃能傷人乎少師答曰不然賊風邪氣之中人也不得以時然必因其開也其入深其內極病其病人也卒暴因其閉也其入淺以留其病也徐以遲黃帝曰有寒溫和適腠理不開然有卒病者其故何也少師答曰帝弗知邪入乎雖平居其腠理開閉緩急其故常有時也黃帝曰可得聞乎少師曰人與天地相參也與日月相應也故月滿則海水西盛人血氣積肌肉充皮膚緻毛髮堅



腠理郄煙垢著當是之時雖遇賊風其入淺不深至其月郭空則海水東盛人氣血虛其衛氣去形獨居肌肉減皮膚縱腠理開毛髮殘膲理薄煙垢落當是之時遇賊風則其入深其病人也卒暴黃帝曰其有卒然暴死暴病者何也少師答曰三虛者其死暴疾也得三實者邪不能傷人也黃帝曰願聞三虛少師曰乘年之衰逢月之空失時之和因為賊風所傷是謂三虛故論不知三虛工反為麤帝曰願聞三實少師曰逢年之盛遇月之滿得時之和雖有賊風邪氣不能危之也命曰三實黃帝曰善乎哉論明乎哉道

請藏之金匱然此一夫之論也黃帝曰願聞歲之所以皆同病者何因而然少師曰此八正之候也黃帝曰候之柰何少師曰候此者常以冬至之日太一立於叶蟄之宮其至也天必應之以風雨者矣風雨從南方來者為虛風賊傷人者也其以夜半至也萬民皆臥而弗犯也故其歲民少病其以晝至者萬民懈惰而皆中於虛風故萬民多病虛邪入客於骨而不發於外至其立春陽氣大發腠理開因立春之日風從西方來萬民又皆中於虛風此兩邪相搏經氣結代者矣故諸逢其風而遇其雨者命曰遇歲露焉因



歲之和而少賊風者民少病而少死歲多賊風邪氣寒溫不和則民多病而死矣黃帝曰虛邪之風其所傷貴賤何如候之柰何少師答曰正月朔日太一居天留之宮其日西北風不雨人多死矣正月朔日平旦北風春民多死正月朔日平旦北風行民病多者十有三也正月朔日日中北風夏民多死正月朔日夕時北風秋民多死終日北風大病死者十有六正月朔日風從南方來命曰旱鄉從西方來命曰白骨將國有殃人多死亡正月朔日風從東方來發屋揚沙石國有大災也正月朔日風從東南方行春有死

亡正月朔日天利溫不風糴賤民不病天寒而風糴貴民多病此所謂誒歲之風䟽傷人者也二月丑不風民多心腹病三月戌不溫民多寒熱四月巳不暑民多癉病十月申不寒民多暴死諸所謂風者皆發屋折樹木揚沙石起毫毛發腠理者也

大惑論第八十

黃帝問于歧伯曰余嘗上於淸泠之臺中階而顧匍匐而前則惑余私異之竊內怪之獨瞑獨視安心定氣久而不解獨博獨眩被髮長跪俛而視之後久之不已也卒然自上何氣使然歧伯對曰五藏六府之



精氣皆上注於目而爲之精精之窠爲眼骨之精爲瞳子筋之精爲黑眼血之精爲絡其窠氣之精爲白眼肌肉之精爲約束裹擷筋骨血氣之精而與脈并爲系上屬於腦後出於項中故邪中於項因逢其身之虛其入深則隨眼系以入於腦入於腦則腦轉腦轉則引目系急目系急則目眩以轉矣邪其精其精所中不相比也則精散精散則視歧視歧見兩物目者五藏六府之精也營衛魂魄之所常營也神氣之所生也故神勞則魂魄散志意亂是故瞳子黑眼法於陰白眼赤脈法於陽也故陰陽合傳而精明也目者心使也心者神之舍也故神精亂而不轉卒然見非常處精神魂魄散不相得故曰惑也黃帝曰余疑其然余每之東苑未曾不惑去之則復余唯獨爲東苑勞神乎何其異也歧伯曰不然也心有所喜神有所惡卒然相惑則精氣亂視誤故惑神移乃復是故間者爲迷甚者爲惑黃帝曰人之善忘者何氣使然歧伯曰上氣不足下氣有餘腸胃實而心肺虛虛則營衛留於下久之不以時上故善忘也黃帝曰人之善饑而不嗜食者何氣使然歧伯曰精氣并於脾熱氣留於胃胃熱則消穀穀消故善饑胃氣逆上則胃



脘寒故不嗜食也黃帝曰病而不得臥者何氣使然歧伯曰衛氣不得入於陰常留於陽留於陽則陽氣滿陽氣滿則陽蹻盛不得入於陰則陰氣虛故目不瞑矣黃帝曰病目而不得視者何氣使然歧伯曰衛氣留於陰不得行於陽留於陰則陰氣盛陰氣盛則陰蹻滿不得入於陽則陽氣虛故目閉也黃帝曰人之多臥者何氣使然歧伯曰此人腸胃大而皮膚溼而分肉不解焉腸胃大則衛氣留久皮膚溼則分肉不解其行遲夫衛氣者晝日常行於陽夜行於陰故陽氣盡則臥陰氣盡則寤故腸胃大則衛氣行留久

皮膚溼分肉不解則行遲留於陰也久其氣不清則欲瞑故多臥矣其腸胃小皮膚滑以緩分肉解利衛氣之留於陽也久故少瞑焉黃帝曰其非常經也卒然多臥者何氣使然岐伯曰邪氣留於上焦上焦閉而不通已食若飲湯衛氣留久於陰而不行故卒然多臥焉黃帝曰善治此諸邪柰何岐伯曰先其藏府誅其小過後調其氣盛者寫之虛者補之必先明知其形志之苦樂定乃取之

## 癰疽第八十一

黃帝問余聞腸胃受穀上焦出氣以溫分肉而養骨節通腠理中焦出氣如露上注谿谷而滲孫脈津液和調變化而赤為血血和則孫脈先滿溢乃注於絡脈皆盈乃注於經脈陰陽已張因息乃行行有經紀周有道理與天合同不得休止切而調之從虛去實寫則不足疾則氣減留則先後從虛去虛補則有餘血氣已調形氣乃持余已知血氣之平與不平未知癰疽之所從生成敗之時死生之期有遠近何以度之可得聞乎岐伯曰經脈留行不止與天同度與地合紀故天宿失度日月薄蝕地經失紀水道流溢草萓魚饑切不成五穀不殖徑路不通民不往來巷聚邑



居則別離異處血氣猶然請言其故夫血脈營衛周流不休上應星宿下應經數寒邪客於經絡之中則血泣音澀下同血泣則不通不通則衛氣歸之不得復反故癰腫寒氣化為熱熱勝則腐肉肉腐則為膿膿不寫則爛筋筋爛則傷骨骨傷則髓消不當骨空不得泄寫血枯空虛則筋骨肌肉不相榮經脈敗漏薰於五藏藏傷故死矣黃帝曰願盡聞癰疽之形與忌曰名岐伯曰癰發於嗌中名曰猛疽猛疽不治化為膿膿不寫塞咽半日死其化為膿者寫則合豕膏冷食三日而已發於頸名曰夭疽其癰大以赤黑不急治則熱氣下入淵腋前傷任脈內薰肝肺薰肝肺十餘日而死矣陽留大發消腦留項名曰腦爍其色不樂項痛而如刺以鍼煩心者死不可治發於肩及臑名曰疵癰其狀赤黑急治之此令人汗出至足不害五藏癰發四五日逞焫之發於腋下赤堅者名曰米疽治之以砭石欲細而長疏砭之塗已已疑作以豕膏六日已勿裹之其癰堅而不潰者為馬刀挾纓急治之發於胷名曰井疽其狀如大豆三四日起不早治下入腹不治七日死矣發於膺名曰甘疽色青其狀如穀實菰𧄍常苦寒熱急治之去其寒熱十歲死死後出

膿發於脅名曰敗疵敗疵者女子之病也灸之其病大癰膿治之其中乃有生肉大如赤小豆剉陵翹草根各一升以水一斗六升煑之竭為取三升則強飲厚衣坐於釜上令汗出至足已發於股脛名曰股脛疽其狀不甚變而癰膿搏骨不急治三十日死矣發於尻名曰銳疽其狀赤堅大急治之不治三十日死矣發於股陰名曰赤施不急治六十日死在兩股之內不治十日而當死發於膝名曰疵癰其狀大癰色不變寒熱如堅石勿石石之者死須其柔乃石之者生諸癰疽之發於節而相應者不可治也發於陽者



百日死發於陰者三十日死發於脛名曰兔齧其狀赤之烏急治之不治害人也發於內踝名曰走緩其狀癰也色不變數石其輸而止其寒熱不死發於足上下名曰四淫其狀大癰急治之百日死發於足傍名曰厲癰其狀不大初如小指發急治之去其黑者不消輒益不治百日死發於足指名脫癰其狀赤黑死不治不赤黑不死不衰急斬之不（否同）則死矣黃帝曰夫子言癰疽何以別之岐伯曰營衛稽留於經脈之中則血泣而不行不行則衛氣從之而不通壅遏而不得行故熱大熱不止熱勝則肉腐肉腐則為膿

然不能陷骨髓不為燋枯五藏不為傷故命曰癰黃帝曰何謂疽岐伯曰熱氣淳盛下陷肌膚筋髓枯內連五藏血氣竭當其癰下筋骨良肉皆無餘故命曰疽疽者上之皮夭以堅上如牛領之皮癰者其皮上薄以澤此其候也

黃帝內經靈樞卷十二　總校黃以周　分校馮一梅 孫瑛 校

校對無訛

# 素問纘編

文成堂藏板

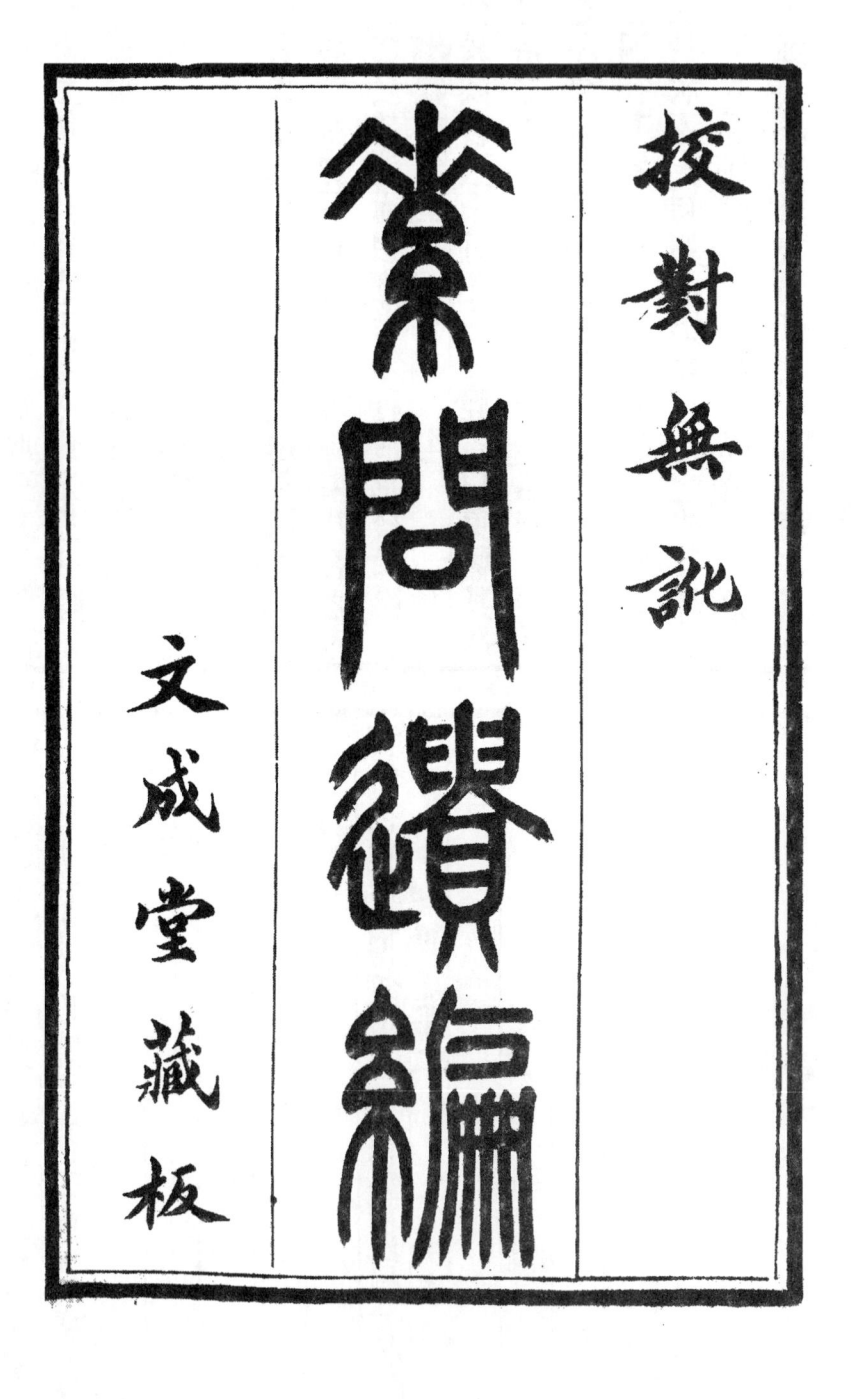

光緒甲申穪
月重鐫

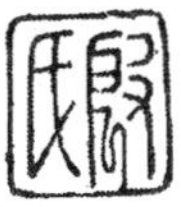

黃帝內經素問遺篇　宋朝散郎太醫學司業劉溫舒原本

# 刺法論第七十二

黃帝問曰升降不前氣交有變即成暴鬱余已知之如何預救生靈可得卻乎卻之言去也何以去之岐伯稽首再拜對曰昭乎哉問臣聞夫子言既明天元須窮法刺可以折鬱扶運補弱全真瀉盛蠲餘令除斯苦夫子者祖師僦貸季折謂折伏也扶謂扶持也蠲除也斯此也令除此苦也帝曰願卒聞之岐伯曰升之不前即有甚凶也木欲升而天柱窒抑之木欲發鬱亦須待時木發待間氣也至天作間氣之時作也欲發可刺之也當刺足厥陰之井足厥陰之井即大敦穴在足大指端去爪甲上如韭葉三毛之中乃足厥陰之所出也於平旦水下一刻時以手按穴得動脈下鍼可及三分留六呼如得氣急出之先刺左後刺右又可春分日吐之無此管也火欲升而天蓬窒抑之火欲發鬱亦須待時火鬱待時至天作左間氣之時也其發也君火春分相火小滿即欲發之時也故君火相火同法即是二時而可預刺之也君火相火同刺包絡之榮心包絡之榮在手掌中勞宮穴也水下二刻以手按穴動脈應手刺可同身寸之三分留六呼得氣而急出之先左後右又法當春三泄汗也土欲升而天衝窒抑之土欲發鬱亦須待時土鬱待時至天作左間氣之時也土發鬱日維辰維也多於閒維發之也可預刺之也當刺足太陰之俞足太陰之俞太白穴在足內側核骨下陷者中足太陰之所注也水下三刻刺可同身寸之二分留七呼氣至急出之先左後右金欲升而天英窒抑之金欲發鬱亦須待時金鬱待時至天作左間氣之日也夏至之後金欲發鬱之時在火王



後作可預刺也當刺手太陰之經手太陰之經者經渠穴也在兩手寸口脈陷者中手太陰之所行也動脈應手於水下四刻刺可同身寸之三分留三呼氣至急出鍼先左後右水欲升而天內窒抑之水欲發鬱亦須待時水鬱待時至天作左間氣之時也發於辰維之後火得王之時水可作也可以預用鍼刺之也當刺足少陰之合足少陰之合陰谷穴也在膝內輔骨之後大筋之下小筋之上按之應手屈膝而得足少陰之所入也刺可同身寸之四分留三呼動氣應手可刺急出之先刺左後刺右帝曰升之不前可以預備願聞其降可以先防防護者也岐伯曰既明其升必達其降也升降之道皆可先治也亦可以升而先刺也木欲降而地皛窒抑之降而不入抑之鬱發散而可得位三日不降八日降欲降而鬱先散而然後作地間氣者也降而鬱發暴如天間之待時也降而不下鬱可速矣降之不下急速如天鬱也便可刺之降可折其所勝也折勝其標而虛其本也故折其勝也當刺手太陰之所出刺手陽明之所入手太陰之所出少商穴也在手大指之端內側去爪甲如韭葉手太陰之井也刺可同身寸之一分留三呼而急出之手陽明之所入曲池穴也在肘外輔屈肘兩骨之間陷中手陽明之合刺可同身寸之一寸五分留七呼動氣應手至而急出之火欲降而地玄窒抑之降而不入抑之鬱發散而可矣二日不降七日降欲下而鬱散之速可刺之也當折其所勝可散其鬱火鬱折水可以除之當刺足少陰之所出刺足太陽之所入足少陰之出湧泉穴也在足心陷者中屈足捲指宛宛中足少陰之井刺可同身寸之三分留三呼動氣至急出之先左後右足太陽之所入委中穴在膕中央約文中動脈應手足太陽之合也刺可同身寸之五分留七呼氣至而急出之先左後右二次同

（其法刺也）土欲降而地蒼窒抑之降而不下抑之鬱發散而可入（五日不降十日降欲降而鬱散而可速刺之）當折其勝可散其鬱（土鬱折水可除其苦）當刺足厥陰之所出刺足少陽之所入（足厥陰之所出太敦穴也在足大指端去爪甲上如韭葉及三毛之中足厥陰井也刺可同身寸之三分留十呼動氣急出之足少陽之所入陽陵泉穴在膝下同身寸之一寸胻骨外廉陷者中是足少陽之合刺可同身寸之六分留十呼動氣至急出之）金欲降而地形窒抑之降而不下散抑之鬱發散而可入（四日不降九日降欲下而鬱散可速刺也）當析其勝可散其鬱（金鬱折火可以除之）當刺心包絡所出刺手少陽所入也（心包絡所出中衝穴也在中指之端去爪甲如韭葉是手心主之井刺可同身寸之一分留二呼動氣至急出之手少陽之所入天井穴也在肘外大骨之後肘後同身寸之一寸兩筋間陷者中屈肘得之手少陽合刺可同身寸之一寸留十呼動氣應手至而急出之）水欲降而地阜窒抑之降而不下抑之鬱發散而可入（一日不降六日降欲下而鬱散先可刺之也）當折其土可散其鬱（折其所勝可以散之也）當刺足太陰之所出刺足陽明之所入（足太陰之所出隱白穴也在足大趾之端側去爪甲如韭葉足太陰之井刺可同身寸之一分留三呼得氣至乃出之足陽明之所入三里穴在膝下三寸胻骨外廉兩筋間足陽明之所合刺可同身寸之五分留十呼得氣至而急出之）帝曰五運之至有前後與升降往來有所承抑之可得聞乎刺法岐伯曰當取其化源也是故太過取之不及資之太過取之次抑其鬱取其運之化源令折鬱氣不及扶資以扶運氣以避虛邪也（不及者當資其化源以補其所虧令不勝）



資取之法令出密語（資取化源法方明於玄珠密語第一卷中）黃帝問曰升降之刺以知要願聞司天未得遷正使司化之失其常政卽萬化之或其皆妄然與民爲病可得先除欲濟羣生願聞其說（明其遷正故可預防）岐伯稽首再拜曰悉乎哉問言其至理聖念慈憫欲濟羣生臣乃盡陳斯道可申洞微（申顯也洞深也微妙也言可盡顯深妙）太陽復布卽厥陰不遷正（卽天運不和順四序失合而作疫也）不遷正氣塞於上當寫足厥陰之所流（氣舒而復塞之故寫之當寫足厥陰之所流行間穴也在足大趾之間動脈應手陷者中足厥陰之榮刺可同身寸之六分留七呼動氣至而急出之）厥陰復布少陰不遷正（天失時令卽氣令不正也）不遷正卽氣塞於上（熱欲化而風乃布外也）當刺心包絡脈之所流（心包絡脈之所流勞宮穴也在掌中央刺可同身寸之三分留六呼動氣至而急出也）少陰復布太陰不遷正（子午天數有餘丑未不得中正也）不遷正卽氣留於上（雨欲化而熱布於天）當刺足太陰之所流（足太陰之所流大都穴也在足大趾本節後陷者中足太陰脈之榮也刺可同身寸之三分留七呼動氣至而出之）太陰復布少陽不遷正（丑未天數有餘寅中未得中正）不遷正則氣塞未通（熱欲化而雨復布天）當刺手少陽之所流（手少陽之所流液門穴也在手小指次指間陷者中手少陽之榮也刺可同身寸之二分留三呼動氣至而急出也）少陽復布則陽明不遷正（寅中天數有餘卯酉未得司天）不遷正則氣未通上（燥欲治天熱化復治）當刺手太陰之所流（手太陰之所流魚際穴也在手太指本節後內側散脈文中手太陰之榮也刺可同身寸之二分留三呼動氣

至而急出之　陽明復布太陽不遷正卯酉天數未終辰戌未得司正不遷
正則復塞其氣寒欲行天而燥復化當刺足少陰之所流足少陰之
所流然谷穴也在足內踝前起大骨下陷中足少陰之滎也刺可同身寸之三分留三呼動氣至而出之
帝曰遷正不前以通其要願聞不退欲折其餘無令
過失可得明乎岐伯曰氣過有餘復作布正是名不
過位也即名布正再治天而不能退位使地氣不得後化新司天未
可遷正故復布化令如故也新歲司天未得中司去歲司天仍舊治天是故
氣過天令失常故與民作災之病也　巳亥之歲天數有餘故厥陰不退
位也至子午之年猶尚治天　風行於上木化布天雨溼之化不令風化至酷
作災　當刺足厥陰之所入足厥陰之所入曲泉穴也在膝內輔骨下大筋上小筋下
後陷者中屈膝而得之足厥陰之合也刺可同身寸之六分留七呼動氣至急出其鍼也　子午之
歲天數有餘故少陰不退位也至丑未之年猶尚治天　熱行於
上火餘化布天燥清之虧雨化不令熱化復行天令也　當刺手厥陰之
所入心包之所入曲澤穴也在肘內廉下陷者中屈肘而取之手厥陰之合也刺可同身寸之三分
留七呼動氣至而急出之　丑未之歲天數有餘故太陰不退位也
至寅申之年猶尚治天也　溼行於上雨化布天寒化虧熱化不令溼化復布行天令
當刺足太陰之所入足太陰之所入太陰陵泉穴也在內側輔骨下陷者中足太陰
之合刺可同身寸之五分留七呼動氣至而急出之也　寅申之歲天數有餘故
少陽不退位也至卯酉之年猶尚治天　熱行於上火化布天燥清
令虧熱化復治布行天令　當刺手少陽之所入手少陽之所入天井穴也在肘外大



骨後肘後上一寸兩筋間陷中屈肘得之手少陽之合也刺可同身寸之三分動氣至而急出之也　卯
酉之歲天數有餘故陽明不退位也至辰戌之年猶尚治天也　金
行於上燥化布天風化虧而寒化不令清化復治布行天令　當刺手太陰
之所入手太陰之所入尺澤穴也在肘約文中動脈應手手太陰之所合也刺可同身寸之三寸
留三呼動氣至而急出之　辰戌之歲天數有餘故太陽不退位也
至巳亥之年猶尚治天也　寒行於上凜水化布天熱化令虧風化不令寒化復治
布行天令　當刺足少陰之所入足少陰之所入陰谷穴也在膝下內輔骨之後大筋
之下外筋之上按之應手屈膝而得之足少陰之合刺可同身寸之四分動氣至而急出之　故天
地氣逆化成民病以法刺之預可平痾人氣通乎天地也氣交有
變前後餘退可依天元刺其餘源始終可平也　黃帝問曰剛柔二干失守其
位使天運之氣皆虛乎與民為病可得平乎天運如虛可以
法刺可除之也　岐伯曰深乎哉問明其奧旨天地迭移三年
化疫是謂根之可見必有逃門是謂根究天地之災必有避危逃生之門
戸　假令甲子剛柔失守柔得其位上失其剛雖得交司數可未至甲子上未終司
己卯下雖遷正是謂柔平孤虛其下也剛未正之己不得其甲即土運反虛而木迺勝　剛未正
柔孤而有虧甲不正於己也土運不令正失少陰不化是故天與皆虛而使邪化疫者也
時序不令即音律非從司天猶布而中運有勝至矣甲未至而已已至律無音而
呂有聲即黃鍾大宮不應夾鍾少宮即應以表己卯下位孤主土運者也　如此三年變大
疫也甚則速首尾三年至　詳其微甚察其淺深大虛而布政日久即深也深即
甚矣運未正即勝至久即深甚也甚即深首尾二年至者也　欲至而可刺刺之以

明其刺法者即是布正而未遷正者可刺其即令之病也只言知者是以三年中有大疫至刺補其天之之吉也即其細詳微甚知其所至之期可先齊之者也 當先補腎俞 土疫至而腎虛者先補之腎俞在骨第十四椎下兩傍各同身寸之一寸五分未刺時先口銜鍼暖而用之用圓利鍼臨刺一時呪曰五帝上眞六甲玄靈氣符至陰百邪閉理念三徧自口中取鍼先刺二分留六呼次入鍼至三分動氣至而徐徐出鍼以手捫之令受鍼人咽氣三次又可定神魂者也 次三日可刺足太陰之所注 足太陰之所注太白穴也在內踝核骨下陷者中足太陰脈之所注也先以口銜鍼令溫欲下鍼時呪曰帝扶天形護命成靈誦之三徧迺刺三分留七呼動氣至而急出其鍼也 又有下位已卯不至而甲子孤立者次三年作土癘其法補瀉一如甲子同法也 即甲子甲戌甲申甲午甲辰甲寅并及己丑己亥己酉己未己巳己卯凡甲己上下失守皆此一法而已 其刺以畢又不須夜行及遠

素問遺篇　七

行令七日潔清淨齊戒所有自來腎有久病者可以寅時面向南淨神不亂思閉氣不息七徧以引頸嚥氣順之如嚥甚硬物如此七徧後餌舌下津令無數 仙家嚥氣可以深根固蔕以子受母氣也嚥下氣令腹中鳴至臍下子氣見母元氣故曰反本還元也久餌之令深根以養固蔕也故嚥氣津者此名天池之水可久餌之資精氣血蕩滌五藏先溉元海一名離宮之水一名玉池一名神水不可唾之但可餌之以補精血可益元海也 假令丙寅剛柔失守 柔得其位上失其剛也雖得其交歲而丙未遷正治天下辛巳獨治其泉上位丙失其剛干故中水運不得運太過也反受土勝之 上剛干失守下柔不可獨主之 柔干在上猶言不及何況柔失剛者也 中水運非太過不可執法而定之 不以諸丙年作其水太過也當推之天數而知有癘也 布天有餘而失守上正

天雖主治之此即布正之化正司主歲未得正位也 天地不合即律呂音異 柔干至而呂有音應剛干未遷而律管無聲即少羽鳴響而大羽無聲也 如此即天運失序 雖有化而非常化也 後三年變疫 變有微甚故有遲速當推其天數之淺深也 詳其微甚差有大小 大差七分小差五分每一分一十五日大差速至小差徐徐而至之也 徐至即後三年至甚即首三年 推數差速即知運遲 當先補心俞 心俞在背第五椎下兩傍各一寸半用圓利鍼於口中令溫暖次以手按穴得其氣動迺呪曰太始上清丹元守靈誦之三徧先想火光於穴下然後刺可同身寸之一寸半留七呼得氣至次進鍼三分以手彈之令氣至而下鍼得動氣至而徐徐出鍼次以手捫其穴令受鍼人閉氣三息而嚥氣也 次五日可刺腎之所入 腎之所入陰谷穴也在膝內輔骨之後大筋之下小筋之上按之應手屈膝而得之用圓利鍼令口中溫暖先以手按穴迺呪曰太微帝君五氣及眞六辛都司符扶黑雲誦

素問遺篇　八

之一徧刺可入同身寸之四分得動氣至而急出之 又有下位地甲子辛巳柔不附剛亦名失守即地運皆虛後三年變水癘即刺法皆如此矣 即丙寅丙子丙戌丙申丙午丙辰辛丑辛亥辛酉辛未辛巳辛卯如此上下失守皆推大小差而刺之 其刺如畢愼其大喜欲情於中如不忌即其氣復散也令靜七日 七日後神氣實而水疫不傷 心欲實令少思 思即傷神居當澄心而神守中即道自降而其氣復上人亂想勞神即陰中鬼王勞神即神役苦志心亂故天人命實即神和志安心靜即中也 假令庚辰剛柔失守 乙得其位上失其庚即謂柔失其剛也雖得其歲即庚未得中位也乙得下位以治其地上位庚失其剛干故中金運不得太過反受火勝之也 上位失守下位無合 乙未在下主地孤立也上無剛干正之天運虛 乙庚金運故非相招 上下相招陰陽相合也司天與運各得其化

布天未退中運勝來不以陽年元勝復支干不合有上下相錯謂之失守庚不與乙相對合也姑洗林鍾商音不應也失守即同聲不相應也姑洗上管庚辰太商不如應林鍾下管乙未少商獨應矣如此則天運化易故四序非常也三年變大疫金疫又名殺疫詳其天數差有微甚大差七分即氣過一百五日即甚矣小差五分即氣過七十五日即微也微即微三年至微即徐也甚即甚三年至甚即速也當先補肝俞肝俞在背第九椎下兩傍各一寸半用圓利鍼以口溫暖先以手按穴得動氣欲下鍼而呪曰氣從始清帝符六丁左施蒼城右入黃庭誦之三過先想青氣於穴下然後刺之三分得氣而進鍼鍼入五分動氣至而徐徐出鍼以手捫其穴令受鍼人嚥氣次三日可刺肺之所行肺之所行經渠穴也在手寸口陷中手太陰經也用圓利鍼於口內溫令暖先以左手按穴而呪曰太始上眞五符帝君元和氣合司入其神誦之三徧刺可同身寸之三分留二呼動氣至而出其鍼也刺畢可靜神七日愼勿大怒怒必眞氣卻散之又或在下地甲子乙未失守者即乙柔干即上庚獨治之亦名失守者即□□孤主之三年變癘名曰金癘亦名殺癘其至待時也詳其地數之等差亦推其微甚可知遲速爾速至其三年遲即後三年其至如金疫刺法同前也諸位乙庚失守刺法同即天運各異金殺丁之災化民病也同刺而卻之也肝欲平即勿怒怒即陰生肝爲陽神也陰生即陽夭夜臥念安其志勿誦惡語即陽神魂守中假令壬午剛柔失守下得其位上失其主即司天布正木運反虛也雖交歲而天未遷正中運勝即地見丁酉獨主其運故行燥勝天未勢化是名二虛者已上壬未遷正下丁獨然即雖陽年虧及不同災亦然三日肝自病風化不令運失



其壬未得其位天如布退可得遷正不假復而正角上下失守相招其有期推之天別又及幾分天如復位故得相招者也差之微甚各有其數也差七分計一百五日即大差之期也差五分即七十五日其下者又微也律呂二角失而不和同音有曰上律甤賓下呂南呂上大角不應下少角應故二角失而不和也後壬午遷正之日即上下角同聲相應微甚如見三年大疫微即至乙酉甚即至甲申甚速微除也當刺脾之俞脾之俞在背第十一椎下兩傍各一寸半動脈應手用圓利鍼令口中溫暖而刺之即呪曰五精智精六甲玄靈帝符元首大始受眞誦之三徧先想黃氣於穴下然後刺之二分得氣至而次進之又得動氣次進之二進各一分留五呼即次徐徐出鍼以手捫之令其人不息三徧而嚥津也三日可刺肝之所出也肝之所出大敦穴也在足大趾端去爪甲如韭葉及三毛之中足厥陰之井也用圓利鍼令口中溫暖而刺之即呪曰眞靈至玄大道冥然五神各位氣守三田誦之然後可刺入同身寸之三分留十呼動氣至而出其鍼刺畢靜神七日勿大醉歌樂其氣復散又勿飽食勿食生物歌樂者即脾神動而氣散也醉即性亂飽即食脹故愼忌之食生物即傷脾氣也欲令脾實氣無滯飽無久坐食無太酸無食一切生物宜甘宜淡淡入胃也宜益府淡者土之薄味也而又次於甘者無間坐無久臥故養脾也又或地下甲子丁酉失守其位未得中司即氣不當位下不與壬奉合者亦名失守非名合德故柔不附剛天地二甲子上下不相招故陰陽有錯即中運失其歲合之常政也即地運不合三年變癘故名木癘又名風癘其至有即亦推其微甚其刺法一如木疫之法即諸丁壬上下失守皆同一法刺之假令戊申剛柔失守戊與癸合也天地二甲子即戊申合癸亥也下位癸亥至地其主地正司

也上下位戊申過丁未天數未退而復布天故失守戊癸不合也戊癸雖火運陽年
不太過也戊未正司癸下獨治故非太過反受水勝之也上失其剛柔地獨
主其氣不正故有邪干水運失守於上中下運有剋也故天虛而地猶土之中見
火運水來犯之故曰邪干迭移其位差有淺深天數過差亦有多少卻得奉合合要
在日數也欲至將合音律先同中火運徵也上下二律呂上窮太少二徵合音同
如此天運失時三年之中火疫至矣速至庚戌也徐徐至辛亥所作
也當刺肺之俞肺俞在背第三椎下兩傍各一寸半動脈應手用圓利鍼令口中溫暖先
以手按穴迺刺之呪曰真邪用搏氣灌元神帝符反本位合其親誦之三徧刺之二分候氣欲至想白氣
於穴下次進一分得氣至而徐徐出其鍼以手捫之於其穴也然可立愈也刺畢靜神七
日勿大悲傷也悲傷卽肺動而真氣復散也凡喜怒悲樂恐



皆不可過矣此五者皆可動天亂真神也故聖人忘緣滅動念可存神也故神能主形神在形全可以身
安道常長存也人欲實肺者要在息氣也無太喘息慎勿多言語及呼吸多氣
喘及言語多及飲冷形寒食減多大忌悲傷喜怒冷傷其肺神也又或地下甲子癸
亥失守者卽柔失守位也卽上失其剛也卽亦名戊
癸不相合德者也卽運與地虛後三年變癘卽名火
癘與火疫同也卽法刺一體卽諸戊諸癸上下同一體是故立地五年以明失
守以深法刺於是疫之與癘卽是上下剛柔之名也
窮歸一體也卽刺疫法只有五法卽總其諸位失守
故只歸五行而統之也此皆五疫癘歸天地不相和之氣化爲疫癘大傷人之命
也故達天元可通法刺復濟生民也黃帝曰余聞五疫之至皆相染易

無問大小病狀相似不施救療如何可得不相移易
者其病相染著如何得不相染也岐伯曰不相染者正氣存內邪不
可干避其毒氣天牝從來復得其往邪毒之氣在於泄汗反下取之
其氣入於中毒氣至腦中流入諸經之中令人染病矣如人嚏得此氣入鼻至腦中欲嚏出令勿投鼻中
令嚏之卽出爾如此卽不相染也氣出於腦卽不邪干從鼻而入腦欲干復出卽
無相染也氣出於腦卽室先想心如日卽正氣存中而神守其本卽邪疫之
氣不犯之欲將入於疫室先想青氣自肝而出左行於東
化作林木如春柏之蒼翠次想白氣自肺而出右行於西化
作戈甲如劍戟之明白利刃次想赤氣自心而出南行於上化
作燄明如赫赫之炎燥次想黑氣自腎而出北行於下化作
水如波浪之黑色次想黃氣自脾而出存於中央化作土如天



地之黃色五氣護身之畢以想頭上如北斗之煌煌然後
可入於疫室卽正氣存中而邪疫不干又一法於春分之日日未
出而吐之用遠志去心以水煎之飲二盞吐之不疫者也又一法於雨水日
後三浴以藥泄汗注汗出臭者無疫也又一法小金丹方辰砂
二兩水磨雄黃一兩葉子雌黃一兩紫金半兩粉作末令
細之同入合中外固了地一尺築地實不用爐不須藥
制用火二十斤煅之也七日終常令火及二十斤候冷七日
取次日出合子埋藥地中七日亦須吉地者佳也取出順日
研之三日煉白沙蜜爲丸如梧桐子大每日望東吸

日華氣一口冰水下一丸和氣嚥之服十粒無疫干也黃帝問曰人虛即神游失守位使鬼神外干是致天亡何以全真願聞刺法岐伯稽首再拜曰昭乎哉問謂神移失守雖在其體然不致死或有邪干故令天壽邪未干而不病邪欲干而有卒亡也只如厥陰失守天以虛人氣肝虛感天重虛即魂游於上肝虛天虛又遇出汗於肝而三虛散神游上位在無英君下即神光不聚而白尸鬼至令人卒亡者也邪干厥大氣身溫猶可刺之目中神彩有四肢雖冷心腹尚溫如口中無涎舌卵不縮者非感厥也即名尸厥故可救之復蘇刺其足少陽之所過足少陽之所過邱墟穴也在足外踝下如前陷者中去臨泣同身寸之五寸足少陽之原也用毫鍼於人近體煖鍼至溫以左手按穴呪曰太上元君常居其左制



之三魂誦之三遍次呼三魂名爽靈胎光幽精誦之三遍次想青龍於穴下刺之可以同身寸之三分留三呼可徐徐出鍼親令人按氣於口中腹中鳴者可治之次刺肝之俞在背第九椎下兩傍各一寸半用毫鍼著身溫之左手按穴呪曰太微帝君元英制魂真元及本令入青雲又呼三魂各如前三遍刺入同身寸之三分留三呼次進二分留三呼復取鍼至三分留一呼徐徐出即氣及而復活人病心虛又遇君相二火司天失守感而三虛又或汗出於心即致神魂逆於上入泥丸遇火不及黑尸鬼犯之令人暴亡不出一時可救之四肢冷氣雖閉絕不變色舌卵如不縮者可救目中神彩不變者可刺之也可刺手少陽之所過手少陽之所過陽池穴也在手表腕上陷者中手少陽之原也用毫鍼人身溫煖以手按穴呪曰太一帝君泥丸總神丹無黑氣來復其真誦之三遍想赤鳳於穴下刺入二分留七呼次進一分留三呼復退留一呼徐徐手捫其穴即令復活也復刺心俞在背第五椎下兩傍各一

寸半用毫鍼著身溫煖以手按穴呪曰丹房守靈五帝上青陽和布體來復黃庭誦之三遍刺可同身寸之七分留一分次進一分留一呼退至二分留一呼徐徐而出鍼以手捫其穴也人脾病又遇太陰司天失守感而三虛重虛而汗出於脾因而三虛智意二神游於上位故曰失守又遇土不及青尸鬼邪犯之於人令人暴亡不出一時可救之也四肢冷而身溫脣溫者可活之灸口中無涎即名尸厥可刺足陽明之所過足陽明之所過衝陽穴也在足跗上骨間動脈去陷谷三寸足陽明之原也用毫鍼著人身溫煖以手按穴呪曰常在魂庭始清太靈元和布氣六甲及真誦之三遍先想黃庭於穴下刺入三分留三呼次進二分留一呼徐徐退而以手捫之者也復刺脾之俞在背第十一椎下兩傍各一寸半用毫鍼以手按之呪曰太始乾位總統坤元黃庭真氣來復游金誦之三遍刺之三分留二呼進至五分動氣至徐徐出鍼人肺病遇陽明司天失守感而三虛人虛



天虛又汗出於肺因而三虛即魂游於上故曰失守之也又遇金不及有赤尸鬼干人令人暴亡不出一時可救之雖無氣手足冷者心腹溫鼻微溫目中神彩不轉口中無涎舌卵不縮者皆可刺活也可刺手陽明之所過手陽明之所過合谷穴也在手大指次指間手陽明之原也用毫鍼著人體溫煖先以手按穴呪曰青氣真全帝符日元七魄歸右令復本田誦之三遍想白氣於穴下刺入三分留三呼次進鍼至五分留三呼復退一分留一呼徐徐出鍼以手捫其穴復活也復刺肺俞肺俞在背第三椎下兩傍各一寸半用毫鍼著體溫煖先以手按穴呪曰左元真人六合氣賓天符帝力來入其司誦之三遍鍼入一寸半留三呼次進二分留一呼徐徐出鍼以手捫其穴也人腎病又遇太陽司天失守感而三虛人虛天虛又感出汗於腎感而三虛即腎神退游於黃庭雖不離體神光不聚故失守也又遇水運不及之年有黃尸鬼干犯人正氣吸人神魂致暴

亡氣絕四肢厥冷心腹微溫眼色不易脣口及舌不變口中無涎即可救也可刺足太陽之所過九太陽之所過京骨穴也在足外側大骨下赤白肉際陷者中是足太陽之原也用毫鍼著人身溫煖以手按穴呪曰元陽育嬰五老及眞泥丸玄華補精長存想黑氣於穴下刺入一分半留三呼迴進至三分留一呼徐徐出鍼以手捫其穴也刺足少陽之俞在背第十椎下兩傍各一寸半用毫鍼先以手按穴呪曰天玄日晶太和昆靈眞元內守持入始淸誦之三徧刺之三分留三呼次又進五分留三呼徐徐出鍼以手捫之黃帝問曰十二藏之相使神失位使神彩之不圓恐邪干犯治之可刺願聞其要五神失守以明刺法又言十二神之妙用也歧伯稽首再拜曰悉乎哉問至理道眞宗此非聖帝焉究斯源是謂氣神合道契符上天人氣動合司天神氣相合由乎盛衰也心者君主之官神明出



焉任治於物故爲君主之官故心從形有神託心斯存是故心者神之舍也即眞心失守虛而神不守位即妄游諸室五神不安而乃令虛也可刺手少陰之源手少陰之源者即是兌骨穴也此是眞心之源在掌後兌骨之端陷者中一名中都用長鍼口中溫煖刺入三分留三呼進一分留一呼徐徐出鍼以手捫其穴復蘇也肺者相傳之官治節出焉位高爲君故官爲相傳主行榮衛故治節由之喘息而自然有多語失節飲冷形寒悲愴是以肺神不守位即虛也可刺手太陰之源肺之源出於太淵在掌後太筋一寸五分間陷者中手太陰之所過用一長鍼以口中溫鍼以手按穴刺入同身寸之三分留三呼動氣至而徐徐出鍼以手捫穴肝者將軍之官謀慮出焉勇而能斷故曰將軍潛發未萌故曰謀慮出焉怒而氣上遇氣交不前因而神失守神光不聚可用前法刺之全神守者也可刺足厥陰之源足厥陰之源太衝穴也在足大趾本節後二寸陷者中乃肝脈所過爲源用長鍼便於口中先溫鍼以手按穴刺可

入三分留三呼進二分留二呼徐徐出鍼以手捫之也膽者中正之官決斷出焉剛正果決故官爲中正直而不疑故決斷出焉交動而卒怒怒而不息氣上而不守位使人中正不利欲成膈噎神光不聚未有邪干先可以刺治之者也可刺足少陽之源足少陽之源邱墟穴也在足外踝下如前陷者中去臨泣穴五寸足少陽之所過也用長鍼於口內溫鍼先以左手按穴刺可同身寸之三分留三呼進至五分留二呼徐徐出鍼以手捫之也膻中者臣使之官喜樂出焉膻中者在胸兩乳間爲氣海手厥陰包絡之所居此作相火位故言臣使主其喜樂中及驚喜怒思恐即神失守位使人如失志恍恍然神光不聚邪來干之可用刺法治之正神和也可刺心包絡所流勞宮穴也在手掌中央動脈手心主之所流也用長鍼於口中溫先以左手按穴刺可同身寸之三分留二呼徐徐出鍼以手捫其穴也脾爲諫議之官知周出焉心有所憶謂之意意中出焉謂之智智周萬事皆從意智也故知周出焉意有所著



欲念生他想勞意不已智有所存神游失守則神元不聚可預治之者也可刺脾之源脾之源在足內側核骨下陷者中是足太陰之所過爲源用長鍼於口內溫鍼先以左手按穴刺可入三分留五呼進至三分留五呼即可徐徐而退鍼以手捫之胃爲倉廩之官五味出焉包容五穀是謂倉廩之官勞養四傍故云五味出焉飲食飽甚汗出食飽房室即氣留滯注神游失守邪干未至可以預治全眞可刺胃之源胃之源衝陽穴也在足跗上如同身寸之五寸五分骨間動脈上去陷谷穴五寸足陽明之所過用長鍼於口中溫鍼先以左手按穴刺可入三分留三呼進至二分徐徐出鍼以手捫其穴大腸者傳道之官變化出焉傳道爲傳不潔之道變化謂變化物之形故云傳道之官變化出焉男子有反之過故失守位邪非干之以刺法刺之即令反卻蘇也可刺大腸之源大腸之源合谷穴也在于大指次指曲骨間手陽明之所過也用長鍼口中溫鍼刺入三分留三呼進至二分留一呼徐徐出之也小腸者受盛之

官化物出焉承奉胃司受盛糟粕受元復化傳入大腸故云受盛之官化物出焉受而有異非合不合神失守可刺全眞者**可刺小腸之源**小腸之源腕骨穴也在手外側腕前起骨下陷者中手太陽之所過也用長鍼於口中溫鍼先以左手按穴刺可入三分留三呼進二分留一呼徐徐出鍼以手捫其穴也**腎者作強之官伎巧出焉**強於作用故曰作強造化形容故曰伎巧在女則當伎巧在男正曰作強人強作過失動合於三元八正之日故神失守位也故預刺而可全眞者也**刺其腎之源**腎之源出於大谿在足內踝下跟骨之前陷者中足少陰之所過爲源用長鍼於口中溫鍼先以左手按穴刺入三分留一呼進一分留一呼徐徐出鍼以手捫其穴也**三焦者決瀆之官水道出焉**引導陰陽開通閉塞故官司決瀆水道出焉決瀆者如四瀆入大海不離其水百川入海只江河淮濟入海不變其道故曰四瀆也三焦決瀆即精與水道不相合也故曰三焦者上中下上焦者主內而不出或非動而動是謂孤動者神失守位下焦者主出而不內或當出而不出者故曰神失守位**刺三焦之源**三焦之源陽池穴也在手表腕上陷者中手少陽脈之所過也用長鍼於口內溫鍼先以左手按穴刺可入三分留三呼進一分留一呼徐徐出鍼以手捫之也**膀胱者州都之官精液藏焉氣化則能出矣**位當孤府故曰都官居下內空故藏精液若得氣海之氣施化則溲便注泄氣海之不足則閟隱不通故曰氣化則能出矣人若滯便而合氣注膀胱故精泄氣動水道不宣通故神失守位即可以刺此法全眞者方知此法大妙也**刺膀胱之源**膀胱之源京骨穴也在足外側大骨下赤白肉際陷者中足太陽之所過用長鍼於口中溫鍼先以左手按穴刺可入三分留三呼進二分留三呼徐徐而出鍼以手捫其穴也**凡此十二官者不得相失也**失則災害至故不得相失之則神光不聚故有邪干犯之即害天命宜先刺以全眞也**是故刺法有全神養眞之旨亦法有修眞之道非治疾也故要修養和**

十七

**神也**神爲主養之宗故作先也**道貴常存補神固根精氣不散神守不分**者內三寶即神氣精一失其位三者皆傷三者同守故曰元和也**然即神守而雖不去亦全眞**神如去即死矣然雖在其體身中而未去者亦非守位而全眞也**人神不守非達至眞**神不守即光明不足故要守眞而聚神光而可以修眞眞勿令泄**至眞之要在乎天玄**人在母腹先通天玄之息爲道知是謂玄牝名曰谷神之門一名神顫一名上部之地戶一名人中之岳一名胎息之門一名通天之要人能忘嗜欲定喜怒又所動隨天玄牝之息絕其想念如在母腹中之時命曰返天息而歸命迴入寂滅反太初還元胎息之道者也**神守天息復入本元命曰歸宗**人有諸疾守位之神可入玄中之息而歸命之眞全神之道可久觀也

## 本病論篇第七十三

**黃帝問曰天元九窒余已知之願聞氣交何名失守**六氣升降上下交位以五藏配天地之常**岐伯曰謂其上下升降遷正退位各有經論上下各有不前故名失守也**天元玉冊云六氣常有三氣在天三氣在地也即一氣升天作左間氣一氣入地作右間氣一氣遷正作司天一氣遷正作在泉一氣退位作天左間氣一氣退位作地右間氣氣交有合常得位所在至當時即天地交通變而方泰也天地不交適作病也**是故氣交失易位氣交迺變變易非常即四時失序萬化不安變民病也**於是六氣有升不得其升者欲降而不得其降者有當遷正而不得遷正者自當其位而不得位故有如此之分則天地失其常政萬民不安也**帝曰升降不前願聞其故氣交有變何以明知**再問窮源用也**岐伯曰昭乎問哉明乎道矣氣交有變是謂天**

十八

地機木欲升上見天柱窒二火欲升上見天蓬窒土欲升上見天衝窒金欲升上見天英窒水欲升上見天內窒是故天窒所勝而不前者但欲降而不得降者地窒刑之木欲降而地晶窒刑之火欲降而地玄窒刑之土欲降而地蒼窒刑之金欲降而地彤窒刑之水欲降而地阜窒刑之地九窒法天之象本勝之氣故不降也又有五運太過而先天而至者即交不前運逢陽年於有司之至也至後交勝而不過但欲升而不得其升中運抑之木欲升而中見金運勝之二火欲升而中見水運勝之土欲升而中見木運勝之金欲升而中見火運勝之水欲升而中見土運勝之者皆遇運太過早至其中而先於氣交而抑之不前者也但欲降而不得其降中運抑之然五運逢太過而先至其中故降而不下中運刑之抑之不前也於是有升之不前降之不下者有降之不下升而至天者有升降俱不前作如此



之分別即氣交之變變之有異常各各不同災有微甚者也是故上下天地之升降交氣之天窒地窒之勝剋中運抑伏淺深是故民病微甚異爾也

帝曰願聞氣交遇會勝抑之由變成民病輕重何如欲明其變病本源之證也

岐伯曰勝相會抑伏使然六氣升降乃經論之道也氣交之常也遇會之不常而相投之勝伏抑之成鬱者也是故辰戌之歲木氣升之主逢天柱勝而不前辰戌之歲太陽遷正作司天也即厥陰作地而作右間至此歲而升天作左間也又遇司天深計算位至天柱窒也木欲升天柱金司天土勝之不前也又遇庚戌金運先天中運勝之忽然不前庚年金運先天至交後十三日始交司天欲升而金運抑之也木運升天金迺抑之或上見天柱窒或中見金運也升而不前即清生風少肅殺於春露霜復降草木乃萎民病溫疫早發咽嗌迺乾四肢滿肢節皆痛久而化鬱至天得左間日迺發作也即大風摧拉折隕鳴紊民病卒中偏痺手足不仁青埃見時風疫乃作民反張肢體直强治之逵三俞也是故已亥之歲君火升天主窒天蓬勝之不前君火以在地三年至己亥之歲少陰升天作左間也此可定之也天蓬水司木天元冊用除算至坎宮際其數者即天蓬窒作主司故水窒勝也又厥陰木遷正則少陰未得升天水運以至其中者君火欲升而中水運抑之即天蓬水司勝即或水運抑之升之不前即清寒復作冷生旦暮民病伏陽而內生煩熱心神驚悸寒熱間作日久成鬱二七日不降以爲日久也即暴熱迺至赤風腫翳化疫溫癘暖作至天作左間日迺作也民病伏熱內



煩痺而生厥甚則血溢也赤氣瘴而化火疫皆煩而躁渴渴甚治之以泄之可止是故子午之歲太陰升天主窒天沖勝之不前太陰在地二年畢一年迺升天作少陰之左間也此即定矣其天衝窒至有法即不可前定之也如會天衝窒便升之也故曰升之不前也又或遇壬子木運先天而至者中木遇抑之也木升於大寒之日也木早至十三日上故升或遇此二木抑之者土遷抑甚而病深之也升天不前即風埃四起時舉埃昏雨溼不化民病風厥涎潮偏痺不隨脹滿久而伏鬱即十日不升者至以爲日久也即黃埃化疫也間氣上鬱之大疫也民病天亡臉肢府黃疸滿閉溼令弗布雨化迺微黃埃起而黃風化疫皆肢體痛而口苦者是故丑未之年少陽升天主窒天蓬勝之不前

少陰在地三年畢至此歲升天作太陰左間也此可
前定之也天蓬失算位取之法不定也或遇之者即
水運之可升之於火故不可便升也又或遇太陰未遷正者即少陰未
升天也水運以至者即升天不前者有此二抑之者也升天不前即
寒雰反布凜冽如冬水復涸冰再結暄暖乍作冷復
布之寒暄不時民病伏陽在內煩熱生中心神驚駭
寒熱間爭以久成鬱二七不降以爲日久也即暴熱迺生赤風
氣瞳翳至天得位之日迺作化成鬱癘迺化作伏熱內煩痹而
生厥甚則血溢赤氣生而化大疫皆煩而大熱涼藥不可制於火之鬱甚於君火故厥乃
血溢也是故寅申之年陽明升天主窒天英勝之不前
陽明在地三年畢至此年升天作少陽左間也即經論中乃定矣九窒隨天數不足金遇火窒之可勝之
不可升天又或遇戊申戊寅火運先天而至太過歲未交司運先至一
十三日金欲升天火運抑之此者遇一即不可升也或二者同會其抑大也升
之不前即時雨不降西風數舉鹹鹵燥生地鹹鹵生白見硝而
燥生也民病上熱喘嗽血溢久而化鬱四九不升火爲日久也即
白埃翳霧清生殺氣民病脅滿悲傷寒鼽嚏嗌乾手
拆皮膚燥白埃起時殺疫火生民病皆燥而咽乾治可刺之也是故卯酉之年
太陽升天主窒天內勝之不前太陽在地三年畢此年升天作陽明之左
間也即經論定矣升天即天內從之數法推之也水遇土窒之司勝之不可升之抑而復鮮又遇
陽明未遷正者即太陽未升天也土運以至己酉己卯水
欲升天土運抑之或見天內窒土刑勝之或見土運抑之有一不勝也升之不



前即溼而熱蒸寒生兩間民病注不食不及化久而
成鬱十二日不降爲日久也冷來客熱冰雹卒至民病厥逆而
噦熱生於內氣痹於外足脛痠疼反生心悸懊熱暴
煩而復厥黑埃起至寒疫至皆煩而悸厥治之可溢也黃帝曰升之不前
余已盡知其旨願聞降之不下可得明乎再欲細明其道也
歧伯曰悉乎哉問是之謂天地微旨可以盡陳斯道
所謂升已必降也一升至天作左間一年二年遷正作司天三年退位作右間四年後
降也至天三年次歲必降降而入地始爲左間也入地作左
間一年次歲作遷正司地又次歲乃退作右間也如此升降往來命之六紀
者矣三而在天三而在地一歲弗從命平災害先明其升次窮其降也是故丑未之
歲厥陰降地主窒地晶勝而不前又厥陰在天三年次年必降又遇地
九窒中地晶西方兌塞金司勝之不可使入其地也抑之不入乃化成民病也又或遇少陰
未退位少陰天數有餘作布政故未退一位也即厥陰未降下金運以
至中或遇乙丑乙未中見金抑之也金運承之降之未下抑之變鬱
鬱伏之氣降而不下成其民病木欲降下金承之降而不下蒼埃遠
見白氣承之風舉埃昏清躁行殺霜露復下肅殺布
令久而不降抑之化鬱三日不降八日降不降化風疫也即作風躁
相伏暄而反清草木萌動殺霜乃蟄未見懼清傷藏
暄和令節大清殺之復布殺霜蒼埃見時風疫至治之吐而得復不可下是故寅申之歲
少陰降地主窒地玄勝之不入少陰在天三年四年即降又遇地窒主司

地玄窒水司降而不入抑伏化爲民病也又或遇丙申丙寅水運太過先天而至水運太過至其中即少陰降而不下迺成其鬱與民爲其災也君火欲降水運承之降而不下即形雲纔見黑氣反生暄暖如舒寒常布雪凜冽復作天雲慘悽久而不降伏之化鬱二日不降七日降不降即鬱發寒勝復熱赤風化疫民病面赤心煩頭痛目眩也赤氣彰而溫病欲作也民皆夜臥不安黃風化疫解可泄也是故卯酉之歲太陰降也主窒地蒼勝之不入太陰在天三年至此年降入地作少陰左間也又遇主窒地蒼窒木司勝之不入也又或少陽未退位者即太陰未得降也或木運以至丁酉丁卯木運承之降而不下即黃雲見而青霞彰鬱蒸作而大風霧



翳埃勝折損迺作久而不降也伏之化鬱十日不降爲日久也天埃黃氣地布溼蒸民病四肢不舉昏眩肢節痛腹滿填臆黃風三舉民病溫溼皆瘡滿治可大下愈是故辰戌之歲少陽降地主窒地玄勝之不入少陽在天三年畢次年下降入地作太陰左間主地玄窒水司勝不入而化民病也又或遇水運太過先天而至也丙辰丙戌水運者也水運承之水降不下即形雲纔見黑氣反生暄暖欲生冷氣卒至甚即冰雹也久而不降伏之化鬱二日不降七日降不降即鬱發也冷氣復熱赤風化疫民病面赤心煩頭痛目眩也赤氣彰而熱病欲作也民病夜臥不安黃風化疫解可泄之而愈也是故己亥之歲陽明降地主窒地彤勝而不

入陽明在天三年次年下降入地作少陽左間也又遇主窒地彤窒火司勝之不入即化成病也又或遇太陰未退位即少陽未得降即火運以至之癸巳癸亥火運承之不下即天清而肅赤氣迺彰暄熱反作民皆昏倦夜臥不安咽乾引飲懊熱內煩大清朝暮暄還復作久而不降伏之化鬱四日不降九日降不降即鬱發也天清薄寒遠生白氣民病掉眩手足直而不仁兩脅作痛滿目忙忙白氣豐而殺疫至民皆燥而咽乾歘衄治可制之是故子午之年太陽降地主窒地阜勝之降而不入太陽在天三年次年復降入地作陽明左間又遇地阜土司勝之不入者也又或遇土運太過先天而至甲子甲午土運承之降而不入即天彰黑氣暝暗悽慘



纔施黃埃而布溼寒化令氣蒸溼復令久而不降伏之化鬱十二日不降者即鬱其發也民病大厥四肢重怠陰痿少力天布沈陰蒸溼閉作黑氣彰而寒疫至民病皆厥而體重治可益之也帝曰升降不前晰知其宗願聞遷正可得明乎晰明也岐伯曰正司中位是謂遷正位司天不得其遷正者即前司天以過交司之日以過大寒日別歲止之初氣未至也即遇司天太過有餘日也即仍舊治天數新司天未得遷正也年即以交即司天之氣未交司故也厥陰不遷正即風暄不時花卉萎瘁民病淋溲目系轉轉筋喜怒小便赤太陽司天天數有餘如退位之日厥陰得治遷正也風欲令而寒由不去溫暄不正春正失

時雖得初氣天令不傳木氣不伸民迺病肝少陰不遷正即冷氣不退春冷後寒暄暖不時民病寒熱四肢煩痛腰脊強直厥陰厥陰司天天數有餘厥陰雖有餘日別位司天皆天數終日始遷正如少陰至二月春分得位正之時乃造化變便可遷正乃合司天也木氣雖有餘位不過於君火也木氣有餘數不盡有餘日復治天治數未終遇君火得時化春分日便可遷正木猶未退即可同治於天也其餘氣皆無凡也太陰不遷正即雲雨失令萬物枯焦當生不發民病手足肢節腫滿大腹水腫填臆不食飧泄脅滿四肢不舉少陰司天天數未終故曰太陰不得遷正少陰數終可得遷正也雨化欲令熱猶治之溫煦於氣亢而不澤少陰有餘未盡天數故不退位即太陰未得遷正即土氣不申而民病於脾也少陽不遷正即炎灼弗令苗莠不



榮酷暑於秋肅殺晚至霜露不時民病痎瘧骨熱心悸驚駭甚時血溢雖有寅申之年土尚治之退位之日火行酷暑於後故涉暑於秋也陽明不遷正則暑化於前肅於後草木反榮民病寒熱鼽嚏皮毛折爪甲枯焦甚則喘嗽息高悲傷不樂少陽司天天數有餘如退位日陽明不遷正也熱化乃布燥化未令即清勁未行肺金復病雖得卯酉之年猶火化熱之令也故肺重復受病太陽不遷正即冬清反寒易令於春殺霜在前寒冰於後陽光復治凜冽不作雰雲待時民病溫癘至喉閉溢乾煩燥而渴喘息而有音也陽明司天天數有餘退位日太陽遷正故多煩燥渴喘者也寒化待燥猶治天氣過失序與民作災雖得辰戌之年猶尚

清化治天故失序也帝曰遷正早晚以命其旨願聞退位可得明哉岐伯曰所謂不退者即天數未終天數未終其氣仍治雖遇交司由未退位也即天數有餘名曰復布政故名曰再治天也即天令如故而不退位也此治天下過而不退位猶在天厥陰不退位即大風早舉時雨不降溼令不化民病溫疫疵廢風生民病皆肢節痛頭目痛伏熱內煩咽喉乾引飲厥陰天數有餘在本數之上司天氣高而災化善也令作布政而復下災故反甚之者也少陰不退位即溫生春冬蟄蟲早至草木發生民病膈熱咽乾血溢驚駭小便赤澀丹瘤疹瘡瘍留毒少陰天下有餘過歲而復作布政天令酷災矣太陰不退位而取寒暑不時埃昏布



作溼令不去民病四肢少力食飲不下泄注淋滿足脛寒陰痿閉寒失溺小便數太陰天下有餘過歲而猶尚治天其氣復下矣病至腎也少陽不退位即熱生於春暑迺後化冬溫不凍流水不冰蟄蟲出見民病少氣寒熱更作便血上熱小腹堅滿小便赤沃甚則血溢少陽天數有餘至過歲猶治天甚則氣復下其災至脾肺藏也陽明不退位即春生清冷草木晚榮寒熱閉作民病嘔吐暴注食飲不下大便乾燥四肢不舉目瞑掉眩陽明天數太過至交歲而猶尚治天氣復降其災至甚於肝藏也帝曰天歲早晚余以知之願聞地數可得聞乎岐伯曰地下遷正升及退位不前之法即地土產化萬物失時之

化也（即應之生萬物之不時數無次序天令與民作災令乃於上下二干失移之中者也）帝曰：余聞天地二甲子十干十二支上下經緯天地數有迭移失守其位可得昭乎（同天地二甲子有上下不合其德者為失守也）歧伯曰：失之迭位者謂雖得歲正未得正位之司即四時不節即生大疫（天地不合德即名天地失節即上下二管音不相應即大不主與天主失節上下失音萬物不安也）注玄珠密語云：陽年三十年除六年天刑計有太過二十四年（除庚子庚午君火刑金運庚寅庚申相火刑金運戊戊戌辰太陽刑火運也此為與其天地氣上臨中運不得太過者也）除此六年皆作太過之用令不然之旨（此即太過作陽年中運餘也忽有上下失支迭位故不為者也）今言迭支迭位皆可作其不及也（陽年者運太過也五音皆定矣太音

素問遺篇　廿七

也運自勝有餘而無邪傷故名正化疫也其剛干不相對柔干即上下不相招即陰陽相錯天地不合德中運雖陽多而作太過故有勝復乃至者也）假令甲子陽年土運太窒（土太過即運傷鱗蟲勝乃腎藏氣不及土勝於水也即黃鐘之管音高故曰太窒也候甲子之氣應者上應鎮星大而明也）如癸亥天數有餘者年雖交得甲子（甲雖臨子未得遷正）厥陰猶尚治天（年雖甲子司天尚化風冷厥陰猶復布政於天也）地已遷正陽明在泉（或名司地即數高者）去歲少陽以作右間（癸亥司地少陽退位以作地下之右間氣者也）即厥陰之地陽明故不相和奉者也（故曰上下不相招陰陽有相錯即癸與己相對故天地不合德即以不合甲也）癸己相會土運太過虛反受木勝故非太過也何以言土運太過況黃鐘不應太窒木既勝而金還復金既復而少陰

如至即木勝如火而金復微（謂少陰見厥陰退位而少陰立至故金欲復而火至故復有少也）如此則甲己失守後三年化成土疫晚至於卯（甲子至丁卯四年至）早至丙寅（甲子至丙寅三年至）土疫至也（至於四維時也）大小善惡推其天地詳乎太一。又只如甲子年如甲至子而合應交司而治天（少陰至甲子年司天遷正應時也）即下己卯未遷正而戊寅少陽未退位者亦甲己下有合也（即甲與戊相對子與寅配位也）即土運非太過而木乃乘虛而勝土也金次又行復勝之即反邪化也（即勝之小而或不復後三年化癘名曰土癘其狀如土疫者本是自天來癘從地至故反化邪生也）陰陽天地殊異爾故其大小善惡一如天地之法旨也。假令丙寅陽年

素問遺篇　廿八

太過如乙丑天數有餘者雖交得丙寅（雖丙得寅猶未遷正而作司天）太陰尚治天也地已遷正厥陰司地（或作在泉）去歲太陽以作右間（乙丑司地庚辰以退位而作右間）即天太陰而地厥故地不奉天化也（即上下不相招陰陽有相錯即辛與乙不相合故不合其德也）乙辛相會水運太虛反受土勝故非太過即大簇之管太羽不應土勝而雨化水復即風（即天地非其時而有其氣有化大疫即與陰陽復不同也）此者丙辛失守其會後三年化成水疫晚至己巳（丙寅至己巳四年）早至戊辰（丙寅至戊辰三年）甚即速微即徐（徐至己巳）水疫至也大小善惡推其天地數乃太乙游宮。又只如丙寅年丙至寅且合應交司而治天（少陽至而作司

天應時遷正即辛巳未得遷正而庚辰太陽未退位者亦丙辛不合德也即丙與庚相對辰與寅相配位也即水運非太過也即水運亦小虛而小勝或有復丙寅至也即無復也後三年化癘名曰水癘其狀如水疫一名寒疫治法如前假令庚辰陽年太過如己卯天數有餘者雖交得庚辰年也雖庚臨辰猶未遷正陽明猶尚治天地以遷正太陰司地即是在泉去歲少陰以作右間己卯年地甲子以退少陰作右間也即天陽明而地太陰也故地下奉天也乙巳相會金運太虛反受火勝故非太過也即如洗之管太商不應火勝熱化水復寒刑此天地非時行不節之令即三年始成大疫行天下也此乙庚失守其後三年化



成金疫也速至壬午庚辰至壬午三年是其速至徐至癸未金疫至也大小善惡推本年天數及太一也疫至之年又遇失守其災大也不見五福及其太一且惡死人太半也如卻會合德者災且小爾見五福與其太一者其災且小善滅其半也又只如庚辰如庚至辰且應交司而治天太陽至庚辰年司天應時遷正而治天也即下乙未未得遷下者即地甲午少陰未退位者且乙庚不合德也即甲庚相對辰午相配此名失守非配太過即下乙未干失剛亦金運小虛也有小勝或無復太陰至未即不復也後三年化癘名曰金癘其狀如金疫也金疫又名殺疫金癘又名殺癘治法如前假令壬午陽年太過如辛巳天數有餘者雖交後壬午年也雖壬臨午猶未遷正厥陰猶尚

治天地已遷正陽明在泉丁酉治地去歲丙申少陽以作右間壬午年丁酉遷正辛巳年丙申退位也即天厥陰而地陽明故地不奉天者也即陽明當上奉少陰不與厥陰奉合也故丁酉與辛巳不相合德也丁辛相合會木運太虛反受金勝故非太過也即蕤賓之管太角不應金行燥勝火化熱復此天地非時行不節之氣即三年始成大疫甚即速微即徐速即首尾三年徐即後三年作疫至大小善惡推疫至之年天數及太一又只如壬至午且應交司而治之少陰壬至午年司天應時而遷正德位者即下丁酉未得遷正者即地下丙申少陽未得退位者見丁壬不合德也即壬丙相對午申相配此失守非合德見非太過也即丁柔干失剛亦木運小虛



也有小勝小復陽明如至即不復也後三年化癘名曰木癘其狀如風疫法治如前可大吐而治之假令戊申陽年太過如丁未天數太過者雖交得戊申年也雖戊臨申未遷正也猶太陰猶尚治天地已遷正厥陰在泉癸亥治地去歲壬戌太陽以退位作右間即天丁未地癸亥故地不奉天化也即厥陰當上奉少陽故不與太陰奉合故丁未與癸亥不相合丁癸相會火運太虛反受火勝故非太過也即夷則之管上太徵不應非戊癸相合也故火運不應其夷則未應其徵也下管癸亥少徵應之即下見癸亥主司地故同聲之不相應即上上天地不相合德故不相應也此戊癸失守其會後三年化疫也速至庚戌首尾三年大小善惡推疫至之年天數及太

一又只如戊申如戊至申且應亥司而治天少陽主戊申年司天應時遷正而治天也即下癸亥未得遷正者即地下壬戌太陽未退位者見戊癸未合德也即壬戌相對申戌相配此失守非合德又非太過即下癸柔干失剛見火運小虛也有小勝或無復也厥陰至即無復後三年化癘名曰火癘也治法如前治之法可寒之泄之已上五失守變五疫下五失守變五癘也即上剛柔二干共主運有失支不守之者以此五法即諸陽年也黃帝曰人氣不足天氣如虛人人氣神失守神光不聚邪鬼干人致有夭亡可得聞乎與天氣同失守即鬼邪干人致死也岐伯曰人之五藏一藏不足又會天虛感邪之至也其不足之藏與天氣同聲虛也人憂愁思慮即傷

素問遺篇　三十二

心又或遇少陰司天天數不及太陰作接間至即謂天虛也此即人氣天氣同虛也又遇驚而奪精汗出於心大驚汗出於心即心中精脈減少故神失守心也因而三虛神明失守先有勞神之病又遇少陰天數不及也又更驚而奪精此三會而神明失守也心爲君主之官神明出焉心先有病又遇天虛而感天重虛也心者任治於物故爲君主之官清靜棲靈故曰神明出焉神失守位即神游上丹田在帝太一帝君泥丸君下太一帝君在頭曰泥丸君總衆神地君主之官神明失守其位游於此處不守心位神既失守神光不聚神光即飛圓光也圓光不潔即圓光缺矣即鬼邪陰尸干人卻遇火不及之歲有黑尸鬼見之令人暴亡其火運不及非只癸年戊年失守亦然火司天數不及亦然也黑尸鬼刑如黑大頭似婦人髮蓬不髻目大人見之吸人神魂

皆作大聲卒然而亡人飲食勞倦即傷脾即飲食飽舉房事即氣滯於脾以勞役氣滿悶脾藏有病也又或遇太陰司天天數不及即少陽作接間至即謂之虛也人氣與天氣不及即感天人氣虛及又虛也此即人氣虛而天氣虛也又遇飲食飽甚汗出於胃醉飽行房汗出於脾脾胃汗出即精血減少感天虛而作三虛脾神失守其位因而三虛脾神失守先有病於脾又遇天虛脾感天重虛遇汗出而減其精血乃故名三虛也又脾爲諫議之官智周出焉脾者心之子心有所憶謂之意意中所出謂之智三周萬物謂之神即脾胃神意智乃故失守其位者也神既失守神光失位而不聚也神光不聚鬼乃干之卻遇土不及之年或已年或甲年失守或太陰天虛靑尸鬼見之令人卒亡人久坐溼地强力

素問遺篇　三十三

入水即傷腎汗出於腎即精血減少故作三虛即精亡心神失守其位也腎爲作强之官伎巧出焉因而三虛腎神失守神志失位神光不聚神精志三神虛失位游於黃庭司命君之下乃即圓光缺矣卻遇水不及之年或辛不會符或丙年失守或太陽司天虛有黃尸鬼至見之令人暴亡有此三虛又遇水不及即黃尸鬼干人牛頭身黃見之時吸人神魂皆暴亡也人或恚怒氣逆上而不下即傷肝也又遇厥陰司天天數不及即少陰作接間至是謂天虛也肝先病又遇天虛而感重虛也此謂天虛人虛也又遇疾走恐懼汗出於肝肝爲將軍之官謀慮出焉神位失守神光不神光不聚即圓光缺而聚不周尸鬼乃干人也又遇木不及年或丁年不

符或壬年失守或厥陰司天虛也有白尸鬼見之令
人暴亡也有此三虛者即神游失守白尸鬼干人頭如雞身白有白毛見之吸人神魂皆卒然
而亡也
已上五失守者天虛而人虛也神游失守其位
即有五尸鬼干人令人暴亡也謂之曰尸厥卒然而亡口
中無涎者舌卵卵縮者尸厥若出涎而舌卵者盛厥也
人犯五神易位即神光
不圓也非但尸鬼即一切邪犯者皆是神失守位故
也神失守位雖具體中而二氣失位也即神光不聚也而邪犯之有妖魅交通往來皆是五神失守乃邪
所至也
此謂得守者生失守者死得守者本位而五神各得其居即神光乃神
圓明而聚矣故一切邪不犯之乃生也
得神者昌失神者亡老子云氣來入身謂
之生神去於身謂之死故日命由神生命生神在若命生神去即命天矣所謂神游失守即不離身故不
可便死也其主管在頭上三尊高位靈主言也即太一帝君在頭曰泥丸總神也無英君左制三魂也白元君右俱七魄也即魂爲陽神也魄爲陰鬼也若無
上三虛主之神離位者死令五神失守亦有主歸即
神光不聚圓光亦缺故邪干犯之
若神失守其位即知人生神昌



黄帝内經素問遺篇終

總校黄以周　分校馮一梅　吳鳳堦　校